针灸指要一本通

彭荣琛 编著

中医古籍出版社

图书在版编目（CIP）数据

针灸指要一本通/彭荣琛编著．–北京：中医古籍出版社，2013.12
ISBN 978 – 7 – 5152 – 0273 – 0

Ⅰ．①针…　Ⅱ.①彭…　Ⅲ.①针灸学 – 高等学校 – 教学参考资料　Ⅳ.①R245

中国版本图书馆 CIP 数据核字（2012）第 216608 号

针灸指要一本通

彭荣琛　编著

责任编辑　杜杰慧
封面设计　韩博玥
出版发行　中医古籍出版社
社　　址　北京东直门内南小街 16 号（100700）
印　　刷　廊坊市恒泰印务有限公司
开　　本　787mm×1092mm　1/16
印　　张　26.5
字　　数　680 千字
版　　次　2013 年 12 月第 1 版　2013 年 12 月第 1 次印刷
印　　数　0001~3000 册
书　　号　ISBN 978 – 7 – 5152 – 0273 – 0
定　　价　46.00 元

自　序

从远古开始，针灸疗法就是中国人和疾病作斗争的一个主要和重要的手段，历经三皇五帝，沧海桑田，虽然日月轮转，时过境迁，惟变中不变者，中医与针灸也。学习针灸不仅成为中国医生的重要内容，也逐渐成为世界各国医生的一个主选内容。但是，由于中医学术思想成型年代的特殊性，针灸疗法虽然很实际，很有效，但学术思想的内涵却较抽象，较宏观。学习它和理解它，除了勤奋之外，还需要较高地悟性，才能事半功倍。有如《灵枢》对穴位的描述一样："所言节者，神气之所游行出入也，非皮肉筋骨也。"看到的往往是表面现象，深刻理解的才是真正的精华。所以学习中医必须从看开始到思，从思到解，不断深入下去，经历从有形到无形，从形象到抽象，才算万里长征走完了第一步。然后将其反复运用到临床中，在临床中不断锤炼、锻压，从解到不惑，从不惑到挥洒自如，再一次经历从无形到有形，从抽象到形象，螺旋型上升到一个新的高度上，才能最后完成一位合格中医医生的成长历程。所谓看，就是一种学习和观察，当然包括看书本和看病人。从目前的教育方法来说，首先是看书本，随后才是看病人。学习针灸基本知识，只有真正看懂了，才有可能获得其内涵的精华。针灸的基本理论看起来很容易懂，但那是记忆层次的"懂"，不是理解层次的"懂"，要得到理解层次的"懂"，必须要有思和解的参与，所以看、思、解是一个反复、重复进行的互动过程。在完成这一过程中，首先需要教授者能弹精竭虑、反复揣摩针灸知识，正确地提出要点、重点和难点，我曾经将其称之为知识点的教育方法。即将传授的内容分成多个相对独立地知识点，然后对知识点进行正确分析和讲解，而且采用循序渐进和深入浅出的技巧，生动活泼和引人入胜的语言，才会真正能够在学习者心里占据一席之地。犹如把一幅西洋油画，转变成一幅国画，传授给学生，考验的是教育者的功力。华叶递荣，声实相符，这应该是每一个针灸传习工作者所应该追求地目标。

由于中医内涵的博大精深，从事中医工作的人，必须一辈子处在不断地学习中。又由于中医的学术思想多记载在古代文献中，文字简练，含义深刻，自古以来以师传身授为主的教育过程中，难免良莠不齐，歧见纷争，虽名家辈出，辨是明非，言之凿凿，也少不了是是非非，不一而已。即使当今学习中多使用统编教材或协编教材，由于功力所限，不小心就走入了瓜田李下，越小心越难逃迷魂八卦，致使一些人渐行渐远，终难修成正果。在多年的教学过程中，我体会到：科学性，技巧性，艺术性这三者是教师教学中的一项十分重要地基本功，其中科学性又是这三项基本功中的首功。所谓科学性，就是能真正正确反映中医思想的知识。科学性看起来不难，以为上过大学，读过研究生，中医那点东西还弄不明白？实际上恰恰相反，不仅初学者，就是某些知名学者，马前失蹄往往就在这里。中医虽然灵活性很大，原则性却又很强，在原则性面前，是不能用"灵活性"进行解脱的。比如阴阳方面，左阳右阴，前阴后阳，上阳下阴，左升右降，这些都是不能随口以"个人看法"而予以改变的，谁对谁错，一目了然。习者愚氓犹可训，传者雌黄必成灾。在传道授业中，科学性方面的某些缺失，反映了我们学习的功力不足。要弄懂针灸，练就基本功，首先就是要提供明白无误、正确的理论点，进而掌握饱含中医思想和特色地针灸疗法，正如王冰所说："且将升岱岳，非迳奚为，欲诣扶桑，无舟莫适。"这仍然是我们需要完成的思维和行动过程。

针灸是中医不可分割的一个重要部分，其学术思想，与中医完全一致。但由于针灸疗法的特殊性，其在中医理论思想的指导下，又形成了几乎可以与其媲美的针灸特有的理论和内容，其涵盖内容和运用技巧，却又有其独特性。由于历史的原因，针灸的大量使用虽然最早、最多，但是发展却受到了一定的限制，以至针灸在中医中又是一条短线。研究者虽多，但从事中医内涵的研究者却最少；学习者虽多，但真正了解针灸者却最少；使用者虽多，但依存针灸思想者却最少。其根本原因，就是针灸的真正内涵还没有全部得到光明正大，针灸的某些内容易学难精，学习针灸者易浅尝即止；针灸的临床疗效相对较好，使用针灸者往往就事论事。常此以往，针灸疗法虽可存，却容易玩成花架子；针灸疗效虽较好，提高疗效却难。如不加以重视，针灸的学术思想保存就会举步维艰，要想得到发展就更难了。

近年来，中国文化逐渐播向海外，影响力逐渐增强。在医学上，中医，尤其是针灸，逐渐得到世界各国的认同，学习针灸的人越来越多，学习的内容也逐渐从功力较浅者的依壶画瓢欲到照猫画虎，到功力较深者的从形似欲到神似的阶段，处于大普及到逐渐提高的过程之中。国内外的这些需求，都不仅需要我们将普及知识进行传播，也需要我们将针灸的要点明确无误地提出，并具有一定深度地解释，以逐渐得到普及和深化，使初学者不致走弯路，自学者有所依凭，深究者有所方向。

我从事大学教学30多年，各类针灸学术讲台上，神犁脑海，舌耕心田，在教学相长过程中，每有所得，尽载于讲稿之中，以备忘于来日；中医临床40多年，各级医院中，门诊部打铁，住院部推磨，均身临其境，常在进退维谷之间峰回路转，百思不得其解之中而意外获效，阅病惊心，魂牵梦萦，在抚掌长叹之余，也多将体会心得记于教案之中，以用于会诊课徒。良夜孤灯，一壶清茶，数摞讲稿，几本医书，常常乐此不疲。所以总算开辟鸿蒙，脚踏实地；几番咀嚼，数易讲稿，竟也点点滴滴，集成针灸之大要。但愿他是陈年的酒，晚开的花，能让有心者泛舟花海，品酒高堂。并冀其既能指明路径，又能获取要点，故名《针灸指要》。

此次出版，虽不敢说百密而无一疏，但自信不会误人子弟。望能深者得深，浅者得浅，以求来者能够将理论与临床实际完美结合，以承针灸之精华，并予以发扬光大。如若所致，则甚幸，甚幸！

彭荣琛
序于北京花红楼
2012 - 03 - 31

凡 例

1. 本书主要依据针灸学大学教材中的内容，提出其中的要点"是什么"，而且重点解释其中的"为什么"，给学习针灸的学者们指出一个明确的学习方向和明确的概念。

2. 本书强调学习针灸，要重视科学性、技巧性、艺术性。所谓科学性，就是要正确地反应针灸学的内容；所谓技巧性，就是深入浅出地将深奥的针灸内容，明白无误地告诉学习者，使学习者容易理解和运用；所谓艺术性，就是强调针灸学和中医学一样，不仅是一门技术，而且是一门艺术，其中变化奥妙之处，不仅要能够深刻领会，而且要能够运用自如。

3. 本书包括大学教材《经络学》、《腧穴学》、《刺法灸法学》、《针灸治疗学》中的内容，并对其中的内容进行提要、解读和深化。

4. 本书将近些年兴起的"针灸处方学"内容也收集在内，其蓝本主要是依据我和我的同事们在二十世纪九十年代初出版的《针灸处方学》一书，以使本书的针灸学内容更加全面。

5. 为了保持针灸学内容的系统性，本书除了重点解读之外，对无需解读的针灸学内容也进行了简单记录，篇幅虽少，但利于学习者对针灸学内容有一个全面的了解。

6. 本书内容适合学习针灸的学生在学习中了解针灸的重点，而且讲授针灸的教师可以作为教辅材料，以及针灸临床医生临症时随手翻阅的资料。自学中医、针灸的读者也可从中获得收益，能从漫无边际之中直达彼岸。

目　　录

第一部分　经络指要

第一章　经络概要

第一节　古代经络学说的形成

1. 气功是经络的发现与证实者

如《素问·上古天真论》说到："上古有真人者，提挈天地，把握阴阳，呼吸精气，独立守神，肌肉若一。"指的就是气功修炼。又如《庄子·刻意》："吹响呼吸，吐故纳新，熊经鸟伸，为寿而已矣，此道引之士，养形之人，彭祖寿考者之所好也。"道引指的是"导令气和，引体令柔"的健身术，也就是练气功。出土文物中，发现在战国初期的一件《行气玉佩铭》的石刻文，郭沫若将其译成现代文是"行气，深则蓄，蓄则伸，伸则下，下则定，定则固，固则萌，萌则长，长则退，退则天，天其春在上，地其春在下，顺则生，逆则死。"说明在作小周天气功时，初期有发热、发胀、触电样感觉，随着修炼功夫加深，会感到一股气流沿任、督二脉走动。首先在丹田发热，接着气从丹田出发，逐渐向下经过会阴、尾闾，从脊柱内上行至大椎、风府，直到泥丸宫（百会），然后经印堂沿鼻柱，过素髎，至龈交通于任脉，再向下经绛宫（膻中）、气海而返回丹田。若继续练功则可打通大周天，一旦练成大周天，会在行动时感到神庭处有一团"亮光"，并随大小周天的路线和气一道循行，这时出现"返观"现象。如《奇经八脉考》所说："内景隧道，唯返观者能照察之"。上海气功师张剑鸣先生在其"练气功二十八年"一文中写道"气感在头部，则如探照灯，色、光、角度都逼似，有时交叉，有时分开，在头部到处探游。""工夫至此，就会对自己的上下、左右、前后、阴阳界限及五官九窍的内在联系，比较心中有数了。"现代有人（张惠民《气功疗法趣谈》　天津科技　1980）在气功师任、督二脉的前端、后端和中端安置三对电极，当气功师作气功时，气经过三对电极，记录仪上依次出现电极处的肌电增大与减少，与气功师的感受相一致。古代人们的生活节奏比较慢，对练习气功的人来说，条件相对比较好，练成气功的人相对应该比较多，气功师身体中气的走向和路径，与经络基本一致，众口一词，经络概念就有了依据。

2. 针灸治疗的成功使经络认识得到支持

如《灵枢·九针十二原》："欲以微针通其经脉，调其气血。"而需要达到这一目的，就是针刺需要"得气"，《内经》中因此称穴位为"气穴"（《灵枢·四时》），并认为"为刺之要，气至而有效"，为了得气，针刺时就有许多行气、催气、导气的方法，而这些方法均与经络密切相关。

3. 古代解剖学使经络有了基础

如《灵枢·经水》："若夫八尺之士，皮肉在此，外可度量切循而得之，其死可解剖而视之。"关于经络的长度，在《灵枢·脉度》篇里就有记载，由于古代解剖学的发现，使抽象的经络有了体内依据，虽然这两种认识并不相同，而仅是一种模糊的联系和印证，然而在人们认识上却是一种提高，以至得到一致的赞同（练过气功和未练过气功的人都能接受）。

4. 经络名词的解释

《灵枢·脉度》说："经脉为里，支而横者为络，络之别者为孙。"从层次上说，孙络处于最表浅位置，稍深者为浮络，再深者为络脉，最深者为经脉。从分布上说，孙络密布于体表，浮络为可见之络（包括高起于皮肤的小血管、小筋膜、小斑点等），络脉在特别的部位可见（如小儿望指纹之小络脉，四缝穴部位的小络脉、踝、腕关节之间的小络脉等），经脉一般不可见，但在大关节部出现的大血管应该属于经脉之范畴。

第二节 经络学说的主要内容

一、经络的组成

经络是由十二正经、奇经八脉、十五络脉、十二经别、十二经筋、十二皮部以及其它小络脉组成。

二、气血的循行

1. 营气的循行方式

（1）气的循行方式：营气的运行途径，根据《灵枢·营气篇》：气从手太阴→手阳明→足阳明→足太阴→脾→心→手少阴→手太阳→足太阳→肾→心→手厥阴→手少阳→三焦→胆→足少阳→足厥阴→肝→肺→督脉→复出太阴。

（2）《针灸聚英》等书所述的经气运行途径，除了没把脏腑牵涉进去外，其余与《内经》同。

（3）《真气运行法》一书，把时辰与经气流注相搭配，认为一个时辰经气流注一条经脉。

2. 卫气的循行方式

根据《灵枢·运气行篇》记载，有两种运行途径：

（1）白天，阳气从目出，经三阳经入手心足心，进入阴分，复合于目，是为一周，昼行25周；晚上，从手心足心入足少阴→肾→心→肺→肝→脾→肾，如此循环，夜行25周，此为一种运行途径。

（2）水下一刻，运行一条经脉，从太阳→少阳→阳明→阴分，为一循环，此循环一天（昼夜）只循行二十五周于身。此为又一种运行途径。

3. 气血的循行周期

五十营（《灵枢·五十营》），即气血每天运行人体50周。其中白天运行25周，夜晚运行 25 周。

4. 气血运行的速度

根据《灵枢·脉度》人体经脉主要通路的长度是 16 丈 2 尺。结合五十营来看，《内经》中所说的速度约是 3.2cm/秒。当然这种计算是一个约数，因为《内经》成书年代的原因，古今度量衡，不可能真正进行准确换算。所以只有采取约数的计算方法，日本人长滨善夫与丸山昌郎发现经脉感应的传导速度为 15～48cm/秒。而中国人的感传速度为 20cm/秒。这些感传速度与《内经》中经气运行速度并不完全一致，而且感传速度快于运行速度，只有李伯宁氏发现莫桑比克人的感传速度为 3.3～6.6cm/秒。其原因有待进一步研究。

5. 气血运行的特点

（1）运行计算一般从手太阴开始，到足厥阴结束，算 1 营（1 个周期）。

（2）气血运行是采用阴阳经互相传递的方式，即阴经经脉的气血，传送到阳经经脉；阳经经脉的气血又传送到阴经经脉，如环之无端，流经不息。如《灵枢·动输》所说："营卫之行也，上下相贯，如环之无端……夫四末阴阳之会者，此气之大络也，四街者，气之径路也。故络绝则经通，四末解则气从合，相输如环。"

第三节　经络系统分布概况

一、十二正经

1. 何谓正经

所谓正经，就是指经络系统的主体，而且和脏腑的主体相合，而不是指其分布在人体的正中间。具有以下特点：

（1）阴阳表里相配；这种配属关系主要与脏腑的阴阳属性相关。如五脏属阴，心为少阴，心为手经，故称手少阴心经。

（2）经脉左右对称；这是从经脉循行来说的，从功能上来说，则左右经脉仍然是有区别的，左为阳，右为阴，左为气，右为血。左边的以阳气为主，右边的以阴血为主。说明左右协调又有气血不同。

（3）人体气血运行的主要通道，十二经阴阳首尾交接，形成气血运行的大周天；阴阳气血交接的地方主要为：①四肢末端；②胸部；③头部。

（4）经脉气血与脏腑直接相通。

（5）有穴位。在十二正经上记载的穴位，属于针灸学术上称的经穴。还有一些奇穴也在十二正经上。

2. 正经的阴阳相配规律

太阴配阳明；厥阴配少阳；少阴配太阳。这种配合方式是从脏腑的配合方式而来的。

3. 正经的循行走向规律

这种规律与气机阴升阳降规律是相吻合的。当我们举手伸直身体的时候，就可以发现阳经均是向上循行的，阴经均是向下循行的。以胸部为中心点，向上循行走手的为手经，向下循行走足的为足经。其特点是：

（1）手三阴从胸走手；

（2）手三阳从手走头；

（3）足三阳从头走足（足阳明从胸腹走，足少阳从身侧走，足太阳从背部走）；

（4）足三阴从足走胸。

4. 正经的分布规律

（1）阴经：太阴在前，厥阴在中（侧），少阴在后（厥阴在足内踝上8寸进入正常部位）。

（2）阳经：阳明在前，少阳在中（侧），太阳在后。

二、十五络脉

从络穴分出联系表里经的经脉为大络脉，共12条，另外还有3条大络脉，即任脉的络脉，督脉的络脉，脾经的另一条络脉，共计15条。在《内经》中还有胃之大络一说。如《素问·平人气象论篇》所说："胃之大络，名曰虚里，贯膈络肺，出于左乳下，其动应衣，脉宗气也。"可见在心脏部位，可能是此处无法进行针灸，故不为后人所用，因此胃之大络没有列入大的络脉中。因此总称15络，而不是16络。这里要注意的是，络脉与络穴的关系，从大的经脉上分出一支络脉，其分出处，就是络穴。如手太阴肺之络，从列缺别出后入掌中，散鱼际，并与手阳明经相连。手阳明大肠之络，从偏历处别出然后上手臂，经肩髃上曲颊进入牙齿，并与手太阴经相连。可见了解经行一条线，络行一大片，就能使治疗路径更加宽阔，方法更加多样。

络脉的称呼有很多种。①从经络的基本概念上说，有：大络，如十五络，脾之大络，胃之大络，气之大络等，这些络脉主要起到沟通阴阳经的作用；小络，应是大络分出的分支，是刺络的主要部位，如《灵枢·官针》："络刺者，刺小络之血脉也"；孙络，是络脉中最小分支，如《素问·气穴论》说："孙络三百六十五穴会，亦以应一岁，以溢奇邪，以通荣卫"。②从络脉分布的部位上，有鱼络，即在手鱼上的络脉；肢络，在《灵枢》中多称为"关节肢络"，可见其多在关节和四肢；胠络，指胠肋部的络脉；布络，指网状布散的络脉，如手、足心之络脉；嗌络，指口咽部的络脉。③从络脉的表现上，有血络，指充血的络脉；结络，指有瘀血的络脉；虚络，指颜色青而不显见的络脉。④其它，如衡络、横络，均指横向分布的络脉；别络，从较大络脉上分出的小络脉；阴络，指属于阴处、阴经、五脏的络脉；阳络，指属于阳处、阳经、六腑的络脉；浮络，指显现在皮部的络脉。

三、十二经别

1. 经别的特点

十二经别既弥补了十二经脉的不足，也形成了独立的系统，发挥其特有的作用。十二经别是从十二经脉上分别出来的，故其从十二经脉言，属旁支，十二经脉属正经。但十二经别与其它经脉比较，则仍属于正经范围，故《灵枢·经脉》篇称十五络为别，而本篇称十二经别为正。

十二经别是从十二正经分出的较大的支脉，这些支脉之所以不列入正经的循行之中，是因为它们形成了独特的循行方式，与十二正经的其它支脉显然不同，所以其它支脉仍直接隶属于十二正经，并在十二正经中予以认识，而这些独特的支脉则称之为经别，形成独立系统，本篇把它们称为"正"。所谓"正"，就是：①十二正经分出，归于正经范畴；②是正经上的大支脉，与属于络脉的小支脉不同。所以经别既形成了独立的体系，又与正经密切相关。这种不同于其它经脉的特点，可归纳为如下三点：

（1）离合出入　他说明十二经别是从十二正经上分离出来，并深入体内与脏腑相属，然后外出体表与十二正经相合。这个特点说明经别既从正经上来，又回到正经上去，是正经上特有地一个闭合分支。他的循行路线长，影响面大，循行部位有深有浅，牵涉面广。他离别出来的部位基本上在肘膝以下，从里出表的部位，基本上在头胸上部。可见，经别呈向心性循行。

（2）六合　指经别循行结束时均回合于正经之上的六种方式。其中每一对阴阳经别与阳经经别相连的正经上。如手阳明经别，出缺盆，合于阳明；手太阴经别循喉咙，复合阳明。这个特点说明：①经别会合处，是阴阳气机在体表交换的一个部位；②以正经的阳经为主体，对经别的阴阳气机进行沟通。

（3）连属脏腑　说明经别之气与脏腑相通。其中阳经经别除连属本腑之外，还与其表里相配的脏相连；阴经经别则只联系本脏。如手太阳经别，入腋走心，系小肠；而手少阴经别则仅属于心，不与小肠相系。还有一点值得注意的是：无论阴阳经别均与心（或胸肺）相通（连），这个特点说明：①经别在体内与五脏关系密切；②心脏是阴阳气机在体内交换的一个重要部位。

（4）经别的循行　见图1

经别名称	离	入	属	散络	连	出	合
足太阳	腘窝中	肛门	膀胱	肾	心	项	足太阳正经
足少阴			肾		带脉		
足少阳	髀	季肋	胆	肝	心	颐颔	足少阳正经
足厥阴	跗上	毛际	与足少阳经别通行				
足阳明	髀	腹	胃	脾	心	口、咽、舌	足阳明正经
足太阴		足阳明经别同					
手太阳	肩解	腋	小肠	心		面	手太阳正经（目内眦）
手少阴	渊腋两筋间		心	小肠	喉咙		
手少阳	巅	缺盆	三焦	胸中		喉咙	手少阳正经（完骨之下）
手厥阴	渊腋下三寸	胸中	心包	三焦			
手阳明	肩髃	柱骨	大肠	肺		耳后	手阳明正经
手太阴	渊腋	肺	大肠				

图1

2. 经别的价值

（1）经别是以根结式为其循行途径。经别既与正经密切相关，又与正经的循行方向不一致，那么经别在气血运行过程中发挥着什么样的作用呢？首先，将经别的循行与根结式的卫气循行作一比较：①从循行部位上说，经别的循行起于肘膝部位以上，止于头胸上部；根结式的卫气循行是从合穴处进入体内，止于气街部。合穴位于肘膝附近，胸部气街在胸，头部气街在头，所以二者部位基本一致；②从循行方向上说，经别从四肢到头胸，呈向心性；根结式从井、荥、输、经、合的发展顺序可知，也是呈向心性的，所以二者基本一致；③从循行经脉上说，经别是以阳经为主的六合式；根结式的卫气循行，白天也是以太阳、阳明、少阳三阳经为主体（见《灵枢·卫气行》）。根据这些对比可以看出，根结式的卫气循行所经过的通道就是经别，而五十营循行所经过的通道则是正经。根据这一认识，可以说，卫气从井穴处开始进行向心性循行，到达合穴附近即转入经别开始向体内深入，并和内脏相连，然后出于头胸气街部。一方面进入气街；一方面与正经相通，完成卫气的一次小循环。可见经别发挥了运载卫气的作用。那么，卫行脉外，应该理解为卫气行于十二正经之外，但仍在经脉之中。由于经别仍为经脉的大分支，所以这个"外"字，仅是针对正经中的营气而言。营气在正经之中，卫气在正经之外（并不是说卫气不在经脉之中）。虽然卫气剽悍滑疾，不受经脉约束，但它的运行仍有一定的轨道，这个轨道就是经别。

（2）通过经别循行，可全面了解人体阴阳气交换的部位。人体阴阳气机是在不断升降、变化和交换着的。其升降途径、变化规律、交换部位都是维持生命活动的一些重要方面，对生理变化、病理反应起着重要作用。本篇从经别循行的阐述中，指出了阴阳气交换的两个部位：其一是头胸气街部，这是经别六合规律形成的，在这个部位里，主要是阴阳气相合，在相合之中进行交换。而且是主要行于经别中的卫气所进行的阴阳气交换。其二是心脏，这是由经别与脏腑相连属的规律所形成的。在这个部位里主要是经别阴阳气的汇集相交，就是说，十二经别之阴阳气均在心脏交换。由于营气在五十营循行时，也来汇于心脏，故还可以进行营卫之气相交。其三是四肢末端，是由五十营循行形成的。这是一种阴阳气顺序交换，即阳交阴，阴交阳反复进行，而且主要进行的是营气的阴阳气机交换。

（3）经别循行，扩大了穴位的治疗作用。①加深了对"合治内府"的理解。合穴远离内脏，它为什么能够对内脏有较好的治疗作用呢？若仅从正经循行来理解，就很难获得满意的答案。营卫正经循行，在合穴之后还要经过很多其它穴位才与内脏相连，既然"合治内府"，为什么对其它穴位却不强调治内府的作用呢？可见，"合治内府"的看法，不是建立在正经循行上的。营卫经别是在合穴以后分出，深入内府，所以合穴与内府，通过经别直接联系起来了。因此它就有直接的治疗作用。②加深了对穴位功用的理解。如《灵光赋》说："承山转筋并久痔"，承山穴位于足太阳膀胱经上，经脉循行不到肛门。它之所以能治疗痔疮，主要是因为足太阳经别"下尻五寸，别入于肛"之故。又如《兰江赋》说："头部须还寻列缺"，列缺穴位于手太阴肺经上，经脉循行不上头面，而手太阴经别则"上缺盆，复合阳明"，因此列缺通过手太阴经别的作用而取得治疗头面疾病的功用。

四、十二经筋

（1）十二经筋是源于十二正经的一类经脉。由于它与筋膜关系十分密切，故称之为经筋。十二经筋起于四肢末端，与十二正经的阴阳经交接部位一致。向心循行，结于关节，止于头面，不与内脏相连。

（2）十二经筋的病变表现为"寒则反折筋急，热则筋弛纵不收，阴痿不用；阳急则反折，阴急则俯不伸"的特点。

（3）经筋起于四肢末端爪甲部，即十二经脉的阴阳交接处，所以说经筋中的气血来源于十二经脉。它的循行部位与十二经脉的分布大体一致。可以说，它受十二经脉的影响比较大，在命名上也与十二经脉相同。可以认为十二经筋是十二经脉之气外达于体表的一条通路。由于经筋具有浅表循行和结聚于关节处的特点，因而又形成了自身的体系。

（4）经筋与经别同源于四肢末端的十二经脉交接处，循行方向一致，经别向里，络属脏腑；经筋向表，结聚关节。看来二者实际上是一源二岐，由此可以认为经别是卫气通向里的通道，因此临床多用五输穴治疗在里之证；经筋是卫气通向表的通道，因此临床多用"以痛为输"治在表之证。在针灸时使用燔针劫刺，焠刺等。

五、十二皮部

皮部的发布与十二正经一致，主要是十二正经气血在皮肤上的反映，在皮肤上的范围比较宽。皮部是经脉在皮肤的功效表现。从经脉的认识上可以知道，它的循行部位比较深，而经脉并不是管状的结构，在其中运行的气血，只是依次而行；受经脉的约束，而不受经脉的限制。它可以沿经脉而行，但也可以散出经脉之外，因此经脉是一个从里到表的立体结构。经脉之气在里，它又外散出表，在皮肤上形成它的一个投影。而人体基本上是一个圆筒状，体表面积比较宽大，因此皮部的宽度要比经脉的宽度更宽。在图上标示的时候，经脉是一条线，皮部是一长片。所以《素问·皮部论》说："欲知皮部以经脉为纪者，诸经皆然。"就是这个意思。

（1）从经络的内容上说，皮部的出现在其它经络的认识之后。针灸学是以经络为基础的，其治疗的最早手段是砭石、九针。皮部理论的出现应该与梅花针的使用有关。而据考证，梅花针是在镵针的针具上发展而来的，梅花针的使用相对来说比较复杂，制作也比较精细和麻烦，它的出现后于九针，应该是没有什么疑问的。因此皮部的认识晚于其它经络也是必然的。

（2）皮部与络脉不等同。络脉因其部位比较表浅，一般出现在皮部，尤其是浮络，孙络，更是如此。如《素问·皮部论》："凡十二经络脉者皮之部也。"但皮部是经脉在皮肤上的功效表现，是经脉的气血外散于皮肤的结果，不是络脉功效的表现，也不是络脉中气血在皮肤上的表现。络脉多以血见长，以血的变化为其变化的指标，《灵枢·大惑论》说："血之精为络"就是这个意思。如小儿指纹诊断，就主要是看食指上络脉血色的变化。金津、玉液穴的刺法，也主要是刺络法。其特点是点刺出血。治疗与络脉相关的疾病，如《素问·缪刺论》说："因视其皮部有血络者尽取之"，就是以刺络为主，而不是刺皮部。二者比较而言，治经病以刺皮部为主；治络病以刺络为主。

第四节 经络的临床应用

一、经络诊疗

（1）对小儿指纹的观察　多用在儿科病的观察和治疗中。

（2）对舌底静脉的观察　一般认为舌底静脉充盈明显，说明体内有瘀血，瘀血的部位和充盈的部位基本一致。现代有根据舌下静脉充盈度对癌症进行预测和治疗的方法（如刺金津、玉液出血）。

（3）对眼睛的观察　主要对小儿蛔虫和受伤瘀血等情况进行观察。一般情况下，在白睛上小血管的末端出现灰黑色斑点为蛔虫的诊断要点；出现瘀血点为瘀血的诊断要点。以瞳孔中心的水平划线，划线以上部分出现瘀血点的为身体上半部有瘀血；划线以下的为身体下半部有瘀血。

（4）对皮肤的观察　对诸如黄疸、瘀血、营养、高热、血虚、肾虚等情况进行观察。

二、分经辨

证有《伤寒论》的六经辨证，有经络的六经辨证。如头痛分经，前额痛为阳明经痛；后头痛为太阳经痛，侧头痛为少阳经痛。

三、循经取穴

这里强调经络所到，主治所及的认识。

四、药物归经

也就是不同中药内服后进入不同经脉的现象。

第二章 手足太阴与阳明

第一节 手太阴

一、手太阴肺经

1. 循行（《灵枢·经脉》）

肺手太阴之脉：起于中焦，下络①大肠，还循②胃口，上膈，属肺③，从肺系④，横出腋下，下循臑⑤内，行少阴心主之前，下肘中⑥，循臂内上骨下廉⑦，入寸口，上鱼⑧，循鱼际，出大指之端。

其支者，从腕后，直出次指⑨内廉⑩，出其端。

2. 注释

①下络：向下分散变为络脉，形成网络进行连属。

②还循：还，很柔和的反折过来；循，经过。

③属肺：与肺直接相通。

④肺系：包括与肺直接相关的器官，如喉咙、气管等。

⑤臑：肌肉丰满的部位，这里指肱二头肌。

⑥肘中：肘窝桡侧。

⑦上骨下廉：桡骨下缘。

⑧鱼：鱼际，指手鱼际部位。

⑨次指：即次于大指，指大指旁的指头，即食指。

⑩内廉：内侧边缘。

3. 特点

（1）经脉不是起于肺脏，而是起于中焦，是全身气血运行开始的一条经脉；

（2）手太阴与足太阴同属太阴经，是阴比较多的经脉，这里之"阴"，实际就是指脾胃吸收的精微物质，即"营气"，而手太阴除了从脾胃上升来的营气之外，还有从大气来的空气，在肺中组成真正具有营养能力的"宗气"，这就是手太阴与足太阴的异同点；

（3）寸口部位是手太阴经开始表露的部位，可以对脉象进行诊查。

4. 语释

手太阴肺经起于中焦，向下与大肠相络，然后反折向上经过胃贲门，穿过膈，与肺相通，经过肺系，横向进入腋窝，向下循行在肱二头肌内侧，在手少阴、手厥阴经之前，进入肘，沿着前臂桡骨外侧缘通过寸口，上达鱼际，最后到达大指外侧指甲角。其中一条分支，从手腕部分出，走手背，到达食指桡侧端。

5. 小结

手太阴肺经起于中焦，下络大肠，还循胃口，过膈属肺，横出臂内侧，沿上肢前内侧经寸口过鱼际，至拇指甲角外侧。

6. 病候（《灵枢·经脉》）

是动则病：肺胀满①，膨膨而喘②，缺盆中痛③，甚则交两手而瞀④，此为臂厥。

是主肺所生病者，咳⑤，上气⑥，喘渴⑦，烦心，胸满⑧，臑臂内前廉痛厥，掌中热⑨。

气盛有余，则肩背痛，风寒汗出中风，小便数而欠；气虚，则肩背痛、寒，少气不足以息，溺色变⑩。

①肺胀满：肺经气壅，多为寒邪引起。

②膨膨而喘：膨膨，形容膨大鼓起。有如肺胀。

③缺盆中痛：肺气壅遏引起。

④甚则交两手而瞀：交两手，两手交叉胸前，为肺气虚的表现。瞀（mao），视力模糊，是肺气虚弱引起。

⑤咳：可以治疗虚实咳嗽，主要是肺气不宣引起的疾病。

⑥上气：肺肃降无力的表现。

⑦喘渴：肺气壅遏，气有余化火而致。

⑧烦心，胸满：胸肺气有余化火而致。

⑨掌中热：肺经有热。

⑩溺色变：肺有热，随上源之水下达而致。

二、手太阴络脉

1. 循行（《灵枢·经脉》）

手太阴之别①，名曰列缺，起于腕上分间②，并③太阴之经，直入掌中，散入于鱼际。其病，实，则手锐掌热④；虚，则欠呿⑤，小便遗数，取之去腕一寸半，别走阳明也。

①别：分别，分出。指络脉。

②腕上分间：腕关节前的肌肉分开之处。指桡骨茎突上方。

③并：并列。

④手锐掌热：手肌肉高起处发热。

⑤欠呿（qu）：呵欠。

2. 语释

手太阴的络脉分出处，称为列缺，开始于手腕上侧的肌肉之间，分出后与手太阴经并行，向上到达手鱼际部位而后分成更小的络脉。

络脉出现病情的时候，若是实证，则表现为手掌肌肉比较多的地方发热；若是虚证的时候，则表现为呵欠及小便多而控制不住。治疗时，取离手腕部1寸5分的列缺穴，列缺为手太阴经上的络穴，络脉从这里别出，与手阳明经相通。

三、手太阴经别（《灵枢·经别》）

经别也是正经之一，是别行的正经，经别的循行方式是：自正经经脉分出，经躯干、脏腑、头项等处，最后仍归于正经经脉中（形成所谓离合出入现象）。在循行过程中，六阳经的经别复注入原来的阳经，六阴经的经脉则注入与其相表里相合的阳经。其作用主要是加强表里两经在躯体深部的联系，并能通达某些正经未能循行到的器官与形体部位，以补其不足。

手太阴之正，别入渊腋①**少阴之前，入走肺，散**②**之大肠，上入缺盆，循喉咙，复合**③**阳明。**

①渊腋：腋部深处，即腋窝。

②散：布散。

③复合：再一次相合。

第二节　手阳明

一、手阳明大肠经

1. 循行（《灵枢·经脉》）

大肠手阳明之脉，起于大指次指①**之端，循指上廉，出合谷**②**两骨**③**之间，上入两筋**④**之中，循臂上廉，入肘外廉，上臑外前廉**⑤**，上肩，出髃骨**⑥**之前，上出于柱骨之会上**⑦**，下入缺盆，络肺，下膈，属大肠。**

其支者，从缺盆上颈，贯颊，入下齿中，还出挟口⑧**，交人中，左之右，右之左，上挟鼻孔。**

2. 注释

①大指次指：大指旁的指头，即食指。注意，这里不是指大指和食指两根指头。

②合谷：指第一、二掌骨结合部的范围。

③两骨：两骨之间。

④两筋：指拇指长肌腱与拇短伸肌腱。

⑤臑外前廉：肱二头肌肉外侧全缘。

⑥髃骨：肩胛骨。

⑦柱骨之会：柱骨，锁骨。之会，指锁骨与肩胛骨交会之处。

⑧还出挟口：再一次折出来绕口唇。

3. 特点

（1）本经经过的关节较多，气血容易停滞，故本经的穴位行气的力量较强。

（2）与牙齿的关系比较密切。

（3）经脉左右交叉。

（4）与肺的关系比较密切，有两处相关：一是从缺盆下肺藏；一是与鼻相连。

（5）本经与大椎、缺盆相连，故在必要时，可借用大椎与缺盆对本经的气血进行调节。

（6）本经到达体内后，先与肺藏相络，然后才属大肠，而肺经先络大肠，然后与肺相属，可见，肺与大肠相表里是一种互动的作用。

4. 语释

手阳明大肠经，起于食指桡侧指甲角，沿着手指上行到手掌边缘，在合谷处穿过，进入到拇指长肌腱和拇短伸肌腱之间，循行在前臂边缘，进入到肘外侧边缘，往上到达肱二头肌外侧边缘，再上行到肩部，在肩胛骨的前缘经过锁骨，到达缺盆，布散到肺脏，下膈后与大肠相通。其中一条分齿，从缺盆上到面颊，进入到下齿，再折反出来，绕口唇，在人中处相交，左侧的经脉到达右侧，右侧的经脉到达左侧，最后在鼻孔两侧循行。

5. 小结

手阳明大肠经起于手食指末端商阳穴，沿食指前外侧进入第一、二掌骨之间，经过伸拇指长肌腱和伸拇指短肌腱进入上肢的前外侧，上达肩关节前上缘，向后进入大椎，然后向前进入缺盆分成两支，一支进入体内络肺属大肠，一支经颈上行到达面部，交于对侧的鼻翼旁，最后上行到目内眦，与足阳明胃经相交。

6. 病候（《灵枢·经脉》）

是动则病：齿痛，颈肿[①]。

是主筋所生病者：目黄[②]**，口干**[③]**，鼽衄**[④]**，喉痹**[⑤]**，肩前臑痛，大指次指痛不用。**

气有余，则当脉所过者热肿；虚。则寒栗不复[⑥]。

①颈肿：属手太阳经实热。

②目黄：属手太阳经湿热。

③口干：属于热邪伤津。

④鼽衄：鼽，鼻流清鼻涕或干燥；衄，鼻出血。多为手阳明经气实。

⑤喉痹：手阳明经实热。

⑥寒栗不复：恶寒颤栗，热度不容易恢复。

二、手阳明络脉

1. 循行（《灵枢·经脉》）

手阳明之别，名曰偏历，去腕三寸，别走太阴；其别者，上循臂，乘[①]**肩髃，上曲颊**[②]**偏齿**[③]**；其别者，入耳，合于宗脉**[④]。

其病，实，则龋、聋；虚则齿寒，痹膈[⑤]**。取之所别也。**

①乘：在上面循行。

②曲颊：下颌骨弯曲处。

③偏齿：偏，这里是遍的意思，就是所有的牙齿部位都有手阳明经相络。

④宗脉：筋脉总和起来称之为宗脉。一指阴部的经脉汇合处，一指耳部的经脉汇合处。这里指后者。

⑤痹膈：痹，阻塞不通。这里指膈部阻塞不通。

2. 语释

手阳明经的络脉分出处，称为偏历，距离手腕部3寸，分出以后与手太阴经脉相交；手阳明络脉上还另外分出一条络脉，向上循行到达手臂部，经过肩髃部，向上到面部下颌骨转弯处，与牙齿相交；这里再次分出一条络脉，进入耳中，与耳中的各种经脉相交。

三、手阳明经别（《灵枢·经别》）

手阳明之正：从手循膺乳①，别于肩髃，入柱骨②，下走大肠，属于肺，上循喉咙，出缺盆③，合于阳明也。

①膺乳：膺为胸前两旁肌肉隆起之处，乳即乳房部位。

②柱骨：大椎上接大脑之椎骨，即颈椎。

③缺盆：在颈之下巨骨之上凹陷处，其形如盆，故称为缺盆，即现在所说之锁骨上窝。

第三节　足阳明

一、足阳明胃经

1. 循行（《灵枢·经脉》）

胃足阳明之脉，起于鼻，交頞①中，旁约②太阳之脉，下循鼻外，入上齿中，还出挟口，环唇，下交承浆，却循颐③后下廉，出大迎，循颊车，上耳前，过客主人④，循发际，至额颅。

其支者，从大迎前，下人迎，循喉咙，入缺盆，下膈，属胃，络脾。

其直者，从缺盆下乳内廉，下挟脐，入气街中。

其支者，起于胃下口，循腹里，下至气街中而合⑤。——以下髀关⑥，抵伏兔，下入膝膑中，下循胫外廉，下足跗，入中指内间。

其支者，下膝三寸而别，以下入中指外间。

其支者，别跗上，入大指间，出其端。

2. 注释

①交頞：頞，意同鞍，指鼻根凹陷处。交頞，指左右足阳明经脉在鼻根部交会。

②旁约：约，相会。向旁边与足太阳相会。

③却循颐：却，转折。颐，下颌部。指转而循行在下颌部。

④过客主人：客主人，上关穴的别名。经过上关穴。

⑤下至气街中而合：向下循行到气街与其直者相合。

⑥髀关：髋关节。这里指髋关节前外侧。

3. 特点

（1）由于经脉循行在面部较多，故有阳明主面之说，面部的变化多与阳明经穴相关。

（2）经脉循行在腹部分成内外两支，起于缺盆，合于气冲，体表支可以看成是内藏之气外达而成的，气血进出处则是缺盆与气冲，故缺盆与气冲对于足阳明经气的调整是很重要的。

（3）足部出现分支，共形成三支向下行，分别进入足一、二、三趾，可见足阳明胃经对足部的影响也是很大的（说明趺阳脉的重要作用）。这些特点对诊治疾病都是很重要的。应该给予注意。

4. 语释

足阳明胃经起于鼻旁迎香穴，向上到鼻根部与对侧足阳明经相交，然后向外在睛明穴与足太阳膀胱经相交（进入眼中），在目正下方开始向下循行进入上牙齿部位，在口旁折出，环绕口唇，与承浆穴相交，再折往下颌部下缘，经过大迎骨到达颊车，转而向上经过耳前客主人，沿着发际，到达头额角部。

其中一条支脉，从大迎骨前面下到人迎，沿着喉咙进入缺盆，转向体内循行，下膈，与胃直接相交，布络到脾脏。

其中一条主要分支，从缺盆下行，经过乳房内侧，挟脐而行，进入气街。

另一条分支，起于胃下口，循行在腹内，下行到气街与主支相合。然后共同下行，在大腿前外侧，通过髋关节、伏兔，到达膝关节，再向下循行在胫骨外侧，一直到足背，最后抵达足第三趾与第二趾之间（足第二趾外侧端）。

还有一条分支，从膝下三寸分出，向下循行进入足第三趾外侧端。

还有一条分支，从足背分出，进入足大趾外侧端。

5. 小结

经脉起于鼻翼旁，在鼻根部左右侧交会，经目内眦进入眼中，然后从目中向下绕面颊，沿耳前，上升达前额（在面部循行较多）；经脉从大迎向下进入缺盆，一支进入体内，过膈属胃络脾，然后外出大气街（气冲穴）；一支从缺盆在体表向下经乳头挟脐与体内支会于气冲（内外支分头循行），会合之后，继续沿大腿前侧、胫骨外侧下行至足趺，进入第二拇指外侧端。胫部的支脉，从膝下三寸分出，进入足中指外侧端；足趺部的支脉从趺上分出，进入大指内侧端，与足太阴脾经相接（足腿部经脉循行比较密集）。

6. 病候（《灵枢·经脉》）

是动则病：洒洒振寒[①]，善伸，数欠，颜黑，病至则恶人与火[②]，闻木声则惕然而惊[③]，心欲动，独闭户塞牖而处[④]；甚则欲上高而歌，弃衣而走，贲响腹胀[⑤]，是为骭厥[⑥]。

是主血所生病者：狂，疟，温淫[⑦]，汗出，鼽衄，口㖞，唇胗，颈肿，喉痹，大腹水肿，膝膑肿痛，循膺、乳、股、伏兔、骭外廉、足跗上皆痛，中指不用。

气盛，则身以前皆热[⑧]，其有余于胃，则消谷善饥，溺色黄；气不足，则身以前皆寒栗[⑨]，胃中寒则胀满[⑩]。

①洒洒振寒：洒洒，形容轻轻触动后的感觉。本句说明虽有恶寒，但不重，仅仅有些恶寒的感觉。注意，振寒和寒战或寒栗不一样。战和栗是时间比较长的战抖。

②病至则恶人与火：阳明为多气多血之经，邪正斗争比较剧烈，容易产生高热，烦躁。故出现恶人与火。

③闻木声则惕然而惊：阳明属土，阳明有病则土虚，容易引起木旺，故再加木声，则有恐惧感。

④心欲动，独闭户塞牖而处：心属火，心欲动则火气开始上升，为避免火象妄动，故独闭户塞牖而处。

⑤贲响腹胀：贲响，腹内肠鸣音比较明显。

⑥骭厥：骭，足胫；厥，气血反行。阳明经气血正常应向下行，气血阻滞则造成气血上逆，故称之为骭厥。骭厥既是病理，又是病名。

⑦温淫：指温热之邪过多引起的疾病。

⑧气盛，则身以前皆热：阳明经主要循行在腹前的原因。

⑨气不足，则身以前皆寒栗：阳明气血虚弱则寒，过分虚弱则栗。

⑩胃中寒则胀满：阳明虚弱，胃寒不能化食物而成胀满。

二、足阳明络脉

1. 循行（《灵枢·经脉》）

足阳明之别：名曰丰隆，去踝八寸①，别走太阴；其别者，循胫骨外廉②，上络头项，合诸经之气③，下络喉嗌。

其病，气逆④则喉痹卒痛。实，则狂癫；虚，则足不收，胫枯⑤。取之所别也。

2. 注释

①去踝八寸：离开外踝尖向上8寸。

②循胫骨外廉：循行于胫骨外侧，所谓外侧，指胫骨前沿到腓肠肌隆起最高处之中点，实际穴位在其位置稍前处。

③合诸经之气：与头面部的经脉相合，所谓"诸经"，指头面部的手足阳明经、手足太阳经、手足少阳经、以及足厥阴经。

④气逆：因为气机阴升阳降，阳经之气应主降，若气机上行，则成为逆。

⑤胫枯：指胫骨部位肌肉消瘦，皮肤枯槁。

3. 语释

足阳明经的络脉分出处称之为丰隆，在离开外踝尖向上8寸处，分出后与足太阴经相交；另外又分出一条络脉循行于胫骨外侧，向上与头项相络，与头面部的经脉相交，然后向下络于咽喉部位。

发生疾病的时候，阳气上逆，出现喉痹并有突然疼痛。若是实证，则会有高热而致癫狂；若是虚证，则出现足部行走无力，肌肉消瘦，皮肤枯槁。治疗时，取丰隆穴。

三、足阳明经别（《灵枢·经别》）

足阳明之正：上至髀，入于腹里，散之脾，上通于心，上循咽，出于口，上頞

（颃）①，还系目系②，合于阳明也。

①上頞颃：頞，指鼻根；颃指眼眶下的骨骼。

②还系目系：还同环，即环绕，系，第一个系，音（ji），相连的意思。第二个系，音（xi），目系，指与眼睛相连的系统。

第四节　足太阴

一、足太阴脾经

1. 循行（《灵枢·经脉》）

脾足太阴之脉，起于大指之端①，循指内侧白肉际②，过核骨③后，上内踝前廉，上腨内，循胫骨后，交出厥阴之前④，上循膝股内前廉，入腹，属脾，络胃，上膈，挟咽，连舌本，散舌下。

其支者，复从胃别，上膈，注心中。

脾之大络⑤，名曰大包，出渊腋⑥下三寸，布胸胁。

2. 注释

①起于大指之端：指足大趾之端。

②循指内侧白肉际：一般称之为红白肉际。因为经脉起于足大趾端的下面，气血汇聚后，走在红白肉际交界处。

③过核骨：核，又作"核"。指趾掌关节处的第一掌骨头。

④交出厥阴之前：在内踝上 8 寸处交出。

⑤脾之大络：指络穴。

⑥出渊腋：腋窝的深处。

3. 特点

①经脉是经心脏与足少阴心经相交的，故脾经与心脏的关系比较密切（养血安神），大包穴的形成（大包穴是在脾经运行切断后重新出现的）与作为脾之大络的原因（脾精一方面经肺输布，另外也通过心脏布散，一从气，一从血，使精微物质运送到全身）。

②踝上 8 寸，交出厥阴之前，说明足太阴经与足厥阴经在腿部有两处相交（另一处在三阴交），说明两经（肝脾木土）之间的关系比较密切。

③脾、胃经在腹部平行运行，说明这两经的关系也比较密切（脾胃经常相提并论）。

4. 语释

足太阴脾经起于足大趾内侧端，沿着大趾红白肉际循行，经过第一趾掌关节后，向上经过内踝前缘，进入腓肠肌，在胫骨后缘交到足厥阴的前面，继续向上沿着膝、大腿内侧的前缘，进入腹中，与脾直接相交，布络到胃，然后再上行通过膈，沿着咽喉联系到舌体，布散到舌下。

其中一条分支，从胃集中后，分别出来，向上经过膈，注入到心中。

脾之大络，名曰大包。在腋窝下三寸，络脉布散到胸胁。

5. 小结

足太阴脾经起于足大趾隐白穴，沿大趾内侧赤白肉际，上行至内踝前边，然后沿腿内侧缘进入腹部，属脾络胃，向上过膈挟咽连舌本，散舌下。

6. 病候《灵枢·经脉》

是动则病，舌本强，食则呕，胃脘痛，腹胀善噫，得后与气①，则快然如衰②，身体皆重③。

是主脾所生病者：舌本痛，体重不能动摇④，食不下，烦心，心下急痛，溏瘕泄⑤，水闭，黄胆，不能卧，强立（欠）⑥股膝内肿、厥⑦，足大指不用⑧。

脾之大络……实则身尽痛，虚则百节皆纵。

①得后与气：得指有了，后指肛门，气指矢气。

②快然如衰：快然指轻松舒适，如衰，如同消失。

③身体皆重：因为脾主运化水湿，脾虚水停，故身体皆重。

④体重不能动摇：身体沉重，活动不便。

⑤溏瘕泄：溏指大便稀软，瘕指腹中包块，即鼓胀，泄指泄下。

⑥强立（欠）：勉强站立和伸腰。注意：《太素》作"欠"，"欠"不做"哈欠"解。

⑦肿、厥：水肿，足胫冷。

⑧足大指不用：指大趾麻木，活动不灵。

二、足太阴络脉

1. 循行（《灵枢·经脉》）

足太阴之别，名曰公孙，去本节后一寸①，别走阳明；其别者入络肠胃。

其病：厥气上逆②则霍乱③。实则肠中切痛④；虚，则鼓胀⑤。取之所别也。

2. 注释

①去本节后一寸：本节指足大趾。这里指离开足大趾跖趾关节后1寸。

②厥气上逆：气机过分朝一个方向运行，称之为厥气。脾气属阴，本应该上行，若是上行过分，则水湿随之上犯，故出现霍乱、下利等证。

③霍乱：霍乱，指挥霍潦乱，指下利。

④切痛：脾太阴经邪正斗争较旺，气滞于肠胃，故见切痛。

⑤鼓胀：若脾气虚，则气不能行，停滞不前则见鼓胀。

3. 语释

足太阴经脉分出络脉的地方称之为公孙。地处足大趾跖趾关节后1寸，与足阳明经脉相交，其中还有一条分出的络脉，向里进入体内，与肠胃相络。发生疾病的时候，若太阴经脉气机上逆过分，则会出现霍乱等病。若是实证，则出现肠道剧烈疼痛；若是虚证，则会出现鼓胀病。治疗时取公孙穴。

三、足太阴经别 (《灵枢·经别》)

足太阴之正，上至髀，合于阳明。与别俱行[①]，上结于咽，贯舌本[②]。

①与别俱行：别，指足太阴经。指足太阴经别从足太阴经分别出来后，还与足太阴经并行。这里的并行指沿着，不是合并。

②贯舌本：贯穿舌头本体部分。也就是与舌头直接相连。

第三章　手少阴与太阳

第一节　手少阴

一、手少阴心经

1. 循行（《灵枢·经脉》）

心手少阴之脉，起于心中，出属心系①，下膈，络②小肠。

其支者③，从心系，上挟咽，系目系④。

其直者⑤，复⑥从心系，却⑦上肺，下出腋下，下循臑⑦内后廉⑧，行太阴、心主之后，下肘内，循臂内后廉，抵掌后锐骨⑨之端，入掌内后廉，循小指之内，出其端。

2. 注释

①系心系：系，有两个发音，一是（JI），指捆绑，直接联系；二是（XI），指相同的部分或连在一起的部分。这里的系应该是后者。

滑伯仁说"心系有二：一则上与肺相通，而入肺两大叶间；一则由肺叶而下，曲折向后，并脊臂，细络相连，贯脊髓，于肾相通，正当七节（《素问·刺禁论》："七节之旁，中有小心"。其中的一种解释是指从尾椎骨向上数的第七椎，为命门所在，是谓小心。）之间。盖五脏系皆通于心，而心通五脏系也。"

②络：细小为络，指经脉布散开来。

③其支者：支，分支。不是经脉的主要部分。

④系目系：第一个系是联系，第二个系是系统。

⑤其直者：直，有主要，粗大的意思，说明是主要经脉。

⑥复：再一次。

⑦臑：肉比较多的地方称之为臑。一般指肩至肘内侧肌肉比较多的地方（肱二头肌）。

⑧廉：边缘。

⑨锐骨：突出的骨头，指腕骨。在《医宗金鉴·刺灸心法》指桡骨茎突。

3. 经脉的特点

（1）三支的中心点是心，心经起于本脏心，由心而至经，故心经与心脏的关系较为密切。

（2）经脉运行后才出现穴位。穴与脏的联系比较密切。

（3）心有直接的经脉与小肠联系，说明二者的关系比较密切。

4. 语释

手少阴经脉起于心中，其经脉之气从心系中汇集起来，向下循行布散到小肠。有一条分支，从心系出发，向上循行，沿咽喉两旁上达目系。还有一条主要的经脉，也是从心系出发，也是向上循行，但是是到达肺部，然后转向下进入腋，再向下进入臂部肌肉比较多的部分的后侧，循行在手太阴和手厥阴经之后面，进入肘关节之中，经过手前臂内侧的后缘，到达掌骨突起骨头的后缘，经小指内侧到达指端。

5. 小结

经脉起于心中，分三支运行，一支向下络小肠；一支向上系目；一支横出腋下。其中有穴位的经脉主要行于①臑内后廉，肱二头肌尺侧沟；②臂内后廉，尺侧腕屈肌的尺侧缘；③掌内后廉，第4、5掌骨间和小指甲桡侧缘。

6. 病候（《灵枢·经脉》）

是动病：嗌干①，心痛②，渴而欲饮③，是为臂厥④。

所生病：目黄⑤，胁痛⑥，臑臂内后廉痛⑧、厥⑨、掌中热⑩。

①嗌干：经脉循行部位，心属火，故嗌干。

②心痛：本藏病。

③渴而欲饮：上焦因心热而致。

④是为臂厥：经脉所过。

⑤目黄：多因湿热引起，手少阴经上达目，又属火，故有清目热的作用。此时的热一般不属于实热，多为慢性病中的目黄。多为虚实夹杂证。

⑥胁痛：多因血瘀引起。因为胁为肝胆经循行所在，肝藏血，心主血，血液的运行相关。

⑦臑臂内后廉痛：治疗经脉循行部位的病。

⑧厥：指经脉循行部位麻木不仁。

⑨掌中热：手掌小鱼际部分红。经脉循行部位。

二、手少阴络脉

1. 循行（《灵枢·经脉》）

手少阴之别，名曰通里，去腕一寸；别而上行，循经入于心中，系舌本，属目系。取之去腕后一寸。别走太阳也。

其实，则支膈①；虚，则不能言②。

2. 注释

①支膈：支，支撑；膈，阻隔。指膈部阻碍，如贲门痉挛或幽门不通。

②不能言：指发声困难，多指咽喉部位出现疾病。

3. 语释

通里为手少阴经分出络脉来的部位，通里称之为络穴。分出来后，仍然沿着手少阴经脉循行（相反方向），一直进入心脏。然后跟着手少阴经上行到舌和目。手少阴经通过络脉与足太阳经相通。需要调整这二经的关系的时候，可以针灸通里穴。

络脉有邪的时候，会出现膈部胀满。这是因为手少阴经脉与小肠相连主要是通过络脉，络脉有邪的时候就容易出现膈部阻碍。膈部是上焦与中焦的分界处，也是一种关隘。络脉虚的时候，会出现语言困难。这是因为手少阴经脉与眼是直接相连，与舌是靠络脉经气布散。

三、手少阴经别（《灵枢·经别》）

手少阴之正，别入于渊腋两筋之间①，属于心②，上走喉咙，出于面③，合目内眦④。

①渊腋两筋之间：此处渊腋，不是指渊腋穴，而是指腋窝深部，其中渊指深渊；腋指腋窝。两筋，指腋窝旁两处高起的肌腱。因为手少阴经脉经过腋窝部，因此其经别从腋窝部分出后进入体内。

②属于心：与心脏直接相连。

③出于面：在面部外出到体表。外出的具体部位是目内眦附近。

④合目内眦：与目内眦相交。

第二节　手太阳

一、手太阳小肠经

1. 循行（《灵枢·经脉》）

小肠手太阳之脉，起于小指之端①，循手外侧上腕，出踝②中，直上循臂骨③下廉，出肘内侧两骨④之间，上循臑外后廉，出肩解⑤，绕肩胛，交肩上，入缺盆，络心，循咽下膈，抵胃，属小肠。

其支者，从缺盆循项，上颊，至目锐眦，却⑥入耳中。

其支者，别颊上䪼⑦，抵鼻，至目内眦，（斜络于颧）。

2. 注释

①起于小指之端：手小指的外侧端。

②踝：也是指突起之骨。这里指尺骨小头隆起处。

③臂骨：指尺骨。

④肘内侧两骨：肘内，肘关节处，内侧，是里面的意思。两骨指尺骨鹰嘴与肱骨内上髁。

⑤肩解：解，解开，指肩关节。

⑥却：反过来的意思。就是经脉从目锐眦反折到耳朵里。

⑦䪼（Zhuo，音拙）：指眼眶下缘的骨头。

3. 特点

（1）经脉在肩部绕行，曲折较多，故肩胛部的穴位值得重视。

（2）经脉与大椎、缺盆相交，故治疗肩颈病时常借用大椎和缺盆的力量。

4. 语释

手太阳经脉起于手小指的外侧端，沿着手的后外侧上达腕部，经过尺骨小头，一直沿着尺骨的后外侧到达肘关节，在尺骨鹰嘴与肱骨内上髁之间穿过，继续向上走在肱三头肌的后缘，通过肩关节部位，然后绕肩胛骨上行到肩的上部，进入到缺盆，再向下布络到心系，沿着食道下，通过膈肌直达胃部，与小肠相连。其中有一条分支从缺盆部位向上沿着颈部到达面颊，直至目外眦，然后转入到耳孔之中。还有一条分支从面颊部分出，上行到眼眶下缘，直达鼻旁，进入到目内眦。

5. 小结

手太阳小肠经穴起于手小指外侧端少泽穴（与心经的终点少冲直接相接，说明心与小肠的关系较为直接），沿手后外侧出于肩关节，桡行胛部（肩部的曲折较多），向后交大椎，向前入缺盆，络心而下属小肠（心经亦从心下络小肠，二者的经脉循行均为先心后小肠，故心火下移小肠为沿经而行，说明火本上炎，但独心火下行的原因）；另一支从缺盆上行，在面颊分为两支，一支经目外眦转入耳中；一支抵鼻入目内眦与足太阳膀胱经相接（睛明为膀胱、小肠、胃三经相交）。

6. 病候《灵枢·经脉》

是动病： 嗌干[1]，颔肿[2]，不可以顾[3]，肩似拔[4]，臑似折[5]。

所生病： 耳聋[6]，目黄[7]，颊肿[8]，颈、颔、肩臑、肘臂外后廉痛[9]。

[1] 嗌干：经脉循行所过。手太阳经与小肠腑相合，小肠主液，液不足则干。

[2] 颔肿：经脉所过。经脉气机阻塞可以引起。

[3] 不可以顾：顾，来回转头。是经脉所过的颈项不利引起。

[4] 肩似拔：经脉所过。拔，抽搐感。是一种牵拉疼痛感。

[5] 臑似折：经脉所过。折，折迭不通的木痛感。

[6] 耳聋：经脉进入的部位。主要治疗耳干痒性耳聋。因为手太阳经与手少阴经相表里，与脏腑心与小肠相关，心主火，小肠主液之故。

[7] 目黄：经脉到达的部位。以目干为主的目黄。

[8] 颊肿：经脉气机不通引起。太阳经主表，故多治疗与外感有关的颊肿。

[9] 颈、颔、肩臑、肘臂外后廉痛：经脉经过的部位。

二、手太阳络脉

1. 循行（《灵枢·经脉》）

手太阳之别，名曰支正，上腕五寸，内注少阴；其别者，上走肘，络肩髃[1]。
实，则节弛肘废[2]；虚则生肬[3]，小者如指痂疥[4]。取之所别也。

2. 注释

[1] 肩髃：指以肩髃穴为中心的肩关节部位。

[2] 节弛肘废：指、手、肘、肩关节松弛无力；肘关节运动能力减弱。治疗肩凝证的时

候多选用这条经脉。

③生肬：肬与疣通，指生长疣子。

④痂疥：指生疮后结痂，这里指疣子的大小如同痂疥样。

3. 语释

手太阳的络脉从支正这里分出，支正穴在手腕向上 5 寸处。并与手少阴经脉相交，然后再向上循行经肘关节至肩，布散到肩胛部。

出现实证的时候，则有经脉循行经过的关节松弛，尤其是肘关节活动能力减弱明显；若是虚证，则在经脉经过的皮肤部位生长疣子，大小如疮后所结的痂一样。治疗时取支正穴。

三、手太阳阳经别（《灵枢·经别》）

手太阳之正，指地①，别于肩解②，入腋，走心③，系小肠也。

①指地：向下循行。因为手太阳经别从肩关节处分别出来后，进入腋窝部，再入心，再系小肠，均是下行，故称指地。

②肩解：解，解开，即肩部解开处，这里指肩关节。

③走心：经过心脏。

第三节　足太阳

一、足太阳膀胱经

1. 循行（《灵枢·经脉》）

起于目内眦，上额，交巅。

其支者，从巅至耳上角①。

其直者，从巅入络脑②，还出别下项，循肩膊内③，挟脊抵腰中，入循膂④，络⑤肾，属⑥膀胱。

其支者，从腰中，下挟脊，贯肾，入腘中。

其支者，从膊内左右别下贯胛⑦，挟脊内，过髀枢⑧，循髀外后廉下合腘中⑨，以下贯腨内⑩。出外踝之后，循京骨至小指外侧。

2. 注释

①从巅至耳上角：巅，头顶最高处；耳上角，耳朵之上的头骨部分，包括足少阳经和手少阳经循行的部位。

②从巅入络脑：从巅顶部进入布散在大脑内。

③内：指内侧，不是内部。

④入循膂：进入到较深的部位，沿着膂（脊椎两旁大肉部分）循行。

⑤络：通过络脉交接。

⑥属：直接交接。

⑦胛：胛，有人认为是胂之误。胛，指肩胛；胂，指脊椎旁边的肌肉，二者均可解释。

⑧髀枢：髋关节。

⑨循髀外后廉下合腘中：合，与足太阳经的主支相合。腘，膝关节的后面弯曲凹陷处。

⑩腨：腓肠肌。

3. 特点

（1）太阳经脉主表，故与太阳经脉有关的巅顶及两颞的疾病，主要与外感有关。

（2）足太阳经在背部所占的区域很大，背为阳，故有寒从背生之说。

（3）背部靠脊柱的分支，由于络肾属膀胱，故其作用更强。

（4）腘窝部由于是气血会合处，故其作用也很重要。

4. 语释

足太阳膀胱经起于目内眦，向上经过额头，到达巅顶部。其中一条分支从巅顶部，向两侧到达耳上方的头骨部位，与足少阳经和手少阳经相交。另一条主要分支，从巅顶部进入头骨，布散到大脑。又从大脑部位出来，另外向下经过颈项部，在肩和臂的内侧，沿着脊椎到达腰部，进入体内，顺着脊椎旁大肉与肾脏相络，归属于膀胱。其中有一条分支，从腰部开始运行，挟脊椎向下循行，穿过臀部，进入到腘部。还有一条分支从头部分出来后，沿着肩胛内侧，脊椎肌肉之旁向下循行，穿过髋关节，沿着髀股后外边缘进入到腘部，与另一条经脉相汇合，形成一条向下循行的主支。然后穿过腓肠肌，外出后，进入到外踝的后面，沿京骨到达小指的外侧趾尖处。

5. 小结

经脉起于目内眦，从巅顶入络于脑，分支下行到两侧颞颥部；直行支在后项分成两支，靠脊柱一支，络肾属膀胱。两支下交于腘窝部，然后下行至足小趾端。

6. 病候（《灵枢·经脉》）

是动则病：冲头痛①，目似脱②，项如拔③，脊痛，腰似折，髀不可以曲④，腘如结⑤，腨如裂，是为踝厥⑥。

是主筋所生病者：痔，疟，狂，癫疾，头囟项痛⑦，目黄⑧，泪出⑨，鼽衄，项、背、腰、尻、腘、腨、脚皆痛，小指不用⑩。

①冲头痛：冲，上冲，指胀痛。因为太阳经脉上循到头然后下行，经脉阻滞（寒从背生，经气不能下降），故见头胀痛。

②目似脱：脱，向外的感觉，因为足太阳经脉起于目而引起。

③项如拔：拔，牵拉状疼痛。经脉循行所到之处。

④脊痛，腰似折，髀不可以曲：折，压迫疼痛感。经脉循行所到之处。

⑤腘如结：结，不能自由活动。经脉循行所到之处。

⑥踝厥：病名。指踝部气血不通而引起的气向上逆引起的一系列病症。

⑦头囟项痛：经脉循行所到之处之病。

⑧目黄：足太阳经脉所治疗的目黄，为寒湿郁遏化热所致，可见于现代所说肝炎病的某一种类型，多为急性病。

⑨泪出：为受风寒外感后的症状之一。

⑩鼽衄，项、背、腰、尻、腘、腨、脚皆痛，小指不用：鼽，鼻内有粘液或脓；衄，鼻内有血。小指，指足小趾；不用，指不能自由支配。以上皆为经脉循行所到之处之病。

二、足太阳络脉

1. 循行（《灵枢·经脉》）

足太阳之别，名曰飞扬，去踝七寸，别走少阴。

实则鼽窒①，头背痛，虚则鼽衄②。取之所别也。

2. 注释

①鼽窒：鼽，鼻内化脓；窒，鼻塞不通。这是因为足太阳经相交于目内眦，足太阳经邪正交争或抗邪无力，使手太阳经气不能顺畅进入足太阳经所致。手太阳与足太阳除了经脉直接相交外，也通过络脉相交，故影响到络脉比较集中的鼻腔。

②鼽衄：鼽，鼻内流涕；衄，出鼻血。

3. 语释

足太阳的络脉分出的地方是飞扬穴处，飞扬穴在外踝尖上7寸，循行然后与足少阴相交。

实证的时候，出现鼻内化脓而引起阻窒，呼吸不畅。头背疼痛。虚证的时候，鼻内有鼻涕和出血。治疗时取飞扬穴。

三、足太阳经别（《灵枢·经别》）

足太阳之正，别入①腘中，其一道②下尻③五寸，别入于肛，属于膀胱，散之肾，循膂，当心入散④；直者⑤，从膂上入项，复属于太阳⑥。

①别入：分出来，然后进入。

②其一道：其中一条分支。

③下尻：尻之下。尻，就是尾骶骨。

④当心入散：在心的部位进入，然后分散开来。

⑤直者：主要循行经脉。

⑥复属于太阳：再一次与足太阳相交。

第四节　足少阴

一、足少阴肾经

1. 循行（《灵枢·经脉》）

肾足少阴之脉，起于小指①之下，邪②走足心，出于然骨之下，循内踝之后，别③入跟中，以上腨内，出腘内廉，上股④内后廉，贯脊属肾，络膀胱。

其直者，从肾上贯肝膈，入肺中，循喉咙，挟舌本⑤。

其支者，从肺出，络心，注⑥胸中。

2. 注释

①小指：足小趾外侧。

②邪：通斜。

③别：分出一支。

④股：大腿。

⑤挟舌本：挟，从两侧；舌本，舌的主体。

⑥注：灌注。最后到达的意思。

3. 特点

（1）足少阴经的第一个穴位在足底，与地接触，故有湿从足起的说法。

（2）经脉进入腹腔后，在腹腔内运行，腹部的穴位是体内循行的经脉在体表的投影，所以腹部的穴位用得较少。

（3）经脉在足部绕行，其绕行方式曾有过争论，其原因尚有待进一步研究。现在主要是根据穴位的属性来决定经脉的循行顺序。因太溪为原，大锺为络，水泉为郄，其它经脉的穴位的排列是按原、络、郄的顺序，故足少阴肾经的经脉也按这个顺序排列。

4. 语释

足少阴经脉，起于足小趾外侧的下面，斜行到足心，在然骨的下面绕出，走向内踝的后面，在太溪穴附近分出一支进入足跟内，主支上行到达腓肠肌稍深的内侧，浅出到腘内侧，继续向上沿大腿内后边缘，进入到脊椎内，到达肾脏。分络到膀胱。其中的主支，从肾继续上行，通过肝脏和膈肌，进入肺部，沿喉咙上行，最后从舌体两侧到达舌根部。还有一条分支，从肺分出，布散到心脏，灌注到胸部。

5. 小结

足少阴肾经起于足小趾，下足底至涌泉穴，然后上至股内后缘，通向脊柱，属肾络膀胱，过肝和横膈，进入胸中。

6. 病候（《灵枢·经脉》）

是动则病：饥不欲食，面如漆柴①，咳唾则有血，喝喝而喘②，坐而欲起，目䀮䀮③无所见，心如悬④若饥状⑤，气不足则善恐，心惕惕⑥如人将捕，是为骨厥⑦。

是主肾所生病者：口热、舌干、咽肿、上气，嗌干及痛，烦心，心痛，黄胆，肠澼⑧，脊、股内后廉痛，痿、厥，嗜卧，足下热而痛⑨。

①面如漆柴：漆，黑色，柴，干燥。肾主黑色，主水，足少阴肾气不足，故出现这些表现。

②喝喝而喘：喝喝，形容张着口，发出声音的样子，指大口喘气。肾不纳气。

③目䀮䀮：眼睛神气不集中，有眼而不能视。目之黑睛属肾，肾水不足引起。

④心如悬：悬，提的意思，心好象提起来一样，一种紧张压迫的感觉。心肾水火相

交，肾水不足，故心火不平而致。心气不足而致。

⑤若饥状：心不安的感觉。水不济火。有虚火之故。

⑥心惕惕：心跳动自己能感觉到。虚火妄动。

⑦骨厥：指骨头内有寒气向上传递。

⑧肠澼：病名，也可以描写症状。指下利。足少阴经属肾，主水液，所以这种下利，主要是虚寒性水样泄泻。

⑨足下热而痛。

二、足少阴络脉

1. 循行（《灵枢·经脉》）

足少阴之别，名曰大钟，当踝后绕根①，别走太阳；其别者，并经上走于心包下②，外贯腰脊③。

其病，气逆④则烦闷。实，则闭癃；虚，则腰痛。取之所别也。

2. 注释

①当踝后绕根：在内踝向后绕足跟，转向足外侧。

②并经上走于心包下：并，并行，即相向而行。心包，指心包络腑。

③外贯腰脊：向外贯穿腰脊，也就是与腰脊交通。

④气逆：气机上逆太过。因为足太阴经脉、络脉均向上循行，若气逆，则湿邪上阻，故会出现烦闷症状。

3. 语释

大钟，足少阴之络穴。在足踝的后面绕行与足太阳相交。还有一条分支沿着肾经上行，到达心包下面，向外穿过腰脊部。

若络脉出现气机上逆太过，则会出现心烦胸闷，这是因为肾气虚弱，湿水上犯，阻滞心胸而致。若是实证，则有癃闭；若是虚证，则会有腰痛。治疗时取大钟穴。

三、足少阴经别（《灵枢·经别》）

足少阴之正：至腘中①，别走太阳②而合③，上至肾，当十四椎④出属带脉⑤；直者系舌本，复出于项，合于太阳⑥。

①至腘中：足太阳经脉到达腘中，即膝关节后窝部位。

②别走太阳：从太阳经脉分出。

③而合：与足太阳经脉相伴而行。

④十四椎：即第二腰椎处，也即腰阳关穴所在处。

⑤出属带脉：经别从体内外出，交于带脉。

⑥合于太阳：与足太阳经脉汇合。

第四章 手足厥阴与少阳

第一节 手厥阴

一、手厥阴心包经

1. 循行（《灵枢·经脉》）

心主手厥阴心包络之脉：起于胸中，出属心包①，下膈，历络三焦②。

其支者，循胸出胁，下腋三寸③，上抵腋下④，循臑内，行太阴、少阴之间，入肘中，下臂，行两筋之间⑤，入掌中，循中指，出其端⑥。

其支者，别掌中，循小指次指⑦出其端。

2. 注释

①起于胸中，出属心包：胸中，包括上焦及心、肺的气机。上焦为气海，是气机汇聚之处，因此胸中除了接应足少阴肾之气外，还有气海的气机。说明心包与全身脏腑的关系比较密切。出，指胸中之气出来，实际就是汇聚的意思。属，归属。

②历络三焦：历，经历，按顺序到达的意思。三焦，脏腑之一。三焦包含了五脏六腑，再一次说明心包络与全身脏腑的关系很密切。

③下腋三寸：下腋，即腋下，三寸，乳头旁，天池穴处。

④上抵腋下：腋下，腋的下面，即腋窝部。

⑤行两筋之间：指桡侧腕屈肌腱与掌长肌腱之间。

⑥出其端：在中指指尖部位布散。

⑦循小指、次指：指小指旁的指头，即无名指。

3. 特点

（1）经脉起于胸中，然后进入心包络，以后再出现穴位，脏经的联系较为密切；

经过三窝（腋窝，肘窝，手心窝）气血容易聚集，也容易阻滞；

4. 语释

手厥阴心包经脉起于胸中，汇聚起来之后，与心包络相通。向下通过膈，与三焦顺序布散。其中一个分支，顺着胸部到达胸胁部，在腋下三寸向上循到腋下的腋窝部，然后在肱二头肌肉内下缘循行，在手太阴和手少阴经脉之间，进入肘关节，再向下到手前臂，走在桡侧腕屈肌腱与掌长肌腱之间，进入手掌中，沿中指直达中指指尖。还有一条分支，从手掌中分出，沿着无名指到达手指端。

5. 小结

手厥阴心包经起于胸中，出属心包络，沿胸出胁，上行至腋窝，沿上臂内侧进入肘窝，经前臂中间进入手心窝，然后出指端。

6. 病候（《灵枢·经脉》）

是动则病：手心热，臂、肘挛急，腋肿；甚则胸胁支满[①]**，心中澹澹大动**[②]**，面赤，目黄，喜笑不休**[③]**。**

是主脉所生病者，烦心[④]**，心痛**[⑤]**，掌中热**[⑥]**。**

①甚则胸胁支满：甚者，指病情较重者。支，支撑感；满，胀满。心包经气机阻塞的时候，出现这种情况。一般在情绪变动的时候可见。

②心中澹澹大动：澹澹，水振动感，有一种撞击和空虚交替的感觉。包括心悸、心跳动的双重感。大动，动得比较明显。心气不足兼有心血瘀阻的时候出现。

③喜笑不休：心气逆乱的时候出现。

④烦心：心火亢旺所致，思虑过多引起，可见实火和虚火，主要看兼症来区别。

⑤心痛：也是心气不足兼有心血瘀阻的时候出现。

⑥掌中热：心包经经气受阻的时候出现。很多气功练习者也能出现。

二、手厥阴络脉《灵枢·经脉》

1. 循行

手心主之别，名曰内关，去腕二寸，出于两筋之间，循经以上[①]**，系于心包**[②]**，络心系**[③]**。**

实，则心痛；虚则为烦心。取之两筋间也。

2. 注释

①循经以上：循，沿着（循行方向）；经，手厥阴经；以上，向上循行。

②系于心包：系（ji），与心包络密切相连。

③络心系：络，分成更细小的络脉；心系，心包络及其附近相关组织。

3. 语释

手厥阴经的络脉从内关这里分出，基本沿着手厥阴经脉循行与心包相通，与心系相络。

络脉出现实证，气机阻塞，故为心痛。出现络脉虚证，虚火上炎，故烦心。

三、手厥阴经别（《灵枢·经别》）

手心主之正，别下渊腋三寸[①]**，入胸中，别属**[②]**三焦，出循**[③]**喉咙，出耳后，合少阳完骨之下**[④]**。**

①别下渊腋三寸：别，别出，就是分出。渊腋，足少阳经穴名，位置是举臂，当腋中在线，腋下3寸，第四肋间隙中。但这里不是指该穴位，而是腋的深部，即腋窝。本句指天池穴。

②别属：别，分出来；属密切相连。

③出循：出，从体内向体表外出；循，沿着。

④合少阳完骨之下：完骨，耳后之高骨，即乳突部。

第二节　手少阳

一、手少阳三焦经

1. 循行（《灵枢·经脉》）

三焦手少阳之脉：起于小指、次指之端①，上出两指之间②，循手表腕，出臂外两骨之间③，上贯肘，循臑外上肩，而交出足少阳之后，入缺盆，布膻中，散络心包，下膈，遍属三焦④。

其支者，从膻中，上出缺盆，上项，系耳后⑤，直上出耳上角⑥，以曲下颊至𬱃⑦。

其支者，从耳后入耳中⑧，出走耳前⑨，过⑩客主人，前交颊，至目锐眦。

2. 注释

①小指、次指之端：指无名指的外侧端。

②上出两指之间：向上循行，从小指和次指之间穿出。

③出臂外两骨之间：进入手前臂尺骨与桡骨之间循行。

④遍属三焦：遍，全部，有络属的含意。属，直接交接。说明手厥阴经脉与三焦既有经脉相交，也有络脉相通。

⑤系耳后：系，念 JI，挂在耳朵后面。说明手少阳三焦经与耳朵相交属于捆绑式，也就是说，手少阳经脉的气血，从耳朵后面大面积的进入耳中。

⑥直上出耳上角：直上，往上。出，到达。

⑦以曲下颊至𬱃：弯曲向下到达眼眶下缘。

⑧入耳中：进入耳孔中。也就是上面说的"系耳后"。入，散入。

⑨出走耳前：从耳孔前面走出来。出走，汇拢聚集。

⑩过客主人：经过下颌关节处。客主人又是上关穴的别名。

3. 特点

（1）经脉循行出现两处断裂：一是经脉至胸布散，然后从胸向下和向上分出两支，形成第一次断裂；二是从耳后入耳中出耳前，形成第二次断裂。所谓断裂实际是经脉取穴布散，然后收拢再次集中运行。

（2）终止的穴位不是在经脉循行的终端。

4. 语释

手少阳经脉起于无名指外侧端，向上穿过小指和无名指之间，循行于手背腕部，在前臂尺骨与桡骨之间向上，通过肘关节，沿着上臂肱二头肌外侧到达肩部，在这里走到足少阳经脉的后面，进入缺盆，分布到膻中，散络到心包，再向下通过膈，与三焦有较为紧密的联系。其中一条分支，从膻中往上进入缺盆，再上项部，与耳朵的后面紧紧连在一起，继续上行到耳上角，然后弯曲向下到面颊，最后到达眼眶下部。还有一条分支，从耳朵的后面进入耳孔之中，从耳前出来，经过下颌关节向前到面颊，最后到达目内眦。

5. 小结

手少阳三焦经起于无名指端关冲穴，沿臂上肩至缺盆分布于胸中，然后出缺盆上项至耳后达额，再下行至面，终于眶下。

另一支脉从耳后进入耳中，出耳前，达眉尖，转下至目外眦与足少阳相接。

6. 病候 (《灵枢·经脉》)

是动则病：耳聋，浑浑焞焞[①]**，嗌肿，喉痹**[②]**。**

是主气所生病者：汗出[③]**，目锐眦痛**[④]**，颊肿**[⑤]**，耳后、肩、臑、肘、臂外皆痛，小指次指不用。**

①浑浑焞焞 (Tun)：耳朵听觉模糊不清，思维能力下降。手少阳经气虚的表现。

②嗌肿，喉痹：咽喉肿痛。手少阳经气血阻滞，多表现为急性病，由于三焦主水湿，这时候的喉痹多有脓液或分泌增多。

③汗出：多见于手少阳经的实证。少阳经属肝胆，火气容易旺，而三焦主水湿，湿热交炽，而见汗出。这时候多有情绪烦躁等表现。

④目锐眦痛：手少阳经脉所到，这时候多用眼红，流泪，分泌物增加等。

⑤颊肿：面颊红肿。多为少阳经脉有火引起。

二、手少阳络脉

1. 循行 (《灵枢·经脉》)

手少阳之别，名曰外关，去腕二寸，外绕臂[①]**，注胸中**[②]**，合心主**[③]**。**
实，则肘挛[④]**；虚则不收**[⑤]**。取之所别也。**

2. 注释

①外绕臂：外，指外后方；臂，指肩臂。向上循行，绕过肩臂部外后方。

②注胸中：从肩向下注入胸中。

③合心主：与心包络相合。

④则肘挛：挛，即挛急，指肘部拘挛。

⑤虚则不收：关节松弛无力。

3. 语释

手少阳经的络脉分出的地方是外关穴处，外关在手腕上二寸，向上循行，绕过肩臂外后方，经气向下注入胸中，与心包络相合。

若是实证，则出现肘部挛急；若是虚证，则出现关节松弛无力。

三、手少阳经别 (《灵枢·经别》)

手少阳之正：指天[①]**，别于巅**[②]**，入缺盆，下走三焦，散于胸中也。**

①指天：指在头面部开始循行。

②别于巅：巅，指高处，这里指头面部，不是指巅顶部。

第三节　足少阳

一、足少阳胆经

1. 循行（《灵枢·经脉》）

胆足少阳之脉，起于目锐眦，上抵头角，下耳后，循颈，行手少阳之前，至肩上，却交出手少阳之后①，入缺盆。

其支者，从耳后入耳中，出走耳前，至目锐眦后。

其支者，别锐眦，下大迎，合于手少阳，抵于，下加颊车，下颈，合缺盆。——以下胸中，贯膈，络肝，属胆，循胁里，出气街，绕毛际，横入髀厌②中。

其直者，从缺盆下腋，循胸，过季胁③，下合髀厌④中。——以下循髀阳⑤，出膝外廉，下外辅骨⑥之前，直下抵绝骨⑦之端，下出外踝之前，循足跗⑧上，入小指、次指之间。

其支者，别跗上，入大指之间，循大指歧骨⑨内，出其端；还贯爪甲，出三毛⑩。

2. 注释

①却交出手少阳之后：足少阳经与手少阳经在肩背部交叉而过。从足少阳经来说，从头下行到前颈部，在缺盆上突然弯曲向身后转经大椎之时与手少阳经相交。

②横入髀厌：横入，与经脉循行的垂直方向相横。髀厌，髀枢，就是髋关节。

③过季胁：又称季肋，软肋即十一、二肋所在部位。

④下合髀厌：向下走，到达髋关节，与另一条分支相合。

⑤循髀阳：髀，大腿；阳，外侧。循行在大腿外侧。

⑥外辅骨：外侧辅助的骨头，就是腓骨。

⑦绝骨：指肌肉与骨头交界处。

⑧足跗：足背。

⑨大指歧骨：歧骨，泛指两骨相连成角之处。这里指大趾与第二趾之间，偏向于大趾处。

⑩三毛：又称丛毛，聚毛。足大趾爪甲后方有毫毛处。

3. 特点

（1）头部经脉曲折运行，与主风有关（外风上受，容易侵犯胆经；内风发作，容易引起头部眩晕）。

（2）经脉在胸腹部曲折，说明肝胆之气容易在胸腹部阻滞，产生胸胁胀满。

（3）胆经在胸腹部分成内外两支运行，内外支在缺盆和髀部相分合，所以缺盆和髀部的穴位对调节气血的分配和运送也很重要。

（4）足少阳经与手少阳经在肩背部相交影响气机的运行，容易产生很多气血阻滞的疾病。

4. 语释

足少阳经脉起于目内眦，向上抵达头角部后，经耳后向下，沿着颈，走在手少阳经脉之前，到达肩部的时候，突然交到手少阳之经的后面，进入到缺盆部。其中一条分支，从耳后进入耳孔中，从耳孔前面穿出，到达目锐眦。还有一条分支，从目锐眦分别出来，下行大迎骨处，与手少阳经脉汇合，转而上行到眼眶骨的下缘。这条分支的面颊处又分出一条分支经过颊车后下颈，与缺盆相合。再向下到达胸穿过膈，络肝，并与胆腑相交。然后循行到胁，再向下到腹股沟气街处，在阴毛处绕行后，横行到髋关节处。其中一条主要的经脉，从缺盆向下到腋，沿着胸经过季胁，向下进入髋关节与上面那条经脉相汇合。再向下沿着大腿的外侧到达膝关节外侧，向下经腓骨之前，经过绝骨处，下达外踝之前，再沿着足背进入到小趾和第四趾内侧。还有一条分支，从足背分出，进入足大趾之间，沿着大趾内侧一直到足趾端；穿过爪甲，直达三毛部。

5. 小结

足少阳胆经起于目外眦瞳子髎，向上达头部至耳后，在头部经脉曲折运行，然后至肩，向前入缺盆，沿身体两侧下到足四趾外侧，止于窍阴。在缺盆另有一支，入胸腹腔内，络肝属胆，从髋关节横出，与主脉相交。足跗部从足临泣分出一支，至足大趾端，交足厥阴肝经。

6. 病候（《灵枢·经脉》）

是动则病：口苦，善太息，心胁痛，不能转侧，甚则面微有尘[1]，体无膏泽[2]，足外反热[3]，是谓阳厥[4]。

是主骨所生病者：头痛[5]，颔痛，目锐眦痛，缺盆中肿痛，腋下肿，马刀，侠瘿[6]，汗出振寒[7]，疟[8]，胸、肋、髀、膝外至胫、绝骨、外踝前，及诸节皆痛，小指次指不用。

①甚则面微有尘：形容面部干燥，颜色灰暗。这是因为足少阳经气血不足引起。这时候面部起灰黑色花斑。在肝胆气滞的时候多见。少阳经为多气少血，一旦有病，气血受损，血更不能滋润身体故引起。

②体无膏泽：身体干燥，不滋润。

③足外反热：指下肢外侧有热感。这是少阳经脉气滞所致。

④阳厥：阳在上而不能下之故。

⑤头痛：多为偏头痛。

⑥马刀，侠瘿：瘰疬生于腋下称之为马刀；瘰疬生于颈项称之为侠瘿。是少阳经气滞引起的病变。

⑦汗出振寒：汗出，为一阵一阵出。振寒与寒栗相近，是身体摇动怕冷的表现。这种寒是自觉有寒，不是天气引起的寒感。多为肝胆之气阻塞不通时出现。如肝脓肿就有这种表现。

⑧疟：不一定是疟疾。只要是寒热交替的症状，都称之为疟。这是少阳气机不调所致。

二、手少阳络脉

1. 循行（《灵枢·经脉》）

足少阳之别：名曰光明，去踝五寸，别走厥阴，下络足跗[①]。

实则厥[②]；虚则痿躄[③]，坐不能起[④]。取之所别也。

2. 注释

①下络足跗：向下行走，布散在足跗部。足跗，指足背。

②实则厥：厥，厥逆症，气机上逆，若在下，表现为下肢厥冷；若在上，如极度气愤的时候，也可能出现头昏眼花，甚至晕倒。

③虚则痿躄：痿躄，痿软无力，多有肌肉消瘦的表现。

④坐不能起：能坐着，但因为脚腿无力，故起立和站立困难。

3. 语释

足少阳经的络脉从光明穴分出，光明穴在外踝尖上五寸。从这里分出络脉与足厥阴肝经相交，并向下络于足背部。

实证，多为少阳经气上冲，故出现厥症；虚证多为肝胆气虚，肝胆之气不能正常下降而致。

三、手少阳经别（《灵枢·经别》）

足少阳之正：绕髀，入毛际，合于厥阴：别者入季胁之间[①]，循胸里[②]，属胆，散之上肝，贯心，以上挟咽，出颐颔[③]中，散于面，系目系，合少阳于外眦也。

①季胁之间：季胁，胁之下缘，即软骨部分。

②循胸里：胸里，指胸部外侧，手臂内侧所对之处。

③出颐颔：颐，口角后，腮之前；颔，颏下结喉上，两侧肉之空软处，下颌底与甲状软骨之间。

第四节　足厥阴

一、足厥阴肝经

1. 循行（《灵枢·经脉》）

肝足厥阴之脉：起于大指丛毛之际[①]，上循足跗上廉[②]，去内踝一寸[③]，上踝八寸，交出太阴之后[④]，上腘内廉，循股阴[⑤]，入毛中[⑥]，环阴器，抵小腹，挟胃，属肝，络胆，上贯膈，布胁肋[⑦]，循喉咙之后，上入颃颡[⑧]，达目系，上出额，与督脉会于巅[⑨]。

其支者，从目系下颊里，环唇内[⑩]。

其支者：复从肝别，贯膈，上注肺[⑪]。

2. **注释**

①大指丛毛之际：指足大趾背面趾关节处，上有汗毛生长。

②足跗上廉：足背突然高起处。

③去内踝一寸：离开内踝尖向上1寸。

④上踝八寸，交出太阴之后：从此看出足太阴与足厥阴交叉的部位。

⑤循股阴：股，大腿；阴，内侧面。

⑥入毛中：毛，阴毛。

⑦布胁肋：布散到胁肋，说明肝经不仅循行经过胁肋，而且布散到胁肋，可见二者关系不一般。

⑧上入颃颡：颃，指上鄂部，颡，指咽喉部。

⑨督脉会于巅：一般阴经不上头，唯肝经上头。

⑩环唇内：在口唇内侧环绕。

⑪上注肺：注，形容气血量比较大。足厥阴经的气血向上灌注到肺脏。

3. **特点**

（1）六阴经中唯有肝经上巅顶，任脉只上目，不上巅顶。

（2）经脉进入腹腔后，体表无穴。进入季肋处出现穴位，虽然此时经脉仍然是在体内循行，但是因为肝、胆脏腑居于此处，它们的经气向外发泄，故出现穴位。

（3）肝经与脾经关系比较密切。

（4）肝经在胁肋布散，说明二者关系比较密切。

（5）阴部与肝经关系比较密切。

4. **语释**

肝足厥阴经脉，起于足大趾丛毛处，向上经足背大趾与第二趾之间、内踝前一寸，在小腿上部内踝上8寸处进入到足太阴后面，经过腘窝部内侧边缘，大腿内侧面，进入阴毛之中，环绕阴器后进入小腹，向上挟胃属肝络胆，再向上布散到胁肋部，循行经过喉咙之后，上到上颚和咽喉部，到目系，从眼下眶上行到达头巅顶与督脉相交。其中一条分支，从目系下行到颊部，环绕口唇。还有一条分支，从肝脏分出，穿过膈，向上注入肺脏。

5. **小结**

足厥阴肝经起于足大趾上毫毛部大敦穴处（肝经主要在足大趾内侧面的上、内面），上行经内踝上8寸处交足太阴之后（说明足太阴脾经与足厥阴肝经相交的部位，也说明肝经与脾经反复交叉，关系比较密切），从阴部进入腹腔，挟胃属肝络胆，过横膈布于季肋。而后上行经喉咙后入鼻咽部，经目上额入巅顶，与督脉相交。

6. **病候（《灵枢·经脉》）**

是动则病：腰痛不可以俯仰①，丈夫㿉疝②，妇人少腹肿③，甚则嗌干④，面尘脱色⑤。

是主肝所生病者：胸满⑥，呕逆⑦，飧泄⑧，狐疝⑨，遗溺⑩，闭癃⑪。

①腰痛不可以俯仰：肝经绕阴器，肝肾同居下焦，肝气不足肾精不能布散，故见腰痛。此时的腰痛主要表现为活动能力减弱。

②丈夫疝：丈夫，指男子。疝，指小肠下坠到阴囊或腹股沟。

③妇人少腹肿：也是疝病，包括子宫下坠。

④甚则嗌干：肝经有火。症状较重。

⑤面尘脱色：面部有灰尘，面色苍白，肝血不足而致。

⑥胸满：胸胁满胀。肝气抑郁引起。

⑦呕逆：肝气横逆引起。

⑧飧泄：肝气横逆引起。

⑨狐疝：疝气时发时止，肝气妄动之故。

⑩遗溺：肝气不足，晚上睡觉不够惊醒出现遗尿。

⑪闭癃：闭为小便不出，癃为点滴不尽。肝经有热之故。

二、足厥阴络脉

1. 循行（《灵枢·经脉》）

足厥阴之别，名曰蠡沟，去内踝五寸，别走少阳；其别者，循胫上睾[①]，结于茎[②]。其病：气逆则睾肿卒疝[③]。实则挺长[④]；虚则暴痒[⑤]。取之所别也。

2. 注释

①循胫上睾：沿着胫骨内侧面上行，到达睾丸部。

②结于茎：布散于阴茎（外生殖器）。

③睾肿卒疝：睾丸肿大及突然发生疝气。

④实则挺长：实证出现阴茎勃起过度，甚至阳强不倒。

⑤虚则暴痒：虚证出现痒不可耐。

3. 语释

足厥阴经之络脉从蠡沟穴分出，蠡沟穴在内踝上五寸的胫骨内侧面，其络脉从蠡沟分出与足少阳经相通。其中还分出一条络脉沿着胫骨上行到睾丸部，与阴茎连接。

络脉气逆则出现睾丸肿痛，突然出现疝气。实证的时候，阴茎胀起（阳强）；虚证的时候出现很重的瘙痒症。治疗的时候取蠡沟穴。

三、足厥阴经别（《灵枢·经别》）

足厥阴之正，别跗上[①]，上至毛际，合于少阳，与别俱行[②]。

①别跗上：足厥阴的经别在足背部从正经上分别出来。

②与别俱行：与足少阳的经别同行。

第五章　奇经八脉

第一节　督脉与任脉

一、督脉

（一）经脉循行及其特点

起于小腹内，下出于会阴，向后行于脊柱的内部，上达项后风府，进入脑内，上行巅顶，沿前额下行鼻柱，止于上齿龈。

1. 关于督脉的起处，历来医家有不同看法，就是在《内经》中也有上行和下行两种看法。督脉起于下是一源三歧的来源。但是《灵枢·营气》说："循脊入骶，是督脉也。"在《素问·骨空论》中也说到督脉有与足太阳膀胱经大体相同的循行路线。从阴升阳降来说，则应下行。《奇经八脉考》认为督脉起于胞中。

2. 督脉与脑两处相通　（1）风府；（2）百会。

3. 督脉主要行于脊柱，大多数穴位都在关节部位。

（二）病候

《灵枢·海论》：髓海不足，则脑转[①]耳鸣，胫酸[②]，眩冒，目无所见，懈怠，安卧[③]。

《灵枢·经脉》：实则脊强，虚则头重，高摇之[④]。（络脉病）

《素问·骨空论》：督脉之为病，脊强反折。

《素问·风论》：风气循风府而上，则为头风，风入系头，则为目风、眼寒[⑤]。

《脉经》：腰脊强痛，不得俯仰，大人癫疾[⑥]，小人风痫疾[⑦]。

①脑转：突然失去知觉，方向感，还包括眩晕。

②胫酸：骨髓不足，大骨、长骨内藏骨髓。

③安卧：阳气不足，不能出于阴，多睡眠。

④高摇之：摇头。阳气虚的表现。阳虚生风，虚风内动。

⑤眼寒：眼睛冷感，包括眼短暂不能视物。

⑥癫疾：多为有痰热。督脉之气阻滞引起。

⑦痫疾：多有痰，督脉之气不足。

二、督脉之络脉

1. 循行（《灵枢·经脉》）

督脉之别，名曰长强，挟脊上项，散头上。下当肩胛左右，别走太阳，入贯膂。实则

脊强，虚则头重。……取之所别也。

2. 语释

督脉的络脉分出处是在长强穴，挟脊上行到项，布散于头部。然后下行到肩胛附近，斜行与太阳经相交，进入体内沿脊椎两侧大肉向下行。实证时，表现为脊椎强直，虚证时，有头重的表现。治疗时取长强穴。

三、任脉

（一）经脉循行及其特点

任脉起于小腹内，下出于会阴穴，向前沿正中在线行，直抵咽喉部，再上行绕口唇抵目眶下。

1. 孕妇下腹部穴不可针；
2. 下腹部穴针灸前需排尿后进行；
3. 任脉以上行阴液和阴精为主，阴不足者多选用。任，同妊，故妊娠困难者亦多选用。

（二）病候

《素问·骨空论》：**任脉，男子内结[①]、七疝[②]，女子带下、瘕聚[③]。**
《素问·骨空论》：**其女子不孕，癃[④]、痔[⑤]、遗溺、嗌干[⑥]。**
《灵枢·经脉》：**实则腹皮痛[⑦]，虚则痒搔[⑧]。**（络脉病）
《脉经·平奇经八脉病》：**苦少腹绕脐[⑨]，下引横骨，阴中切痛[⑩]。**
①内结：腹内结聚，包括痞块、积聚、肿胀等。任脉气滞。
②七疝：七种疝气。据马莳注为五脏疝及狐疝、㿉疝。任脉气虚而致。
③瘕聚：有形无实物的块状，聚散不定。任脉气虚。
④癃：点滴不尽。任脉湿热不通。
⑤痔：痔疮，任脉气血阻滞。
⑥嗌干：咽喉干燥，任脉气阴虚。
⑦腹皮痛：任脉之气滞络阻。
⑧虚则痒搔：任脉之气虚不养。
⑨苦少腹绕脐，下引横骨：苦，病人感到难过；少腹，下腹两侧；绕脐，围绕肚脐。本句说病人感到下腹两侧挟脐的部分一直到横骨部位有牵引般痛苦。
⑩阴中切痛：阴中，会阴或阴器部分；切痛，刀切样疼痛。

四、任脉之络脉

1. 循行（《灵枢·经脉》）

任脉之别，名曰尾翳，下鸠尾，散于腹。实则腹皮痛，虚则瘙痒，取之所别也。

2. 语释

任脉分出络脉的地方，是尾翳部，气血集中后下注于鸠尾穴处，再下行布散于腹部。

实证出现腹皮疼痛，虚证时出现胸腹部的瘙痒症。治疗时取鸠尾穴。

第二节　冲脉与带脉

一、冲脉

（一）循行分布

起于小腹内（有肾、气街、胞中、关元四说），向下出会阴，一支向后沿脊椎两旁向上行，一支向前沿足少阴经循行：其上行支一直到口腔咽喉部，并在胸部布散；下行支到足跗部后进入足大趾部位。

（二）病候

冲脉为血海，又与肾经相伴，故与精血的变化密切相关。

少腹部位的病；

肾精不足引起的疾病；

血虚引起的疾病。

二、带脉

（一）循行分布

《难经·二十八难》：带脉者，起于季胁，回身一周。相当于我们现在系皮带的部位。

（二）病候

带脉主要起到约束诸经的作用。而部位又在腰，故与肾也密切相关。

（1）腰痛；

（2）男子宗筋纵，女子带下。

第三节　阳跷与阴跷

（一）循行分布

起于足底部。阳跷行于身体外侧，沿途与三阳经相会，一直到目内眦；阴跷行于足腿内侧，上腹后与冲脉相交，与诸阴脉相合，一直上行到目内眦。

（二）病候

跷，矫正的意思。阳跷调理诸阳经的有余和不足，阴跷调理诸阴经的有余和不足。二者合起来又能协调阴阳经之间的有余、不足。在穴位中主要使用申脉、照海。主要治疗癫痫和足内翻、足外翻。

第四节　阳维与阴维

（一）循行分布

阳维起于足太阳经的金门穴，沿足少阳经上行，沿途与诸阳经相交，最后入耳中；阴维起于筑宾穴，沿脾经上行到腹部后与诸阴经相交，最后上头面部。

（二）病候

维，维持的意思。也就是交通经脉气血。阳维主要交通阳经脉的气血；阴维主要交通阴经脉的气血。主要治疗肌肉软弱、松弛、萎缩等疾病。

第六章　经络的分布关系和临床应用

第一节　根结与根、溜、注、入

一、根结的概念

根，树根，根本。结，结聚，归结。根结指经脉之气发源、开始运行布散的起点到收拢、汇聚的终点的全过程。

根、溜、注、入：根，指经气的起点部位；溜，经气经过的部位；注，经气灌注的部位；入，指经气归结之处。是对根结的经气在运行全过程中所出现的不同表现的一种描述。

二、根结的内容

总的来说，根于四肢，结于头胸部。四肢气血在腹部开始处、肢体与胸部交接处、头部等处集结，气血集结形成气血较多之处，形容为海，所以在下腹部（腹股沟处）、头胸部就形成气街与气海。

根结的经气主要是向心性运行，多指卫气的运行。

三、根结的理论应用

1. 四肢穴治疗远程疾病的依据；
2. 五输穴运行的理论依据。

四、根结的具体解读

根结是一种部位的名称。根部在四肢末端，结部在头胸之间。由于人体多取垂手直立式，故张景岳说："下者为根，上者为结"。根据这一概念，根结主要是用以阐述经气的起始部位和出入情况。即是说经脉之气起于根部而止于结部，出于根部而入于结部。根结既是该经经气流向、流量的标志，又是约束经气的两扇门户。《黄帝内经太素》认为："根，本也；结，系也。"所以在根部具有汇聚经气的能力，在结部具有维系经气的能力。在根结的约束下，经气源源不断而有条不紊地运行着，其运行方向均是从下向上，犹如树木供给营养一样。在《灵枢·卫气》篇中，标本也是一种部位名称，本部在根部附近，标部在结部附近。标本概念主要是用以阐述经脉（运行气血的通道）的起止部，经气汇聚后进入经脉的部位称为本部，经气从经脉中游散出来和进入人体内的部位称为标部。如张志聪所说："标者，犹树之梢杪，杪绝而出于络外治径路也。本者，犹木之根也，经脉之血气从此而出也。"

可见根结主要是指经气而言，标本主要是指经脉而言。犹如水和水管一样，是既互相关联又有所区别的事物。可以认为，经气从根部开始汇聚，成为一定规模之后，通过本部进入经脉之中，从下向上运行，在标结部沿着经脉逐渐向外渗透流出，弥散充盈，渐浸渐深而进入体内。所以一般来说，根部之后为本部，而结部与标部却比较接近。

1. 根结现象是五输穴确立的基础

五输穴即指井、荥、输、经、合五类腧穴，据《灵枢·本输》篇可知，五输穴的排列是从四肢末端开始，以从下向上为序（从远心端向近心端）。这种排列说明经气的流向均呈向心性，流量均从小到大，与十二正经气血循行阴阳相交如环之无端的情况不同，那么五输穴所描述的经气流向、流量是以什么为基础的呢？从本篇来看，这一基础就是根结现象。根结所阐述的经气，无论从流向、流量上均与五输穴一致，而且比五输穴更为具体详细。如在经气流注的穴位上，本篇所说的根、溜、注等穴即五输穴中的井、原、经穴，穴位次序、穴位的内容完全一样。而本篇的"入"穴，还包括了络穴和颈部的穴位。可见五输穴既是以根结现象为基础，又是根结现象的一个组成部分。总结根结现象来看，这一经气运行情况应该是经气从井穴（根部）开始汇聚，至结部结束（经气弥散而不归聚），其中在五输穴处与脏腑有各种不同的直接通道（经气可以互相灌输），在下"入"穴处（即络穴）与表里经流注沟通，在上"入"穴处与十二经脉中的气血流注贯通，可见根结现象描述了一个经气运行的独立系统。

根结现象在治疗上的价值可以从五输穴的功用上体现出来。

2. 根结现象是划分经脉表里开合枢的标志。

《内经》用"开合枢"的概念，一方面说明经脉之间表里相对位置，开在外，合在中，枢在阴阳相交处，如《素问·经脉别论》所说。一方面说明经脉在功用上的区别，如《素问·皮部论》所说：太阳为关枢，阳明胃害蜚，少阳为枢持，太阴为关蛰，少阴为枢儒，厥阴为害肩。总之，这些差别是以经脉为单位进行区分的。但从十二正经通常的概念上是很难进行这种区分的，那么这种区分是以什么概念为基础的呢？

从十二正经的循行现象与根结现象可以知道，经脉中所运行的气血与经脉上所运行的经气，虽然都与经脉密切相关，但经脉中的气血是参加全身气血循行的一个组成部分，而经脉上的经气只仅仅在该经脉上运行，是该经脉的单独表现。全身气血循行是首尾相接，各经脉是以多血少气，多气少血等方面进行区别的（见《素问·血气形志篇》）。气血多少能反映出经脉功用的一个方面，经气的多少则能反映出经脉功用的另一个方面，二者功能的结合就能反映出整个经脉的功能。由于气血运行在经脉之中，所以气血循行方向就是我们常说的经脉走向。因此有阴阳相交，首尾相接，离心与向心交错的情况。经脉的长度在此是按《灵枢·脉度》篇为准的，以这个认识为基础，形成了所谓五十营的概念。所以本篇也认为："一日一夜五十营，以营五藏之精。"说明五十营是指气血在经脉内的运行情况，是以《灵枢·脉度》的长度为计算标准的。根据本篇说："五十动而不一代者，五脏皆受气；四十动一代者，一脏无气……不满十动一代者，五脏无气。"可以认为经脉中气血运行的改变在病理上主要是与邪在体内的进退有关。而经气运行在经脉之上，各经脉之气不直接相连，虽然各经脉有其特殊的个性，但必然有其共性，这种共性就是经气循行的向心性，由于这种向心性与气血循行方向不完全一致，起止部也不完全一样，所以不能用《灵枢·脉度》篇的经脉长度进行衡量，故有必要用根结现象予以解释，即：①用根结现象表现该经长度如何计算；②用根结现象表现该经深度如何测定。以这个为基础形成了表里开合枢的概念。如属于开的太阳经脉长度是从至阴至睛明穴之间，部位比较表浅，主要作用是"关枢"。据《素问·皮部论》所说："是故百病之始生也，必先于皮毛，邪中之则腠理开，开则入客于络脉，留而不去，传入于经，留而不去，传入于府，禀于肠胃。"可见，经气所表现出的开合枢现象在病理上主要与外邪内犯有关。

当然，十二正经的气血循行与根结所表现出的经络现象，在部位上基本上是一致的，但由于循行的深浅、内外不同，所以长度与深度的计算不完全一样，根结部位与十二正经的起止部位也不完全一样，这点是应该弄清的。

第二节 气街与四海

一、气街

1. 何谓气街

气街就是经脉气血在运行途中临时聚散的地方。它起到调节和交流的作用以及收留和和直接向气海输送气血的作用。

2. 气街的内容

根据《灵枢·卫气》所说有四街，即：头气之街为颈项，胸气之街为上胸部，腹气之街为下腹部，胫气之街为气冲部（腹股沟）。

3. 气街的应用

具有广泛调动气血的作用。如头痛，单用某一条经脉，调动气血的力量不足，即可使用气街的力量。又如元气比较虚的时候，使用气冲穴等。

二、四海

（一）何谓四海

所谓四海是气、血、精、液最后归聚的地方。是为了养护和保证重要器官正常发挥作用的需要。

（二）四海的内容

根据《灵枢·海论》所说，脑为髓海，在头部；胃为水谷之海，在上腹部；膻中为气海，在胸部；冲脉为血海，在下腹部。

（三）四海的应用

当正气比较虚弱的时候，可以利用四海的作用进行调整；当正气十分虚弱的时候，也会影响到四海。因此可以利用四海来治疗和推测疾病。

（四）四海的具体解读

1. 关于气海

本篇所说的气海是："膻中者，为气之海"，在《灵枢·五味》中，对气海的具体内容，有一个说法，即："谷始入于胃，其精微者，先出于胃之两焦，以溉五藏，别出两行，营卫之道。其大气之抟而不行者，积于胸中，命曰气海。"可见此处所说的气海中的气，是指营卫之气和大气的化合体，即宗气。气海之气所聚集的部位在胸中，《难经·四十五难》说："气会三焦外一筋直两乳内"，所说就是膻中，后世《伤寒溯源集·卷之九》进一步解释说："阳气上行而为宗气，聚于膻中，故膻中为气之海"。可见气海的部位在膻中，气海之气为宗气。

在《针灸学》中还有气海穴一说，位于丹田部位，脐下1.5寸，是原气集聚之地。肾精生化成原气之后，首先集聚在气海穴处，然后通过三焦及经络输送到全身各处。因为膻中的宗气具有营养全身的功能，故其必需不断地输出，正如《伤寒溯源集·卷之七》所说："盖谷之浊气降于下焦。为命门真阳之所蒸。其清气腾达于上。聚膻中而为气海。通于肺而为呼吸。布于皮肤而为卫气。营运于周身内外上中下而为三焦。"水谷中的清气自然上升至胸中，而浊气则下降至下焦，需要有原气的熏蒸，才能使浊中之清再一次上升到膻中，因此"是膻中之气，有出无入，欲归丹田而纳诸肾脏"，也就是我们常说的气机运行需要肺主呼气，肾主纳气，互相进行调控，有出有入，恰到好处。所以又将膻中穴称之为上气海，气海穴称之为下气海。在正气极度虚弱的时候，如虚劳证，常常二穴配伍使用。

2. 关于水谷之海

本篇说"胃者水谷之海"，虽然说的好像是盛装功能，实际说的是化生水谷精微物质的能力，也就是说水谷精微物质在这里化生、分清泌浊，并不断向外运送，因此称之为水谷之海。其中属于轻清的部分，进入中焦，沿着手太阴肺经向上到达肺部，在宗气的生成过程中发挥重大作用；其中重浊部分下降到下焦，经原气的熏蒸，使其浊中之清，再次向上到达肺部，其浊中之浊，则被排出体外。可见水谷之海的部位在以胃为中心的上腹部，其气主要为水谷精微物质所化生。

在《针灸学》中，与胃部有直接关联的穴位为鸠尾、巨阙、上脘、中脘、建里、下脘，其中中脘穴在胃体正中，与水谷之海中的气机的升降密切相关，因此医家历来十分重视中脘穴。《难经·四十五难》也说"腑会太仓"，太仓指大的仓库，即胃，指中脘穴为六腑之会穴。《素问·五藏别论篇》也说："胃者水谷之海，六府之大源也。"《脉经》又说中脘属于胃之"募穴"，可见中脘与胃及水谷精微物质化生的关系何等密切。所以又将中脘称之为中气海。

本篇说到其气输送到气冲穴和足三里穴。气冲穴由于部位特点的原因造成治疗上的不便和不易，实际使用较少，故临床上多以中脘和足三里相配伍，对胃部疾患及水谷精微的变化进行调整和治疗。

3. 关于血海

本篇认为的血海是指冲脉，故后世有冲为血海之说。①血海中的"血"来源于水谷精微物质。如《医原·卷中》说："冲脉上隶阳明，阳明虚则血海（冲为血海）干涩，是以不月"；②血海中的"血"来源于肾精，如《类经·九卷》："冲脉为精血所聚之经，故主渗灌溪谷。且冲脉起于胞中，并少阴之大络而下。"在《素问·上古天真论篇》中所说"太冲脉"，就是指冲脉与肾脉相合之脉，内含精血。"血"本身应该是指血液，是中焦取汁，变化而赤所成。但《内经》中的血海中的"血"，除了血液之外，还含有先天之精（肾精）和后天之精（水谷之精）。因此《内经》中又称其为十二经之海，五藏六府之海，后世还称胞宫为血海。大杼为骨之会穴，而肾主骨；巨虚上下廉为肠之下合穴，也可见与"精"、"水谷之精"的关系。血海在冲脉之中，因此，其部位与冲脉相关，是从大杼向下，到巨虚上下廉之间。

临床上，一是生殖系统的疾病多从冲脉主治，尤其是妇女病，更是多从冲脉治疗。如张锡纯温冲汤治妇人血海虚寒不孕，固冲汤治妇女血崩，安冲汤治漏下不止，理冲汤治产后瘀血癥瘕、室女经闭月枯、男子痨瘵等。二是冲气上逆之病，多从冲脉治疗。如《素问·骨空论篇》说："冲脉为病，逆气里急。"如用奔豚汤治疗奔豚气。由于冲脉本身并没有穴位，所以使用针灸治疗的时候，可以根据"血"、"精"、"水谷精气"三者的不同，采用"骨会大杼"类补肾的穴位，如肾俞、关元、命门、气海、悬钟等；足阳明巨虚类补"水谷精微"的穴位，如中脘、足三里、胃俞、脾俞等；"血会膈俞"类补血的穴位，如三阴交、阴陵泉、太溪、血海等。

4. 关于髓海

在藏象学说中，脑、髓、骨均为奇恒之府。它们三者的关系是脑、髓藏于骨中，滋养骨骼，骨为干，为依托；脑为髓海，而藏元神。它们之间的关系，在《灵枢·经脉》就已经有了说明："人始生，先成精，精成而脑髓生，骨为干……"。《素问·脉要精微论篇》也说："骨者髓之府"。而肾主骨、髓，故三者均与肾精密切相关。"脑为髓海"也代表了三者的组合功能。就是藏精、藏神。其部位在脑，脑指头部。

由于髓海与"精"、"元神"密切相关，因此在头脑空虚、虚寒、容易疲惫、骨痿无力、软骨病、行迟症，甚至记忆力减退、健忘、痴呆等都应该考虑对脑髓的治疗或补充。需要填精补髓，多选用血肉有情之品。针灸治疗的时候，不能使脑髓受伤，刺中脑户，入脑，立死。如小儿囟门，属于禁刺范围。又如风府、哑门，虽可刺，但针刺深度需要掌握很好，否则会出现医疗事故。选穴治疗也主要是与骨髓、肾精有关，如悬钟、百会、囟门、肾俞、气海等。

第二部分　腧穴指要

第一章　腧穴概要

第一节　腧穴及腧穴学

一、什么是腧穴?

1. 从字义上看

"腧"过去也写作"输"和"俞",三字相通,从字上看输有运输、转输、输入、输出等含义,现代有人提出以上三字均用"俞"字代替,但没有得到针灸界的认可。因为这三字细分起来还有些差别和不同的习惯用法,"腧"一般作为腧穴统称时使用,"输"往往作为五输穴中的输穴专用,"俞"作为背俞穴专用。

"穴"过去也写作"空"、"会"、"节"等,可见穴字含有空隙、集聚处、部位等意思,是人体储藏、调节气血的空间。

"腧穴"过去也称作"气穴"、"气府"、"孔穴"、"穴道"等,现在一般称为"穴位",可见腧穴是气血储藏、会聚、通行的一个人体的特殊部位,而且具有调节、调动气血的能力,我们能在体表找到和确立它的位置。

2. 从定义上看

可以认为腧穴是人体脏腑经络气血输注出入而且具有特殊效应的特殊部位。因为腧穴在人体上有解剖意义上的定位,但它又不是解剖概念;它具有主治功能,但又没有肉眼可见的解剖结构。对于它的存在,现在我们能用某些生物物理的方法(如声、光、电、磁、频率等)来测定,相信将来我们能用生物化学的方法进一步证实它。

3. 从本体上看

(1)腧穴形成的条件:腧穴由于有储藏、转输气血的作用,具有空、孔的特点,所以在人体表面为骨空、肌肉凹陷处(静止或活动时出现)及神经、血管主要运行处,针灸敏感处等四个方面为形成穴位的条件。《素问·气穴论》也曾说:"各肉之大会为谷,肉之小会为溪,溪谷之会,以行营卫,以会大气。"可见,虽然全身各地方都能施以针灸,但不是每个部位都能成为固定的穴位。阿是穴属于暂短腧穴现象,是因各种原因造成的气血暂时性汇聚,不是因结构的原因造成的气血汇聚,它也不具有调节和调动气血的能力。

(2)腧穴的形态:近年来有人研究腧穴,总想找出腧穴的大小来,因为腧穴的大小关系到针刺的准确性。根据初步报导，其大约为 2mm ~ 2cm 不等。还有人从体内神经分层来探讨穴位的深浅，更有甚者从解剖角度来研究穴位的形态等等。

如何认识穴位的形态呢？我认为穴位的大小可以用八个字予以概括，即"相对位置，得气为准"。

从平面的角度上说，穴位是在相对位置上（受绝对位置制约），中心气血浓度高（气血聚集多）逐渐向外淡化（气血聚集逐渐减少）的一个气血聚集处。有相对界限（气血聚集过少反应不出功能来），但无绝对界限（即不断向外淡化），这种相对界限可随着人体健康状况发生着变化，可以时大时小，因此穴位的作用强弱会因时因人因地而不一样。

从立体的角度说，穴位的深度为三层，在浅表部刺可祛阳邪，在较深部刺可祛阴邪，在最深部刺可出谷气。这种深度是相对而言的，不同的体质、季节，部位的深浅度可以不一样。那么如何确定这一深度呢？主要是通过针刺得气的感觉来确定的。在肌肉比较多的情况下，每针刺刺到一层，就会出现一次得气现象；在肌肉非常少的情况下（如头皮部），则主要靠医生根据穴位三层的认识以决定其相对的深浅（如皮肤部为第一层，皮下为第二层，骨膜上为第三层），然后还可根据治疗的情况对其深浅度进行调整。

在《灵枢·九针十二原》中说到："所言节者，神气之所游行出入也，非皮肉筋骨也。"所谓节就是指穴位。从此可以看出古人所认为的穴位，从解剖学的角度上说，一般有凹陷；从中医的角度上说，是气血会聚处或气血敏感处（只有敏感才能调动和调整气血）。而且后者是主要的（因为有些没有凹陷的地方也能在特殊情况之下形成阿是穴）。

（3）腧穴的特殊效应：即整体（相关）性、内连（遥连）性、特异性、双向性、全息性、层次性、放大性、时间性（具体内容见"论腧穴的八大性"一文）。

二、什么是腧穴学？

腧穴学是研究腧穴的定位、主治、刺灸法及腧穴的个体与群体相互关系的一门学问。包括以下四个方面：

1. 腧穴的个体特征及各个体之间的关系；

个体：每个腧穴的名称、位置、功用、主治、刺灸法等。

群体：（1）归经、生理、病理以及诊断价值等；

（2）互相配合的治疗作用（配穴与处方）。

2. 腧穴与经络的关系；

3. 腧穴与脏腑之间的关系；

4. 腧穴与疾病之间的关系。

三、如何学习腧穴学？

1. 记忆腧穴

（1）记忆内容：①全部正经及任、督经脉腧穴的名称和归经；

②150 ~ 200 个主要穴位的定位、取法、功用、主治、灸法。

（2）记忆方法：①顺经背诵穴位名称；

②歌诀；

③自己或同学身上点穴；

④上课时尽量多记笔记，下课后及时整理笔记。

2. 理解腧穴

（1）从全息现象理解腧穴的功用、主治；

（2）从解剖位置理解腧穴的刺灸法；

（3）从腧穴的特点理解腧穴的存在（有定位、功用说明不是暗示疗法）；

（4）从腧穴的疗效理解腧穴的价值；

（5）从对腧穴的使用中不断加深对腧穴的理解（无病时可用腧穴探测疾病，有病时使用腧穴进行治疗）。

四、参考书简介

主要阅读：《二灸经》、《内经》、《甲乙经》、《千金方》、《针灸大成》、《针灸释难》

《二灸经》为汉代马王堆出土的帛书，包括《阴阳十一脉灸经》、《手足十一脉灸经》为现在能够确认的最早针灸文献。它主要从经脉的角度来论述疾病及其治疗方法，从而再一次引发了经络和腧穴谁前谁后的争论。

《内经》为现在公认的最早最完整的中医文献（有人认为是针灸文献），有较完整的中医理论（针灸理论），几千年来影响着中医的诊疗思想，是我们现在引用文献的主要依据。

《甲乙经》为现在认为的最早的针灸文献。它的特点是按部位分讲经穴，其主要内容是对《内经》的解释，其中不仅是文献的堆积，而且有很多新的看法。

《千金方》中的针灸内容分类很有特点，它明确的将理论部分与临床部分分开论述，并首先提出了奇穴的名称和阿是穴的概念。

《针灸大成》是明朝时代对针灸内容的一次大的总结，内容比较全面。有作者的病案和实际诊疗方法（如首先用哪些穴位，若不效然后再用哪些穴位，并分析了其中原因）。

《针灸释难》是上海中医学院李鼎教授所写，主要是对针灸学习中的疑难问题进行解释，对初学者很有帮助。

第二节　腧穴概念的形成及腧穴学的发展

一、腧穴概念的形成

1. 腧穴是古人在与自然作斗争的过程中逐渐发现和认识的。

早在旧石器时代（远古一万年前），由于生存的需要，就已出现具有边尖的石器（包括骨器）。当时由于穴居而野处，生活环境恶劣，工具粗糙致使肌体的破损击伤往往达到一些意想不到的效果，在无数次经验积累之后，人们开始对治疗疾病和破损某个部位之间的关系有了朦胧的认识。到了新石器时代（距今一万年至四千年前），古人就已经使用了砭石来砥刺放血，割刺痈疡，或用来按摩和扣击体表，以达到治疗疾病与减轻痛苦的医疗目的（山东省日照县新石器时代晚期墓葬中发现百砭石两枚分别为 8.3cm 和 9.1cm，一呈三棱状，一呈圆锥状）。这些治疗方法说明"病位"是腧穴的最原始认识。

灸法的产生是与人们用火分不开的（1981 年在云南省元谋县发现与出土了距今 170 万年的元谋人化石，同时发现了旧石器和用火的遗迹，这是迄今人们知道的人类用火的最早记录）。但要取得火和保存火，并不是一件很容易的事。旧石器时期，人们就开始用火，这时候火的取得主要是靠天火，即闪电雷击引起森林草木起火，到了新石器时代以后，才有了钻木取火的方法，即传说中的燧人氏。在取火用火保存火的过程中，由于烤炙、烧灼使人感到某种舒适感和取得意外的治疗效果，这才逐渐产生了用火治病的认识。而用火治病只可能是对人体某个部位实施，可见人体的病位或部位是古人对腧穴的最早认识（艾绒出现在原始社会晚其期的骨卜，即用艾烧骨头形成花纹以推算事物，为艾灸的发明和使用创造了条件）。

2. 针灸器具和使用方法不断完善是腧穴得以进一步认识和发展的关键。

到了新石器时代以后，人们除了利用现有的或击破的石头作为治疗工具外，还有意识地、主动地将石头制成所需要的形状，如考古发现当时的砭石实物有锛形、刀形、剑形、针形等，这说明当时治疗疾病的方法已经是比较多了。如在 1963 年内蒙古多旗头道洼新石器时代遗址出土一枚砭石，长 4.5cm，一端扁平有半圆形刃，可以切开痈疡；另一端呈锥状，可作针刺之用；中间手持处为四棱形。针具的形状和使用，说明"病位"或"部位"开始向较小的腧穴发展（所谓砭灸处）。

古代由于无法制造较为精细的工具，所以治疗用的砭石大多比较粗糙，而钻木取火成功以后，用火则较容易，所以古代使用灸法相对来说就比较多。在当时不具备消毒条件的情况下，灸法较容易为人接受，如长沙马王堆出土的《足臂十一脉灸经》、《阴阳十一脉灸经》就主要是谈及灸法的。这些说明从原始的使用火进行烤灼病位或部位，逐渐的向经络腧穴相关处发展。尤其是灸砭的合用，更说明腧穴的"点"概念正在形成。如《五十二病方》P82 中："……以　　（砭）穿其［隋（膌）］旁；□□汁及膏□，挠以醇。有（又）久（灸）其痈，勿令风及，易瘳。而久（灸）其泰（太）阴，泰（太）阳□□。"

由于火的使用，使冶炼术得以出现，针具也从砭石、骨针等发展为金属针，到了《内经》成书年代，九针的制作和腧穴名称的出现，就有了互相促进的可能。

《素问·汤液醪醴论篇》："必齐毒药攻其中，砭石针艾治其外也。"

3. 医家的不断实践和总结，是腧穴得以公认和深化的根本。

古代由于地域远隔，交通不便，文字记载的不易，以至各地对腧穴有不同的称呼，对腧穴的功用有不同的认识。到了春秋战国时期，人们的交往变得比较容易，医疗界因此急需有一种共识以便于交流和提高水平。当时实力和经济力都比较强大的秦国就有可能承担这一重任（李今庸的观点），促使了《内经》一书得以初步完成。《内经》是当时的医家对以前医疗的一次总结和公认。有了这次的总结和公认，使医疗工作跨上了一个新台阶。《内经》一书中明文提出了全身有三百六十五穴，以应一年三百六十五天（但实际只记载了 178 个），后代医家依次则累有发展，至今为 361 个穴名。这些内容都记载在医家的著作中。这些著作既是自身医疗实践的总结，又是对前人著作的肯定。由于历代医家的著作不断地出现，逐步使腧穴的穴名和位置、功用、治证、注意事项得到了共识和公认。

经络与腧穴形成的条件十分近似，而互相又密切相关，过去不少学者认为腧穴的发现较早，经络仅是腧穴的连线。但是《二灸经》出土以后，有些学者又反过来认为经络形成较早，腧穴是在经络的基础上逐步认识的。如何认识这一争论呢？应该说经络和腧穴都是古人在长期与疾病作斗争中逐渐认识的，二者相关又相互促进，相互弥补。其理由如下：

1. 循经感传现象是经络学说形成的基础：

（1）针灸治疗诱发循经感传促进了经穴合一的认识。由于砭灸处予以刺激时，在特定的个体和部位出现了循经感传现象，这些循经感传现象往往有其共性，不同的人出现了相同的循经感传路线，就必然引起人们的注意和思索。而在猎食动物时发现了血管和神经等体内系统，根据以上现象综合，就产生了一种互相相关连而又模糊的体内联系网。在实际治疗中，运用这种联系网，在网上选取刺激点（从被动走向主动治疗），就使这种联系网更具体，随着文字记载称之为脉。形成了由点到线，又由线到点的认识过程。

（2）医疗保健中出现的经络气行现象，加深了经穴合一的认识。由于练气功和保健按摩，出现小周天、大周天等体内气行感，这些规律性的气行感，有利于对经络的认定。而这些气行感和循行感传的气行感基本一致，所以经穴合一的认识得到了深化（1964 年湖南益阳县桃博战国墓出土一件凹面圆石直径 3.2cm，内外两面均有明显的磨痕凹槽，中能容纳一手指指腹）。

2. 以痛为输是经络学说得以认可的重要原因。

可以说古代人类从被火烧灼，从而取得疗效的被动认识上，发展到主动找取砭灸处而治疗疾病的时候，认识上就有了一个大的提高。以痛为输是当时治疗疾病的主要方法，是当时实践的总结。而某些痛点除了治疗局部的疾病之外，还能治疗远处的疾病这就促使人们把这个点和远处的病灶联系起来。而同一部位的不同疾病又必需用不同的点才能治好，无数次的医疗实践以后，从疾病的变化，反推点的治疗作用，这些点就有了一定的主治范围，随着点的主治范围逐渐明确和丰富，经这些主治作用进行整理分析，加以归纳分类，进而又发现其主治功用基本相同的穴位，往往成行的排列在某些部位上，而这些成行的部位，又与循经感传现象一致，这样相互启发和印证，使经络的形成有了可靠的依据，从生理和病理上肯定了经络学说的价值。

3. 经穴合一是经络学说得以自圆其说的依据。

从目前的文献上看，经络的文字记载最早见于《二灸经》，初步形成于《内经》到《奇经八脉考》才较为系统。在《二灸经》中经脉的走向是向心性的，而《内经》一书则出现了气血的双重运行途径：一是以五输穴为代表的向心性循环系统，一个是十二经脉首尾相接、环之无端的闭合系统。这两个循行系统对穴位的选择和针刺补泻手法有着极大的关系。可见只有经穴合一以后才能解释复杂的经络现象。经络由于有了穴位的存在而变得具体形象；穴位有了经络的相关，才变得明确和统一。如历代的经络穴位图和铜人若只单有经络或只单有穴位，则很难使人理解，而且还不便于使用。

二、腧穴学的发展

1. 腧穴的发展阶段一般可分成四个过程

（1）以痛为输的过程：如《五十二病方》中的"久（灸）足中指"；仓公珍籍中的"砭灸处"；《内经》中的"以痛为输"等等，其特点是它们既没有名称，又没有固定部位，针灸治疗部位的决定大多以病变部位及其附近部位为准。

（2）定位命名过程：如扁鹊治虢太子尸厥的"三阳五会"穴，又如灵台、腰阳关穴最早也仅是王冰在注释《素问》时提到(《铜人》增为正式穴位,并归于督脉)。这时的特点是穴位有了名称和一定的定位、功用,但由于地域或认识的不同,名称个不相同(一穴多名称)。功用、主治、归经也不尽相同,甚至有些穴位还没有归经。

(3)分类和归经过程:这时的特点是基本上统一了名称和归经,而功用、主治、刺灸法虽大致相同但仍然意见不一。

(4)国际标准化过程:1980年世界卫生组织西太区办事处曾派出安瑞中岛医师考察中国关于针灸穴名国际标准化的研究情况。1982年12月世界卫生组织西太区在马尼拉召开了国际性经穴国际标准化的会议。1984年5月在日本东京、1985年7月在香港相继召开了两次针灸穴位名标准化会议。1987年出版了王德深教授负责编写的《针灸穴名国际标准化手册》。1990年国家中医药管理局组织部分专家编写了《经穴部位》、《经穴部位文献考与解剖》及绘制了标准化穴位图。此标准内容经国家技术监督局批准,于1991年元月1日起作为中华人民共和国国家标准在全国实施。1991年4月在北京针灸骨伤学院召开了全国腧穴标准化方案的推广会。全国针灸学院及针灸系使用的大学统编教材(第二版)将其作为正式的教学内容。这时的特点是名称统一,定位统一,解剖内容统一,主要主治内容基本统一,刺灸法相对统一。

2. 腧穴学的发展可以分为三个时期

(1)腧穴学理论的初步形成:主要是指从远古到西汉时期,这一阶段的代表著作是《内经》和《明堂孔穴针灸治要》。《内经》有了比较完整的中医体系,其中腧穴从无名发展到有名,主治和刺灸法也相对比较明确,尤其提出了五输穴等特定穴的内容。而《明堂孔穴针灸治要》为早期的以腧穴为专题内容的总结性著作,只可惜本书的内容现在只能在《甲乙经》中看到。

(2)腧穴学理论的第一次完善阶段:主要是指汉唐时期,这一阶段的代表著作为《针灸甲乙经》和《备急千金要方》。《针灸甲乙经》对全身进行了分部整理,为穴位的归经打下了基础;除了继承前人的经验外,还对针刺的深浅、艾灸的壮数、刺灸忌宜等进行了阐述。而《备急千金要方》绘制了《明堂三人图》成为历史上最早的彩绘经络腧穴图;提出了奇经、奇穴等新内容,并对部分穴位的名称进行了解释。

(3)腧穴学的基本定型阶段:主要指明清时期,这一阶段的代表著作为《针灸大成》和《针灸逢源》。《针灸大成》除了比较详细地全面地阐述了前人所总结的腧穴学的内容之外,还记载了自己治疗疾病的病例及治疗的转换方法。其中有很多单穴的治疗内容,从而深化了腧穴的治疗作用;其中的治疗变化方法,即开始向针灸处方学的方向发展。《针灸逢源》将历代针灸医籍所载的十四经经穴数目定为361穴(《医宗金鉴》有关361穴的记载更早,但其不是针灸专著),一直沿用至今。

(4)腧穴学的成熟时期:二十世纪80年代,针灸学院和中医学院中的针灸系相继成立,为了适应这一形势,国家中医药管理局组织全国针灸专家编写了一系列针灸学方面的大学统编教材,其中包括《腧穴学》的统编教材,90年代又进行了《腧穴学》第二版统编教材的编写,使腧穴学的内容基本上成型。

第三节　腧穴与阴阳五行、脏腑经络的关系

一、腧穴与阴阳五行的关系

1. 腧穴与阴阳气血的关系

由于人体的前后左右有阴和阳、气和血的区别，腧穴处在人体的不同部位的原因，也必然随之有阴阳气血的区别。即使是十二经的同名穴，看来主治作用大体相似，也有偏气偏血偏阴偏阳的区别。如足三里以治肠胃疾病为主，近年来在预测疾病的时候，也发现胃的疾病往往在左足三里上有明显的压痛，而十二指肠的疾病往往在右足三里上有明显压痛；中风偏瘫的偏左偏右也说明气虚血虚孰轻孰重，因而在治疗上也应考虑是左穴为主还是右穴为主；面瘫病人多属面部阴阳气血的不平衡，所以选穴时必须在面部的左右都应选取穴位（但穴位多少、补泻的力度不同），以达到阴阳相对协调，才能取得好的效果。在治法中，同样是脏腑病，也有阴病治阳阳病治阴、从阴引阳和从阳引阴的不同（如后面将要讲到的俞、募穴的用法），如此等等。以上均说明了穴位有不同的阴阳属性，这些属性多与所在部位的阴阳属性有关。

2. 腧穴与五行的关系

（1）与所属的脏腑经络的属性有关：如肝经上的穴位多属木性，心经上的穴位多属火性等；

（2）五输穴与五行相配产生了五行属性，如阴经的井穴属木，阳经的井穴属金等。

二、腧穴与脏腑经络的关系

1. 腧穴与脏腑的关系

（1）循经与脏腑相通；这是所有的腧穴都具有的特性。

（2）直接与脏腑相通：如五输穴中的原穴、合穴等等。

《灵枢·九针十二原》："五脏有疾也，应出十二原"，"五脏有疾，当取之十二原"等。

2. 腧穴与经络的关系

腧穴是经络的组成部分，而且是具有特殊作用（或曰加强作用）的组成部分。

3. 小结

（1）气血相通关系（①腧穴位于经络上；②腧穴与脏腑有较为直接的联系）；

（2）互相配合调节（多少）和调动（运行）气血；

（3）腧穴是外邪侵犯脏腑经络的进入门户；

（4）腧穴是经络脏腑扶正抗邪（是邪气外出的通道）的重要部位。

第四节　腧穴的命名

腧穴的命名是在长期的医疗实践中逐渐形成和确认下来的。《素问·阴阳应象大论》说："气穴所发，各有处名。"可见，穴名是有一定的含义的。但古代由于交通的不便利，人们的交往比较少，各地的方言相差很大，各地的医生对穴位有自己的治疗重点和称呼方法，随着交往的加多，医疗著作的出现，才使穴名有了互相交流认定的可能，最终由于认识的统一，出现了较有权威的名称。但在一些医书中仍然有一穴多名的记载，最多的有一穴 27 名的记载。

穴名的出现，最初的含义应该是有助于理解和记忆，从这一点上说对穴名的理解，有助于对穴位的认识。如犊鼻穴，其穴位在膝关节髌骨旁，左右分开，有如牛之犊鼻，非常形象；又如气海穴，为气之集聚博大之处，自然可以治疗与气有关的疾病，如此等等。

对穴位名称的解释，自古就有，腧穴名称的解释最早见于《备急千金要方》。但穴位名称来自于我国的四面八方，各地的语言风俗不一，很难全面的理解所有的穴位名称，所以大多数医书仅对部分穴位名称进行了解释，没有对全部穴名进行解释。现代某些医学工作者，从自己认识的角度上进行了各自的解释，较有影响的著作是王德深编辑的《经穴名称解释》。由于年代久远，腧穴名称形成的原因已无从考察，故这些现代解释正确与否也无从判定，所以学习时只作一般了解即可。以下根据教材作进一步阐述：

1. 自然类

（1）以天文学上日月星辰命名：如日月，是明字的拆开，说明穴位的作用像日月照耀，明断秋毫，有如胆主决断一样，可治胆府的病；又如太白，为金星名，金为肺所属，而太白穴在脾经上，故说明此穴有培土生金的作用。

（2）以山、陵、丘、墟来比喻：如承山穴在小腿腓肠肌下，有如承受了一座大山一样；大陵穴在掌根部，其处像一片高低不平的山陵，穴处其中，故有此种称呼。

（3）以溪、谷、沟、渎来比喻：如后溪穴在掌纹的后端，纹沟如溪，故有此名；合谷在虎口凹陷处，一、二掌指骨之间，骨高如山，谷底在此汇合，故有此名。

（4）以海、泽、池、泉来比喻：如气海穴因其气汇集如海而得名；尺泽穴虽在肘窝凹陷处有如泽地低洼，但在尺骨一侧，故有此名。

（5）以街、道、冲、市来比喻：如气街位于下肢气机上汇之处，有如街市汇聚；水道穴位于下腹水液运行处，为水之通道，故有此名。

2. 物象类

（1）以动物名称来比喻：如鱼际穴在手掌大指指骨旁，其处肌肉高起如鱼腹，穴在黑白交界之际，故有此名；鸠尾穴在剑突下，剑突如胸骨之尾雄骨如鸠，故有此名。

（2）以植物名称来比喻：如攒竹穴在眉头，眉如竹叶飘逸，眉头处集聚如攒，故有此名；禾髎穴在鼻下口旁，近食物而得其香，禾为稻谷之谓而喻食物，髎为孔穴而喻口鼻，故有此名。

（3）以建筑物来比喻：如天井穴在手肘关节后鹰嘴钩处，凹陷天然而成，其深似井，故有此名；玉堂穴在胸骨之上，地处胸部之中，其地宽阔状如殿堂，上焦之气敷布全身，珍如金玉，故有此名。

（4）以生活用具来比喻：如大杼穴在脊椎旁，其脊椎为大骨，旁肋如杼，故有此名；地机穴位于足部气机机转之处（郄穴），而足为地，故有此名。

3. 人体类

（1）以人体解剖内容来比喻：如大椎穴在第七颈椎下，第七颈椎高起明显，故称大椎；心俞与心脏气机相通，故有此名。

（2）以生理功能来比喻：如承浆穴在唇下，口液如浆，穴承于下，故有此名；如气海穴为人体气机会聚之处；神堂穴位于心俞之旁，心主神志，故有此名。

（3）以治疗作用来比喻：如光明穴能使目视清楚；水分穴能使水液分而运化，有分开、分清泌浊的作用。

（4）以人体阴阳部位来比喻：如阳陵泉、阴陵泉穴均位于膝关节下，膝高如陵，在外为阳，故名阳陵泉，在内为阴，故名阴陵泉。

第五节　腧穴的分类

全身的穴位很多，为了认识和区别这些穴位，目前在习惯上将其分成阿是穴、十四经穴、经外奇穴、耳穴等四类。分类的依据主要是：①与经脉的关系（归经）；②名称的确立（穴名的公认程度）；③功用、主治的规范性（统一程度）；④取穴的方法（准确程度）。总之，腧穴分类是按医疗界的公认程度为主要依据的。

一、阿是穴

1. 阿是穴的定义

凡以病痛局部或病痛的反应点（有酸、麻、胀、痛、重或斑点、色变、硬变、肿胀等）作为穴位的地方，均称为阿是穴。

根据以上定义，可以进一步将阿是穴解释为：阿是穴既无具体名称（所有的穴点都称阿是穴），又无固定位置（无论何处的穴点均称阿是），主治功用也不十分明确（以病情论阿是，不是以阿是穴论病情），但对病证的治疗有效（往往还有奇效）的一类腧穴。临床上根据按压时有酸麻胀痛等、病人的感觉和皮肤变化等、医生的察觉而予临时认定。

2. 阿是穴形成的原因

阿是穴可以在全身任何地方出现，是一种临时腧穴现象。当人体发生疾病的时候，人体的某一个部分就会发生相应的气血阻滞（全息现象或循经），造成气血的局部性临时性的聚会，从而出现阿是穴现象，当这种疾病解除时，气血的临时聚会也随之解除，阿是穴现象即消失。（西医所说的放散性疼痛与此原理相通）可见，阿是穴不是固定的穴位。但是，它具有穴位的原始性（如酸麻胀痛感，气血聚集等），在腧穴还未被人们认识的古代，阿是穴起到了激发人们认识和治疗疾病的作用。

3. 阿是穴的来源

阿是穴的内涵是由《内经》发展而来，但"阿是"这一名称首见于《千金方》："有阿是之法，言人有病痛，即令捏其上，若里当其处，不问孔穴，即得便快或痛处，即云阿是，灸刺皆验，故曰阿是穴也。"（原句为："凡人吴蜀游宦，体上常须两三处灸之……故吴蜀多行灸法。有阿是之法，……。"《针灸学词典》将故字删去，将该句作为教材所引句之句首）《扁鹊神应玉龙经》认为："不定穴，又名阿是穴。"《医学纲目》称其为"天应穴"。

从上引经文可知，"阿是穴"为吴蜀之地的人所用，今察《简明吴方言词典》："阿表示疑问的语气，跟'可''是否'近似，阿好？阿要？"等等。可见"阿是"是一种应答声，是在医生针刺穴位时问病人："是不是"时的病人回答："阿是。"即穴位内有感觉的意思，是病人对穴位的一种认定。（过去有人认为"阿"是痛的意思，其原引自《汉书·东方朔传》，但原理解有误。原文是"上令倡监榜［打的意思］舍人，舍人不胜痛，呼謈(bo)。"颜注为："谓痛切而叫呼也……令人痛甚，则称阿謈。"可见"阿"无痛的意思，仅仅是一种回应声，而"謈"才是痛的意思）。

4. 特点

（1）不同的病证，可以出现不同的阿是穴；

（2）同一部位的阿是穴又可治不同的病证（也就是说不同的病证，可以出现相同的阿是穴）；

（3）相同的病证可以出现不同的阿是穴（因人因时因地而异）；

（4）一般来说，肌肉筋骨的疼痛，阿是穴多出现在疼痛的局部，多为压痛点。内脏的疾病则往往出现在胸背部和四肢，多为酸麻胀痛点（脏腑病多出现在"合穴"附近）。

5. "阿是穴"与"以痛为输"的区别

"以痛为输"出于《灵枢·经筋》篇："以痛为输，燔针劫刺"，讲的是经筋病的选穴及刺灸方法，原意是为治经筋病而用，病种主要是痹证，治疗的主要对象是疼痛。以压痛点为选定穴位的唯一要点。

"阿是穴"是以"快"、"痛"来确定穴位的。"快"感与"痛"感是显然不同的感觉。可见"阿是穴"包括了"以痛为输"，"阿是穴"的范围更宽。《内经》中除了以痛感作为选穴的根据之外，也还有以快感选穴的内容，如《灵枢·五邪》："邪在肺……取之膺中外腧，背三节五脏之旁，以手疾按之，快然，乃刺之。"《素问·刺腰痛论》："循之累累然乃刺之。"关于以医生诊察来确定阿是穴的内容，《素问·骨空论》中也有记载："切之坚痛，如筋者灸之。"（阐述以痛为输的原文还有《素问·缪刺论》："疾按之，应手如痛，刺之。"）近年来有人把"以痛为输"与"阿是穴"等同起来，显然是不合适的。

二、十四经穴

1. 十四经穴位的定义

凡归属于十二正经及任、督脉的腧穴，即为十四经穴。可以解释为：十四经穴是那些有固定的归经、固定的位置、明确的主治功用和较为明确的刺灸忌宜，而且为人们反复使用、得到公认的腧穴。根据这一定义，可以推导出以下三个特点：

（1）由于经穴有归经，所以这些穴位都有可能诱导出不同程度的循经感传现象；

（2）十四经穴由于位于经脉上，所以经穴的作用与经脉的作用密切相关；

（3）经穴由于得到的公认程度最高，所以是人体穴位的主体组成部分。

2. 经穴的数量

经穴共计 361 个穴名，由于手足十二正经的穴位是左右对称的，也就是说十二正经上的穴位是一个穴名两个穴位。十二正经计 309 个穴名，故有 618 个穴位；任、督脉由于循行于前后正中线上，故一个穴名只有一个位，任、督脉有 52 个穴名，故为 52 个穴位。总计 361 个穴名，670 个穴位。

从以前的教学内容可知，左右部分的穴位大功用虽基本一致，但仍然有阴阳气血的不同，治疗上的针对性也不同，所以穴名与穴位的关系应该明确，这样才有助于临床疗效的提高。

3. 经穴发展概况

至今我们知道的记载经穴名称最早的著作是《内经》，《内经》认为，天有 365 日，人有 365 穴，但该书对于穴位的记载，有的有具体名称，有的则是以经名代穴名，所以实际穴名为 160 穴左右（根据我的统计为 178 穴，若八髎穴算四穴则为 181 穴），后代医家根据《内经》的内容逐步增加，目前为 361 穴，其发展情况如图 2：

	战国	三国魏晋	唐	宋～元	宋～明	清
	《内经》	《针灸甲乙经》	《千金方》	《铜人针灸腧穴图经》《十四经发挥》	《针灸大成》《资生经》	《医宗金鉴》《针灸逢源》
正中单穴	25	49	48	51	51	52
两侧双穴	135	300	301	303	308	309
穴名	160	349	349	354	259	361
穴位	295	649	650	657	657	670

图 2

三、经外奇穴

1. 经外奇穴的定义

奇穴是指那些有一定命名和明确位置，有一定主治功能，但仍然处于经验穴阶段而未收入十四经的腧穴。

由此定义可以推断出以下特点：

（1）奇穴有的在十四经上，有的不在十四经上，但均未归入十四经（未归经）；

（2）奇穴的作用与所在经脉或附近的经脉不完全一致（主治功能不十分明确，主要取其某方面的特殊效果）；

（3）奇穴往往由多穴位组成，如八邪、八风、四缝等就是各由八个穴位组成，左右各四个，针刺时可以同时刺，也可以刺其中几个穴位，有的奇穴甚至穴位数还没有得到最后的统一（命名不规范）；

（4）主治专一（疗效较好，但未得到公认）。

2. 经外奇穴的名称解释

经外奇穴，《灵枢·刺节真邪》中称为"奇输"（见于其中彻衣一节，原文为："黄帝曰：'刺节言彻衣，夫子乃言尽刺诸阳之奇输，未有常处也，愿卒闻之。'"所说的奇输还包括大抒、天府、中膂。现在这些穴位已归于十四经，当时属于奇穴，可见，奇穴是指那些没有归属于十四经的腧穴）。

　　奇有神奇（疗效好），奇怪（为什么没有归属于十四经）的含义。也有人把奇字解释为奇偶的奇，认为它不属于正经上的穴位，主要是起到调节、辅助的作用。

　　经外是指没有归属于十四经脉，有些经外奇穴在十四经上（如印堂），但仍然没有归属于十四经。

　　过去曾有人将经外奇穴分成有名奇穴和无名奇穴。其中有名奇穴是指那些穴名明确，位置明确的一类经外奇穴，如印堂、八风等。无名奇穴是指那些名称不明确，而位置明确的一类奇穴，如骑竹马灸、四花穴、灸痨穴（《针灸聚英》认为四花即胆俞、膈俞，灸痨穴即心俞）等。

　　3. 历代医籍记载奇穴穴数（见图3）

年　代	作　者	书　名	穴　名　数
唐公元682	孙思邈	《千金方》	187
明公元1470	方贤（编）	《奇效良方》	26
明公元1601	杨继洲	《针灸大成》	34 或 35
明公元1624	张介宾	《类经图翼》	84
明公元1874	廖鸿润	《针灸集成》	144
公元1963	郝金凯	《针灸经外奇穴图谱》	两本书穴数
公元1974	郝金凯	《针灸经外奇穴图谱》续集	共 1595

图 3

四、经穴、奇穴、阿是穴三者的关系

　　1. 发展关系

　　阿是穴可以说是古人选穴治病的朴素认识的总结，是从无意识选穴治病转到有意识选穴治病的标志。随着阿是穴不停的临床应用和总结提高，对病与穴位的关系有了进一步认识，对穴位的功用和位置有了相对固定的认识，有了记录传颂的必要，经医家写进著作中，从而上升为奇穴。经过进一步认识和使用，得到大多数人的认可，最终成为经穴。如膏肓俞原属阿是穴，唐代医家因其疗效显着而载入《千金方》成为奇穴，发展到宋代《铜人腧穴针灸图经》则将其列为腧穴（即经穴）。可见这是经穴由少到多不断发展的一个主要途径。

　　2. 互通关系

　　由于腧穴有这么一个很重要的发展过程，因此腧穴保持有一些共同的原始本性，即阿是性。这就是我们选取穴位和认定穴位的一个十分重要的依据，如奇穴中的阑尾穴、胆囊穴虽然有定位，但在选穴时，又必须在定位的位置处或附近寻找压痛或特殊感应，以此为最后确定穴位的标准而刺灸，否则效果就不理想。选取经穴同样需要如此。在文献中有明确记载，如《灵枢·背输》中说："肾俞在十四焦（椎）之间，皆挟脊相去三寸所，则欲得而验之，按其处，应在中而痛解（懈），乃其腧也。"另如选用臆嘻穴也是如此。这就是我说的"相对位置，得气为准"的依据。

　　从前面所说的腧穴形成的条件和这里阐述的阿是穴、经外奇穴、十四经穴三者关系来

看，寻找新的穴位，必须有一定的依据（穴位有否形成的条件）和逐步深化认识（从定位、主治、刺灸法等各方面得到公认）这两点才行、不能人为的指定穴位，否则花大量精力仍然会一事无成。

五、耳穴

1. 何谓耳穴？

凡分布在耳郭上的腧穴，称之为耳穴。从这种认识出发，可以得出如下两点内容：（1）耳穴即是腧穴的一种，因而具有腧穴的一切特性；（2）耳穴仅限于耳郭上的穴位。

2. 耳穴的特点

（1）由于耳郭从全息现象来看是一个倒置的胎儿，所以耳穴的分布与胎儿的结构相似，如其耳垂部分为头，故耳垂部分可以治疗病人头部的疾病；耳舟部分与人上肢相应，故耳舟部分可以治疗上肢的疾病等等。

（2）由于耳郭很薄，所以它的刺灸方法比较特殊，如用压豆法、埋针法等。

（3）耳穴的正式研究时间不长，所以其所适疾病、与经络的关系、刺灸方法等现在看来还有进一步研究的必要。

（4）耳穴虽然称之为穴位，但目前还与十四经穴有所差别，从它的成熟情况来看，更接近经外奇穴，因为有些耳穴的点特性还不十分明显，有些耳穴位置比较大，有的甚至是一个部位，其治疗范围还比较狭窄（还没有完全开发出来），多是对应性治疗，如胃 CO_4 就主要是治疗胃的疾病（胃痉挛、胃炎、胃溃疡等）或与胃密切相关的疾病（胃不和则寝不安的失眠、胃火上炎的牙痛等）。

3. 耳穴的数目

按 GB/T13734～92 国家标准为 92 个。

第六节　腧穴的作用

一、输注气血

1. 调节气血

人体气血沿着经络循行每天 50 周（白天行于阳 25 周，夜晚行于阴 25 周），但气血的高潮是按照时间出现的（如寅时气血的高潮在肺经），而人体对气血的需要却随时不同（如运动时多在四肢，思维时多在脑，疾病时某些地方也有特殊要求等），那么这时经络和腧穴就起到了调节气血的作用（一般来说有意识的调节在心，无意识的调节在经络和腧穴），腧穴又是经络上的主要调节站（或曰接受刺激的敏感部位），所以可以通过针灸刺激穴位对人体进行气血调节，从而形成了针灸疗法（针灸疗法的基础）。

2. 调动气血

人体在特殊（主要是病理）情况下，会发生气血阻滞（或曰气血分布不均匀，气血运行不通畅），这时单靠正常的生理性的运行是无法解决这一变化的，只有通过经络和腧穴的力量才能解决这一病理现象，当经络或腧穴接受针灸的恰当刺激时，就会奋起而出现较强的调节气血的力量，形成气血的调动，这一特性就成了针灸手法的基础，因此可以说，针灸手法的好坏对治疗产生比较大的影响。

二、反应病证

1. 外感病证

外邪犯人，多从皮毛而入，先腠理而皮毛而六腑而五脏。从腠理而入，又主要是从经络和腧穴而入，其中腧穴又是外邪进入人体的主要部位。如《素问·疟论篇》中说风邪从风府而入，就是一个明确的看法。

2. 邪入人体

外感病有从口鼻而入进入人体内部的，有因内因改变而滞留体内的，邪进入体内后，会影响气血的流变，一般在初期多全局性的加快及局部性的阻滞，后期多呈现全局性的阻滞而局部性的加快，所以从总体上看，邪入体内，会产生气血结聚。如《类经》说："凡病邪久留不移者，必于四肢八溪之间有所结聚，故当于节之会处索而刺之。"所谓节就是指穴位。

3. 脏腑病证

脏腑有病，会影响到气血的流注，也会影响到经络和腧穴的功能，产生气血的停留或阻滞，从而出现经络或腧穴的变化。如《灵枢·九针十二原》说："五脏有疾也，应出十二原。而原各有所出，明知其原，睹其应，而知五脏之害也。"

三、协助诊断

1. 扪穴诊断法　如左右足三里同时压迫，左穴敏感者属胃之病，右穴敏感者属十二指肠病。

2. 望穴诊断法　如望舌下静脉（金津、玉液）对人体内瘀血的诊断很有价值。

3. 耳穴望诊法　由于耳穴非常密集，所以主要是察看耳部皮肤的变色，变形，丘疹，血管充盈，脱屑等，或在耳部寻找压痛点、过敏点等。

4. 仪器测定法　如经络穴位测定仪除了对穴位本身定位外，还可以在某些特定的穴位上进行内脏疾病的探测（在内脏有病的时候，穴位一般比较其它穴位更为敏感）。

四、防治疾病

1. 预防作用

（1）无病防病：《针灸大成》："若要安，三里常不干。"灸悬钟防治衰老（《卫生宝鉴》）。灸关元命关防治中风病（《扁鹊新书》）。

（2）慢性病发作：如化脓灸防治哮喘病。

（3）减去副作用：如用大灸疗法后立即泻三阴交、十宣放血，以引火下行预防热证（岳美中案：女，素患结核，神经衰弱，近来胃下垂，治疗一次即好转，连续治疗，逐渐痊愈。具体内容，请参看《岳美中医案》）。

2. 治疗作用

即针灸治疗。

第七节 腧穴主治的基本规律

一、腧穴主治的普遍性

1. 近治作用

能治该穴所在部位及临近组织器官的疾病。如眼区的睛明、四白、球后均能治疗眼睛的疾病。其中睛明穴属足太阳膀胱经，四白穴属足阳明胃经，球后为奇穴。这些穴虽然所属经脉不同，但在局部上（眼区）作用相同。这主要是因为局部刺灸对局部气血有疏通作用，故有利于调动正气抗邪。这也是阿是反应的原始本性的表示。可以说这是腧穴所在，主治所在的根本原因。

2. 远治作用

局部的病或内脏的病，可在远端穴位上刺灸而达到治疗作用。主要因为是该穴所属经脉循行到达该部。如合谷穴能治牙痛，就是因为手阳明经上达头面部的原因。又如足阳明经亦上达头面部，故也可选用足阳明经上的内庭穴治疗牙痛。可见，只要经脉循行经过该部位，就有治疗该部位的作用，但疗效的高低，可因穴位的特异性而不同，这就是经脉所过，主治所及的根本原因。

3. 远端穴主治远端病，近心端穴主治局部病

指同一条经脉上，肢体末端穴治近心端脏器、肌肉、骨节病。如头晕眩选下肢末端附近的太冲穴以起到引火下行的作用。用末端的公孙穴治腹泻，内关治心痛等。而肘膝以上的穴位治疗近心端的能力相对不如肢体末端穴，近心端穴多治局部病，如风市以治下肢疼痛为主；清冷渊以治肘关节冷痛为主等。

4. 头部穴还治全身病

头部穴除了治疗局部病之外，还治全身病。如风府穴、风池穴、风门穴除了治疗头项疼痛之外还治外感病；百会穴除治疗头眩晕之外，还治全身气虚下陷等。

5. 躯干部的穴位还治相临近的内脏病

躯干部的穴位除了治疗局部病之外，还治与穴位相临近的内脏病。如背俞穴中心俞治与心脏相关的疾病；脾俞治与脾脏相关的疾病等（这些穴位都与脏器相临近）。

二、腧穴主治的特殊性

1. 专治作用

如大椎退热（多与外感有关）；曲池也退热（多与内热即阳明热有关）。至阴矫正胎位以及奇穴的专治作用等。

2. 穴性作用

如有些穴位的治疗作用差不多，但穴性不同，则治疗的病种不一样。如合谷和内庭均可治疗牙痛，但合谷为原穴主治气虚牙痛；内庭为荥穴主治风火牙痛。又如足三里与天枢均治腹泻，但足三里偏补，天枢偏泻，故在治疗时又得考虑穴性，才能提高疗效。

三、腧穴主治的规律性

1. 分经主治规律

指本经穴治本经脏的病，即经脉所通，主治所及。这是从大的规律上看的，如肺经穴可以治疗肺经及脏的病。从具体的治疗上看，肺经上的不同穴位又治肺经脏的不同疾病（穴位的特异性）。

2. 分部主治规律

指不同经脉循行经过该部位，则不同经脉的腧穴都能治该部位的病。（穴位的近治作用）

3. 表里经穴的同治规律

指互为表里经的腧穴常治相同的病证而配合或替代使用。如脾胃虚弱，既可选足三里也可选公孙，或者二者配合使用。在以后将讲到的原络配伍法就是以表里经穴相配的例子。

4. 手足同名经穴的同治规律

指手足同名经上的腧穴有相同或相近的治疗作用，故常配合或替代使用。如手阳明经上的合谷穴与足阳明经上的足三里穴都能治疗腹泻，故此二穴可以配合使用以加强疗效，也可互相替代使用。

第八节　特定穴

一、概说

1. 何谓特定穴？

特定穴是指那些疗效较好，临床实用较多，穴位在定位、作用和分布上有明显相关的特定的那一些穴位，这些穴位经过特殊归类，命名而成各种不同的特定穴。

2. 特定穴的分类

（1）四肢肘膝以下：五输穴，原穴，络穴，郄穴，八脉交会穴，下合穴。

（2）胸腹，背腰部：背俞穴，募穴。

（3）四肢躯干部：八会穴，经脉交会穴。

二、特定穴的具体内容

（一）五输穴

1. 何谓五输穴？

五输穴即"井、荥、输、经、合"五类腧穴。它们有以下四个共同特点：（1）都分布在肘膝关节以下；（2）以治脏腑疾病为主；（3）都归属于十二经；（4）从肢端开始按"井荥输经合"的顺序向心性排列。

2. 五输穴名称的来源

五输穴的名称最早见于《灵枢·九针十二原》："五脏五腧，五五二十五腧；六腑六腧，六六三十六腧……所处为井，所溜为荥，所注为腧，所行为经所入为合"，在《灵枢·本输》中也说道："凡刺之道，必通十二经络之所始终，经脉之所别处，五输之所留，六腑之所以合，四时之所出入，五脏之所溜处。"

五输穴的具体名称出于《灵枢·本输》篇，该篇所述的心经五输穴实为心包经的五输穴，故实际上缺少心经的五输穴，后在《甲乙经》中补齐（见＜甲乙经·手少阴及臂凡一十六穴第六十二＞）。

3. 五输穴名称解释

五输穴在排列顺序上与经络上卫气的流向、流量、流程相关，体现出卫气从经脉之端的发源、增长、转归的情况。古人以水流动向作比喻，而将穴位所在处称之为井、荥、输、经、合。所以井荥输经合既是同类穴归类的名称，又是卫气动态的表示。

其特点是：

流向：从肢端开始向心性流动；

流量：从小到大；

流程：从四肢末端到肘膝然后内入脏腑。

"井"：泉源出水之处，终日常汲而未尝损，形容脉气所出之处，气血源源不断溢出，故称"所出为井"。

"荥"：《释文》为小水。形容水始出其源流尚微，经脉之气开始分支四布，如水从水之源头渗出后，逐渐地积少成多，就会分流四布，故称"所溜为荥"。

"输"：即输送致聚也。经脉之气至此渐甚，而此时三焦之气也从输穴进入经脉故称"所注为输"。[（1）气血流量渐大，输送也；（2）三焦气输入。]

"经"：为水行经而过，脉气较大，经营通畅。形容其脉气正盛，故称"所行为经"。[（1）脉气大；（2）远行通畅。]

"合"：为汇合收藏，如水流至海而得终归，汇合诸水，集其大成。又至此与本脏之气相合（即本脏之气从此穴外出，经、脏之气至此相合），而经气再进一步流归脏腑，收藏而不外泄。[（1）汇合经脏气机；（2）经气入脏。]

4. 五输与五行的关系

五输与五行进行了配属。原则是阳井金，阴井木，然后阴阳经分别按相生关系向后发展，见图4。

```
五输穴 → 井    荥    输    经    合

五行相生 ——→ 生 → 生 → 生 → 生

阳 ┌─────    金 → 木 → 水 → 火 → 土┐→五行相克┐
   │         ↓克  ↓克  ↓克  ↓克  ↓克        │
阴 └─五运化生←  木 → 火 → 土 → 金 → 水←──────┘
```

图4

阴阳五行学说及运气学说，在《内经》成书年代颇为盛行，这些学说互相影响和结合，既有条件和可能，也有必要。井穴的五行属性及其相互关系即由此而来。根据运气学说，天干配五行的规律是：甲乙配木，丙丁配火，戊己配土，庚辛配金，壬癸配水。甲乙为天干之始，因此计算五运时就以甲乙为始，从而大运、主运都是以木运为始。井穴是"澹渗皮肤之血从井木而溜于脉"（张志聪语），为经脉之气始发之处，按天人相应思想，上二者主要含意相同故井应与甲乙相合。从五行上来说就是井与木相合，阴井是阴经上的井穴，而甲乙两天干之中甲为阳干，乙为阴干，阴与阴合，故阴井与乙木相合，这就决定了阴井的五行属性为木，天干之中为乙。那么为什么不用阳井来配甲木，而要用阴井来配乙木呢？这是依据阴阳关系而来的，因为阴生阳长，从阴化阳，才能阴平阳密，所以先从阴经开始而不从阳经开始，既然开始的位置被阴经所占，那么阳井就是从阴化阳而来。阴井和阳井的关系就是化生关系。根据天干化五运的规律是甲己化土，乙庚化金，丙辛化水，丁壬化木，戊癸化火。可见属于阴井木的天干乙，变化为金。在化生中，乙为阴金，庚为阳金，乙与庚相配，阳井与阴井相配，所以阳井的属性就是庚金。这就是《难经·六十四难》：所说"阴井乙木，阳井庚金，阳井庚，庚者乙之刚也；阴井乙，乙者庚之柔也。"从《难经·六十四难》引"十变"所载，可以看出：①五输穴的五行属性从井穴开始，向相生关系发展，如阴井木，木生火，故阴荥属火等。②阴阳经五输穴的关系是阳经之行克阴经之行，如阳经金，金克木，故阴经属木等等。这些表现说明经脉与经脉之间，腧穴与腧穴之间的阴阳相合，刚柔相济，生中有克，化中有制的关系。这种穴位之间的复杂关系，我们可以将其看成是人体内结构在人体表面的一种反映。这种穴位联系给了临床治疗选穴以很大的方便，如"虚则补其母，实则泻其子"的选穴方法，子午流注纳甲法中，气纳三焦，他生我，及血归包络，我生他的选穴方法都是以这种穴位生克关系为依据的，请见以下图5。

$$木\quad 火\quad 土\quad 金\quad 水$$
$$甲\ 乙\ 丙\ 丁\ 戊\ 己\ 庚\ 辛\ 壬\ 癸\ （定势）$$
$$\downarrow\ \downarrow\ \downarrow\ \downarrow\ \downarrow\ \cdots\cdots\qquad\qquad 变$$
$$己\ 庚\ 辛\ 壬\ 癸\ \cdots\cdots\qquad\qquad -化$$
$$土\ 金\ 水\ 木\ 火\ \cdots\cdots$$

图5

5. 五输穴的运用

据《难经·六十八难》："井主心下满，荥主身热，俞主体重节痛，经主喘咳寒热，合主逆气而泄。"

因井穴属木，与肝相关。（1）肝经自足上行，贯穿膈膜，散布胸胁，所以治心下满；（2）肝木横逆脾土。

荥穴属火，与心相关，火病表现为热象，所以治身热。

输穴属土，与脾相关，脾主四肢肌肉，所以治体重节痛。

经穴属金，与肺相关，肺主皮毛司呼吸，邪犯皮毛，开合失常则恶寒发热，肺失宣降则喘咳，所以治喘咳寒热。

合穴属水，与肾相关，肾主水，水积于下则气上逆，水流于肠则便泄，所以治逆气而泄。

这是从大的方面来说的，细分起来，即使是同一类穴位，由于所属经脉不同，则具体的机理又有不同。如肝经的合穴，它所主的逆气而泄，是因肝肾不调而致肝气上逆，而肾水下泄。肾经合穴则治肾中阴阳不调而致的虚火上炎，寒湿下注，脾经的合穴，则治脾肾关系不调所致胃气上逆脾气下泄等等。若属多经不调而致逆气而泄，则选用多经的合穴配合使用。

6. 五输穴的使用

（1）按时间不同而用：如春取荥穴，夏取输穴，秋取合穴，冬取井穴（见《灵枢·本输》）。这是从天人相应的思想出发选穴的。因春天属木易化火，故取属火的荥穴，夏多湿则选属土的输穴，以用土来制水，以秋为万物丰满结实之时，故宜内收，以示金生水。冬天收藏，天寒而闭，阳气深居，故取井穴，以示深入引导阳气。

（2）按五行生克而用：取实则泻其子，虚则补其母的方法（见《难经·六十九难》）。如肝经为木，木生火，火为子，故肝经的实证可泻肝经的荥穴（荥属火）行间。另水生木，水为母，故肝经的虚证可补肝经的合穴（合属水）曲泉。另外，还可在他经上选穴，如肝实证，可在心经上选穴（可根据具体情况选属木的少冲或选属火的少府）以示实则泻其子。而肝虚证可在肾经上选穴（可选属木的涌泉或属水的阴谷）以示虚则补其母等等。

（3）根据病情轻重而用：如《灵枢·癫狂》："肉清取荥，骨清取井经也。"清者清冷也，火象不足，当补阳气，因骨位于最深处，故取井穴与其相合，取经穴而大动阳气以补。

（4）根据病位而用：如《素问·咳论》："治脏者治其俞，治府者治其合，浮钟者治其经。"《灵枢·邪气脏府病形》："荥输治外经，合治内府。"

（5）使用在子午流注法中。

7. 五输穴为什么向心性排列

五输穴向心性排列，是由于卫气运行的特点形成的。卫气随营气顺手太阴肺经出指端，营气及部分卫气进入到手阳明大肠经，由于卫气剽悍（《灵枢·邪客》："卫气者，出于悍气之剽急，而先行于四末分肉皮肤之间而不休者也。"），不易受脉道约束，故有一部分出于脉外，但卫气属阳，营气属阴（《灵枢·邪客》："营气者，泌其津液，注之于脉，化以为血，以荣四末……"），卫气又不可能离开营气的约束，故循脉道而行于脉外，所以在肢端溢出的卫气均循十二经脉之外运行，只可能出现向心形的一个方向。也就是说，脉内气血是由手走头胸，脉外卫气必然是向心性。而脉内气血是由胸走手，脉外的卫气也只可能由手走胸（因为肢端聚集较多，只有向外布散，而沿脉布散与脉内气血相应，故方向相反，虽然运行方向相反，但互相呼应和约束则是不变的）。

五输穴之间的排列，主要是表达了卫气运行的情况，故出现井荥输经合的特点，而且是向心性的。

卫气运行与营气运行形成了体内的二环运行结构。营气沿十二经如环之无端，卫气从肢端沿经脉向心性运行至气海、气街。

（二）原穴

1. 原穴的含义

原穴既是本经气血流止之处，又是本脏脏气通达之处，也是三焦的原气进入该经脉的部位。由于此处是脏腑的原气汇集之处，所以原穴的变化最能反应脏腑气机的变化。（注意：原气与命火的区别，原气是肾中阴阳气的总和，命火是肾中之阳）

2. 原穴的出处

原穴的名称最早见于《灵枢·九针十二原》，该篇记载了五脏的原穴（其中心的原穴，实为心包的原穴），另外记载了膏的原穴鸠尾，肓的原穴脖胦（气海），《灵枢·本输》加上了六腑的原穴。《灵枢·邪客》补充了心的原穴："少阴独无腧者，不病乎？歧伯答曰：其外经病而脏不病，故独取其经于掌后锐骨之端（即神门）。"但只有部位，没有具体名称，在《甲乙经》中才说出了具体名称。

3. 何谓阴经以输代原？

在《灵枢·九针十二原》中提出了五脏的原穴，它们是肺原太渊，心（心包）原大陵，肝原太冲，脾原太白，肾原太溪。这五个原穴在《灵枢·本输》中又称之为输穴，而阴经又没有另设原穴，故认为阴经的输穴与原穴是同一穴位，又称之为"输原合一"。

4. 为什么阳经另有原穴？

（1）《难经·六十二难》："三焦行于诸阳，故置一俞，名曰原。"

（2）上海中医学院编《针灸学》认为："阳经脉气盛长，故于输穴之外，另有原穴。"

5. 原穴的数量与分布

每经一个原穴，计十二穴，其中阴经六个原穴，属于"输原合一"。

原穴主要分布在腕、踝关节附近。（《灵枢·九针十二原》："十二原出于四关。"）

6. 原穴的价值

（1）诊断疾病：《灵枢·九针十二原》："五脏有疾也，应出十二原，而原各有所出，明知其原，睹其应，而知五脏之害也。"说明不同脏腑的病变，都能在该经脉的原穴上反应出来。

（2）治疗脏腑疾病：《灵枢·九针十二原》："五脏有疾，当取之十二原。"主要是脏腑原气不足或火象太过所引起的病。

7. 近代对原穴的研究

①脏腑病对原穴的影响

②衰弱：99.8%在肝肾经的原穴上出现变化；

③心脏病：100%在心包经的原穴上出现变化；

④大叶性肺炎：肺经原穴变化最大；

⑤哮喘：心、心包、肾原穴变化多；

⑥感冒：手足太阳经原穴的变化最大。

8. 针刺对原穴的影响

①针心原穴神门（火）可致肝原太冲（木）脾原太白（土）导电量升高，大肠原合谷（金）导电量下降。说明相生关系的穴位导电量增加，相克的降低。

②不同季节原穴导电量的变化

春季：十二原穴导电量的总平均值 22.3 微安；

夏季：　　　　　　　　　　　　73.6 微安；

秋季：　　　　　　　　　　　　24.8 微安；

冬季：　　　　　　　　　　　　16.1 微安。

③一天内原穴导电量的变化

白天大于晚上；

下午大于上午；

子、丑、卯、辰最低。

（三）络穴

1. 络穴的含义

络穴位于十四经别出络脉的部位上，为络脉所属，故称络穴。由于络脉有联系表里经的作用，所以络穴有约束、沟通表里两经，使两经气血互相调节的作用。从络脉的变化上能反应出表里两经的变化。

2. 络穴的出处

络穴出于《灵枢·经脉》篇，为目前大家所采用。但是在《难经·二十六难》中也有十五络的记载："经有十二，络有十五，余三络者是何等络也。然，有阳络，有阴络，有脾之大络……故络有十五焉。"其中所指的阳络是阳蹻，阴络是阴蹻，按后人的意见应是申脉、照海。那么，任、督脉上就没有络穴（任、督络脉的表里经连属不清楚，十二正经表里经明确络属关系，因而清楚），也就是只有十二正经有络穴。但是《难经》的这一思想没被采用。另外，《素问·平人气象论》说："胃之大络，名曰虚里，贯膈络肺，出于左乳下，其动应衣，脉宗气也。（后文有'乳之下其动应衣，宗气泄也'故衣字不确）"提出了虚里为胃之大络，故有人认为是十六络，但是胃之大络虚里没有被采用。

（为什么脾胃都有大络而胃之大络又没有被采用？（1）脾胃为后天之本，精微物质迅速传遍全身，故需另设一大络与全身五脏六腑沟通；（2）胃之大络为虚里，虚里在心脏位置，无法针灸。）

3. 络穴的数量和分布

十二正经各有一络，任、督、脾之大络各有一；络穴，共计15络，由于左右对称的原因，加起来计28个穴位。

十二正经的络穴在四肢，任、督、脾之大络的络穴在躯干部。

4. 络穴的临床应用

（1）单独使用：主治络脉所属病，如肺经所致的喘咳，和大肠经所致的齿痛，均可取用列缺穴治疗。

（2）与原穴配合使用：即所谓原络配伍，主客配伍。即先病者为主，后病者为客，为主者用原，为客者用络的方法。如肺与大肠相表里，在疾病的变化中，较易互相影响，若肺经先病，大肠经后病，治疗时，则先取肺经原穴太渊，后取大肠经络穴偏历进行配合治疗；反之则先取大肠经的原穴合谷，后取肺经的络穴列缺进行配伍。

（四）郄穴

1. 郄穴的含义

郄穴是经脉之气深聚的部位。中医研究院编《针灸学简编》认为郄是经脉和络脉在深部的联结处。从郄字看：郄为空隙、间隙的意思，由于腧穴本身即为空、孔，所以郄穴又一次强调间隙，说明郄穴的间隙应比较狭窄而深，是经脉之气深聚的部位。

2. 郄穴名称的出处

名称首先见于《针灸甲乙经》卷三："府舍……此太阴郄，三阴阳明支别"支别者，别络也。

3. 郄穴的特点

（1）大多分布于四肢肘膝以下，经脉循行曲折处；

（2）多用在本经及脏腑之气突然不通之时，所发生的急性病症、痛症等。如痛经选地机。

4. 郄穴的数量

十二经与阴阳维，阴阳跷各有一个郄穴，故共计十六个郄穴，左右对称之故加起来为32 个穴位。

5. 为什么阴郄治血（瘀），阳郄治气（痛）？

所谓阴郄，就是阴经上的郄穴，这种穴位比较深陷、狭小，在气血流动过程中很容易发生阻滞。阴经中气血流动，其中主要又表现为阴血，阴血在郄穴中受到阻滞，最明显的结果是不同程度的瘀血，所以这时多需针刺阴经的郄穴以解除经络中血液的阻滞。阳经中气血主要表现为气，气在郄穴部位一旦发生阻滞，就会容易出现"不通则痛"的痛症，因此气滞的时候，或出现痛症的时候，需要针刺阳经的郄穴。

6. 郄穴的临床应用

（1）单穴治疗：阴郄多治血；阳郄多治痛（气）。如孔最（手太阴）治咳血，地机（足太阴）治痛经；梁丘（足阳明）治胃痛，养老（手太阳）治肩痛等。

（2）络郄配伍：为浙江中医学院高镇五教授提出，但具体配伍方法没有明确说明。按一般规律来说，应该是阴阳经的络郄穴进行配伍（与原络配伍相似，如先病取络，后病取郄，如列缺配温溜；丰隆配地机等）。

（3）标本双郄法：（见《金针梅花诗钞》P56，清·周树冬遗稿，周楣声重订）即在表里二阴阳经上同时选用郄穴作为阴阳主客标本补泻之用，使阴平阳秘而疾病向愈。如手太阴阴气有余，则手阳明之阳气即会显示为不足，此时以泻肺之郄穴孔最为本为主，再补大肠之郄穴温溜为客为标，使互根之阴阳得以和调而愈病。

（五）背俞穴

1. 背俞穴的含义

背俞穴是指脏腑经气输注于背腰部的穴位。说明背俞穴与脏腑经气相通，位于背部，背为阳，故脏腑经气中偏阳的气机多输注于背俞穴处。

背俞穴与五输穴中的输穴的不同之处在于：（1）背俞穴离脏腑较近，输穴较远，说明它们与脏腑的关系有疏密不同；（2）背俞穴主治本脏之病，输穴除治本脏之病外还治经络病，说明其针对性及治疗范围有所不同；（3）气机主流向不尽相同：本脏→背俞；输穴→脏腑。

2. 背俞穴的出处

背俞穴首见于《灵枢·背俞》，其中载有五脏背俞穴的名称和位置，《脉经》补充了大肠，小肠，膀胱，胆，胃的背俞穴。《甲乙经》补充了三焦俞，《千金方》补充了心包的背俞穴——厥阴俞（近代创立胰俞，似不妥）。

3. 背俞穴的特点

（1）均位于足太阳膀胱经上：①背上只有足太阳膀胱经双支运行（左右对称）；②脏腑气外达，一般应到达穴位（或形成穴位），而背上只有足太阳经左右对称有穴（或曰在经脉上形成穴位）。

（2）通过按压循摸，可以找到各俞穴的具体部位。

《灵枢·背俞》："则欲得而验之，按其处，应在中而痛懈，乃其俞也。"

4. 背俞穴的数量

每脏腑各有一个背俞穴，故有 12 个背俞穴，由于左右对称，则加起来有 24 个穴位。

（六）募穴

1. 募穴的含义

募穴是指脏腑经气结聚于胸腹部的穴位。说明募穴也与脏腑经气直接相通，穴位位于胸腹部，属阴，故脏腑偏阴的气机多输注于募穴（《难经·六十七难》："阴病行阳，阳病行阴，故令募在阴，俞在阳。"）

2. 募穴与背俞穴的主要区别

①前后部位不同，因此阴阳属性不一样；②脏腑精气与穴位气机交流时的主动与被动不同，其中俞穴灌输气机，属主动，募穴收集气机，属被动；③募穴主要分布在阴经上（只在胆、胃经上各有一募穴），俞穴分布在阳经上；④募穴在多条经脉上均有分布（任、肝、肾、肺、胃、胆）俞穴仅在一条经上（膀胱经），所以二者影响面不一样。

3. 募穴的出处

募穴的名称始见于《素问·齐病论》："胆虚气上溢而口为之苦，治之以胆募俞。"《素问·通评虚属论》："腹暴满按之不下，取手太阳经络者，胃之募也，少阳俞去脊椎三寸傍五，用员利针。"（根据《素问直解》说："取手太阳经络者，以小肠乃胃下，化物而出，乃胃之募也，取而刺之，以泻腹满。"看来募在这里有下的意思，小肠在胃下，故小肠为胃之募。）《难经·六十七难》有："五脏募在阴而俞在阳"的记载，但以上文献均无具体穴名，至《脉经》（见卷三）才明确了期门、日月、巨阙、关元、章门、太仓（即中脘）、中府、天枢、京门、中极等 10 个募穴的名称和位置。《甲乙经》又补充了石门，后人又补充了心包募膻中，始臻完备。

4. 募穴的数量

每一脏腑一个募穴，故有 12 个募穴，但其中有 6 个募穴在任脉上，属单穴，故加起来共有 18 各穴位。

5. 近代对募穴的认识

近代海德氏（Head）首先记述了内脏器官的疾病一定程度的规律性而引起皮肤的过敏，出现了发生学上属于同一分节的体表的一定部位，其中一些部位较为显著，称为极点（最高过敏带）。在这以后麦肯齐氏（Mackenzie）发现深部同一层（肌肉，结缔组织，骨膜）也有变得非常过敏的事实，因为两者常是一起出现，故称为海德氏过敏带。见图6。

内　脏	海德氏过敏带	募　穴	穴位节数
肺、支气管	胸 1 ~ 3	中府	胸 2
心、心包	颈 8 ~ 胸 3	巨厥、膻中	胸 6、4
胃、脾	胸 6 ~ 9	中脘、章门	胸 7、9
大肠、小肠	胸 9 ~ 12	天枢、关元	胸 11、12
肾、三焦、输尿管、睾丸、卵巢、子宫	胸 11 ~ 腰 2	京门、石门	胸 12、腰 1
膀胱	胸 11 ~ 骶 4	中极	胸 11

图 6

（从以上图可以看出背俞穴的位置与节数的关系和此表相似，Head 氏过敏带说明俞募穴的直接与脏腑相通是生物内在的必然性。）

从以上图可以看出，募穴与脏腑的关系与发生学有着密切的关系。

6. 俞募穴的临床应用

（1）单独使用

①由于俞为阳，募为阴，若为阳病及阴则用从阳引阴的方法，如《素问·举痛论》说："寒气客于背俞之脉，则血脉泣，脉泣则血虚，血虚则痛，故俞注于心，故相引而痛。"治疗时则取心俞。若为阴病及阳，则用从阴引阳法。李东垣认为，凡治腹之募，皆为原气不足，从阴引阳勿误也。也就是说，邪（尤其是阳邪）重者多取俞穴，正不足者多取募穴。

（《素问·阴阳应象大论》："阳病治阴，阴病治阳"，"从阴引阳，从阳引阴"。）

②据阳病治阴，阴病治阳的道理，五脏病多选俞穴，六腑病多选募穴。

（2）配合使用：即俞募配伍法。如胆虚之证先取胆募日月，后配胆俞；肺实证先用肺俞，后配肺募中府。

7. 俞募配伍法与原络配伍法的区别

（1）俞募穴为脏腑所属，原络穴为经络所属，所以俞募配伍主要治脏腑病，原络配伍主要治脏经病。

（2）俞募配伍属前后配伍（阴阳）法，原络配伍属表里配伍（阴阳）法。

（七）八会穴

1. 八会穴的含义

八会穴是指脏、腑、筋、骨、髓、脉、气、血八者的精气，在运行过程中聚的地点，这八个会聚点都是经脉上的腧穴，故称之为八会穴。

2. 八会穴的出处

八会穴始见于《难经·四十五难》："经言八会者，何也？然。府会太仓，脏会季胁，筋会阳陵泉，髓会绝骨，血会膈俞，骨会大杼，脉会太渊，气会三焦外一筋两乳内也。热病在内者，取其会之气穴也。"

3. 八会穴释义

脾胃属土，为后天之本，故五脏精气从脾转输而来，六腑精气从胃转输而来，故取脾胃之募穴为脏腑之会穴。

寸口为脉之大会,而太渊位于寸口,故称太渊为脉会。

膈俞位于膈间,为中上焦之间隔,水谷精微从中焦化生之后,上输于肺,首先经过膈间,因中焦取汁变化而赤是谓血,膈间对水谷精微物质和血液的化生有直接影响,故称膈俞为血会。也因此可见,血会主要是对脾脏生血统血的功能有较大影响(主要是对脾阴)。

(《罗遗篇》:"膈俞,足太阳穴,谷气由膈达于上焦化精微为血之处,故曰血会。")

膻中位于胸中,内藏心肺,与气的关系十分密切,故称膻中为气会。

大杼与绝骨均位于大骨附近,所以对骨及髓(骨生髓)的影响都很大。将大杼称为骨会,是因为大杼在柱骨之间,颈、胸、肋骨会于此之故;而绝骨仅在胫骨上,无骨与之相会,却有较多肌肉存在其旁,气血流动较多,气血有助于髓之生,故称绝骨为髓会。

4. 八会穴的临床应用

(1)治疗人体八个方面的疾病

如脏会章门,故凡脏病,均可取章门(主要是脏气虚弱,脏之精气不足之时,若为外邪引起的脏病,则多属实,一般不会选用会穴,而选用经穴)。

(2)治疗内热证

指因虚而致的虚热证。若为外热、实热则多选经穴。具体使用时按辨证选穴。如中气不足而致阴火亢旺,则可选脏会章门,腑会中脘。如骨蒸劳热则可选髓会绝骨等。

(特点:(1)多作配穴使用;(2)多治虚证。)

(八)八脉交会穴

1. 八脉交会穴的含义

八脉交会穴是指八条正经与奇经八脉相交通的八个穴位。这八个穴位均在四肢远端,虽然奇经八脉并不全通行四肢,但由于八条正经与其交会故奇经的经气仍可到达四肢,故八脉交会穴可治奇经的病,更重要的是调整这些经脉之间的关系,使治症的范围扩大。

如公孙通冲脉,内关通阴维脉,而公孙属足太阴,内关属手厥阴,足太阴与手厥阴循行于心胸之间,故能治心胸胃的病。

2. 八脉交会穴的出处

八脉交会穴始见于《针经指南》,但据书中所载,此八脉交会穴及其使用方法是"少室隐者"所传,"少室隐者"姓名生平及著作皆未有记载,故具体出处不得而知。八脉交会穴当时主要使用在灵龟八法上。

3. 八脉交会关系

(1)经脉交会关系

(公孙)足太阴→冲脉(起于足少阴筑宾穴,上循股内)

(内关)手厥阴→阴维(其脉发于足太阳金门循膝外)

(外关)手少阳→阳维

(临泣)足手阳→带脉

(后溪)手太阳→督脉

(申脉)足太阳→阳跷(起于跟中,循外踝上行)

(列缺)手太阴→任脉

（照海）足少阴→阴跷（"少阴之别，起于然谷之后"）

其特点是：①阴经与属阴的奇脉交，阳经与属阳的奇脉交；②穴位均在四肢部。

（2）八脉交会形成的原因

①八脉交会穴所属的正经与奇经八脉相通；

②八脉交会穴的上下相应（如公孙、内关）的经脉功用接近（包括循行部位）；

③应穴的功用、主治接近。如《针经指南》中所载公孙与内关有 10 个治症完全相同，有 9 个治症基本相同，占总症公孙（总 27 症）的 70.3%，内关（总 25 症）的 76%。

（以上观点参照了钟雷女士的硕士论文）

目前虽然意见不统一，但可以看出，其所谓相交主要是全息相应的原因。手足各四穴在部位上相互呼应，功用上互补，起到协同作用。可见其相交并不是直接相交，并不是其经脉气血相通而互相关联。

4. 八脉交会穴的临床应用

（1）上下配伍

公孙配内关　外关配临泣

后溪配伸脉　列缺配照海

一般认为应该交叉配伍，即左公孙配右内关，右外关配左临泣等。

（2）根据病变部位配伍使用

如心胸胃的病取公孙配内关，颈项肩的病取外关配临泣或后溪配申脉，胸肺病取列缺配照海等。

（3）根据病情配伍使用

公孙、内关→阴液（血）（消化道）

外关、足临泣→水气（湿）（水液代谢）

后溪、申脉→阳气（气）（外感阻阳）

列缺、照海→阴津（水）（阴津不足）

（4）灵龟八法上使用（略）

（九）下合穴

1. 下合穴的含义

下合穴即六腑在下肢的合穴。足三阳经循行到达下肢，已有"合穴"（五输穴之一），而手三阳经不循行到下肢，其"合穴"在上肢，但六腑的位置偏下，故在下肢另设下合穴，以与腑气相通。足三阳经的"合穴"已与膀胱、胃、胆相通，故以经的"合穴"作为腑的"合穴"，所以它们既是"合穴"又是下合穴，可称其为本经用穴，大肠、小肠与胃一管相通（胃为六腑之长），故将大肠的下合穴与小肠的下合穴置于足阳明胃经上，可称之为借经设穴（《灵枢·本输》："大肠小肠皆属于胃，是足阳明也。""六腑皆出足之三阳，上合于手者也。"）。三焦为决渎之官，司水道，与足太阳膀胱经属水、主藏津液关系密切，因此将三焦经的下合穴于足太阳膀胱经上，以此借经设穴。

2. 为什么五脏没设下合穴?

因为足三阴经在下肢已有合穴，为五输穴之一，而手三阴经所属脏器心、肺、包位置在上，与下肢距离较远，故不必在下肢设下合穴，故五脏没有下合穴。

3. 为什么五脏不设上合穴？

因为手三阴经较短，经气的代表点 [穴位] 已经较为密集，故不必另设穴位作为上合穴。）

4. 下合穴的出处

下合穴的具体名称为近代人所提出，但其含义源于《灵枢·本输》："三焦下俞"，及《灵枢·邪气脏府病形》："胃合于三里，大肠合入于巨虚上廉，小肠合入于巨虚下廉，三焦合入于委阳，膀胱合入于委中央，胆合入于阳陵泉。"前者称其为"下俞"，后者称其为"合"，故今人统称为"下合穴"（取"下"与"合"而成）。

5. 下合穴的数目与出处

六腑每一腑一个下合穴，故为六个下合穴，左右共计 12 个下合穴。其中《灵枢·本输》提到三个下合穴，即上巨虚，下巨虚，委阳。《灵枢·邪气脏府病形》是将此三穴与胃合三里，膀胱合委中，胆合阳陵泉并提而形成六腑下合穴。

6. 下合穴的临床应用

根据《灵枢·邪气脏府病形》："荥输治外经，合治内府。"（这里的"合"根据下文明确说出的穴位看是指下合穴）《素问·咳论篇》："治脏者治其俞，治府者治其合。"可见，由于下合穴是六腑在下肢的气机直达处，故下合穴主要治六腑的病。如胃病取足三里，胆病取阳陵泉，下巨虚治泄泻，上巨虚治痢疾等。也可以说五脏的病多取输原穴，六腑的病多取下合穴。

（十）交会穴

交会穴是指经脉交会处所形成的穴位，交会穴所属的经脉称为本经，相交经称为他经（有些经脉相交处没有形成穴位则不算）。

交会穴原称会穴，始见于《甲乙经》，共记载了 100 多个穴位。由于任督脉有调整全身阴阳气机的作用，故任督脉上的交会穴又显得更为重要。

交会穴主治本经病，兼治交会经的病。

第九节　腧穴的定位方法

一、体表解剖标志定位法

1. 体表解剖标志法的含义

体表解剖标志是以身体表面的明显解剖标志作为度量取穴的标准的一种取穴方法。

这种方法与骨度折量定位法有相同之处，即利用体表标志，但骨度折量定位法，主要是以骨骼在体表形成的明显标志为度量标准，而本法主要是以肌肉、筋腱，关节缝纹为主。如《千金方》："肌肉纹理，节解缝会，宛陷之中，及以手按之，病者快然。"（卷二十九）宛陷即由肌肉腠理和骨节缝隙所形成，如合谷在"歧骨间"，内关在"两筋间"等。

2. 固定标志

指身体固有的外表，如以毛发、瞳孔、乳头、耳朵、肌肉隆起等作为取穴的标准。

常用的固定标志

（1）头部

①前后发际正中

②发角（指前发际旁曲折处）

③完骨

（2）面部

①眉间

②瞳孔

（3）胸部

①胸骨上窝

②胸剑联合中点

③乳头

（3）腹部

①脐中

②耻骨联合上缘

③髂前上棘（髂骨棘前部的上方突起处）

（5）侧胸腹部

①腋窝顶点

②第十一肋端

（6）背腰骶部

①第七颈椎棘突

②肩胛冈根部点（肩胛骨内侧缘近脊柱侧点）

③肩胛骨下缘

（7）上肢部

①腋后横纹头

②肘横纹

③肘尖

④腕掌、背横纹

（8）下肢部

①髀枢（股骨大转子）

②臀下横纹

③犊鼻

④腘横纹

⑥内外踝尖

3. 活动标志

指人在活动中或取某种姿态时，体表所出现的特殊标志。如隆起，凹陷或连线等，以此作为取穴的标准。如张口于耳屏前方凹陷处取听宫，手心向胸取养老，头后仰取天突等。又如放松时取风市、合谷；紧张时取环跳及上、下巨虚等。焦国瑞氏提出紧张体位法，即根据病发原因，病发时的姿态取穴时用同一姿态。

二、"骨度"折量定位法

1. "骨度"折量定位法的含义

"骨度"折量定位法是以骨节为标志，经周身各部的大小、长短、宽窄折算成一定的尺寸，并以此作为定穴的标准。

其中，"骨"指骨节，骨节指骨骼在体表的明显标志；度指度数，即度量后得到的数据。

"骨度"折量法，古称"骨度法"，首见于《灵枢·骨度》篇，现代常用的骨度折量法是以该篇所述内容为基础，经过修正和补充而来的。如两乳间的距离《灵枢·骨度》篇中为9.5寸，后《甲乙经》记为8寸，由于胸前两乳间的经络与穴位的排列成有规律的五行，用8寸的折算法比9.5寸要方便，故改为8寸。

古人将人高定为7尺5寸，然后折算全身各个部位的尺寸，由于人体有高矮不同，因此同样一种尺寸在不同的人身上，他的实际长度则有可能不一样，所以仍然是一种相对尺寸。

2. 常用骨度（见图7）

部位	起止点	折量分寸	度量法	说　明
头部	前发际至后发际	12寸	直	如前后发际不明从眉心至大椎作18寸，眉心至前发际作3寸，大椎至后发际作3寸
	前后两发际之间	9寸	横	用作计头部的横寸
	耳后两完骨之间	9寸	横	
	天突至歧骨	9寸	直	在胸骨及肋骨部位的穴位，按肋骨计算，每一肋作1.6寸，但天突至璇玑
胸、腹部	歧骨至脐中	8寸	直	
	脐中至横骨上廉	5寸	直	作1寸。胸腹部的横寸按两乳间8寸折算，女性可用锁骨中线代替。
	两乳头之间	8寸	横	
背腰部	大椎以下至尾骶	21寸	直	背腰部的穴位以脊椎棘突为
	两肩内侧缘之间	6寸	横	标志，1椎1穴。
身侧部	腋以下至季胁	12寸	直	季胁指11肋端
	季胁以下至髀枢	9寸	直	
上肢	肘横纹至腕横纹	9寸	直	

图7

三、指寸定位法

1. 指寸定位法的含义

以病人的手指宽度作为一定的尺寸，对体表进行度量以选取穴位的一种方法。一般来说采取自我度量，但由于工作方便的原因，临床又多用医生的手进行度量，在度量的过程中同时参照患者的身高、胖瘦进行适当的加减。过去习惯上称其为手指同身寸法。此法最早见于《千金方》。

2. 手指比量时的具体尺寸

（1）中指中节为 1 寸；

（2）手大指关节横长为 1 寸；

（3）四指并拢的横长为 3 寸，又称为"一夫"；

（4）三指（食、中、无）并拢横长为 2 寸；

（5）手二指（食、中）并拢横长为 1.5 寸。

3. 度量法的配合使用

（1）以骨度法与体表解剖标志法定大位和明显位，以指寸定位法定短位。如犊鼻下 3 寸为足三里即是三法的结合，其中犊鼻即为体表解剖标志或骨度标志，3 寸即为指寸定位法。

（2）分开单独定穴。如骨度法定大椎，体表解剖标志法定翳风等。

第二章　任督脉经穴

第一节　任脉穴

Points of Ren Meridian，R N.

一、经脉循行及其特点

1. 循行

任脉起于小腹内，下出于会阴穴，向前沿正中线上行，直抵咽喉部，再上行绕口唇抵目眶下。

2. 特点

（1）孕妇下腹部穴不可针；

（2）下腹部穴针灸前需排尿后进行；

（3）经脉上均为单穴，穴位起于会阴穴，止于承浆穴，共计24穴。

二、任脉穴位的内容

1. 会阴　RN1

【取穴法】肛门与生殖器后缘之中点。

【刺灸法】直刺0.5～1寸，也可将肛门附近的静脉管刺破放血；在缩阴症时，可用灸法。《针灸大成》禁针。

【治疗大要】主治阴部疼痛和癫狂，溺水，昏迷等。

《针灸资生经》："有贵人内子，产后暴卒，急呼其母为办后事，母至，为灸会阴、三阴交各数壮而苏，母盖名医女也。"

《普济方》："厥痹者，厥气上攻腹，取阳之终，视主病者，泻阳补阴经也，穴会阴、太渊、消泺、照海。"

《针灸聚英》："卒死，溺死者可针，余不可针。"

2. 曲骨　RN2

【取穴法】耻骨联合上缘之中点。

【刺灸法】直刺0.5寸左右，需排尿后进行；一般不灸。

【治疗大要】主治膀胱及子宫的炎症及会阴部的皮肤病变。

3. 中极　RN3　膀胱募

【名称解释】《张衡赋》："垂万象乎列星，仰四览乎中极。"穴居上下左右之中央，有如中极星在天的位置。

【定位】仰卧位，前正中线上脐下4寸。

【取穴法】仰卧取之。在取穴的时候可根据患者腹部大小，适当进行尺寸的放大或缩小。

【刺灸法】直刺0.5~1寸，排尿后进行，刺宜浅不宜深；一般不灸，孕妇不可灸。

【功用】清利湿热，以下焦湿热为主。

【主治】癃闭（膀胱湿热），带下（黄带为主），阳痿（《素问·生气通天论》："湿热不攘，大筋软短，小筋驰长，软短为拘，驰长为痿。"

陈瑞春教授以此为据曾用三仁汤［杏、蔻、苡、滑、通、竹、厚、夏］治疗阳萎，取得很好的疗效。

4. 关元　RN4　小肠募

【名称解释】元阴元阳交关之所。

【定位】仰卧位，前正中线上脐下3寸。

【取穴法】仰卧取之，用手四指（一夫）从脐中向下量。

【刺灸法】直刺0.5~1寸，针尖略向下，排尿后进行；可以用灸法。

【功用】培补元气清利湿热

【主治】中风脱症（元气虚衰，舌苔厚腻），痛经（湿热内攘），带下（黄带为主，时间较长），遗精（湿热蕴阻下焦），遗尿，早泄，腹痛（湿热生虫）等。

《扁鹊心书》："余治一伤寒，昏睡妄语，六脉弦大，余曰：脉大而昏睡，乃脉随气奔也，强为治之，用烈火灸关元穴，初灸，病人觉痛，至七十壮，遂昏睡不痛，灸至三鼓，病人开眼思饮食，令服姜附汤，至三日后，方得元气复来，大汗而解。"

"一人病咳嗽盗汗，发热困倦，减食，四肢逆冷，六脉弦紧，乃肾气虚也，先灸关元五百壮，服保命延寿丹二十丸，钟乳粉二钱，服金液丹百丸，一月而安。"

"休宁西山金举人，尝语人曰，予尝病少腹痛甚，白百药不应，一医为灸关元穴十余壮，连日出虫，痛不复作。"（转引新中医药1，1957）

《古今医案按》："李士才治吴门周复庵，年近五旬，荒于酒色，忽头痛发热，乙以羌活汤散之，汗出不止，昏晕不醒，李灸关元十壮而醒。"

5. 石门　RN5　三焦募穴

【取穴法】仰卧位。前正中线上脐下2寸处，用手食中无名三指并列，从脐中向下量。

【刺灸法】直刺0.5~1寸，未孕者慎用，孕妇不用；可灸。

【治疗大要】避孕（有人认为针灸后能使子宫后倾，出现松散的作用），奔豚气，阴缩入腹（有散的作用）。

《百症赋》："无子搜阴交、石关之乡。"可见穴位的双向作用，注意其要害是散，过聚不孕，则能使其受孕。

6. 气海　RN6　肓之原穴

【名称解释】先天原气之海。

【定位】仰卧位，前正中线上脐下1.5寸。

【取穴法】仰卧取之，用食中指并列，从脐中向下量。

【刺灸法】直刺 1~2 寸，或针尖略向会阴部，多与灸法同时使用；可多灸。

【功用】培补元气。

【主治】下腹亏痛，带下，崩漏，遗精阳萎，虚脱神昏，虚弱疲惫，脐下冷以及一切真气不足，气疾久不瘥者（有补的作用，以此与石门区别）。

《针灸聚英》："浦江郑义宗患滞下，昏仆，目上视，溲注中泄，脉大，此阴虚阳暴绝，病后酒色，丹溪为灸气海渐苏，服人参膏数斤。"

《针灸大成》："甲戌夏，员外熊可山公，患痢兼吐血不止，身热咳嗽，绕脐一块痛至死，脉气将危绝，众医云，不可治矣，工部正郎，槐月潭公素善，迎予视其脉，虽危绝而胸尚暖，脐中一块高起如拳大，是日不宜针刺，不得已，急针气海，更灸至五十壮，其块即散，痛即止。"

7. 阴交 RN7

【取穴法】仰卧位。前正中线上脐下 1 寸，用大指横节从脐中向下量。

【刺灸法】直刺 0.8~1.2 寸，孕妇慎用；可灸。

【治疗大要】绕脐冷痛，产后恶露不止。

《会元针灸学》认为："阴交者，元阳之气，相交于阴，……，阳气从上而下，与元阴相交注丹田，水火既济，故名阴交。"阴交与石门气海三穴组成丹田的中心部位，阴交在上阴气上交于此，石门在下阳气下交于此（阴升阳降），阴交与石门处于丹田中心的上下部，气机在此进行阴阳转换，故易停留受阻，因此阴交与石门的主要作用为通散，石门散阳，阴交散阴。气海在中为阴阳相交之处，气机交流通过，气机的量虽多，但易散不易收，故易培补收藏。三穴的作用相似，而阴阳气机的变化不同，因而产生了不同的作用。从整个人的腹部来说，下腹为阴，上腹为阳，阴交又处于上下腹之间，下腹的阴气上行，上腹的阳气上行，在阴交处相交，故阴交又是腹部的阴阳气机相交之处，穴位本性属阴而交阳，故其除了具有通散作用之外还有养阴的作用。近代美国有报道认为：人有两个脑，一个是头部的大脑，另一个是腹部的肠脑，都能对人的生命活动产生重大影响，值得我们注意。

8. 神阙 RN8

【名称解释】元神之庭阙。

【定位】仰卧位，肚脐之中央。

【取穴法】仰卧取之，整个肚脐。从这里也可以看出穴位的大小不是一定的，它是根据穴位所处的部位不同而决定它的大小的。

【刺灸法】禁刺，但近年来有人认为过去提出禁刺是因为限于消毒的条件，现代消毒条件下可以进行针刺，但从穴位所在为元神出入之处的含义来说，神阙穴不宜针刺，以免元神受伤；宜灸，一般用隔物灸（隔盐、姜、附子等）或温和灸。

【功用】温阳固脱，健运脾胃

【主治】中风脱症，顽固性泄利（包括急慢性），绕脐疼痛。

《针灸资生经》："徐卒中不省，得桃源簿为灸脐中百壮如苏，更数月乃不起。郑纠云有一亲卒中风，医者为灸五百壮而苏，后年余八十，间使徐灸至三五百壮，安知其不永年耶？"

"予旧苦脐中痛，则欲溏泄，常以手中指按之少止，或正泄下，亦按之，则不痛，它日灸脐中，遂不痛矣。"

"陈良甫曰：旧传有人年老而颜如童子中，盖每日以鼠粪灸脐中神阙一壮故也，予尝患久溏利，一夕灸三七壮，则此日不如厕，连灸数日，则数日不如厕。足见经言主泄利不止之验也。又予年逾壮，觉左手足无力，偶灸此而愈。"

《名医类案》："张文学道卿，传治血淋方，独蒜一枚，山枝子七枚，盐少许，三物共捣如泥，贴患人脐上，所卿患血淋二年余，殊甚，诸医治之网效，一日，张过视，漫试以前方，即时去紫黑血碗许，遂愈。"

9. 水分 RN9

【取穴法】仰卧位，前正中线之脐上1寸。用手大指横节从脐中向上量。

【刺灸法】直刺0.8~1.2寸，水肿病人一般用梅花针扣击；多用灸法。

【治疗大要】水泻，水肿，绕脐痛。水分位于上腹之下（属阴易存水湿），中腹之旁（运化之主要地方），脾胃所主，脾胃运化水湿，水停则病，故水分于此而得其名。

《续名医类案》："维阳府判赵显之病虚羸，泄泻褐色，乃洞泄寒中证也，每闻大黄气味即注泻。张（子和）诊之，两手脉沉而软，今灸水分一百壮，此服桂苓甘露散，胃风汤，白术丸等药，不数月而愈。"

《针灸资生经》："有人因入水得水肿，四肢皆肿，面亦肿，人为灸水分并气海，翌日朝，视其面如削矣。"

10. 下脘 RN10

【取穴法】仰卧位，前正中线之脐上2寸，手食中无名三指并拢，从脐中向上量。

【刺灸法】直刺0.8~1.2寸；可灸。

【治疗大要】腹胀满（痞塞郁滞），虚肿（气闭不通）。

本穴主要有行气降气的作用，穴处胃之下，胃气不行，则有阻滞，六腑以通为用之故。

11. 建里 RN11

【取穴法】仰卧位，前正中线之脐上3寸，用手四指（一夫）从脐中向上量。

【刺灸法】直刺0.8~1.2寸；多用灸法。

【治疗大要】奔豚（与肠痉挛有关），痞满（与气虚食不化有关），呕逆反酸（与肝气旺胃气虚有关）。

本穴有建补中焦理气的作用，胃为阳，阳虚则不运，不通则痛，遇寒则加重，故多用温补的方法，以加强其通运的作用。

12. 中脘 RN12 胃募穴 八会穴（腑会）

【定位】仰卧位，前正中线之脐上4寸。

【取穴法】肚脐与剑突下缘之中点。

【刺灸法】直刺0.8~1.2寸；可灸或针上加灸。

【功用】调理脾胃化湿降逆（在于升降、燥湿的调理）

【主治】胃腹疼痛，呕逆反酸，泄泻便秘，黄疸，脏躁（一虚二停三火：即胃气虚是病变的根本，其影响到燥湿的变化；停食停气，气停可因肝气横逆；脾火，胃火，肝火，可因内火也可因外火）。

《扁鹊心书》："一人慵懒，饮食即卧，致宿食结于中焦，不能饮食，四肢倦，令灸中脘五十壮，服分气丸，丁香丸，即愈。"

"窦材治妇人产后发昏，两目涩，面发麻，牙关紧闭，两手拘挛。窦材曰：此胃气闭也，胃脉环口挟唇，出于齿缝，故见此症。令灸中脘五十壮，即日愈。"

《针灸大成》："甲戌岁（1574年）观政田春野公乃翁，患脾胃之疾，养病天坛，至敝宅数里，春野公每请必亲至，竭力尽孝，予感其诚，不惮其远，出朝比趋视，告曰：脾胃乃一神之根蒂，五行之成基，万物之父母，安可不又其至键至顺哉，苟不至键至顺，则沉疴之咎必致矣，然公之疾，非一朝所致，但脾喜甘燥而恶苦湿，药热则消于肌肉，药寒则减于饮食，医治久不获当，莫若早灸中脘，食仓（中脘两旁各3寸）穴。欣然从之，每穴各灸九壮，更针行九阳之数，疮发渐愈。"

13. 上脘 RN13

【取穴法】仰卧位，前正中线之脐上5寸。先取中脘，在中脘上1寸。

【刺灸法】直刺0.5~1.0寸。可灸。

【治疗大要】反胃、呃逆、纳呆、食滞。

《扁鹊心书》："一妇人因心气不足，夜夜有少年附着其体，诊六脉皆无病，余令灸上脘五十壮，至夜鬼来离床五尺不能近，服姜附汤、镇心丹五日而愈。"

上中下三脘的异同点：

相同点：宽中快膈，行气消胀，软坚化湿，开郁培土。

不同点：上：呕吐泄泻；中：较全面；下：胃痛（胃津不足，烧灼感，干痛）

可以小结为：

（1）在上主气，在下主水，在中功用全面主饮食；

（2）调整脾胃关系：上升降，中纳化，下润燥。

14. 巨阙 RN14 心之募

【名称解释】君主所住，为巨大之宫阙

【定位】仰卧位，在前正中线之脐上6寸，或胸骨下二寸。

【取穴法】胸骨下缘与中脘穴之中点。

【刺灸法】略向下斜刺0.5~1.0寸；可灸但不宜多灸。

【功用】开窍去痰，调气和胃。

【主治】暴哑，癫痫，反胃。

《针灸聚英》："妊娠子上冲心，昏闷刺巨阙，下针令人立苏不闷，次补合谷、三阴交，胎应针而落。如子手掬心，生下手有针痕，向后枕骨有针痕是验。"

《三国志》："彭城樊阿皆从佗学……阿善针术，凡医咸言：背及脏腑之间，不可妄针，针之不过四分，而阿针背入一二寸，巨阙胸藏下五六寸，而病则皆廖。"

《扁鹊心书》："一人得疯狂已五年，时发时止，百法不效，余为灌睡圣散三钱，先灸巨阙五十壮，醒时再服，又灸心俞五十壮，服镇心丹一料。余曰：病患已久，须大法一回方愈，后果大法一日，全好。"

"一人功名不遂，神思不乐，饮食减少，日夜昏默，已半年矣，诸医药不效，此病药不能治，令灸巨阙百壮，关元百壮，病减半。令服醇酒，一日三度，一月全安。"

"一贵人妻为鬼所着，百法不效，有一法师书天医符奏玉帝亦不效。余令服睡圣散三钱，灸巨阙穴五十壮，又灸石门穴三百壮。至二百壮，病人开眼如故。服姜附汤、镇心丹五十日而愈。"

15. 鸠尾　RN15　络穴　肓之原穴

【取穴法】两手抱头，剑突下五分，无剑突则从胸骨下量一寸。

【刺灸法】向下斜刺 0.3 ~ 0.6 寸；不宜多灸，《铜人》："不可灸，灸即令人毕世少心力。"

【治疗大要】癫痫，心下痛。

《针灸大成》："丁丑夏（1577 年），锦衣张少云夫人，患癫痫二十余载，曾经医数十，俱未验。来告余，诊其脉，知病经络，故手足牵引，眼目黑雾，入心则搐叫，须依五里取穴，方保得痊。张公善书而知医，非常人也，悉听余言，取鸠尾、中脘，快其脾胃，取肩髃、曲池等穴，理其经络、疏其痰气，气血流通而痛定矣。次日即平妥。"

16. 中庭　RN16

【取穴法】胸剑联合处的中点。

【刺灸法】向下斜刺 0.3 ~ 0.5 寸；不宜多灸。

【治疗大要】噎膈，呕逆。

《名医类案》："赵云使夫人，年近六十，三月间，病脐腹冷痛，相引胁下，痛不可忍，反复闷乱，不得安卧。乃先灸中庭穴……灸五壮，或二七、三七壮，次以当归四逆汤……属服而愈。"

17. 膻中　RN17　心包募穴　气会穴

【名称解释】胸中两乳间曰膻。

【定位】仰卧位，前正中线上，平第四肋间隙。

【取穴法】平卧时两乳头连线之中点。

【刺灸法】斜刺 0.3 ~ 0.7 寸；可用埋线方法、割治方法，若治乳房疾病可向两侧斜刺；可灸。

【功用】宽胸利膈，调补气机。

【主治】胸闷，胸痛，咳喘，乳少，乳结，噎膈。

《针灸大成》："壬申岁，行人虞绍东翁，患膈气之疾，形体羸瘦，药饵难愈。召余视之，六脉沉涩，须取膻中，以调和其膈，再取气海，以保养其源，而元气充实，脉息自盛矣。后择时针上穴，行六阴之数，下穴行九阳之数，各灸七壮，遂痊愈。今任扬州府太守。庚辰过扬，复睹形体丰盛。"

"辛未夏（1571 年），刑部王念颐公，患咽喉之疾，似有核上下其间，次核在肺膈，岂药饵所能愈? 东皋徐公推余针之，取膻中、气海，下取三里，更灸数十壮，徐徐调之而愈。"

《针灸资生经》："有男子忽气出不绝声，病数日矣。以手按其膻中穴而应，微以冷针频频刺之而愈，初不之灸，何其神也。"

18. 玉堂 RN18

【取穴法】仰卧位，前正中线上，平第三肋间隙。

【刺灸法】斜刺 0.3～0.5 寸；可灸，但不宜多灸。

【治疗大要】胸痛，咳嗽，呕逆。

19. 紫宫 RN19

【取穴法】仰卧位，前正中线上，平第二肋间隙。

【刺灸法】斜刺 0.3～0.5 寸，可灸，但不宜多灸。

【治疗大要】胸满，咳喘。

20. 华盖 RN20

【取穴法】仰卧位，或仰靠坐位，前正中线上，平第一肋间隙。

【刺灸法】向下斜刺 0.3～0.5 寸；可灸，但不宜多灸。

【治疗大要】咳喘，喉痹。

21. 璇玑 RN21

【取穴法】仰卧位，或仰靠坐位，前正中线上，胸骨柄皮下可见部分上缘的中央。

【刺灸法】向下斜刺 0.3～0.5 寸；可灸，但不宜多灸。

【治疗大要】咳喘，喉痹，呕逆。

22. 天突 RN22

【名称解释】天气由此进入（突入）肺，故有此名。

【定位】仰靠坐位，或仰卧位时头向后仰，前正中线上，胸骨柄上缘的中央。

【取穴法】用手摸取胸骨柄上缘，然后取其中央，约在璇玑穴上 0.5～0.8 寸处。

【刺灸法】先直刺约 0.3～0.5 寸，穿过胸骨柄后，向下斜刺 0.3～0.5 寸。刺完后，看针体是否随着动脉跳动，若有跳动则将针向外提至不跳为止；可灸，但一般不灸。

【功用】降气平喘，清咽化痰。

【主治】咳喘，喉痹，瘿气。

《针灸资生经》："施秘监尊人患伤寒咳甚，医告技穷，施检《灸经》，于结喉下灸三壮即差。盖天突穴也，神哉、神哉。"

《针灸聚英》："许氏曰：此穴一针四效，凡下针后良久，先脾磨食，觉针动为一效，次针破病根，膻中作声为二效，次觉流入膀胱为三效，然后觉气流入腰后肾堂间为四效矣。"

23. 廉泉 RN23

【名称解释】舌为廉，液为泉。

【定位】仰靠坐位，前正中线上，喉结上方，舌骨上缘凹陷处。

【取穴法】前正中线上，头颈交界横纹处。用医生的大拇指第一节横纹，对患者的下巴颏，大拇指尽处即是穴；喉结上方，颈横纹中央微上凹陷处是穴。

【刺灸法】若是咽喉病针尖直刺向咽喉 0.5~0.8 寸，然后向咽喉两侧分刺；若是舌头病（舌蹇、语言不流畅等）针尖刺向舌根部 0.3~0.6 寸；可灸，但一般不灸。

【功用】清咽利喉。

【主治】失音，舌蹇，舌缓，流涎，吞咽困难。

24. 承浆 RN24

【名称解释】承，承受；浆，水液。

【定位】颏唇沟的正中凹陷处。

【刺灸法】直刺 0.2~0.3 寸；或向口角方向斜刺 0.5~0.8 寸；灸不宜多。《针灸聚英》说："恐足阳明脉断，其病不愈。"在扁鹊十三鬼穴运用中，是左进右出，即从穴位的左边进针，从穴位的右边出针，一般针刺时，可左边进针后刺至右边的皮下即可。

【功用】行气止痛。

【主治】口眼歪斜，牙痛，流涎。

第二节 督脉穴
Points of Du Meridian，D U.

一、经脉循行及其特点

1. 循行

起于小腹内，下出于会阴，向后行于脊柱的内部，上达项后风府，进入脑内，上行巅顶，沿前额下行鼻柱，止于上齿龈。

2. 特点

（1）关于督脉的起处，历来医家有不同看法，就是在《内经》中也有上行和下行两种看法。督脉起于下是一源三歧的来源。但是《灵枢·营气》说："循脊入骶，是督脉也。"在《素问·骨空论》中也说到督脉有与足太阳膀胱经大体相同的循行路线。从阴升阳降来说，则应下行。《奇经八脉考》认为督脉起于胞中。

（2）督脉与脑两处相通：①风府；②百会。

（3）督脉主要行于脊柱，大多数穴位都在关节部位。

（4）督脉穴均为单穴，起于长强，止于龈交，一名一穴，共计 28 穴。

二、督脉穴位的内容

1. 长强 DU1 络穴

【名称解释】诸阳脉长，其气强盛，故名。

【定位】跪伏，或膝胸位，当尾骨端与肛门后缘连线的中点。

【取穴法】尾骨尖前约5分。

【刺灸法】沿尾骨方向刺入 0.5～1 寸，切忌刺中结肠；有时可将肛门附近充盈的血管（小静脉管）刺放血；一般不灸。

【功用】通达督任，开窍去湿。

【主治】痔疮，阴部湿痒，癫痫。

《针灸大成》："辛未岁（1571 年），浙府郭黄崖公祖，患大便下血，愈而复作，问其致疾之由，予对曰：心主血而肝藏之，则脾为之统，内经云：饮食自倍肠胃乃伤。肠僻而下血，是皆前圣之言可考者。殊不知肠胃本无血，多是痔疮隐于肛门之内，或以饮食过伤，或因劳欲怒气，触动痔窍，血随大便而出。先贤虽有远血近血之殊，而实无心、肺、大肠之分。又有所谓气虚肠薄，自营卫渗入者。所感不同，须求其根。于长强穴针二分，灸七壮，内痔一消而血不出。"

2. 腰俞　DU2

【名称解释】腰之输气处。

【定位】俯卧位，后正中线上，第二十一椎正中陷下处。

【取穴法】俯卧位，骶骨与尾骨之间，位于臀部尾纹尖处。《针灸聚英》："挺身伏地舒身，两手相重支额，纵四体，后乃取其穴。"

【刺灸法】向上斜刺 0.5～1 寸；可灸。

【功用】通督行气。

【主治】腰脊强痛，痔疮，癫痫。

宋，徐秋夫闻鬼斛斯泣腰痛，缚作草人，令依之针腰俞，肩井，明日一人谢云，蒙君救济，忽不见。（上说有杜撰之嫌。）

3. 腰阳关　DU3

【名称解释】腰背部阳气之关要处。

【定位】俯卧位，后正中线上，第四腰椎棘突下凹陷中。

【取穴法】从尾椎骨正中线向上摸，至第二凹陷处即是穴。

【刺灸法】刺入脊椎关节 0.5～1 寸；可灸，或针上加灸。

【功用】调肾气，利腰膝，祛寒湿。

【主治】腰腿痛。

《名医类案》："虞恒德治一男子，四十余，素饮酒无度，得大便下血症，一日入厕二三次，每日便血一碗，以四物汤加条芩、防风、荆芥，白芷、槐花等药，连日服之不效，后用橡斗（橡树作的烟斗）烧灰二钱七分，调入前药汁内服之，又灸脐中对脐一穴，血遂止，自是不发。"

《针灸资生经》："近李仓患肠风，市医以杖量脐中，于脊骨当脐处灸即愈。余因此为人灸肠风，皆根除。"

4. 命门　DU4

【名称解释】两肾之间为命门。

【定位】俯卧位，后正中线上，第二腰椎棘突下凹陷中。

【取穴法】俯卧位，后正中线上，先从第十二肋骨定第十二椎，然后向下摸两椎；或腰阳关穴向上摸两椎。《金针梅花诗抄》认为此穴前与脐平。

【刺灸法】刺入骨缝中 0.5～1 寸；宜灸，或针上加灸。

【功用】壮元补肾，固精健腰。（以阳平阴）

【主治】腰酸软，畏寒，阳痿，遗精，带下。

5. 悬枢　DU5

【取穴法】俯卧位，第一腰椎棘突下凹陷中。

【刺灸法】刺入骨缝中 0.8～1.2 寸；可灸

【治疗大要】脊椎疼痛，肠鸣，腹泻。

6. 脊中　DU6

【名称解释】脊椎之中点。

【定位】俯伏坐位，后正中线上，第十一胸椎棘突下凹陷中。

【取穴法】大椎至尾骨端之中点骨间凹陷为穴。

【刺灸法】刺入骨缝中 0.5～1 寸；禁灸，《针灸铜人腧穴图经》认为：灸则令人腰背伛偻。

【功用】行气散热。

【主治】腰脊强痛，黄疸，腹胀满（穴居脾胃俞之间，故与中焦有关）。

《外台秘要》："崔氏灸痔法，令疾者平坐解衣，以绳当脊大椎骨中下，量至尾株骨尖头讫，再折绳更从尾株骨尖头向上量，当绳头正下即点之。高骢州初灸至一百壮得瘥后，三年复发，又灸之便断。"

7. 中枢　DU7

【取穴法】俯伏坐位，后正中线上，第十胸椎棘突下凹陷中。

【刺灸法】刺入骨缝中 0.5～1 寸；可灸。

【治疗大要】腰背疼痛，胃痛，呕吐。

悬枢偏肠，脊中偏脾胃，中枢偏肝脾。

8. 筋缩　DU8

【取穴法】俯伏坐位，后正中线上，第九胸椎棘突下凹陷中。

【刺灸法】刺入骨缝中 0.5～1 寸；可灸。

【治疗大要】脊背强急，抽搐，瘈病，癫痫。

9. 至阳　DU9

【名称解释】背为阳，督为阳，七为阳，阳中加阳，故名。

【定位】俯伏坐位，后正中线上，第七胸椎棘突下凹陷中。

【取穴法】平两肩胛骨下缘联线的中点的骨缝中为穴。

【刺灸法】刺入骨缝中 0.5～1 寸；可灸。

【功用】理气宽胸，清热化湿。

【主治】胸胁苦满，黄疸，久喘，恶疮，疔毒（是督脉能旁通诸阳之功）。

筋缩、至阳均治肝胆，筋缩偏血，至阳偏气。

10. 灵台　DU10

【取穴法】俯伏坐位，当后正中线上，第六胸椎棘突下凹陷中。

【刺灸法】刺入骨缝中 0.5～1 寸；可灸。

【治疗大要】颈背疼痛，咳喘，疔疮。

11. 神道　DU11

【取穴法】俯伏坐位，后正中线上，当第五胸椎棘突下凹陷中。

【刺灸法】刺入骨缝中 0.5～1 寸；可灸。

【治疗大要】胸背痛，心惊悸。

12. 身柱　DU12

【取穴法】俯伏坐位，后正中线上，当第三胸椎棘突下凹陷中。

【刺灸法】刺入骨缝中 0.5～1 寸；可灸。

【治疗大要】背颈强痛，喘息，身热。

13. 陶道　DU13

【取穴法】俯伏坐位，后正中线上，当第一胸椎棘突下凹陷中。

【刺灸法】刺入骨缝中 0.5～1 寸；可灸。

【治疗大要】颈项强急，寒热往来，疟疾。

灵台、神道偏心，其中灵台偏血，神道偏气；身柱、陶道偏肺，其中身柱偏水，陶道偏气。

14. 大椎　DU14

【名称解释】第七颈椎椎体较大，穴处其下，故名。

【定位】俯伏坐位，后正中线上，当第七颈椎棘突下凹陷中。

【取穴法】摇头时，上椎转动，下椎不转动，此两椎之间。

【刺灸法】低头，刺入骨缝中 1～1.2 寸；可灸，或针上加灸。

【功用】解表通阳，清脑宁神。

【主治】感冒发热，颈项强痛，疟疾，颈椎病，截瘫，脑软化。

《续名医类案》："立斋曰：予丙子年忽恶心，大椎骨甚痒，须臾臂不能举，神思甚倦，此夭疽危病也。急隔蒜灸之，痒愈甚，又明灸五十壮，痒遂止。"

《新中医》：治感冒 73 例，先用三棱针点刺大椎穴局部 2～3 下，随即拔火罐，以出血为度，留罐 5～10 分钟。36（4）1986，郭子光。

《江苏中医杂志》：灸大椎治感冒 24 例，21 例显效。一般灸 2～3 天，每次 3～5 壮，每天 2～3 次。33，5，1986，曹仁和。

15. 哑门　DU15

【名称解释】误针能使人哑，哑人针之可语。

【定位】后正中线上，后发际直上 0.5 寸。

【取穴法】正坐位，头略向前倾，后发际正中直上 0.5 寸，若后发际不明显者，可从大椎穴向上 3.5 寸。

【刺灸法】针尖略向下斜刺 0.5 ~ 1 寸，直进直出，手法要慢，不要提插捻转，随时注意针下感觉，稍有得气感即停止进针；不宜灸，《针灸聚英》认为灸之令人哑，采用仰头取穴。

【功用】通窍络，清神志。

【主治】癫痫，聋哑，头痛。

16. 风府　DU16

【名称解释】风气上聚之处。

【定位】后正中线上，后发际直上 1 寸。

【取穴法】正坐位，头略向前倾，后发际正中直上 1 寸，若后发际不明显者，可从大椎穴向上 4 寸。

【刺灸法】针尖略向下斜刺 0.5 ~ 0.8 寸，直进直出，手法要慢，只能轻度提插捻转，得气感不要太强；不宜灸。

【功用】疏风，解表。

【主治】感冒，头昏痛。

《针灸大成》P257：昔魏武帝患伤风项急，华佗治此穴得效。

《续名医类案》："嘉佑初，仁宗寝疾，药未验，间召草泽医，始用针，自脑后刺入，针方出，开眼曰：好惺惺。翌日圣体良已。自尔以目穴为惺惺穴。经初无此名，或曰即风府穴也。"

《扁鹊心书》："一人头风，发则眩晕呕吐，数日不食，余为针风府穴向左耳入三寸，来去留十三呼。病人头内觉麻热，方令吸气出针，服附子半夏汤，永不发。"

《名医类案》："徐德占治一人，患衄尤急，灸项后发际两筋间宛宛中，三壮立止。盖血自此入脑注鼻中，常人以线勒颈后，尚可止衄，此灸亦效。"

17. 脑户　DU17

【取穴法】后正中线上，后发际直上 2.5 寸，在枕外隆突的上缘凹陷中。

【刺灸法】向前斜刺 0.5 ~ 0.8 寸；一般不灸。《针灸聚英》认为灸之令人哑。

【治疗大要】头痛重，目黄，目眩。

18. 强间　DU18

【取穴法】后正中线上，后发际直上 4 寸。

【刺灸法】斜刺 0.3 ~ 0.5 寸；可灸，但不多灸。

【治疗大要】颈项强直，头强痛，目眩晕。

19. 后顶　DU19

【取穴法】后正中线上，后发际直上 5.5 寸。强间穴直上 1.5 寸。

【刺灸法】斜刺 0.3 ~ 0.5 寸；可灸，但不宜多灸。

【治疗大要】头痛，项强，眩晕。

20. 百会　DU20

【别名】三阳五会。

【名称解释】本穴位于头顶，为全身阳气上升的最高的会聚处，故名。是督脉、足太阳、手足少阳、足厥阴之会，故又称三阳五会。

【定位】后发聚沿正中线直上 7 寸。后顶穴直上 1.5 寸。《针灸大成》转陈氏语：略退些子，犹天之极星居北。

【取穴法】

（1）两耳尖直上，头顶正中处；

（2）头最顶处之凹陷为穴。

【刺灸法】斜刺 0.3 ~ 0.8 寸；可灸，但不宜多灸，灸时升提的力量较强。若灸至百壮，停三、五日后，绕四畔用三棱针出血，以丹花水淋之，令气宣通，否则恐火气上壅。

【功用】升气、补气、散气、去风。开窍、清热。

【主治】一切内脏下垂均可用，头昏痛，健忘，饮酒过度，中风。

"虢太子尸厥，扁鹊取三阳五会，有间，太子苏。"

《明史》："凌汉章治里人病嗽，绝食五日，众投以补剂，益甚。凌曰：此寒湿积也，穴在顶，针之必晕厥，愈时始苏。命四人分牵气发，使勿倾侧，乃针，果晕厥，家人皆哭，凌言笑自若。顷之气渐苏。复加补，始出针，呕积痰斗许，病即除。"

《中国医学大词典》："一富翁久患腹泻，药不能愈，子厚灸百会数十壮，泻即止。"

《古今医案按》："张子和治一妇，年三十，病风搔目眩，角弓反张，数日不食，诸医作惊风、风痫治之，用南星、乌、附等不效，子和曰：诸风掉眩皆属于肝木，曲直动摇风之用也。阳主动，阴主静，由火盛制金，金衰不能平木，肝木茂而自病故也。先涌风痰二、三升，次以寒剂下十余行，又以绯针刺百会出血二杯，立愈。"

《续名医类案》："韩贻丰治永和一少年患疯狂，百治不效，其父兄缚送求治，为针百会二十针，升堂公坐，呼少年前来，命去其缚，予杖者再，杖毕而醒，问以前事，茫然不知也。"

"一妇因夫病垂危，心患之，乃夫病愈，妇即病疯狂，昼夜不思饮食，白日裸身狂走，或登高阜，或上窑房，莫能禁也。乞韩（韩贻丰）治之，将至其家，其妇正在袒裼狂跳中，忽觅衣覆体，欲容屏息，若有所俟者。邻媪讶之，初不解何意，俄而韩至，令之跪则跪，因跪而受针，为其针百会一穴，鬼眼两穴各二十一针，针毕即叩头谢曰：吾不敢为祟矣，愿讫饶命，吾去矣，言毕而醒。"

《针灸资生经》："有士人妄语异常，且欲打人，病数月矣。余意其是心疾，为灸百会，百会治心疾故也；又疑是鬼邪，用秦承祖灸邪法，并两手大拇指用软棉绳缚定，当肉甲相接处灸七壮，四处皆着火而后愈。"

"予旧患心气，偶睹阴阳书，有云：人身有四穴最急应，四百四病皆能治之，百会盖其一也，因灸此穴而心气愈。愈后阅灸经，此穴果主心烦惊悸，健忘无心力，自是间或灸之。百病皆主，不特治此数疾而已矣。"

21. 前顶　DU21

【取穴法】前正中线上，百会穴前 1.5 寸。

【刺灸法】斜刺 0.3～0.5 寸；可灸，但不宜多灸。

【治疗大要】头晕眩，头顶痛，小儿惊风。

22. 囟会　DU22

【名称解释】为头会脑盖也(《说文》) 在母胎诸窍尚闭，唯脐内气囟为之通气，骨独未合，既生则窍开，口毕内气，尾闾为之泄气，囟乃渐合，阴阳升降之道也。(魏校曰)

【定位】前正中线上，百会穴前 3 寸。

【取穴法】前正中线上，百会前明显的凹陷中，小儿可见无头骨处。

【刺灸法】斜刺 0.3～0.5 寸，小儿禁刺；可灸，小儿不宜多灸。

【功用】补髓通络。

【主治】头虚痛，眩晕，嗜睡，记忆力减退。

《针灸资生经》："有士人患脑热痛，甚者自床投下，以脑柱地，或得冷水粗得，而痛终不已。服药不效，人教灸囟会而愈。热痛且可灸，况冷同乎？凡脑冷脑旋脑泻，先宜灸囟会，而强间等穴盖其此也。"

"若真头疼则朝发夕死，夕发朝死矣。人而患此……若欲着艾，需先百会、囟会等穴，而丹田、气海等穴，尤所当灸以补养之。"

"欲灸头风，宜先囟会、百会前顶等穴，其头风连目痛者，当灸上星神聪后顶等穴。余常自灸验，教人灸亦验云。"

"余少刻苦，年逾壮则脑冷，或饮酒过多则脑通如破，后因灸此穴，非特脑不复冷，他日酒醉亦不痛矣。凡脑冷者宜灸此。"

"有兵士患鼻衄不已，予教令灸此穴即愈。有人久患头风，亦令灸此穴即愈。"

23. 上星　DU23

【名称解释】穴在面部之上发际内正中处，有如星星高悬，故名。

【定位】前正中线上，入发际 1 寸。

【刺灸法】斜刺 0.5～1 寸；可灸，但不宜多灸。

【功用】清热散风。

【主治】鼻渊、鼻衄、鼻塞，目眩、目赤，面浮肿，头痛。

《针灸资生经》："执中母氏忽患鼻衄，急取药服，凡平昔与人服有效者皆不效，因阅《集效方》云：口鼻出血不止，名脑衄，灸上星五十壮，倘疑头上不宜多灸，只灸七壮而止，此日复作，再灸十四壮而愈。有人鼻常出脓血，予教灸囟会亦愈。则知囟会上星皆治鼻衄云。"

《前人针灸治疗五官疾患汇集》："子和自病目，或肿或翳，羞明隐涩，百余日不愈。张仲安云：宜刺上星、百会、攒竹、丝竹空诸穴上出血，以及草茎纳两鼻中出血约升许，来日愈。""朱丹溪治一中年人，右鼻管流浊且臭，脉弦小，右寸滑，左寸涩。灸上星、三里、合谷。次以酒芩（二两）、苍术、半夏（各一两），辛黄、川芎、白芷、石膏、人参、葛根（各五钱）分七帖服之，痊愈。"（胡友梅集，新中医药，1957，4）

24. 神庭　DU24

【取穴法】前正中线上，入发际 0.5 寸。

【刺灸法】斜刺0.5～1寸；可灸，但不宜多灸。

【治疗大要】头昏重，失眠，记忆力减退，鼻衄血，目眩。

头部穴位之间的尺寸距离：

前发际→0.5→哑门→0.5→风府→1.5→脑户→1.5→强间→1.5→后顶→1.5→百会→1.5→前顶→1.5→囟会→1.0→上星→0.5→神庭→0.5→前发际

25. 素髎 DU25

【取穴法】鼻尖的正中央。

【刺灸法】直刺0.3～0.5寸；不灸。

【治疗大要】鼻塞、鼻衄、鼻渊、鼻息肉，酒糟鼻，昏迷。

26. 水沟 DU26

【别名】人中。

【名称解释】鼻涕如水，沿此沟下流，故名水沟。鼻通天气，口通地气，穴处口鼻之间，故为人中。

【定位】人中沟上三分之一与下三分之二的交界处。

【刺灸法】针尖刺向鼻根部约0.3～0.5寸；不灸。在扁鹊十三鬼穴运用中，是左进右出，即从穴位的左边进针，从穴位的右边出针，一般针刺时，可刺至右边的皮下即可。

【功用】开窍醒脑。

【主治】昏迷，中风，口噤，口歪，癔病，癫痫，闪挫腰痛。

《类经图翼》："一曰治悲哭欲绝四肢冷风欲绝，身口温，可针人中三分，灸百会三壮即苏。"

"若风水面肿，针此一穴出水尽，即顿愈。一云水气肿病，但宜针此三分，徐徐出之，以泄水气。若针他穴，水尽则死。"

27. 兑端 DU27

【取穴法】上唇正中尖端，红唇与皮肤相接处。

【刺灸法】向上斜刺0.2～0.3寸；不灸。

【治疗大要】口歪、口紧、口臭，齿痛，消渴。

28. 龈交 DU28

【名称解释】牙龈处任督经脉交接处。

【定位】上唇系带与齿龈交接处。

【刺灸法】向上斜刺0.1～0.3寸，或点刺出血，或将此处的小白硬块挑除；不灸。

【功用】通督任。

【主治】癫痫，闪挫腰痛，口噤、口臭。

穴位比较见图8

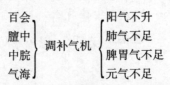

图8

第三章　手三阴经穴

第一节　手太阴肺经穴

Points of Lung Meridian of Hand – Taiyin, L U.

一、经脉循行及其特点

1. 循行

手太阴肺经起于中焦，下络大肠，还循胃口，过膈属肺，横出臂内侧，沿上肢前内侧经寸口过鱼际，至拇指甲角。

2. 特点

（1）经脉起于中焦，是全身气血运行开始的一条经脉；

（2）穴位起于中府，是经脉经过肺脏，宗气产生以后才出现的穴位；列缺是手太阴肺经流向手阳明大肠经的起点；少商是经脉的终止点，均是很重要的穴位；

（3）肺部的穴位针刺时要注意方向和深度；

（4）穴位起与中府，止于少商，左右对称，计11个穴名，22个穴位；

（5）在手腕部出现密集性穴位。

二、手太阴肺经穴的内容

1. 中府　LU1　肺之募穴

【名称解释】脉起中焦，腑气所聚。

【定位】在胸前壁的外上方，前正中线旁开6寸，平第一肋间隙。

【取穴法】

（1）正坐或仰坐，在胸壁之外上部，乳头上数三肋，在锁骨中线旁2寸。

（2）云门下1寸。

（3）以右侧为例，穴位位于肱骨头、锁骨，肋骨之间的凹陷处靠内侧，以锁骨为准向下比量1寸即是穴。

【刺灸法】向外斜刺0.5~1寸，注意不能刺入肺脏；可灸，但一般情况下不多灸。

【功用】宣散肺气，舒通经脉。

【主治】咳嗽，气喘（以宣散为主，多为肺气本身不调而致），肩臂痛，腹胀，呕逆（肺与大肠的气机不调而致）。

《扁鹊心书》："一人暑月饮食冷物，伤肺气致咳嗽，胸膈不利，先服金液丹百粒，泄走一行，痛减三分，又服五膈散而安。但觉常发。后五年复大发，灸中府五百壮，方有极臭下气难闻，自后永不再发。"

2. 云门 LU2

【取穴法】肱骨头、肋骨、锁骨间凹陷中，近锁骨处，约锁骨中线旁开2寸，手摸有动脉跳动处。

【刺灸法】略向外斜刺0.5~1寸，注意不要刺入肺藏；可灸，但一般情况下不多灸。

【治疗大要】咳嗽，气喘，肩臂痛，肋间神经痛。

穴位比较：中府主治肺胸病（以脏为主），云门主治手臂病（以经为主）。

3. 天府 LU3

【取穴法】伸臂向前，俯头，鼻尖接触上臂内侧处是穴。

【刺灸法】直刺0.3~0.5寸；可灸。

【治疗大要】吐血，衄衄，瘿气。

4. 侠白 LU4

【取穴法】天府下1寸。

【刺灸法】直刺0.3~0.5寸；可灸。

【治疗大要】咳嗽，气短，心痛。

穴位比较：天府主治以气的变化为主（急性病或肺脏本身以外的病），如瘿气，衄衄，侠白主治以器的变化为主（肺脏本身的病为主）；天府以血的变化为主，侠白以气的变化为主。

5. 尺泽 LU5 合穴

【名称解释】腕距肘1尺，合穴属水，泽指沼泽。

【定位】肘横纹，肱二头肌腱桡侧。

【取穴法】

（1）屈肘握拳内收，肱桡肌内侧肘横纹处。

（2）肘窝，肱桡肌肌腱与肱二头肌肌腱之间。

【刺灸法】直刺0.8~1.2寸，在热证是可点刺出血；可灸。

【功用】泄肺气（经络有热，热邪入肺），降逆气（气机上逆，壅遏肺脏）。

【主治】咳嗽，气喘，喉痹，肘挛。

6. 孔最 LU6 郄穴

【取穴法】伸臂仰掌，从尺泽对寸脉方向向前量5寸，或手太阴肺经上，腕、肘关节之中点再向肘关节量1寸处。

【刺灸法】直刺0.5~1寸，刺向桡骨外侧沿；可灸。

【治疗大要】咯血，咳嗽，喉痹（多为慢性）。

天府治血，为咳嗽过分而致出血；孔最治血为肺脏败坏而致出血，有时稍有咳嗽即发生出血。

7. 列缺 LU7 络穴 八脉交会穴（通任脉）

【名称解释】缺指器物破缺，形容经脉从此分出而成缺口。张衡《玄思赋》："丰隆轷

（hu）其雷霆兮，列缺晔（ye）其照夜。"

【定位】侧腕，掌心相对，桡骨茎突上方，腕横纹上1.5寸。

【取穴法】

（1）两手虎口交叉，一手食指按在另一手的桡骨茎突上，指尖下凹陷中是穴；

（2）高骨凹陷中上5分是穴。

【刺灸法】针尖向肘部斜刺0.3～0.8寸，针尖沿骨膜摩擦；可灸，但很少灸。

【功用】宣肺疏风（调整肺经与大肠经气机，解除外邪对肺经的侵犯）。

【主治】咳嗽，气喘，咽肿，头痛，便秘。

8. **经渠** LU8 经穴

【名称解释】经气经过之冲渠要道。

【定位】伸臂仰掌，桡骨茎突内缘（桡动脉内侧），腕横纹上1寸。

【取穴法】伸臂仰掌，太渊（寸脉跳动处）与尺泽联线上，太渊上1寸。

【刺灸法】将桡动脉压住推向外侧后，针尖向下或向上斜刺0.3～0.5寸；可灸，但一般不灸（因在动脉附近）。《甲乙经》认为不可灸，故后世书中多认为不能灸。

【功用】宣散肺气（用于肺气壅遏）。

【主治】胸满气逆，喉痹咳嗽。

9. **太渊** LU9 原穴

【名称解释】太为大、甚的意思；渊指深博。为五脏之经俞起源处，故称太渊。

【定位】伸臂仰掌，在腕掌横纹桡侧，桡动脉略外侧处。

【取穴法】伸臂仰掌，寸口脉略外侧处。

【刺灸法】将桡动脉推向内侧，针尖直刺或向上斜刺0.2～0.4寸；可灸（多用在无脉证），但一般不灸。

【功用】祛风化痰，理肺止咳。

【主治】胸痹气满，气虚咳喘，无脉证。

穴位比较见图9

天突}
膻中} 止咳喘 {降气为主
太渊}   散气为主
                 行气为主

图9

10. **鱼际** LU10 荥穴

【名称解释】鱼指大指后隆起的肌肉如鱼腹丰满，际指边际，即赤白肉际。

【定位】第一掌骨中点，赤白肉际处。

【取穴法】仰掌或侧腕，伸掌或半握拳，在大指本节后骨凹中，赤白肉际处，掌骨内侧。

【刺灸法】沿掌骨内侧直刺，针尖向合谷穴，刺入0.5～0.8寸，小儿疳积或慢性咳喘可在鱼际穴处割治；可灸。

【功用】清肺热，利咽喉（清热通经除外邪）。

【主治】喉痹发热，咳嗽咯血。

11. 少商　LU11　井穴

【名称解释】肺色白，属金，音为商。太为阳，少为阴，穴在阴经，故为少商。

【定位】在大指指甲桡侧后角约 1 分处。

【取穴法】

(1) 同上；

(2) 在大指后甲角桡侧旁，有时可见到一个白灰色小点，即是穴。

【刺灸法】

(1) 用力捏病人的大指，三棱针刺出血；

(2) 三棱针挑破白灰色小点；

(3) 向上斜刺 0.1～0.2 寸，可留针。

(4) 可灸，但一般不灸。

【功用】清肺利咽（清热通经，清热力较强。"泻井当泻荥"见《难·七十三难》："诸井者，肌肉浅薄，气少，不足使也，刺之奈何？……当刺井者，以荥泻之。'，"补井当补合"为后世医家补充）。

【主治】咽喉肿痛，鼻衄发热。

《外科发挥》："一男子咽喉肿痛，牙关紧闭，针不能入，先刺少商二穴，出黑血，口即开。更针患处，饮清咽利膈散一剂而愈。"

"凡咽喉之疾，治之早或势轻者，宜用荆防败毒散以散之。治之迟或势重，须刺少商穴。瘀血已结，必刺患处，亦有刺少商，咽虽愈而未全消者，必成脓也。然脓去即安。若有大便秘结者，随经针刺去血，必欲以防风通圣散攻之。甘寒之剂，非虚火不能用。"

《续名医类案》："薛立斋治甫田吏侍卫，患喉痹，以防风通圣散投之，肿不能咽，此症需针乃可，奈牙关已闭，遂刺少商穴出血，口即能开，更以胆矾吹患处，吐痰一、二碗许，仍投前药而愈。"

《口齿类要》："太守叶咽喉肿痛，痰涎不利，手足发热，喜冷饮食，用清咽利膈汤二剂不应。刺少商穴，喉少宽，痰从鼻出如胶，患处出紫血稍宽。至七日咳出秽脓而愈。"

《针灸聚英》："唐刺史成君绰（chuo）忽额肿大如升，喉中闭塞，水粒不下三日，甄权以三棱针刺少商，微出血立愈。"

穴位比较见图 10，图 11

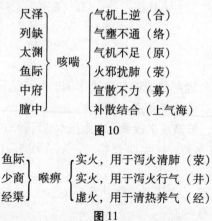

图 10

图 11

第二节　手少阴心经穴

Points of Heart Meridian of Hand – shaoyin，H T.

一、经脉循行及其特点

1. 循行

经脉起于心中，分三支运行，一支向下络小肠；一支向上系目；一支横出腋下。其中有穴位的经脉主要行于：（1）臑内后廉，肱二头肌尺侧沟；（2）臂内后廉，尺侧腕屈肌的尺侧缘；（3）掌内后廉，第4、5掌骨间和小指甲桡侧缘。

2. 特点

（1）三支的中心点是心，心经起于本脏心，由心而至经，故心经与心脏的关系较为密切。

（2）穴位起于极泉，止于少冲，左右各9穴。

（3）在手腕部出现密集性穴位。

二、手少阴经穴的内容

1. 极泉　HT1

【名称解释】君位曰极，心脉流注如源泉。

【定位】上臂外展，在腋下筋间动脉处。

【取穴法】上臂外展，腋窝中两筋间动脉应手处。

【刺灸法】

（1）避开动脉直刺0.3～0.5cm（用于血阻，青紫）；

（2）弹拨腋窝内神经（用于络闭，疼痛）；

（3）可灸，但由于施灸不便，故一般不灸。

【功用】通经开窍。

【主治】心痛，胸闷，肘臂冷痛，四末青紫。

2. 青灵　HT2

【取穴法】举臂，在臂内侧，肱二头肌内侧沟中，肘横纹上3寸。

【刺灸法】直刺0.3～0.5寸；可灸，但很少灸（多在手臂或手指出现青紫的时候用灸）。

【治疗大要】上臂疼痛，神经性头痛，上肢青紫（包括雷诺氏病）。

3. 少海　HT3　合穴

【名称解释】少阴之海。

【定位】仰掌微屈肘，在肘横纹内侧端与肱骨内上髁连线的中点。

【取穴法】仰掌，举前臂使肘关节收拢，当肘横纹内侧端向肘尖量约 5 分处。

【刺灸法】向肘关节中心处直刺 0.5 ~ 1 寸；可灸。

【功用】行气通络（行心气，敛心气。行则止痛去滞，敛则安心宁神）。

【主治】心痛，失眠，上肢疼痛，瘰疬。

4. 灵道　HT4

【取穴法】仰掌，当尺侧腕屈肌桡侧缘，腕横纹上 1.5 寸。

【刺灸法】直刺 0.3 ~ 0.5 寸；可灸。

【治疗大要】心悸，怔忡，暴喑，口噤。

5. 通里　HT5　络穴

【名称解释】通达心经脉气，心为君主之官，藏于里也。

【定位】仰掌，当尺侧腕屈肌桡侧缘，腕横纹上 1.0 寸。

【刺灸法】直刺 0.3 ~ 0.5 寸；可灸。

【功用】宁心安神，宽胸理气（调和阴阳经气，使心气得安）。

【主治】心痛，胸闷，头痛，暴喑。

6. 阴郄　HT6　郄穴

【名称解释】少阴之郄穴。

【定位】仰掌，当尺侧腕屈肌桡侧缘，腕横纹上 0.5 寸。

【刺灸法】直刺 0.3 ~ 0.5 寸；可灸。

【功用】活血祛瘀。

【主治】心痛（突然发生，剧痛），吐血，心悸，盗汗（心主汗液）。

穴位比较：通里为缓痛，疼痛逐渐加重；阴郄为剧痛，突然发生。

7. 神门　HT7　原穴

【名称解释】神，为心神；门，关节之处为气机通过之门户。

【定位】仰掌，当尺侧腕屈肌桡侧缘，腕横纹上。

【取穴法】掌心向上，然后用力握拳，当腕横纹稍后的凹陷中。

【刺灸法】直刺 0.3 ~ 0.5 寸；可灸。

【功用】镇静安神。

【主治】惊惕，失眠，梦游。

8. 少府　HT8　荥穴

【名称解释】少，指手少阴；府，指气机聚集之处。

【定位】在手掌面，第四、五掌骨之间与掌心劳宫穴横平。

【取穴法】

（1）手指屈向掌中，小指与无名指指尖尽处之间是穴；

（2）掌内手小指本节后桡侧骨缝陷中（可摸骨头定位）。

【刺灸法】直刺 0.2 ~ 0.3 寸；可灸，但一般不灸。

【功用】宁心调神（实火：窍络闭塞；虚火：神不守舍）。

【主治】烦满，心悸，善笑，悲恐，善惊，癫。

9. 少冲　HT9　井穴

【名称解释】少阴之脉气冲至手指末端处。

【定位】手小指桡侧后甲角旁约1分处。

【刺灸法】直刺或斜刺0.1~0.2寸，或点刺出血；可灸，但较少用灸。

【功用】行气通经（用于心气闭塞，故有开窍的作用）。

【主治】昏迷，癫狂，心悸。

穴位比较见图12、图13 图14

神门
通里 } 宁心安神 { 重在安神，如失眠，恍惚
重在宁心，如怔忡，心悸

图 12

通里
阴郄 } 宁心 { 重在行气活血，持续性疼痛，性质较钝
突发性（或加重）疼痛，疼痛明显

图 13

通里
阴郄
少海
极泉 } 心痛 { 缓痛，突发，逐渐加重
突发，剧痛
疼痛轻重变化，持续进行
剧痛，持续进行

图 14

第三节　手厥阴心包经穴

Points of Peridian of Hand – Jueyin, PC.

一、经脉循行及其特点

1. 循行

手厥阴心包经起于胸中，出属心包络，沿胸出胁，上行至腋窝，沿上臂内侧进入肘窝，经前臂中间进入手心窝，然后出指端。

2. 特点

（1）经脉起于胸中，然后进入心包络，以后再出现穴位，脏经的联系较为密切；

（2）经过三窝（腋窝，肘窝，手心窝）气血容易聚集，也容易阻滞；

（3）穴位起于天池，止于中冲，左右各九穴，共计18穴。

二、手厥阴心包经穴的内容

1. 天池　PC1

【取穴法】在胸部，当第四肋间隙，乳头外 1 寸。

【刺灸法】向外斜刺 0.5 ~ 0.8 寸；可灸，但一般少灸。

【治疗大要】胸胁胀满，乳块（小叶增生），乳痛。

2. 天泉　PC2

【取穴法】伸臂仰掌，在腋纹头下 2 寸，肱二头肌的长短头之间。

【刺灸法】直刺 0.5 ~ 0.8 寸；可灸。

【治疗大要】瘰疬，心痛。

3. 曲泽　PC3　合穴

【名称解释】肘窝处为曲，水液停留处为泽。

【定位】仰掌屈肘，在肘横纹中当肱二头肌腱尺侧缘。

【取穴法】仰掌屈肘，在肘窝中大筋内侧旁，能摸到动脉跳动处。

【刺灸法】直刺 0.8 ~ 1 寸，或用三棱针点刺出血；可灸，但一般不灸。

【功用】通达心气，清泄暑热。

【主治】中暑，心闷痛（心肌炎），泄泻。

4. 郄门　PC4　郄穴

【取穴法】仰掌，掌长肌腱与桡侧腕屈肌腱之间，腕横纹上 5 寸。

【刺灸法】直刺 0.5 ~ 1 寸；可灸。

【治疗大要】心悸，胸闷，咳血。

5. 间使　PC5　经穴

【名称解释】本穴又名鬼营、鬼路，所治病症实为经气阻滞而致，症状有如鬼使神差，故穴处有如鬼神行使其间。

【定位】仰掌，腕横纹上 3 寸，桡侧屈腕肌和掌长肌肌腱之间。

【取穴法】仰掌，腕横纹上 3 寸，两筋间取穴。

【刺灸法】直刺 0.5 ~ 1 寸；可灸。

【功用】去痰和胃，宁心安神（痰入血中，扰乱神志）。

【主治】疟疾，癫痫，心痛，胃痛。

6. 内关　PC6　络穴　八脉交会穴

【名称解释】内，为内侧，关，为关隘、关联。经气至此经分行到相表里的手少阳三焦经，故穴如关隘，与阳经相连。

【定位】仰掌，腕横纹上 2 寸，掌长肌腱与桡侧腕屈肌腱之间。

【取穴法】仰掌，腕横纹上 2 寸，两筋间取穴。

【刺灸法】直刺 0.5 ~ 1 寸；可灸。

【功用】宁心安神，理气镇痛。

【主治】心痛，心悸，胸闷气急，呃逆，胃痛，失眠。

《针灸大成》："蔡都尉之女患风痫甚急，其乃郎秀山，乃婿张少泉邀余治之，乃针内关而苏。"

《中医杂志》邬亦贤等1981，7：对21例慢性风湿性心瓣膜病患者，在针刺内关前后作心电图，X线，超声心电图等检查，从针刺对心功能及生化改变方面探讨其疗效机理。21例患者对于针刺均有不同程度得气，且多数伴有不同程度的扩散传经现象。本组针刺结束时有95%的病例（20例）临床症状有不同程度的改善。"

《新中医》孙伯琴1986，12："生姜外敷内关穴治疗重症呕吐10余例有效。尤其对单纯性，神经性呕吐，以及难以服药的患者适宜。晕车、晕船呕吐亦有效。"

7. 大陵　PC7　输（原）穴又名鬼心

【名称解释】1、5掌骨高起而相对，犹如山陵耸立，两陵之中有一片大的凹陷，穴处其中，故名大陵。

【定位】仰掌，腕横纹中央，当掌长肌与桡侧腕屈肌腱之间。

【刺灸法】刺入骨缝中0.3～0.5寸；可灸。

【功用】清心宁神。

【主治】心悸，失眠，目赤，溺赤。

8. 劳宫　PC8　荥穴

【取穴法】仰掌，当手掌心，第2、3掌骨之间，握拳时中指端。

【刺灸法】直刺0.3～0.5寸；可灸，但一般不灸。

【治疗大要】鹅掌风，口疮，口臭，心痛。

9. 中冲　PC9　井穴

【名称解释】中指之端，经气冲达之处。

【定位】中指指端中央。

【取穴法】

（1）指甲游离缘中点约1分处；

（2）中指桡侧后甲角约1分处（《针灸腧穴图谱》）。

【刺灸法】斜刺0.1寸，或三棱针点刺出血，产后衄血不止可用线扎中指；可灸，但一般不灸。

【功用】通心络，开神窍。

【主治】中风昏迷，中暑昏厥，产后衄血。

穴位比较见图15

```
支沟 ┐         ┌ 痰阻经闭
间使 ├ 醒脑    ┤ 痰阻
人中 ┤         ┤ 通阳
百会 ┘         └ 补阳
```

图15

第四章　手三阳经穴

第一节　手阳明大肠经穴

Points of Large Intestine Meridian of Hand – yangming，L I.

一、经脉的循行及其特点

1. 循行

手阳明大肠经起于手食指末端商阳穴，沿食指前外侧进入第一、二掌骨之间，经过伸拇指长肌腱和伸拇指短肌腱进入上肢的前外侧，上达肩关节前上缘，向后进入大椎，然后向前进入缺盆分成两支，一支进入体内络肺属大肠，一支经颈上行到达面部，交于对侧的鼻翼旁，最后上行到目内眦，与足阳明胃经相交。

2. 特点

（1）穴位起于商阳穴，止于对侧的迎香穴，左右对称，各20个穴位。

（2）本经经过的关节较多，气血容易停滞，故本经的穴位行气的力量较强。

（3）本经与大椎、缺盆相联，故在必要时，可借用大椎与缺盆对本经的气血进行调节。

（4）本经到达体内后，先与肺脏相络，然后才属大肠，而肺经先络大肠，然后与肺相属，可见，肺与大肠相表里是一种互动的作用。

二、手阳明大肠经穴的内容

1. 商阳　LI1　井穴

【名称解释】商，是五音之一，与脏腑中肺、大肠相配属，阳，指阳经。

【定位】手食指桡侧指甲后角旁约1分。

【刺灸法】斜刺0.1～0.3寸，或点刺出血；可灸，但极少灸。

【功用】开窍醒神，泄热消肿（阳明经穴多气多血，故泄热的力量强）。

【主治】高热，咽痛，昏厥（由于热度高，易煎熬津液成痰，出现痰热蒙蔽清窍）。

2. 二间　LI2　荥穴

【名称解释】二，指本经的第二个穴位，间，指空隙，即穴位。

【定位】食指桡侧掌指关节前凹陷中。

【取穴法】横肱屈指，当食指本节第一横纹尖赤白肉际处。

【刺灸法】直刺 0.2～0.3 寸；可灸。

【功用】清热消肿。

【主治】指肿，喉痹。

3. 三间　LI3　输穴

【名称解释】本经的第三个穴位。

【定位】第二掌骨小头桡侧后凹陷中。

【取穴法】横肱屈指，当食指本节后桡侧凹陷中。

【刺灸法】直刺 0.5～0.8 寸；可灸。

【功用】清热行气（输穴气行较甚，气甚则易化热）。

【主治】喉痹，齿痛，指痛，腹痛泄泻（与二间相比偏向远部疾病，如清理肠道热）。

4. 合谷　LI4　原穴

【名称解释】大指次指两骨相合凹下处如谷。又是手阳明与手太阴脉衔接处。

【定位】在手背第一、二掌骨间约平第二掌骨中点处，当虎口歧骨间凹陷中。

【取穴法】

（1）以一手的拇指指骨关节横纹放在另一手的拇、食指之间的指蹼缘上，屈指，当拇指间尽处是穴。

（2）拇、食指并拢，二指间尾纹旁肌肉高起处，约尾纹旁上 3～5 分。

【刺灸法】针尖向手心刺 0.5～1 寸，特殊需要时，针尖也可向后溪方向刺入 2～3 寸；可灸。

【功用】行气止痛（阳明经多气少血，而原气由此进入，故对气的影响比较大）。

【主治】头痛，牙痛，喉痹，腹痛。

《古今医统》："镇南王妃苦风疾，秃鲁御史以文中闻、文中丐诊候（请求诊脉），按手合谷、曲池而潜针入焉，妃殊不知也，未几手足并举，次日起坐如常。"

5. 阳溪　LI5　经穴

【名称解释】阳，指阳经，穴在拇长伸肌腱与拇短伸肌腱之间的凹陷中，气血象溪水一样流过。

【定位】在腕背横纹桡侧，当拇长伸肌腱与拇短伸肌腱之间的凹陷中。

【取穴法】伸掌翘大指，在手背桡侧两肌腱之凹陷处。

【刺灸法】刺入骨缝中 0.3～0.5 寸，可灸，但少灸。

【功用】行气止痛（以局部为主，以经络为主，合谷是经、脏兼顾）。

【主治】手腕疼痛，咽喉疼痛。

《针灸资生经》："辛帅旧患伤寒方愈，食青梅而牙痛甚，有道人为之灸手大指本节后陷中，灸三壮，初灸觉牙痒，再灸觉牙有声，三壮疼止，今二十年矣。恐阳溪穴。"

6. 偏历　LI　络穴

【名称解释】阳明经旁出此络，经历手臂别走太阴，因名。

【定位】侧腕屈肘对掌，在阳溪与曲池的连线上，阳溪穴上 3 寸。

【取穴法】

（1）两手虎口垂直交叉，上手的中指尽处是穴。

（2）手心向下，用力握拳，然后将拳向下拉腕关节，在手背桡侧肌肉的尖端处的凹陷是穴（桡侧腕长伸肌腱的前方）。

【刺灸法】斜刺 0.5~0.8 寸，在桡骨上轻敲；可灸。

【功用】调气行气（调和，通行，气行则血行，气行则水行）。

【主治】耳鸣，耳聋，臂痛，水肿（阳明火气而致的一系列火象如咳嗽，咽痛，便结也可使用）。

7. 温溜 LI7 郄穴

【名称解释】阳气温，可治寒。溜同留，是经脉气血流注之意。

【定位】侧腕屈肘对掌，在阳溪穴与曲池穴的连线上，阳溪偏历穴上 2 寸。

【取穴法】手心向下，用力握拳桡侧有肌肉隆起如蛇头状，当拳向上时，蛇头尽处的凹陷是穴（桡侧腕长伸肌腱的前方）。

【刺灸法】直刺或斜刺 0.5~0.8 寸，敲击骨膜；可灸。

【功用】通经活络。

【主治】头痛面肿，口舌肿痛，咽喉肿痛，肩臂肿痛（经通痛止）。

8. 下廉 LI8

【取穴法】侧腕对掌，在阳溪穴与曲池穴的连线上，曲池穴下 4 寸。

【刺灸法】直刺 0.5~0.8 寸；可灸。

【治疗大要】头风，目眩，手臂疼痛。

9. 上廉 LI9

【取穴法】侧掌对腕，在阳溪穴与曲池穴的连线上，曲池下 3 寸。

【刺灸法】直刺 0.5~0.8 寸；可灸。

【治疗大要】头痛，手臂麻木。

10. 手三里 LI10

【取穴法】侧腕对掌，在阳溪穴与曲池穴的连线上，曲池穴下 2 寸。

【刺灸法】直刺 0.5~0.8 寸；可灸。

【治疗大要】腹胀，吐泻，齿痛，手臂麻痛。

上廉与下廉以行经络之气血为主，其中下廉偏气，如头晕，泄泻；上廉偏血如头痛消化不良。手三里以行脏腑之气为主。

11. 曲池 LI11 合穴

【名称解释】屈肘曲骨之中，穴处有凹陷，形似浅池。

【定位】侧腕屈肘，肘关节桡侧，当尺泽与肱骨外上髁连线的中点。

【取穴法】

（1）屈肘（约 70 度）拱手，在肘窝横纹端尽处是穴。

（2）手大指第一横纹对肘关节桡骨突起处，大指尖尽处是穴。

【刺灸法】直刺 1 ~ 1.5 寸；可灸。

【功用】解热止痛。

【主治】发热，头晕，皮肤瘙痒，手臂无力。

《针灸大成》："戊午（1558 年）春，鸿胪吕小山患结核在臂，大如柿，不红不痛，医云是肿毒。予曰：此是痰核结于皮里膜外，非药可愈。后针手曲池，行六阴数，更灸二七壮，以通其经气，不属日即平妥矣。若作肿毒，用以托里之剂，岂不伤脾胃清纯之气耶？"

12. 肘髎　LI12

【取穴法】屈肘，在曲池外上方 1 寸处，肱骨边缘取穴，屈肘握拳，肱二头肌收缩出现凹陷处。

【刺灸法】直刺 0.5 ~ 0.8 寸；可灸。

【治疗大要】肘臂麻木，嗜睡。

13. 手五里　LI13

【取穴法】在曲池穴与肩髃穴的连线上，曲池穴上 3 寸，按之有动脉跳动（桡侧副动脉）。

【刺灸法】直刺 0.3 ~ 0.5 寸，要注意避开动脉。《灵枢·本输》："阴尺动脉在五里，五俞之禁也。"《灵枢·小针解》："夺阴者死，言取尺之五里，五往者也。"故古代著作中如《甲乙》、《铜人》、《大成》及近代《针灸腧穴图谱》认为要禁针；可灸。

【治疗大要】肘挛，身黄（多用在蚕豆黄），疟疾。

14. 臂臑　LI14

【取穴法】正坐，在曲池与肩髃的连线上，曲池上 7 寸，当三角肌下缘。

【刺灸法】合谷刺或向上斜刺 0.8 ~ 1.5 寸；可灸。

【治疗大要】瘰疬，肩臂痛。

穴位比较：肘髎偏气，气虚嗜卧。手五里偏血水，湿滞嗜卧，有身黄疟疾等。臂臑偏痰阻，治瘰疬。

15. 肩髃　LI15

【名称解释】髃指髃骨，即肩端之骨，本穴位于肩端。

【定位】肩端两骨间。

【取穴法】

（1）上臂平举，肩端出现凹陷处是穴；

（2）肩骨与肱骨头之间的凹陷。

【刺灸法】

（1）针尖向肩关节刺入 1 寸左右，多用在关节炎时；

（2）针尖沿臂向下刺 1 ~ 1.5 寸，多用在肩关节周围炎时；以上多用合谷刺针法。

（3）多针加灸或灸（温和，回旋灸）。

【功用】行气通经（经筋布关节）。

【主治】肩臂疼痛，半身不遂。

《旧唐书·甄权传》："隋鲁州刺史库狄嵌苦风疾，手不得引弓，诸医莫能疗。甄权谓曰但将弓箭向垛，一针可射也，针其肩髃一穴，应时即射。"

《针灸大成》："壬申（1572 年）夏户部尚书王疏翁，患痰火炽（chi）盛，手臂难伸，予见形体强壮，多是痰湿流注经络之中，针肩髃，疏通手太阴经于手阳明经之痰湿，复灸肺俞穴，以理其本，则痰气可清，而手臂能举矣。至吏部尚书，形体益壮。"

《外科发挥》："一男子患瘰疬，面肿硬，久不消，亦不作脓，服软坚败毒药，不应。令灸肘尖、肩尖，更服益气养荣汤，月余而消。"

16. 巨骨　LI16

【取穴法】锁骨肩峰端与肩胛冈之间的凹陷中。

【刺灸法】直刺或微向外下方 0.5 ~ 0.8 寸，注意针下感觉，不要刺中肺脏；可灸。

【治疗大要】肩臂疼痛，瘰疬，瘿气（气滞有痰湿）。

17. 天鼎　LI17

【取穴法】当胸锁乳突肌的后缘，扶突与缺盆的连线的中点。本穴之定位，说法不一，大体分为三种，一与人迎扶突成一横线，一与气舍成一横线，一与水突成一横线，现多取后者，即《医宗金鉴》所说："从巨骨穴循颈，缺盆上直行，扶突下一寸，天鼎穴也。"这样形成了任脉、足阳明胃经、手阳明大肠经三线六穴的相互关系，即任脉的喉头处旁开 1.5 寸为足阳明胃经的人迎穴，再旁开 1.5 寸为扶突穴，任脉上的天突穴旁开 1.5 寸为气舍穴，再旁开 1.5 寸为为缺盆穴，而人迎穴与气舍穴联线的中点为水突穴，扶突穴与缺盆穴联线的中点为天鼎穴。见图 16

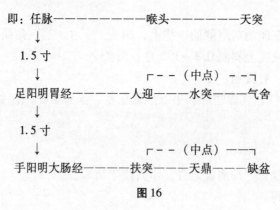

图 16

【刺灸法】直刺 0.3 ~ 0.8 寸，注意穴位下有臂丛神经，有人在治疗手臂麻木或整个上肢疼痛的时候，采用直接刺臂丛神经的方法，但要注意针刺强度的控制；可灸，但不多灸。动脉要避开。

【治疗大要】咽喉疼痛，失音（多用在金破不鸣）。

18. 扶突　LI18

【定位】喉结旁开 3 寸，胸锁如突肌的后缘。

【刺灸法】直刺 0.3 ~ 0.8 寸；可灸，但不多灸。穴下有颈横神经，有人在治疗肩痹症时采用针刺颈横神经的办法。但要注意掌握针刺的强度。

【治疗大要】暴喑（多用在金实不鸣），咳喘。

穴位比较：天鼎治咽喉的气虚、气滞；扶突治肺气的阻滞。

19. 禾髎　LI19

【取穴法】在鼻孔的外缘的内壁之下平水沟穴。

【刺灸法】针刺或向外斜刺0.3～0.5寸；不灸（因在鼻孔旁）。

【治疗大要】鼻塞，口歪。

20. 迎香　LI20

【名称解释】迎，闻也，穴当鼻旁，能闻香味也。

【定位】在鼻翼外缘中点旁开5分，但鼻唇沟中是穴。

【刺灸法】

（1）向下斜刺0.3～0.5寸（治口歪）；

（2）向鼻根部斜刺0.5～0.8寸（治鼻塞）；

（3）不灸（因在鼻孔旁）。

【功用】行气开窍。

【主治】鼻塞，口歪。

《续名医类案》："吴浮先治一人目痛，取竹叶一片，刺鼻之迎香穴，血出而愈。"

穴位比较：禾髎以行气止痛为主，如口鼻疼痛。迎香以开窍通关为主，如鼻塞流涕。

穴位比较见图17

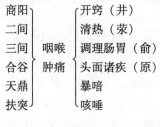

图17

第二节　手太阳小肠经穴

Points of Small Intestine Mwridian of Hand – Taiyang, S l.

一、经脉的循行及其特点

1. 循行

太阳小肠经穴起于手小指外侧端少泽穴（与心经的终点少冲直接相接，说明心与小肠的关系较为直接），沿手后外侧出于肩关节，绕行胛部（肩部的曲折较多），向后交大椎，向前入缺盆，络心而下属小肠（心经亦从心下络小肠，二者的经脉循行均为先心后小肠，故心火下移小肠为沿经而行，说明火本上炎，但独心火下行的原因）；另一支从缺盆上行，在面颊分为两支，一支经目外眦转入耳中；一支抵鼻入目内眦与足太阳膀胱经相接（睛明为膀胱、小肠、胃三经相交）。

2. 特点

（1）穴位起于少泽，止于听宫，左右各有 19 个穴位。

（2）经脉在肩部绕行，曲折较多，故肩胛部的穴位值得重视。

（3）经脉与大椎、缺盆相交，故治疗肩颈病时常借用大椎和缺盆的力量。

（4）肩胛部的穴位一般不深刺，以免刺伤肺脏，但可采用合谷刺或多方向刺及带针活动的办法以提高疗效。

（5）小关节部位的穴位一般不宜用灸，以免引起活动障碍。

（6）面部的穴位一般不用直接灸，若需灸，可采用麦粒灸的办法，切忌引起烧伤。

二、手太阳小肠经穴的内容

1. 少泽　SI1　井穴

【名称解释】少，小也，指小指；泽，水蕴藏处，指井穴。

【定位】小指指端尺侧后角旁约 1 分。

【刺灸法】斜刺 0.1 寸，或点刺出血；可灸。

【功用】通经活络，开窍利乳。

【主治】头痛寒热，乳痛乳少（手太阳之脉主液，乳液也。气不行而致乳不通，非营养缺乏）。

20 世纪六十年代，黄岗山垦殖场医院的一位中医师，生孩子不久，适遇干部下放运动，其将被下放到垦殖场的分场卫生所，由于卫生所工作条件差，而且自己的孩子太小，生活不方便，故心情较为紧张，一时，出现乳汁缺乏。当时该医生身体较瘦弱，自以为是营养不足引起，乃经常吃鲫鱼以求发奶，其它高营养食物也经常服食，可乳汁却越来越少。孩子嗷嗷待哺，医生自己却越来越胖。后经其它医生指点，内服逍遥散，外刺少泽穴而乳汁得通。

2. 前谷　SI2　荥穴

【取穴法】在手尺侧，当第五掌指关节纹头之赤白肉际处。

【刺灸法】直刺 0.3～0.5 寸；可灸。

【治疗大要】头项疼痛，耳鸣，手指麻木。

3. 后溪　SI3　输穴　八脉交会穴（通督脉）

【名称解释】这里以第五掌指关节为山峰而分前后，经脉由小指循行而来，故先达前谷，后到后溪；溪，小水流也。

【定位】半握拳，在手尺侧，掌横纹头赤白肉际出。

【取穴法】

（1）半握拳，在掌横纹尺侧端与第五掌骨之间。

（2）在掌横纹尺侧端与第五掌指关节后缘之间。

【刺灸法】直刺 0.3～0.8 寸，该穴针刺较痛，故要注意手法的强度；可灸。

【功用】通经行气，清热利湿。

【主治】头项强痛，寒热如疟，癫狂痫，疥疮。

4. 腕骨　SI4　原穴

【名称解释】穴在腕骨旁。

【定位】手背尺侧，腕骨（钩骨）前凹陷中。

【取穴法】小指伸直上翘，在腕骨前与肌腱外的凹陷中。

【刺灸法】直刺 0.3～0.5 寸；可灸。

【功用】清热利湿（阳气足易化火，心与小肠属火，小肠主液）。

【主治】（在外）：寒热，疟疾，（在内）：黄疸，目翳，消渴。

5. 阳谷　SI5　经穴

【名称解释】阳，阳经；谷，骨间如谷。

【定位】俯掌，在手腕尺侧，当尺骨茎突与三角骨之间的凹陷处。

【取穴法】

（1）腕背横纹尺侧端尺骨小头前凹陷中。

（2）握拳向下收，即见尺骨小头，穴在骨前筋外侧，赤白肉际稍上处。

【刺灸法】刺入骨缝中 0.2～0.4 寸；可灸。

【功用】通络行气。

【主治】颈颔肿痛，目赤，耳聋，手腕疼痛。

《齐东野语》：“张总管，宋，北人也。精于针。有刺足外踝为血气吸留不出，遂别于手腕之交刺之，针甫入而外踝之针出，即日疾愈。”

6. 养老　SI6　郄穴

【名称解释】本穴能治本经主液所发生的病变，如耳鸣耳聋，目视不明，肩背疼痛等老年性疾病，故名。

【定位】尺骨小头上方桡侧凹陷中。

【取穴法】

（1）掌心向胸，尺侧伸腕肌腱外侧凹陷中。

（2）掌心向下，在尺骨茎突高起处后内缘凹陷处。

【刺灸法】

（1）掌心向胸时，针尖向肘方向斜刺 0.5～0.8 寸；

（2）掌心向下时，针尖向肘沿尺骨边缘刺入 0.5～0.8 寸；

（3）可灸。

【功用】通经络，调气血。

【主治】肩颈疼痛，目视不明，落枕，急性腰痛。

7. 支正　SI7　络穴

【取穴法】当阳谷与小海的连线上，阳谷上 5 寸。

【刺灸法】直刺 0.3～0.5 寸；可灸。

【治疗大要】肘挛，头项疼痛。

8. 小海　SI8　合穴

【名称解释】小，小肠经，海，形容气血会聚。

【定位】尺骨鹰嘴与肱骨内上髁之间的凹陷处。

【取穴法】屈肘，当肘内侧两骨缝中。

【刺灸法】直刺 0.2～0.3 寸，麻胀感较强时，应将针退后一点，不要捣针；可灸，但不多灸。

【功用】行气，通经，去湿。

【主治】肘臂疼痛，癫痫抽搐。

9～15. 七星台

【取穴法】

肩贞　SI9　正坐，自然垂臂，在肘后纹头上 1 寸。

臑俞　SI10　正坐，自然垂臂，腋后纹头直上，肩胛冈下缘的凹陷中。

天宗　SI11　正坐，自然垂臂，当肩胛骨的冈下窝中央凹陷处，与第四胸椎相平。

秉风　SI12　正坐，自然垂臂，天宗穴直上，冈上窝中央。

曲垣　SI13　正坐，自然垂臂，在冈上窝内侧端，当臑俞与第二胸椎棘突联线的中点处。

肩外俞　SI14　第一胸椎棘突下，旁开 3 寸。

肩中俞　SI15　第七颈椎棘突下旁开 2 寸。

【刺灸法】斜刺 0.3～0.5 寸，或用苍龟探穴法，注意针刺深度，不要刺伤肺脏；可灸。

【治疗大要】肩颈部疼痛。

16. 天窗　SI16

【取穴法】正坐，平视，在胸锁乳突肌的后缘，与喉结平。

【刺灸法】直刺 0.3～0.5 寸；可灸，但一般不灸。

【治疗大要】颈项强直，咽喉肿痛，瘿气。

17. 天容　SI17

【取穴法】正坐，平视，在下颌角的后方，胸锁乳突肌前缘的凹陷中。

【刺灸法】直刺 0.5～0.8 寸；可灸，但一般不灸。

【治疗大要】咽喉肿痛，耳鸣耳聋。

18. 颧髎　SI18

【名称解释】颧骨的髎孔处。

【定位】目外眦直下，颧骨下缘凹陷中。

【刺灸法】直刺 0.3～0.5 寸；可灸，但一般少灸，灸时可使用麦粒灸。

【功用】镇痛止痉（经脉转折处）。

【主治】口眼歪斜，齿痛。

19. 听宫　SI19

【别名】多所闻。

【名称解释】听，指听觉，宫，指耳朵。

【定位】耳珠前缘，下颌小头后缘，在耳屏与下颌骨髁状突的后缘。

【取穴法】耳屏前下颌骨突后，平耳屏最高处。

【刺灸法】张口，直刺或略向耳中斜刺 0.3～0.8 寸，留针时可闭口；可灸，但多用麦粒灸或苇筒灸。

【功用】通经络，开耳窍（止痛益聪）。

【主治】耳鸣耳聋（《铜人》：耳聋如物填塞，无所闻……），齿痛，面痛，下颌关节痛，癫痫。

穴位比较见图 18，19

颧髎 ⎫
听宫 ⎬ 面瘫 ⎰兼治面部麻木疼痛为特长
　　 ⎭　　 ⎱兼治耳鸣为特长

图 18

后溪 ⎫
腕骨 ⎬ 清热利湿 ⎰兼治手部拘挛，行气力较强
　　 ⎭　　　　 ⎱关节腕部疼痛，止痛力较强

图 19

第三节　手少阳三焦经穴

Points of Sanjiao Meri dian of Hand – Shaoyang, SJ.

一、经脉的循行及其特点

1. 循行

手少阳三焦经起于无名指端关冲穴，沿臂上肩至缺盆分布于胸中，然后出缺盆上项至耳后达额，再下行至面，终于眶下。

另一支脉从耳后进入耳中，出耳前，达眉尖，转下至目外眦与足少阳相接。

2. 特点

（1）穴位起于关冲，止于丝竹空，左右各 23 个穴位。

（2）睛明循行出现两处断裂：一是经脉至胸布散，然后从胸向下和向上分出两支，形成第一次断裂；二是从耳后入耳中出耳前，形成第二次断裂。所谓断裂实际是经脉取穴布散，然后收拢再次集中运行。

（3）终止的穴位不是在经脉循行的终端。

二、手少阳三焦经穴的内容

1. 关冲　SJ1　井穴

【名称解释】出入之处为关，气血出入为冲。

【定位】手无名指甲角尺侧后角旁约 0.1 寸处。

【刺灸法】斜刺 0.1～0.2 寸，或点刺出血；可灸，但一般少灸。

【功用】开窍通经，清理湿热（中冲开窍主要是开神舍之地，神志朦胧不清，神不守舍等；关冲除此之外，还与水湿、水道有关，故与湿热有关）。

【主治】晕厥，中暑。

2. 液门　SJ2　荥穴

【取穴法】在第四、五指间，指蹼缘赤白肉际处。

【刺灸法】直刺或向掌心斜刺 0.3～0.5 寸；可灸，但一般不灸。

【治疗大要】喉痹，耳鸣。

《金针梅花诗钞》："治疟疾久不愈，针液门三寸，透中渚、少府抵阳池，一针四穴，得气后静以久留，无不愈。"

《浙江中医杂志》申健 1987，9，405：针液门穴 0.5～1 寸，捻转后留针 15～30 分钟，先刺一侧，无效加刺另一侧。治 260 例，除 2 例无效余头痛治愈。

3. 中渚　SJ3　输穴

【名称解释】三焦为决渎，而此穴如江之有渚，居其中。

【定位】第四掌骨小头后方，当手小指、无名指间凹陷中。

【取穴法】握拳，在手背第四、五掌指关节后的掌骨缝中。

【刺灸法】直刺 0.3～0.5 寸；可灸，但一般不灸。

【功用】行气利水。

【主治】耳鸣耳聋，头痛眩晕，肩痛。

4. 阳池　SJ4　原穴

【名称解释】阳，指阳经；池，指池塘。

【定位】俯掌，在腕背横纹，指总伸肌腱尺侧缘凹陷中。

【取穴法】俯掌向上屈，腕背横纹大筋外侧凹陷中。

【刺灸法】刺入骨缝中 0.3～0.5 寸；可灸，但少灸。

【功用】通络解热。

【主治】腕痛，腕软，喉痹。

5. 外关　SJ5　络穴　八脉交会穴（通阳维）

【名称解释】外，指手臂的阳面（古人的解剖概念中手大指朝前，故手臂阳面为外）；本穴为络穴，是为关络。

【定位】俯掌，腕背横纹上 2 寸，桡骨与尺骨之间的凹陷中。

【取穴法】俯掌，腕背横纹上 2 寸，当阳池与肘尖的连线上。

【刺灸法】直刺0.5~1寸，若刺中神经，应向外提针，留针至神经旁；可灸。

【功用】疏风解表，通经活络。

【主治】感冒发热，喉痹（喉中痰湿而有热者），肢软，手颤。

《针灸资生经》："有老妇人旧患牙痛，人教将两手掌交叉，以中指头尽处为穴，灸七壮，永不痛，恐是外关穴也。穴在手少阳去腕后二寸陷中。"

6. 支沟　SJ6　经穴

【名称解释】支者，说明经穴的脉气已集成；沟者，行于两筋两骨之间。

【定位】俯掌，腕背横纹上3寸，桡骨与尺骨之间的凹陷中。

【取穴法】俯掌，腕背横纹上3寸，当阳池与肘尖的连线上。

【刺灸法】直刺0.5~1寸；若刺中神经，应向外提针，留针至神经旁；可灸。

【功用】活络散瘀，调理肠胃。

【主治】心绞痛，胸痹，瘰疬，便结。

7. 会宗　SJ7

【取穴法】俯掌，在腕横纹上3寸，尺骨的桡侧缘。

【刺灸法】直刺0.5~1寸；可灸。

【治疗大要】上肢疼痛，耳鸣，胆囊炎（均为痰湿阻滞引起）。

8. 三阳络　SJ8

【取穴法】俯掌，在腕背横纹上4寸，桡骨与尺骨之间的凹陷中。

【刺灸法】直刺0.5~1寸；可灸。

【治疗大要】手臂痛，失语，嗜卧（均为阳气阻滞引起）。

9. 四渎　SJ9

【取穴法】俯掌，当阳池与肘尖的连线上，肘尖下5寸，桡骨与尺骨之间。

【刺灸法】直刺0.5~1寸；可灸。

【治疗大要】手臂痛，暴喑，暴聋（均为经络不通引起）。

10. 天井　SJ10　合穴

【取穴法】曲肘，当肘尖直上1寸的凹陷中。

【刺灸法】直刺0.5~1寸；可灸。

【治疗大要】肘臂冷痛，偏头痛（均为湿邪阻滞引起）。

11. 清冷渊　SJ11

【取穴法】曲肘，天井穴直上1寸。

【刺灸法】直刺0.5~1寸；可灸。

【治疗大要】肩臂痛，头痛，胁痛（均为寒邪阻滞引起）。

12. 消泺　SJ12

【取穴法】正坐，上臂自然下垂，天井穴直上3寸，当清冷渊与臑会的连线中点处。

【刺灸法】直刺0.8~1.2寸；可灸。

【治疗大要】肩臂痛，头痛（均为气虚络阻引起）。

13. 臑会 SJ13

【取穴法】正坐，上臂自然下垂，消泺穴直上 3 寸，当肘尖与肩髎的连线上肩髎下 3 寸，三角肌的后缘。

【刺灸法】直刺或合谷刺 0.8 ~ 1.2 寸，也可向肩关节方向斜刺 1 ~ 1.5 寸；可灸。

【治疗大要】肩臂痛，瘰疬（均为气滞络阻引起）。

14. 肩髎 SJ14

【取穴法】正坐，在肩峰外下方凹陷中。

【刺灸法】直刺或合谷刺 0.8 ~ 1.2 寸，也可以沿肌肉向下斜刺 1 ~ 1.5 寸；可灸。

【治疗大要】肩臂疼痛，胁肋疼痛。

15. 天髎 SJ15

【取穴法】在肩胛骨上角外处。

【刺灸法】直刺 0.5 ~ 0.8 寸；可灸。

【治疗大要】肩背疼痛，颈项强痛。

16. 天牖 SJ16

【取穴法】正坐，当乳突的后方之下，平下颌角，胸锁乳突肌的后缘。

【刺灸法】直刺 0.5 ~ 1 寸；可灸。

【治疗大要】头痛项强，瘰疬，喉痹。

《中国针灸》吴穆 1986，3：颈源性头痛 461 例，先在三焦经颈项段轻轻推拿，然后用拇指尖对准天牖穴（突起顶手的压痛点）向健侧同名穴推顶，使压痛点消散，可反复进行。结果痊愈 161 例。

17. 翳风 SJ17

【名称解释】翳，指大羽毛扇状如耳形，风，指煽动声。

【定位】正坐，当乳突前下方，平耳垂下缘的凹陷中。

【取穴法】将耳翼向后，穴在其下缘的凹陷中。

【刺灸法】直刺或针尖略向前刺 0.5 ~ 1.2 寸；可灸，但较少灸。

【功用】疏风通络，开窍益耳。

【主治】喉痹，耳鸣，口歪（多有化脓症状）。

《新中医》王启才 1980，4：翳风穴治呃逆，在按压内关、天突不愈时，使用有效。

《金针梅花诗钞》："须深针一寸五至二寸，其效方显，浅刺则无功矣。"

18 ~ 22. SJ18 – 22 侧头部 5 穴

【取穴法】

瘈脉 SJ18 翳风与角孙沿耳廓连线的下 1/3 处。

颅息 SJ19 翳风与角孙沿耳廓连线的上 1/3 处。

角孙 SJ20 当耳尖处的发际。

耳门　SJ21 耳屏上切迹前凹陷中，张口取穴。

和髎　SJ22 鬓发后缘，平目外眦，颞浅动脉的后缘。

【刺灸法】耳门穴直刺，其余穴向耳中心斜刺 0.3 ~ 0.5 寸，和髎穴要注意避开动脉；可灸，但少灸，角孙穴可用灯火灸。

【治疗大要】头痛，喉痹，腮肿，耳鸣，目赤。

23. 丝竹空　SJ23

【名称解释】眉如竹丝，穴为空。

【定位】在眉梢处凹陷中。

【刺灸法】

(1) 向眼角（外眦）刺入 0.3 ~ 0.5 寸（多治眼睑病）；

(2) 向外斜刺 0.5 ~ 0.8 寸（多治头面部疾病）；

(3) 可灸，但一般不灸(《甲乙经》认为灸之不幸，令人目小及盲)。

【功用】清热明目，疏风止痛。

【主治】目赤肿痛，偏正头风，眼睑闭合无力。

穴位比较见图 20，21

```
支沟 ┐        ┌重在开窍
内关 ├ 宽胸 ┤重在行气散瘀
太渊 ┘        └重在补气平喘
```

图 20

```
少商 ┐        ┌火热之象为重
翳风 ├ 喉痹 ┤湿热之象为重，若特干热也行（水液代谢的两种情况）
天容 ┘        └寒热外感，火象不十分重
```

图 21

第五章　足三阳经穴

第一节　足阳明胃经穴

Points of Stomach Meridian of Foot – yangming，S T.

一、经脉的循行及其特点

1. 循行

经脉起于鼻翼旁，在鼻根部左右侧交会，经目内眦进入眼中，然后从目中向下绕面颊，沿耳前，上升达前额；经脉从大迎向下进入缺盆，一支进入体内，过膈属胃络脾，然后外出达气冲；一支从缺盆在体表向下经乳头挟脐与体内支会于气冲，会合之后，继续沿大腿前侧、胫骨外侧下行至足跗，进入足第二趾外侧端。胫部的支脉，从膝下三寸分出，进入足中趾外侧端；足跗部的支脉从跗上分出，进入大趾内侧端，与足太阴脾经相接。

2. 特点

（1）穴位起于承泣，止于厉兑，左右各有 40 个穴位。

（2）由于经脉循行在面部较多，故有阳明主面之说，面部的变化多与阳明经穴相关。

（3）经脉循行在腹部分成内外两支，起于缺盆，合于气冲，体表支可以看成是内脏之气外达而成的，气血进出处则是缺盆与气冲，故缺盆与气冲对于足阳明经气的调整是很重要的。

（4）足部出现分支，共形成三支向下行，分别进入足一、二、三趾，可见足阳明胃经对足部的影响也是很大的。这些特点对诊治疾病都是很重要的。应该给予注意。

二、足阳明胃经穴的内容

1. 承泣　ST1

【名称解释】承受哭泣时的眼泪处。

【定位】目直视，瞳孔直下，当眶下缘与眼球之间。

【取穴法】两目直视，瞳孔正中直下，眶下缘之上际。

【刺灸法】向上推开眼球，沿眶下缘直刺 0.3～0.5 寸，不捻转、不提插（有酸胀或闪电感即停止进针）；可灸，但一般不灸。

【功用】祛风行气（包括外风与内风）。

【主治】迎风流泪（外风），目眩（内风），夜盲。

《续名医类案》："娄长吏病口眼㖞斜，张疗之，目之斜，灸以承泣，口之㖞，灸之地仓，俱效。苟不效者，当灸人迎。"

2. 四白 ST2

【名称解释】四，四方；白，光明。本穴主目疾，能使目光明而见四方。《书·舜典》："明四方之目，使为己远视四方也。"

【定位】目正视，瞳孔正中直下，当眶下缘凹陷中。

【取穴法】用手在眶下缘轻轻推摸，可见一横狭长凹陷，穴在目正视时的瞳孔直下的此凹陷中。

【刺灸法】直刺或向下斜刺 0.3 ~ 0.5 寸，一般不用针刺手法，特殊情况时，手法要轻，次数要少；可灸，但一般不灸。

【功用】祛风清热。

【主治】目赤痛，暴盲（如电旋旋光性眼炎）。

3. 巨髎 ST3

【名称解释】穴在鼻梁旁，颧骨下大凹陷处，故成巨窌。

【定位】目正视，瞳孔正中直下，平鼻翼下缘处。

【取穴法】目正视，瞳孔正中直下，颧骨下凹陷处。

【刺灸法】针刺或向下斜刺 0.3 ~ 0.5 寸，可灸，但一般不灸。

【功用】祛风通经（以外风为主）。

【主治】口眼歪斜，齿痛。

4. 地仓 ST4

【名称解释】穴居口旁，为脾胃中土仓廪之入口。

【定位】目正视，瞳孔正中直下，与口角水平的交界点。

【刺灸法】

（1）向颊车方向透刺 0.8 ~ 1 寸；

（2）向人中或承浆穴斜刺 0.5 ~ 0.8 寸；

（3）先向下刺入 0.2 寸左右，然后向外刺入 0.3 ~ 0.5 寸左右；

（4）可灸，但一般不灸。

【功用】行气通经。

【主治】口歪，口噤，流涎（主要是开关失灵）。

《名医类案》："元，罗谦甫治太尉忠武史公，年近七十。于至元戊辰十日初，侍国师于圣安寺，丈室中煤炭火一炉，在左侧边，遂觉面热，左颊微有汗，师及左右诸人皆出，因作颊疏缓，被风寒客之，右颊急，口歪于右，脉得浮紧，按之洪缓。罗举医学提举忽君吉甫，专科针灸，先于左颊上灸地仓穴七壮，次灸颊车穴二七壮，后于右颊上热手熨之。议以升麻汤加防风、秦艽、白芷、桂枝发散风寒，数服而愈。"

5. 大迎 ST5

【名称解释】下颌角前方之骨称为大迎骨，穴当其中，故名。

【定位】在下颌角前，当咬肌附着的前缘，下颌骨之边缘。

【取穴法】

（1）咬肌前缘，下颌骨突起之上缘，手摸有动脉跳动处；

（2）闭口鼓腮，当下颌骨边缘出现一沟形处，即是穴。

【刺灸法】循经斜刺（向下颌角或向下）0.3~0.8寸，若属面部疾患，可向颊车刺；若属肠胃疾患，可向下颌骨外斜刺，注意避开动脉；可灸，但少灸，或用麦粒灸。

【功用】行气活血（经脉分支处，气血易阻滞）。

【主治】口歪，牙紧，面颊肿痛。

6. 颊车 ST6

【名称解释】穴在耳下曲颊端，牙车骨处。

【定位】下颌骨前上方凹陷处。

【取穴法】咬牙时，咬肌隆起处中央。

【刺灸法】

（1）直刺0.3~0.5寸，可在下颌骨边缘处轻轻捣针；

（2）向地仓透刺0.8~1寸；

（3）可灸，一般用麦粒灸。

【功用】行气通经。

【主治】口歪，齿痛，颊肿。

7. 下关 ST7

【名称解释】穴在颧骨弓下际，主牙口开关。

【定位】当颧弓与下颌切迹所形成的凹陷中。

【取穴法】颧骨下外凹陷处，合口有空，张口即闭，闭口取穴（《灵枢·本腧》："刺下关者，欠不能口去。"）。

【刺灸法】直刺0.5~0.8寸；可灸，一般用麦粒灸。

【功用】行气通经。

【主治】口歪，齿痛，耳鸣，耳聋，面痛（三叉神经痛）。

8. 头维 ST8

【名称解释】维有隅角之意，此穴位于头角，故名。

【定位】在额角发际，距神庭穴4.5寸，额角发际直上0.5寸。

【取穴法】

（1）额角发际直上0.5寸；

（2）额角发际角的平分线上0.5寸；

（3）一般不灸。

【功用】行气祛风。

【主治】偏头痛，目眩，眼闭合不利。

9. 人迎 ST9

【取穴法】结喉旁，胸锁乳突肌前缘，颈总动脉搏动处。

【刺灸法】避开动脉直刺 0.3 ~0.5 寸；不灸。

【治疗大要】咽喉肿痛，瘿气，瘰疬，头晕痛。

10. 水突 ST10

【取穴法】在人迎与气舍连线的中点，胸锁乳突肌前缘。

【刺灸法】注意避开动脉，直刺 0.3 ~0.5 寸；不灸。

【治疗大要】喘息，瘿气，瘰疬。

11. 气舍 ST11

【取穴法】在锁骨内侧端的上缘，胸锁乳突肌的胸骨头与锁骨头之间。

【刺灸法】注意避开动脉，直刺 0.3 ~0.5 寸；可灸，但一般不灸。

【治疗大要】胸闷，气喘，瘿气，瘰疬。

12. 缺盆 ST12

【名称解释】缺，缺口；盆，有凹陷的盛物之器。锁骨上窝形如缺盆，故名。

【定位】在锁骨上窝中央，距前正中线 4 寸。

【刺灸法】

(1) 直刺 0.2 ~0.4 寸；

(2) 多用梅花针敲击，可及整个缺盆区。

(3) 可灸，但一般不灸。

【功用】宣降气机（宣散以行气，肃降以行水）。

【主治】胸闷，咳喘，咽喉肿痛，胸以上水肿。

13. 气户 ST13

【取穴法】锁骨下，距前正中线 4 寸。

【刺灸法】可向内外方向斜刺 0.2 ~0.4 寸，注意不要刺入肺中；可灸，但一般少灸。

【治疗大要】气喘，咳嗽，胸胁胀满（以宣散为主）。

14. 库房 ST14

【取穴法】在第一肋间隙，距前正中线 4 寸。

【刺灸法】可向内外方向斜刺 0.2 ~0.4 寸；可灸，但一般少灸。

【治疗大要】咳唾脓血，胸闷气急（以调整气机为主）。

15. 屋翳 ST15

【取穴法】在第二肋间隙，距前正中线 4 寸。

【刺灸法】可向内外斜刺 0.3 ~0.5 寸；可灸，但一般少灸。

【治疗大要】咳唾脓痰，胸胁胀满（以调整气血为主）。

16. 膺窗 ST16

【取穴法】在第三肋间隙，距前正中线 4 寸。

【刺灸法】可向内外方向斜刺 0.5 ~0.8 寸；可灸，但一般少灸。

【治疗大要】胸闷，咳喘（以宣降气机为主）。

17. 乳中 ST17

【取穴法】乳头。

【刺灸法】教材只作定位标志，不针不灸（但它并不起定位作用，任何穴位都不以它定位，锁骨中线也不以它定位，它仍然是一个穴位。古代就有针灸乳头的方法，可参见文献部分）。目前可以用按摩、吸吮（shun）等方法，以达到疏肝理气，行达胃气的作用。

【治疗大要】乳痈，胁胀，胸闷。

《普济》："治卒癫疾，两乳头灸三壮，足大趾本丛毛中灸七壮，足小趾本节灸七壮。""治风癫，两乳头灸各三壮，足大趾甲后聚毛中灸各七壮。"

《针灸经验方》朝·许任："中暑几死，急灸乳中三、五壮。"

《儒门事亲》："戴人在西华，众人皆讪以为吐泻。一日，魏寿之与戴人入食肆中，见一夫病一瘤，正当目之上网内眦，色如灰李，下垂，覆目之睛，不能视物，戴之谓寿之曰：吾不待食熟，立取此瘤。魏未之信也。戴人曰：吾与尔取此瘤，何如？其人曰：人皆不敢刺割。戴人曰：吾非用刀割，别有一术焉。其人从之。乃引入一小室中，令偃卧一床，以绳束其胕，刺乳中大出血，先令以手揉其目，瘤上亦刺，出雀粪，立平出户。寿之大惊。戴人曰：人之有技，可尽窥乎？"

18. 乳根 ST18

【取穴法】乳头直下，乳房根部，第五肋间隙。

【刺灸法】斜刺 0.5~0.8 寸；可灸，但一般少灸。

【治疗大要】乳房胀痛，胸闷，噎嗝。

《古今医案按》："一人得伤寒证，七日热退而呃大作，举家彷徨。虞诊其脉皆沉细无力，人倦甚。以补中益气汤大剂加姜、附，一日三帖。兼灸气海、乳根，当日呃止，脉亦允而平安。"

19~30. ST19~30 腹部穴

【取穴法】

不容 ST19 仰卧，脐上 6 寸，前正中线旁 2 寸。

承满 ST20 仰卧，脐上 5 寸，前正中线旁 2 寸。

梁门 ST21 仰卧，脐上 4 寸，前正中线旁 2 寸。

关门 ST22 仰卧，脐上 3 寸，前正中线旁 2 寸。

太乙 ST23 仰卧，脐上 2 寸，前正中线旁 2 寸。

滑肉门 ST24 仰卧，脐上 1 寸，前正中线旁 2 寸。

天枢 ST25 仰卧，脐中旁开 2 寸。

外陵 ST26 仰卧，脐下 1 寸，前正中线旁 2 寸。

大巨 ST27 仰卧，脐下 2 寸，前正中线旁 2 寸。

水道 ST28 仰卧，脐下 3 寸，前正中线旁 2 寸。

归来 ST29 仰卧，脐下 4 寸，前正中线旁 2 寸。

气冲 ST30 仰卧，脐下 5 寸，前正中线旁 2 寸。

【刺灸法】上腹部直刺 0.5~0.8 寸，下腹部直刺 0.8~1.2 寸；可灸。

【治疗大要】不容：贲门痉挛，呕逆，食不下。

承满：满胀，食不化。

梁门：反酸。

关门：幽门痉挛，食不下。

太乙：十二指肠病。

滑肉门：消化吸收不良。

天枢：腹胀，清浊不分。

外陵：腹痛，肠鸣音增强。

大巨：腹胀，肠鸣音减弱（肠麻痹，巨肠症等）。

水道：二便分利。

归来：肠下垂（疝气等）。

气冲：下腹虚寒。

31. 髀关　ST31

【取穴法】当髂前上棘与髌底外侧端的连线上，前平会阴，后平臀纹。

【刺灸法】直刺 0.8 ~ 1.2 寸；可灸。

【治疗大要】髋腿疼痛。

32. 伏兔　ST32

【取穴法】髌骨上缘上 6 寸，髂前上棘与髌底外侧端的连线上，伸腿肌肉高起处。

【刺灸法】直刺 0.8 ~ 1.5 寸；可灸。

【治疗大要】腿膝寒冷，下肢肌肉萎缩。

33. 阴市　ST33

【取穴法】髌骨上缘上 3 寸，髂前上棘与髌底外侧端的连线上，伸腿时前外方凹陷的顶端。

【刺灸法】直刺 0.8 ~ 1.5 寸；可灸。

【治疗大要】腿膝麻木、酸痛。

34. 梁丘　ST34　郄穴

【名称解释】隆起为丘，穴在膝盖上，如山梁之上，故名。

【定位】屈膝，当髂前上棘与髌底外侧的连线上，髌底上 2 寸。

【取穴法】

（1）伸直足腿，膝上前外侧肌肉凹陷之上端。

（2）手心对髌骨（医生左手，病人左脚；医生右手，病人右脚），手指朝病人腹部方向，中指对大腿的前中线，大指端即是穴。

【刺灸法】直刺 1 ~ 1.5 寸，一般针尖刺到股骨，在股骨上敲击数下；可灸。

【功用】通经活络，理气和胃。

【主治】胃痛，反酸，膝痛。

穴位比较：梁门以行气为主，以局部受寒为主，以局部气滞为主；梁丘通过经络的作用，以气滞为主，以四肢受寒为主。以上二穴经常在一起配伍使用。

35. **犊鼻** ST35 又名膝眼、外犊鼻

【名称解释】穴处髌骨下，如牛犊之鼻，故名。

【定位】屈膝，当髌骨与髌韧带外侧凹陷中。

【取穴法】髌骨斜外下方凹陷处。

【刺灸法】屈膝（《灵枢·本腧》："刺犊鼻者，屈不能伸。"），针尖向膝关节中心刺入 0.8～1.2寸；穴位注射时，不能将药液注入关节囊；可灸，多用绕髌骨回旋灸。

【功用】通关行气。

【主治】膝关节疼痛。

《针灸资生经》："予冬月膝酸痛，灸犊鼻而愈。"

36. **足三里** ST36 合穴

【名称解释】《素问·针解篇》："所谓三里者，下膝三寸也。"

【定位】正坐屈膝，穴在犊鼻下3寸，胫骨前缘一横指。

【取穴法】

（1）犊鼻下一夫，胫骨前缘外侧一横指。

（2）手心对髌骨（病人的左手对左脚，右手对右脚），手指朝向下，无名指指端处即是穴。

（3）从胫骨粗隆处沿胫骨前缘向下摸，胫骨凹陷处外一横指即是穴（程莘农取穴法）。

（4）伸足，脚前伸，胫骨上前缘旁肌肉凹陷处即是穴（《灵枢·邪气脏腑病形》："取之三里者，低跗。"）。

【刺灸法】直刺1～1.5寸；可灸或针上加灸，一般灸壮较多或灸的时间较长。

【功用】补气行气，调理脾胃，疏通经络，清理水湿。

【主治】胃痛，腹泻，体弱，水肿（本穴的主治范围很广）。

《针灸资生经》："予旧有脚气疾，遇春则足稍肿，夏中尤甚至冬肿渐消。偶夏间，依素问注所说，足三里穴之所在，以温针微刺之，翌日肿消。"

"执中母氏长久病，夏中脚忽肿旧传夏不理足，不敢着艾，慢以针置火中令热，于三里穴刺之，微见血，凡数次，其肿如失去。"

《医说续篇》："郑惟康主薄，尝苦喉闭，虽水亦不能下咽，灸三里穴而愈。"

37. **上巨虚** ST37 大肠下合穴

【名称解释】《素问·针解篇》："巨虚者，跷足骱独陷者，下廉者，陷下者也。"

【定位】足三里穴直下三寸。

【刺灸法】直刺1～1.5寸；可灸或针上加灸。

【功用】清利湿热，调理肠胃。

【主治】痢疾，胃痛

38. **条口** ST38

【取穴法】足三里穴直下5寸。

【刺灸法】针尖向承山穴方向刺入 1 ~ 1.5 寸；可灸。

【治疗大要】肩关节疼痛，小腿转筋。

39. **下巨虚** ST39　小肠下合穴

【名称解释】凹陷之下端。

【定位】足三里穴直下六寸。

【取穴法】

(1) 翘足，胫骨外侧肌肉凹陷处是穴(《灵枢·邪气脏腑病形》："巨虚者，举足取之。")。

(2) 足三里穴下两夫。

【刺灸法】直刺 0.8 ~ 1.2 寸；可灸或针上加灸。

【功用】清肠和胃。

【主治】肠鸣腹痛，食呆泄泻。

肠的含义要弄清 (1) 心移热于小肠，如导赤散证，其主证为小便黄赤，亦属肠热；(2) 下巨虚为小肠合，上巨虚为大肠合，这些并非指解剖学上的大肠、小肠。

40. **丰隆** ST40　络穴

【名称解释】《离骚》："吾今丰隆乘云兮，求宓妃之所在。"这里指云神。《张衡·思玄赋》："丰隆评其雷霆兮，列缺晔其夜照。"这里指雷公。

【定位】当外踝尖上 8 寸，条口外一横指。

【取穴法】

(1) 外踝尖至胫骨粗隆上突起处的络穴的中点。

(2) 平腓肠肌下缘，胫骨前缘外两横指。

【刺灸法】直刺 1 ~ 1.5 寸，针尖可抵达腓骨，并在腓骨上轻轻敲击；可灸。

【功用】清热化湿，降逆行气。

【主治】咳嗽痰多，下利，偏瘫。

足三里多用在补气，上巨虚多用在清热，下巨虚多用在清水湿，丰隆多用在祛痰湿。

41. **解溪** ST41　经穴

【名称解释】解有开放之意，穴处解散鞋带处。

【定位】足踝横纹中央，当拇长伸肌腱与趾长伸肌腱之间。

【取穴法】翘足大拇趾，踝关节前横纹突起之肌腱的外侧凹陷中。

【刺灸法】避开动脉，刺入踝关节内 0.5 ~ 0.8 寸；可灸，但少灸。

【功用】调理胃气。

【主治】腹胀，便秘（降气为主，胃以降为顺，以通为补，胃气行则腹胀便秘解除）。

42. **冲阳** ST42　原穴

【名称解释】胃脉至此冲出本经。

【定位】当足背最高处，足拇长伸肌腱与趾长伸肌腱之间，动脉搏动处。

【取穴法】翘足大趾，足背最高点，大筋外侧动脉搏动处。

【刺灸法】

（1）避开动脉，刺入骨缝中 0.2~0.3 寸；

（2）避开动脉，向足趾方向斜刺 0.3~0.5 寸；

【功用】行气和胃（行气的能力较强）。

【主治】腹胀，停食，面瘫（面瘫在上肢的穴位一般用合谷），对假死的诊断有意义。《北史·马嗣明传》："一家二奴，俱患身体偏青，渐虚羸不能食，访诸医无识者，嗣明为灸两足跗上各三七壮，便愈。"

43. 陷谷 ST43 输穴

【名称解释】经气从足背高处流向趾骨间隙的凹陷中，故有此名。

【定位】当第二、三趾骨结合部的前方凹陷处。

【取穴法】

（1）在第二、三足趾伸趾长肌腱之间，足趾根部上 2 寸。

（2）第二、三趾骨骨间缝的顶端。

【刺灸法】刺入骨缝中 0.3~0.5 寸；可灸。

【功用】行气化水。

【主治】浮肿，水泄。

44. 内庭 ST44 荥穴

【名称解释】内，古多作纳；庭，庭院。胃经气血从上向下至此进入平缓之处，有如受纳气血的庭院。

【定位】在足背第二、三趾间缝纹端。

【刺灸法】略向足心斜刺 0.3~0.5 寸；可灸，但不多灸。

【功用】清热利湿，理气镇痛。

【主治】下利，肠痈，齿痛，口歪。

45. 厉兑 ST45 井穴

【名称解释】厉，《尔雅·释天》："（月）在戊曰厉。"意指土而言。兑，指兑端。故厉兑指土气运行的远端。

【取穴法】第二足趾外侧后甲角旁约 0.1 寸。

【刺灸法】向上斜刺 0.1~0.2 寸；可灸，多用麦粒灸。

【功用】活络开窍，回阳救逆（与商阳不同，此穴之治热，多指浮阳外越之热，属虚热，假热）。

【主治】厥逆，齿痛，鼻衄，梦乱。

穴位比较：以上五穴的排列似腹部的分区，从上而下，故从清中、下焦到和胃等。它们与手阳明经不同，此处的穴位以治湿热为主，手阳明经以治实热为主。

穴位比较见图 22，23，24

梁门 }
梁丘 } 主治胃痛、反酸 { 止痛力强
{ 降逆力强

图 22

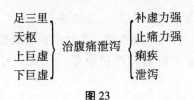

图 23

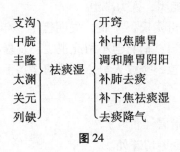

图 24

第二节　足太阳膀胱经

Points of Bladder Meridian of Foot – taiyang，B L.

一、经脉的循行及其特点

1. 循行

经脉起于目内眦，从巅顶入络于脑，分支下行到两侧颞颥部；直行支在后项分成两支，靠脊柱一支，络肾属膀胱。两支下交于腘窝部，然后下行至足小趾端。

2. 特点

（1）太阳经脉主表，故与太阳经脉有关的巅顶及两颞的疾病，主要与外感有关。

（2）背部靠脊柱的分支，由于络肾属膀胱，故其作用更强。

（3）腘窝部由于是气血会合处，故其作用也很重要。

（4）穴位起于睛明，止于至阴，左右各有 67 个穴位。

二、足太阳膀胱经穴的内容

1. 睛明　BL1

【名称解释】眼睛光明。

【定位】在目内眦角上方凹陷处。

【取穴法】

（1）在目内眦外上方的凹陷中。

（2）在目内眦眼裂角处。

（3）在目内眦角稍外侧处。

【刺灸法】患者闭目，医生将眼球轻轻推开，针直刺或呈弧形刺，缓缓进针 0.5 ~ 1.2

寸，（《金针梅花诗钞》："浅者少效……铜人之说甚是，不可妄议其非。"）随时调整针尖方向，以避开眼球内的血管，不可提插捻转，出针时也要缓慢进行，出针后要压针孔片刻（一般3分钟左右），以防出血。针具要严格消毒，针具不可弯曲、起毛，针尖不可有钩（最好用新针）；禁灸。

【功用】疏风泄热，通络明目。

【主治】目赤肿痛，目不能闭，视力减退。

《续名医类案》："倪新溪母陶氏哭子丧，失明已十一年，忽一人踵门曰：吾能疗瞽。时其孙上成均宗党会饯，其人曰：请君但小留此视之。发囊出针，针其两目两眦，目顿能见物。抚其孙顶曰：吾久不睹汝，今成人矣。新溪德之，手百谢金。其人不受而去。"

2. 攒竹 BL2

【名称解释】攒指聚，竹指眉（竹叶）。

【定位】在眉毛内侧端，眶上切迹处。

【刺灸法】

（1）针尖向睛明方向刺入0.2~0.5寸（东垣曰："故目翳与赤痛从内眦起者，刺睛明、攒竹，以宣泄太阳之热……今人刺攒竹，卧针直抵睛明，不补不泻，而又久留针，非古人意也。"古书中《素注》认为针二分，留三呼；《铜人》认为针一分，留三呼。而《铜人》、《明堂》均认为宜以细三棱针刺出血。故东垣有此看法。）；

（2）沿眉平刺0.5~0.8寸；

（3）在实热正时，可用三棱针刺出血，但出血量不宜太多。

（4）不灸。

【功用】宣泄太阳热气，活络明目。

【主治】头痛，目眩，目赤肿痛，不能抬眉。

3. 眉冲 BL3

【名称解释】足太阳之脉从眉上冲至此。

【定位】从攒竹直上，入发际0.5寸。

【刺灸法】向后斜刺0.3~0.5寸；不灸。

【功用】行气开窍。

【主治】头痛，眩晕，癫痫，记忆力减退。

4~10. BL4~10 头部穴

【取穴法】

曲差 BL4 当前发际正中直上0.5寸，旁开1.5寸。

五处 BL5 当前发际正中直上1寸，旁开1.5寸。

承光 BL6 当前发际正中直上2.5寸旁开1.5寸。

通天 BL7 当前发际正中直上4寸，旁开1.5寸。

络却 BL8 当前发际正中直上5.5寸，旁开1.5寸。

玉枕 BL9 当后发际正中直上2.5寸，旁开1.3寸。

天柱 BL10 哑门穴旁开1.3寸。

【刺灸法】

天柱穴直刺 0.5~1 寸，其余穴斜刺 0.3~0.5 寸；可灸，但头部穴均不多灸。

【治疗大要】

曲差：行气清热为主，如火热性的头痛，目痛等。

五处：清热醒神为主，如火热性的头昏，小儿惊风等。

承光：清热祛风为主，如眩晕引起的呕吐烦心等。

通天：行气散气为主，如气不能上达的头虚痛，气有余的头胀痛等。

络却：补气行气为主，如气虚有瘀滞的脑震荡，脑萎缩等。

玉枕：降气为主，如恶寒头痛，目视不明等。

天柱：降气散气为主，如头项疼痛，气滞引起的眩晕，目痛等。

11. **大杼**　BL11　骨会

【名称解释】大的杼骨之旁。

【定位】坐位或俯卧位，第一胸椎棘突下督脉旁开 1.5 寸。

【刺灸法】

（1）向脊柱斜刺 0.5~1 寸；

（2）向下（沿经）斜刺 0.3~0.8 寸；

（3）向脊柱平刺（略斜）1~2 寸；

（4）可灸。

（5）可拔火罐。

【功用】解表退热，强骨健筋。

【主治】头痛发热，骨节酸软。

12. **风门**　BL12

【取穴法】正坐，或俯卧位，当第二胸椎棘突下，督脉旁开 1.5 寸。

【刺灸法】向胸椎斜刺 0.5~0.8 寸；可灸。

【治疗大要】感冒发热，胸背疼痛，咳嗽气急。

13. **肺俞**　BL13　背俞穴

【名称解释】肺脏之气外达之处。

【定位】正坐或俯卧位，当第三胸椎棘突下，督脉旁开 1.5 寸。

【取穴法】正坐或俯卧位，肩胛骨内上角与第三胸椎棘突下正中点的连线的中点。

【刺灸法】

（1）向脊柱方向斜刺 0.5~0.8 寸；

（2）在气滞的时候，可进行苍龟苍龟探穴；

（3）可灸，在慢性病时，可用化脓灸。

【功用】疏风解表，调理肺气。

【主治】寒热，咳喘，胸闷，喉痹，潮热，盗汗。

《针灸资生经》："舍弟登山，为雨所搏，一夕气闷几不救，见昆季必泣，有欲别之意。余疑其心悲，为刺百会不效。按其肺俞，云其痛如锥刺，以火针微刺之，即愈。"

《吴县志·叶桂》:"有富人眠食如常,忽失音,百药无效,延桂诊之。曰:此有痰,结在肺管,阻其音,非药力所能化也。邀针科尤松年至,令于肺俞穴一针,少选(许),病者猛咳一声,吐一痰核而愈。"

《扁鹊心书》:"一人病疠证,须眉尽落,面目赤肿,手足悉成疮痍,令灸肺俞、心俞四穴各十壮,服换骨丹一料,二月痊愈,须眉更生。"

14. 厥阴俞　BJ14　背俞穴

【取穴法】正坐或俯卧位,当第四胸椎下,督脉旁开1.5寸。

【刺灸法】向脊柱方向斜刺0.5~0.8寸;可灸,但不多灸。

【治疗大要】胸闷,心痛。

15. 心俞　BL15　背俞穴

【名称解释】心脏之气外达之处。

【定位】正坐或俯卧位,当第五胸椎棘突下,督脉旁开1.5寸。

【刺灸法】向脊柱方向刺入0.5~0.8寸;可灸,但少灸。

【功用】疏通心络,调理气血,安宁心神。

【主治】心痛,心悸,心烦,失眠,吐血。

《续名医类案》:"一人遍身赤肿如锥,窦曰:汝病易治。命灸心俞、肺俞各一百壮,服胡麻散(黑芝麻、紫浮萍、薄荷、牛蒡子、甘草),二服而愈。手足微不随,后灸前穴五十壮,又服胡麻散二料而愈。"

16. 督俞　BL16

【取穴法】正坐或俯卧位,当第六胸椎棘突下,督脉旁开1.5寸。

【刺灸法】向脊柱方向斜刺0.5~0.8寸;可灸。

【治疗大要】呃逆,肠鸣。

17. 膈俞　BL17　血会

【名称解释】上下焦相膈之处,膈之气外达此穴。

【定位】正坐或俯卧位,当第五胸椎棘突下,督脉旁开1.5寸。

【取穴法】俯卧位,两手上枕前额,两肩胛下角的连线上,督脉旁开1.5寸。

【刺灸法】向脊柱方向斜刺0.5~0.8寸;可灸。

【功用】行气活血。

【主治】胃脘胀痛,呃逆,呕逆,吐血(瘀血阻经引起),皮下出血,血不易止(脾胃虚弱不能摄血引起)。

18. 肝俞　BL18　背俞穴

【名称解释】肝脏之气外达之处。

【定位】正坐或俯卧位,当第九胸椎棘突下,督脉旁开1.5寸。

【刺灸法】向脊柱方向斜刺0.5~0.8寸;可灸。

【功用】舒肝利胆,泄热调气,清脑明目。

【主治】黄疸,胁痛,头昏眩,吐血,夜盲。

《当代中国针灸临证精要》阎润著："泻肝俞可以泻肝经实火，清利湿热与龙胆草相似，是治疗妇女脏躁与因肝经热盛之耳鸣，眩晕之要穴；补肝俞则有养血柔，肝之效，与白芍相同，乃治疗眼疾如青光眼，老年性白内障之主穴。治一中年妇女，阴经期暴怒月水淋漓不尽，经量时多时少，达四月余。其脉弦细，左关尤甚，病因暴怒伤肝，肝气横逆，冲任受损而致月水淋漓，泻肝俞、补气海，针三次而血止经调。"

19. 胆俞　BL19　背俞穴

【名称解释】胆腑的气机外达之处。

【定位】正坐或俯卧位，当第十胸椎棘突下，督脉旁开1.5寸；可灸。

【刺灸法】向脊柱方向斜刺0.5~0.8寸；可灸。

【功用】清泄肝胆，和胃理气。

【主治】黄疸，胁痛，呕吐。

20. 脾俞　BL20　背俞穴

【名称解释】脾脏的气机外达之处。

【定位】正坐或俯卧位，当第十一胸椎棘突下督脉旁开1.5寸。

【刺灸法】向脊柱方向斜刺0.5~0.8寸；可灸；

【功用】调脾气，助运化，除水湿，和营血。

【主治】腹胀，泻泄，黄疸，消渴。

《针灸资生经》："有人患久疟，诸药不效，或教以灸脾俞，即愈。更一人亦久患疟，亦灸脾俞而愈。"

21. 胃俞　BL21　背俞穴

【名称解释】胃腑的气机外达之处。

【定位】正坐或俯卧位，当第十二胸椎棘突下，督脉旁开1.5寸。

【刺灸法】向胸椎方向斜刺0.5~0.8寸；可灸。

【功用】和胃健脾，化食消滞。

【主治】停食，胃痛，反胃，胁痛，完谷不化。

《当代中国针灸临床精要》邵经明·背俞五穴治症：（1）咽食困难：某妇，49岁，因家庭琐事，情志抑郁所致。咽食不利，钡餐未见异常。用脾、胃、肝、胆、膈俞，配足三里、膻中，一天一次，每次3~5穴，留针15分钟，3天能咽，停3天，又针2天而愈。（2）黄疸：女中学生，16岁，黄疸月余，暗黄。脾阳不振，水湿失运。肝、胆、脾、胃俞，配中脘、章门、足三里、太冲，膈日针灸一次，7次而愈。

22. 三焦俞　BL22　背俞穴

【名称解释】三焦腑的气机外达之处。

【定位】正坐或俯卧位，当第一腰椎棘突下，督脉旁开1.5寸。

【刺灸法】

（1）向腰椎方向斜刺1~1.5寸；

（2）直刺0.5~1寸；

（3）可灸。

【功用】调气利水。

【主治】肠鸣，腹泻，黄疸，呕吐，水肿。

《寿世保元》："治黄疸病，灸三七壮即效。"

23. **肾俞**　BL23　背俞穴

【名称解释】肾脏的气机外达之处。

【定位】正坐或俯卧位，当第二腰椎棘突下，督脉旁开1.5寸。

【刺灸法】直刺1~1.5寸；可灸。

【功用】调肾气，强腰脊，明耳目。

【主治】腰痛，遗精，头昏，耳鸣。

《针灸大成》："壬戌岁（1562年），吏部许敬庵公，寓灵济宫，患腰痛之甚，同乡董龙山公推余视之。诊其脉，尺部沉数有力。然男子尺脉固宜沉实，但带数有力，是湿阻所致，有余之疾也。医作不足治之，则非矣。性畏针，遂以手指于肾俞穴行补泻之法，痛稍减。空心再与除湿行气之剂，一服而安。"

24~30.　BL30　腹部穴

【取穴法】

气海俞　BL24 俯卧位，当第三腰椎棘突下，督脉旁开1.5寸。

大肠俞　BL25 俯卧位，当第四腰椎棘突下，督脉旁开1.5寸。

关元俞　BL26 俯卧位，当第五腰椎棘突下，督脉旁开1.5寸。

小肠俞　BL27 俯卧位，当骶正中嵴旁1.5寸，平第一骶后孔。

膀胱俞　BL28 俯卧位，当骶正中嵴旁1.5寸，平第二骶后孔。

中膂俞　BL29 俯卧位，当骶正中嵴旁1.5寸，平第三骶后孔。

白环俞　BL30 俯卧位，当骶正中嵴旁1.5寸，平第四骶后孔。

【刺灸法】直刺0.8~1寸；可灸。

【治疗大要】

气海俞以补经络气为主，治如腰痛，通经等；

大肠俞以通达气机为主，治如腰痛，腹痛等；

关元俞以行气利湿为主，治如泄泻，小便不利等；

膀胱俞以清利湿热为主，治如小便赤涩，便秘等。

中膂俞以补阳利水为主，治如痢疾，疝气等；

白环俞以行气利水为主，治如白带，疝气得等。

31~34.　BL31~34　八髎穴

【取穴法】

上髎　BL31 俯卧位，第一骶后孔中；

次髎　BL32 俯卧位，第二骶后孔中；

中髎　BL33 俯卧位，第三骶后孔中；

下髎　BL34 俯卧位，第四骶后孔中。

【刺灸法】刺入骶孔中0.5～1.2寸。先摸骶孔，骶骨棘突旁是孔。进针时要随时调整针尖方向，若针刺如后，针下是松软的感觉，则说明没有刺入骶孔，可能是刺入臀部肌肉，则应从新用针，刺入骶孔后针下的感觉非常紧束，而且病人有很明显的酸麻胀等舒适感。可灸。

【治疗大要】用以理下焦，健腰腿，调经血。治如腰痛，赤白带下，痛经不孕等。

35. 会阳　BL35

【取穴法】尾骨尖旁开0.5寸。

【刺灸法】针刺或向外斜刺0.8～1寸。可灸，但一般不灸。

【治疗大要】痔疮，便血，脱肛。

36. 承扶　BL36

【取穴法】俯卧位，臀后横纹正中处。

【刺灸法】针刺或扬刺或合谷刺1.5～2.5寸；可灸，多用大面积的盒灸；常拔火罐。

【治疗大要】腰腿痛，下肢肌肉萎缩。

37. 殷门　BL37

【取穴法】俯卧位，当承扶与委中的连线上，承扶下六寸。

【刺灸法】直刺1.5～2.5寸，可用扬刺法或合谷刺法；可灸，常拔火罐。

【治疗大要】下肢疼痛，下肢肌肉萎缩。

38. 浮郄　BL38

【取穴法】俯卧位，委阳上1寸，股二头肌腱的内侧。

【刺灸法】直刺0.5～1.2寸；可灸。

【治疗大要】下肢筋挛，下肢肌肉萎缩。

39. 委阳　BL39　三焦下合穴

【名称解释】弯曲委折之阳处（阳在外）。

【定位】俯卧位，腘窝横纹外端，股二头肌腱的内侧。

【刺灸法】直刺0.5～1寸；可灸，但少灸。

【功用】行气利水。

【主治】脚膝肿痛，小便不利，下肢痿软。

40. 委中　BL40　合穴

【名称解释】委而曲之中取穴，故名。

【定位】俯卧位，腘窝横纹中央。

【刺灸法】

（1）手按压腘窝部后进针，用合谷刺法，约0.5～1寸，可刺中腘窝部的胫神经，但刺激量不宜太大，刺中以后即将针稍微后退一点，不要将针停留在神经上；

（2）放血，用三棱针刺腘静脉后，用火罐拔在委中穴处吸出瘀血。

（3）可灸，但一般不灸。

【功用】舒筋活络，清泄暑热。

【主治】腰痛，吐泻，癃闭，疔疮。

《癸辛杂识》："丘经历，宋益都人，妙针法。刘汉卿郎中患牙槽风，久之颌穿，脓血淋漓，医皆不效。经与针以委中及女膝穴，是夕脓血即止。旬日后，颌骨脱去，别生新者。其后张师道患此证，亦用此法，针之而愈。"

《续名医类案》："立斋治一患痢者，用涩药，环跳穴作痛。又有苍术、黄柏、柴胡、青皮、生姜十余剂，少可。更刺委中出黑血而愈。"

《治疗汇要》："委中穴刺之，不独疗疮有效，即如痈疽发背，红肿疼痛及脚膝风湿而柱杖跛足者，针之亦效。"

41. 附分　BL41

【取穴法】俯卧位，当第二胸椎棘突下，督脉旁开 3 寸。

【刺灸法】向外斜刺 0.3~0.5 寸；可灸。

【治疗大要】项背疼痛。

42. 魄户　BL42

【取穴法】俯卧位，当第三胸椎棘突下，督脉旁开 3 寸。

【刺灸法】向外斜刺 0.3~0.5 寸；可灸，但一般少灸。

【治疗大要】长期咳喘，项背疼痛。

43. 膏肓　BL43

【名称解释】心之下为膏，心下膈上为肓，穴在心膈之间，故名。

【定位】俯卧位，当第四胸椎棘突下，督脉旁开 3 寸。

【取穴法】

（1）两手抱肘，俯伏取穴；

（2）正坐曲背，伸两手置膝上，手大指向外，将肩用力前耸，使肩胛张开，于第四胸椎棘突下，肩胛骨旁，按之酸痛处为穴；

（3）以右手搭左肩上，中指稍所不及处是其穴也，左手亦然；

（4）其有不能久坐伸臂者，亦可俯卧，伸两臂，令人拉，使肩胛向外拉开，然后取穴；

（5）令病人两手交在两上臂上，然后取穴；

（6）若病人已困，不能正坐，当令侧卧，拉上臂使肩胛张开，然后取穴；

（7）《千金翼》：先令病人正坐，曲脊伸两手，以臂着膝前，令正直，手大指与膝头齐，以物支肘，勿令臂动，从肩胛上角摸索至胛角下头，其间当有四肋三间，沿着胛骨向下摸，在每一空隙处，用手按压，病人自觉牵引肩部的地方，即是此穴。

【刺灸法】

（1）向外斜刺 0.5~0.7 寸；

（2）灸的壮数宜多，一般是在什么地方点穴，就在那种体位用灸，少则七七壮，多则千壮。灸后当再灸足三里，以引火下行。另再配灸气海、石门、关于、中极（选其中一穴）（见《聚英》）。

【功用】敛肺气，泄脏热。

【主治】肺痨，遗精，虚损。

《灸膏肓腧穴法》："叶余庆，字符善，平江人。自云：'尝病瘵疾，其居对桥而行不能度，有僧为之灸膏肓穴，得百壮，即能行数里，登降皆不倦，自是康强。'余自许昌遭金狄之难，忧劳危难，冲冒寒暑，过此东下。丁未八月（1187年）抵泗滨，感该疰，即至琴川，为医妄治，荣卫衰耗。明年春末，尚苦腹肿、腹胀，气促，不能食，而大便利，身重足痿，杖而后起。得陈了翁家传为灸膏肓俞，自丁亥至癸巳，积三百壮。灸之次日，即胸中气平，肿胀俱损，利止而食进。甲午已能肩舆出谒。后再报之得百壮，疾证浸减，以至康宁。"

44~53. BL44~53　背部二线穴

【取穴法】

神堂　BL44 俯卧位，当第五胸椎棘突下，督脉旁开3寸；

譩譆　BL45 俯卧位，当第六胸椎棘突下，督脉旁开3寸；

膈关　BL46 俯卧位，当第七胸椎棘突下，督脉旁开3寸；

魂门　BL47 俯卧位，当第九胸椎棘突下，督脉旁开3寸；

阳纲　BL48 俯卧位，当第十胸椎棘突下，督脉旁开3寸；

意舍　BL49 俯卧位，当第十一胸椎棘突下，督脉旁开3寸；

胃仓　BL50 俯卧位，当第十二胸椎棘突下，督脉旁开3寸；

肓门　BL51 俯卧位，当第一腰椎棘突下，督脉旁开3寸；

志室　BL52 俯卧位，当第二腰椎棘突下，督脉旁开3寸；

胞肓　BL53 俯卧位，平第二骶后孔，骶正中嵴旁3寸。

【刺灸法】直刺0.5~1寸；可灸，背部穴位在多穴使用的时候，可用走罐法（以泻为主）。

【治疗大要】

神堂以行气安神为主，治如肺心病的胸闷叹息，心慌意乱等；

譩譆以行散阳气为主，治如咳喘，疟疾等；

膈关以通膈为主，治如饮食不下，嗳气等；

魂门以条达气机为主，治如胸胁胀满呕吐等；

阳纲以散气清热为主，治如肠鸣腹泻，黄疸等；

意舍以调理脾气为主，治如食欲减退，泄泻等；

胃仓以行气和胃为主，治如腹胀，失眠等；

肓门以行气利水为主，治如便秘，痞块等；

志室以调补肾气为主，治如腰痛，遗精，记忆力减退等；

胞肓以利水去湿为主，治如肠鸣，大小便不利等。

54. 秩边　BL54

【名称解释】秩指序，边指边远。该穴处于背部穴位顺序之最下，故名。

【定位】俯卧位，平第四骶后孔，骶正中嵴旁开3寸。

【取穴法】臀部会阴纹后端，督脉旁开3寸。

【刺灸法】直刺（略向内侧）1.5～2.5寸；可灸。

【功用】疏通经络，强健腰膝。

【主治】腰腿痛（通运阳气）。

55. 合阳 BL55

【取穴法】俯卧位，当委中与承山的连线上，委中下2寸。

【刺灸法】0.5～1寸；可灸。

【治疗大要】下肢酸痛，腓肠肌筋挛。

56. 承筋 BL56

【取穴法】俯卧位，当委中与承山的连线上，委中下5寸，腓肠肌肌腹中央。

【刺灸法】直刺0.5～1.2寸；可灸。

【治疗大要】小腿疼痛，腓肠肌筋挛。

57. 承山 BL57

【名称解释】承载一身如山之重。

【定位】腓肠肌下两肌腹之间凹陷的顶端。

【取穴法】伸直足尖，当腓肠肌下出现人字纹之凹陷处。

【刺灸法】针尖向条口放血刺入1.5～2.5寸（《灵枢·本输》："转筋者，立而取之，可令遂已；痿厥者，张而刺之，可令立快也。"）；可灸。

【功用】舒筋活络，调理肠胃。

【主治】脚转筋，痔疮，便秘，脚气。

58. 飞扬 BL58 络穴

【名称解释】飞，飞动，扬，散开。足太阳膀胱经从此偏离后正中线，且络入足少阴肾经。故名。

【定位】俯卧位，昆仑穴直上7寸，承山穴外1寸，下1寸。

【刺灸法】直刺1～1.5寸；可灸。

【功用】舒筋活络，清热消肿。

【主治】腰腿痛，痔疮，癃闭。

《前人治疗五官疾患汇集》新中医药，1957，4期："明史载：凌汉章治一男子，病后吐舌……曰：此病后近女色太早也，舌者心之苗，肾水竭，不能制心火，病在阴虚，其穴在左股太阳（飞扬穴），是当以阴攻阳。……如其穴针之，舌吐如故，凌曰：此知泻而不知补也，补数剂，舌渐复故。"

59. 跗阳 BL59 阳跷郄穴

【取穴法】俯卧位，昆仑穴直上3寸。

【刺灸法】直刺0.5～1寸；可灸。

【治疗大要】下肢痿软，脚足疼痛。

60. 昆仑 BL60 经穴

【名称解释】外踝高骨之旁，高下相差明显，故以高山昆仑命名。

【定位】外踝尖与跟腱后缘之中点。

【刺灸法】直刺 0.5 ~ 0.8 寸；可灸。

【功用】疏风通络，消肿止痛。

【主治】头痛项强，转筋，下肢疼痛。

《明史·周汉卿传》："诸暨黄生，背曲须杖行，他医皆以风治之，汉卿曰：血涩也。刺两足昆仑穴，顷之，投杖去。其捷效如此。"

《中国针灸》席润成等，1986，3，41：用昆仑穴治眉棱骨痛 16 例，病程长用平补平泻，病程短用泻法。痊愈 15 例，无效 1 例。

61. 仆参　BL61

【取穴法】昆仑穴直下，跟骨外侧赤白肉际处。

【刺灸法】直刺或斜刺 0.3 ~ 0.5 寸。可灸。

【治疗大要】足跟痛。

62. 申脉　BL62　八脉交会穴（通阳跷）

【别名】阳跷。

【名称解释】阳跷脉的起点，穴属足太阳脉，由此伸展向阳跷脉，故名。

【定位】外踝下缘凹陷之中点。

【取穴法】外踝尖直下凹陷处，脚尖左右摆动即可摸到此凹陷。

【刺灸法】针尖略向下，刺入骨缝中 0.2 ~ 0.5 寸；可灸，但一般不灸。

【功用】舒筋络，通阳跷。

【主治】头痛，眩晕，足外翻（肌肉筋膜紧张）。

《针灸聚英》："一小儿四岁，与长老念咒摩顶受记发搐。后见皂衣人即发，罗谦甫先与灸两跷各二七壮，次服沉香天麻汤愈。"

63. 金门　BL63　郄穴

【取穴法】当外踝前缘直下，骰骨下缘处。

【刺灸法】直刺 0.3 ~ 0.8 寸；可灸。

【治疗大要】足底疼痛，头项疼痛。

64. 京骨　BL64　原穴

【名称解释】穴处京骨旁，故名。

【定位】第五跖骨粗隆下，赤白肉际处。

【刺灸法】直刺 0.3 ~ 0.5 寸；可灸。

【功用】调气安神（调中偏补）。

【主治】头痛项强，小儿惊厥（脑发育不全）。

65. 束骨　BL65　输穴

【取穴法】足小趾本节的后方，赤白肉际处。

【刺灸法】直刺 0.3 ~ 0.5 寸；可灸。

【治疗大要】腰背痛，足底痛。

66. 足通谷　BL66　荥穴

【取穴法】足小趾本节的前方，赤白肉际处。

【刺灸法】直刺 0.2 ~ 0.3 寸；可灸。

【治疗大要】头痛，目眩，足底疼痛。

67. 至阴　BL67　井穴

【名称解释】阳气尽阴气生，阳气达阴之处，故曰至阴。

【定位】足小趾外侧后甲角旁约 0.1 寸。

【刺灸法】斜刺 0.1 ~ 0.2 寸；可灸，长灸，一般使用麦粒灸。

【功用】疏通经络，调整阴阳，清头明目。

【主治】头痛，目赤，胎位不正，子宫发育不良，性发育不全。

《针灸资生经》："张文仲疗横产先出手，诸符药不效。灸右脚小趾尖头三壮，炷如小麦，下火立产。"

穴位比较见图 25

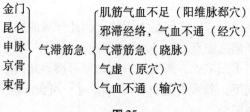

图 25

第三节　足少阳胆经

Points of Gallbladder Meridian of Foot – Shaoyang，G B.

一、经脉的循行及其特点

1. 循行

足少阳胆经起于目外眦瞳子髎，向上达头部至耳后，在头部经脉曲折运行，然后至肩，向前入缺盆，沿身体两侧下到足四趾外侧，止于窍阴。在缺盆另有一支，入胸腹腔内，络肝属胆，从髋关节横出，与主脉相交。足跗部从足临泣分出一支，至足大趾端，交足厥阴肝经。

2. 特点

（1）穴位起于瞳子髎，止于窍阴，左右各 44 个穴位。

（2）头部经脉曲折运行，与主风有关（外风上受，容易侵犯胆经；内风发作，容易引起头部眩晕）。

（3）经脉在胸腹部曲折，说明肝胆之其容易在胸腹不阻滞，产生胸胁胀满。

（4）胆经在胸腹部分成内外两支运行，内外支在缺盆和髋部相分合，所以缺盆和髋部的穴位对调节气血的分配和运送也很重要。

二、足少阳经穴的内容

1. 瞳子髎 GB1

【名称解释】瞳子即瞳孔，穴在瞳孔旁的凹陷中，故名。

【定位】目外眦旁，当眶外侧缘凹陷处。

【刺灸法】向外斜刺0.3～0.5寸；不灸。

【功用】疏风散热，清头明目（部位在上，与风从上受相关；部位在目，能治眼病；手足同名经穴相交，类似井穴，能调动少阳经气）。

【主治】目赤，头痛，夜盲。

2. 听会 GB2

【名称解释】穴处耳旁，气血会聚听闻之处，故名（听会是足少阳胆经脉的气血从耳前循绕和从耳中外出的交会处）。

【定位】耳屏间切迹的前方，下颌髁状骨的后缘，张口时有凹陷处。

【取穴法】张口取穴，在耳屏下切迹的前方凹陷中。

【刺灸法】直刺0.5～1寸；可灸，多用芦苇灸。

【功用】益耳通络。

【主治】耳鸣，耳聋，口歪。

3. 上关 GB3

【别名】客主人。

【名称解释】上，指上方，关，指颧骨，穴在颧骨的上方，故名。又此穴为手足少阳经与足阳明经的交会穴，少阳为主，阳明为客，穴如主人与客人相会。故又称客主人。

【定位】下关穴直上，颧骨上缘凹陷处。

【刺灸法】直刺0.5～0.8寸（《素问·刺禁论》、《甲乙经》均认为此穴不能深刺）；可灸，多用麦粒灸，不能烧成疤痕。

【功用】通经活络。

【主治】口眼歪斜，上牙痛，面痛。

4～12. GB4～12 侧头部穴

【取穴法】

颔厌 GB4 当头维与曲鬓弧形连线的上1/4与下3/4的交点处。嚼物时，该处有微动者；

悬颅 GB5 当头维与曲鬓的弧形连线的中点处；

悬厘 GB6 当头维与曲鬓的弧形连线的上3/4与1/4的交点处；

曲鬓 GB7 当耳前鬓发后缘直上，与耳尖水平线的交点处；

率谷 GB8 耳尖直上入发际1.5寸，嚼物时，该处微动者；

天冲　GB9 当耳根后缘直上，入发际 2 寸；

浮白　GB10 耳根上缘向后入发际 1 寸；

头窍阴　GB11 浮白穴直下，当乳突根部；

完骨　GB12 乳突后下方的凹陷处。

【刺灸法】向下或向耳中方向斜刺 0.5～0.8 寸；可灸，但少灸。

【治疗大要】

颔厌主要有通经祛风的作用，治如眩晕，耳鸣等；

悬颅主要有通经行气的作用，治如寒阻气滞的面部疼痛等

悬厘主要有通经驱寒的作用，治如偏头痛，耳鸣等；

曲鬓主要有通经活络的作用，治如头项强痛，牙关紧闭等；

率谷主要有疏风通络的作用，治如小儿惊风，眩晕，发热等；

天冲主要有疏风理气的作用，治如头痛，惊恐等；

浮白主要有清头明目的作用，治如目眩，头晕等；

头窍阴主要有调理肝胆经气的作用，治如头晕，胸胁痛等；

完骨主要有通经活络的作用，治如颈项强痛，喉痹等。

13～19. GB13～19　头部穴

【取穴法】

本神　GB13 神庭穴旁开 3 寸，目外眦直上入发际 0.5 寸；

阳白　GB14 目正视，瞳孔直上，眉上 1 寸；

头临泣　GB15 阳白穴直上，入发际 0.5 寸；

目窗　GB16 当头临泣与风池穴的连线上，头临泣后 1 寸；

正营　GB17 当头临泣与风池穴的连线上，目窗后 1 寸；

承灵　GB18 当头临泣与风池的连线上，正营后 1.5 寸；

脑空　GB19 当头临泣与风池的连线上，承灵后 1.5 寸，在枕外隆凸的上缘外侧。

【刺灸法】阳白向后斜刺 0.3～0.5 寸；可灸，但一般少灸。

【治疗大要】

本神主要有养气安神的作用，治如神志恍惚，记忆力减退等；

阳白主要有祛风明目的作用，治如眼睑下垂，目昏多眵等；

头临泣主要有通窍止风的作用，治如目眩，鼻渊，流泪等；

目窗主要有清热明目的作用，治如目赤痛，视力减退等；

正营主要有养血止痉的作用，治如目眩，牙关紧闭等；

承灵主要有养气安神的作用，治如失眠，惊惕不安等；

脑空主要有通脑络的作用，治如头项强痛（《针灸聚英》："曹操患头风，发即心乱目眩，华佗针脑空立愈。"），视力减退等。

20. 风池　GB20

【名称解释】池指浅，风邪窝积之处，因其为头部主要受风之处，凹形似池，故名。

【定位】胸锁乳突肌与斜方肌上端之间的凹陷中。

【取穴法】乳突内侧，项大筋的外侧凹陷中，平风府穴。

【刺灸法】针尖向对侧目内眦，刺入 1～1.5 寸；可灸。

【功用】疏风解热。

【主治】感冒，头痛，眩晕，口眼歪斜。

《针灸聚英》："平安公患偏风，甄权针风池、肩髃、曲池、支沟、五枢、阴陵泉、巨虚下廉即差。"

《续名医类案》："一人痘靥（ye）后，手掐搔痒，遂发血风疮，用苦参、栀、翘、防风、独活、苡仁、黄芩蜜丸服，病灸风池、三里二穴各五七壮愈。"

21. 肩井　GB21

【名称解释】穴处肩上陷中，故名。

【定位】当大椎与肩峰连线的中点。

【取穴法】在肩上陷中，以三指按之，当中指下陷中取之。

【刺灸法】直刺 0.5～0.8 寸，注意掌握针刺的深度，不可刺入肺尖，本穴有流产的可能，故孕妇慎用(《备急千金要方》："难产针两肩井入 1 寸泻之，须臾即分娩。")；可灸。

【功用】通经活络。

【主治】颈项强痛、瘰疬、乳痈。

《续名医类案》："缪仲淳治朱文学镳患瘰疬，为灸肩井、肘尖两穴各数壮而愈。"

《夷坚志》："饶州卒扬道珍针肩井治鼻衄捷效。"

22. 渊腋　GB22

【取穴法】举臂，当腋中线上，腋下 3 寸，第四肋间隙中。

【刺灸法】向外斜刺 0.5～0.8 寸；可灸，但不宜多灸。

【治疗大要】胸满，胁痛（行气止痛为主）。

23. 辄筋　GB23

【取穴法】渊腋前 1 寸，平乳头，当第四肋间隙中。

【刺灸法】向外斜刺 0.5～0.8 寸；可灸，但不宜多灸。

【治疗大要】胸胁痛，喘息（行气宽胸为主）。

24. 日月　GB24　胆募穴

【名称解释】日月为明，胆求决断，务求其明，故名。

【定位】第七肋间隙，乳头直下。

【刺灸法】向外斜刺 0.5～0.8 寸；可灸，但不宜多灸。

【功用】行气利胆。

【主治】胸胁痛，黄疸，呕吐。

25. 京门　GB25　肾募穴

【名称解释】京，《说文解字》："人所为绝高丘也。"即人站在高的丘陵上称之为京。说明此穴位置较高，处腹上肋下，已经向上顶到肋骨。门为气血通行的门户。

【定位】俯卧位，第十二肋端。

【刺灸法】直刺 0.5 ~ 1 寸；可灸，但不多灸。

【功用】通调水道，舒筋活络。

【主治】肠鸣洞泻，水肿，腰背痹痛，小便不畅。

26. 带脉　GB26

【名称解释】带脉经气交此，故名。

【定位】仰卧或侧卧位，第十一肋骨端直下与脐相平之处。

【刺灸法】直刺 0.8 ~ 1.2 寸；可灸。

【功用】清热利湿，强健腰膝。

【主治】带下，闭经，腰肋痛。

27. 五枢　GB27

【取穴法】仰卧或侧卧位，当髂前上棘的前方，横平脐下 3 寸。

【刺灸法】直刺 0.8 ~ 1 寸；可灸。

【治疗大要】阴挺，带下（行气去湿为主）。

28. 维道　GB28

【取穴法】仰卧或侧卧位，当髂前上棘的前下方，五枢穴前下 0.5 寸。

【刺灸法】直刺 0.8 ~ 1.8 寸；可灸。

【治疗大要】少腹疼痛，疝气（行气止痛为主）。

29. 居髎　GB29

【取穴法】侧卧位，当髂前上棘与股骨大转子高点连线的中点。

【刺灸法】直刺 0.5 ~ 1.5 寸；可灸。

【治疗大要】腰腿痹痛（股骨头坏死），足痿（通经活络为主）。

30. 环跳　GB30

【名称解释】髀枢之骨如环，下肢跳跃全仗此穴。

【定位】侧卧或俯卧位，股骨大转子最高点与骶管裂孔连线的外 1/3 与内 2/3 的交界处。

【取穴法】

（1）侧卧，伸下足，屈上足，在大转子后陷中；

（2）俯卧，按定量法量取。

【刺灸法】针尖向前阴部直刺 2 ~ 3 寸，可刺中坐骨神经，但刺激量不要太大，敲击坐骨神经的次数不能多，不要在坐骨神经上留针；可灸，但一般不灸（肌肉太厚，灸的效果不明显）。

【功用】行气活血。

【主治】下肢痿软、疼痛。

《针灸大成》："辛酉（1561 年）夏，中贵患瘫痪，不能动履。有医何鹤松久治未愈。召余视之，曰：此瘫针可愈。鹤松惭去。予遂针环跳穴，果即能履。"

"庚辰（1580 年）夏，工部郎许鸿宗公患两腿风，日夜痛不止，卧床月余。宝元局王公，乃其属官，力荐予治之。时名医诸公，坚持不从。许公疑而言曰：两腿及足无处不痛，岂一二针所能愈？予曰：治病求其本，得其本穴会归之处，痛可立而止，痛止必能步履，旬日之内，必能进部。此公明爽，独听予言，针环跳、绝骨，信针而愈。"

31. 风市　GB31

【名称解释】市为聚结，此处为风气聚结处，故名。

【定位】大腿外侧部的中线上，当腘横纹上7寸，股外侧肌与股二头肌之间。

【取穴法】患者将手伸直与腿平贴，中指尖下即是穴。

【刺灸法】直刺1～1.5寸，针尖在股骨上敲击，然后将针留自股骨下缘；可灸。

【功用】疏风通络，清热去湿。

【主治】下肢痿软、疼痛，皮肤瘙痒，脚气（《针灸腧穴图谱》认为可治厉风）。

《针灸资生经》："予冬月，当风市处多灸冷痹，急擦热手温之，略止。日或两三痹。偶缪刺以温针，遂愈。"

《针灸大成》："癸酉（1573年）秋，大理李义河翁患两腿痛十余载，诸药不能奏效。相公推予治之，诊其脉滑浮，风湿入于筋骨，岂药力能愈？须针可痊。即取风市、阴市等足额针之。官至工部尚书，病不再发。"

《新中医药》1957，6"江焕言：冯悦御药，服伏火药多，脑后生疮，热气蒸蒸而上，几不救矣。一道人教灸风市穴十数壮，虽愈，时时发作，又教冯以阴阳炼秋石，同大豆卷浓煎，汤下遂悉平。"

《名医类案》："蔡元长知开封，正据案治事。忽如有虫自足心行至腰间，即坠笔晕厥，久之方苏。擦属云：此病非俞山人不能疗。趋使召之。俞曰：此真脚气也，法当灸风市，为灸一壮，蔡宴然复常。明日，病如初，再召，俞曰：除病根非千艾不可。从其言，灸五百壮，自此遂愈。"

32. 中渎　GB32

【取穴法】风市下2寸。

【刺灸法】直刺1～1.5寸；可灸。

【治疗大要】下肢痿痹，膝关节肿痛，麻木，脚气（行气去水为主）。

33. 膝阳关　GB33

【取穴法】阳陵泉上3寸，股骨外上髁上方的凹陷处。

【刺灸法】直刺0.8～1寸；可灸。

【治疗大要】膝关节肿痛，沿足少阳冷痛（通经行气为主）。

34. 阳陵泉　GB34　合穴　筋会

【名称解释】外侧为阳，膝下为陵，合穴为气血会聚之处，故有此名。

【定位】正坐或仰卧位，腓骨小头前下方凹陷中。

【刺灸法】直刺1～1.5寸，将针先在腓骨前缘上敲击数下，然后向外提针，在将针尖稍向前从胫、腓骨之间刺入留针；可灸。

【功用】强筋健骨，利胆和胃。

【主治】足膝痿痹，身热黄疸。

35. 阳交　GB35　阳维郄穴

【取穴法】正坐或仰卧位，当外踝尖上7寸，腓骨后缘。

【刺灸法】直刺0.5~0.8寸；可灸。

【治疗大要】下肢肌肉萎缩，脚转筋（交通经气为主）。

36. 外丘　GB36　郄穴

【取穴法】正坐或仰卧位，当外踝尖上7寸，腓骨前缘。

【刺灸法】直刺0.5~0.8寸，可直抵胫骨；可灸。

【治疗大要】腿外侧痛，胸胁痛（行气止痛为主）。

37. 光明　GB37　络穴

【名称解释】穴能治疗眼病，故名。

【定位】正坐或仰卧位，当外踝尖上5寸，腓骨前缘。

【刺灸法】直刺0.8~1.2寸；可灸。

【功用】调理肝胆，清热明目。

【主治】夜盲，视力减退。

《中医杂志》1981，7：针刺光明穴使暴盲儿童获愈。对双目视力仅0.5之儿童，应用眼明注射液穴注两个疗程，视力恢复0.9~1.2。

38. 阳辅　GB38　经穴

【取穴法】正坐或仰卧位，当外踝尖上4寸，腓骨前缘稍前方。

【刺灸法】针刺0.8~1.2寸；可灸。

【治疗大要】偏头痛，下肢外侧痛（行气活血为主）。

39. 悬钟　GB39　髓会

【别名】绝骨。

【名称解释】古代小儿系脚铃之处，故名；又从外踝尖沿胫骨向上摸至肌肉明显处是穴，故又名绝骨。

【定位】外踝尖上3寸，腓骨前缘。

【刺灸法】直刺0.5~0.8寸；可灸，经常使用灸法。

【功用】强筋健骨。

【主治】腰膝痿软，中风偏瘫，脚气，骨弱。

《针灸资生经》："执中母氏久病鼻干有冷气，问诸医者，医者亦不晓，但云病去自愈，既而病去，亦不愈也。后因灸绝骨而渐愈。执中亦尝患此，偶绝骨微痛而着艾，鼻干亦失去。初不知是绝骨之功，后阅《千金方》有此证，始知鼻干之去，因绝骨也。"

40. 丘墟　GB40　原穴

【名称解释】墟，大丘也，丘墟为丘陵中高起之处，穴在外踝之下，故名。

【定位】外踝尖前下方，当趾长伸肌腱的外侧凹陷中。

【取穴法】足部向内平收，外踝前凹陷中。

【刺灸法】刺入骨缝中0.3~0.5寸；可灸，但一般少灸。

【功用】疏肝利胆，行气活络。

【主治】胸胁痛，足踝痛，脚软无力。

41. 足临泣　GB41　输穴　八脉交会穴（通带脉）

【名称解释】足，足部，临，靠近，泣，水液，足部近水，故有此名。

【定位】在足第四、五跖骨结合部前方，小趾伸肌腱外侧的凹陷中。

【取穴法】从第四、五小趾处，沿跖骨向前摸至骨交叉处即是穴。

【刺灸法】刺入骨缝中0.5~0.8寸；可灸，但一般少灸。

【功用】疏肝利胆，通条带脉。

【主治】季胁支满，胸痛，腋肿，目眩，耳鸣，月经不调。

42. 地五会　GB42

【取穴法】第四跖趾关节的后方，小趾伸肌腱的内侧缘，第四、五跖骨之间。

【刺灸法】刺入骨缝中0.5~0.8寸；可灸，但一般少灸。

【治疗大要】跗肿，胁痛，耳鸣（健脾利水为主）。

43. 侠溪　GB43　荥穴

【名称解释】侠，通夹，溪，水流，荥穴通道尚小，水流尚少，故名。

【定位】足第四、五趾间，当趾蹼缘后上赤白肉际处。

【刺灸法】针尖略向足心腹泻刺入0.3~0.5寸；可灸，但一般少灸。

【功用】条达胆气。

【主治】头痛，目眩，耳鸣，耳聋，目赤，口干，足跗肿痛（胆火上炎）。

《针灸聚英》："东垣曰：先师洁古病苦头痛，发时两颊青黄，眩晕，目不欲开，懒言，身体沉，兀兀欲吐。此厥阴、太阴合病，名曰风痰。灸侠溪，服局方玉壶丸愈。"

44. 足窍阴　GB44

【取穴法】足第四趾趾甲外侧角后缘约0.1寸处。

【刺灸法】斜刺0.1~0.2寸，可用三棱针放血；可灸，温和灸或麦粒灸均可。

【治疗大要】偏头痛，眩晕，多梦（行气疏风为主）。

穴位比较见图26

```
丘墟                      胆气（虚）
足临泣                    胆、肝（湿）疏肝通带
地五会  治胆病            胆、脾（湿）利胆健脾
侠溪                      胆火（实）
足窍阴                    胆、肝（风）
```

图26

第六章 足三阴经穴

第一节 足太阴脾经

Points of Spleen Meridian of Foot – Taiyin，S P.

一、经脉循行及其特点

1. 循行

足太阴脾经起于足大趾隐白穴，沿大趾内侧赤白肉际，上行至内踝前边，然后沿腿内侧缘进入腹部，属脾络胃，向上过膈挟咽连舌本，散舌下。

2. 特点

（1）穴位起于隐白，止于大包，左右各有 21 穴位。

（2）经脉是经心脏与足少阴心经相交的，故脾经与心脏的关系比较密切（养血安神），大包穴的形成（大包穴是在脾经运行切断后重新出现的）与作为脾之大络的原因相关（脾精一方面经肺输布，另外也通过心脏布散，一从气，一从血，使精微物资运送到全身）。

（3）踝上 8 寸，交出厥阴之前，说明足太阴经与足厥阴经在腿部有两处相交（另一处在三阴交），说明两经（肝脾木土）之间的关系比较密切。

（4）脾、胃经在腹部平行运行，说明这两经的关系也比较密切（脾胃经常相提并论）。

二、足太阴经穴的内容

1. 隐白 SP1 井穴

【名称解释】穴位曾经定位在足拇趾下纹正中处，穴位隐于足部肌肉的白处，故名。

【定位】足拇趾内侧后甲角旁约 0.1 寸。

【刺灸法】斜刺 0.1 ~ 0.2 寸，一般不放血；可灸，但少灸。

【功用】调气血，益脾胃（无开窍安神的作用，以调补气血为主）。

【主治】腹胀，便血。

2. 大都 SP2 荥穴

【名称解释】都，土之会。本穴位于足大趾本节后凹陷处，故名。

【定位】足拇趾内侧第一跖趾关节前缘赤白肉际处。

【取穴法】大拇趾向下勾，关节处形成一个曲折凹陷，穴在曲折处的赤白肉际处。

【刺灸法】直刺0.3~0.5寸；可灸，但一般少灸。

【功用】健脾和中。

【主治】腹胀食不化，小儿惊风（此为脾虚动风，属虚热外溢，故培补脾阳就能止风）。

3. 太白 SP3 输穴

【名称解释】太，大的意思，白，赤白肉际，穴在足大趾后，赤白肉际处，故名。

【定位】足第一跖骨小头后缘，赤白肉际处。

【取穴法】足大趾跖趾关节后缘的赤白肉际处，可用手摸关节处定位。

【刺灸法】直刺0.3~0.5寸；可灸。

【功用】通经活络，调和脾胃（脾虚气阻）。

【主治】胃痛，食不化，心痛，脉缓（为脾气不运而致）。

4. 公孙 SP4 络穴 八脉交会穴通冲脉

【名称解释】本穴为络穴，络属脾胃，属土，象征母德而生机充足。黄帝姓公孙，名轩辕，为中国人的始祖，故以黄帝之姓称此穴，以强调生机。

【定位】第一跖骨基底的前下方。

【取穴法】在足弓部关节的前下方凹陷处。

【刺灸法】直刺0.5~0.8寸；可灸。

【功用】调理脾胃，宽胸宁神（木火刑金引起）。

【主治】胃痛，呕吐，下利，脚气，胸闷。

本穴的特点，从络穴来说，主土，故能治疗脾胃，调整脾胃之间的关系；从功效上来说，公孙的含义也有调整肝脾（阴井起于木，肝为木，而治土，土与木的关系为公孙之间的关系，因为木生火，火生土，木为公，则土为孙）的能力。而且本穴还是八脉交会穴通冲脉，冲脉为血海，脾统血，可见本穴，立足脾的功能，而能调脾胃，调肝脾。

5. 商丘 SP5 经穴

【名称解释】商，商贾，丘，会聚。由于本穴是气血会聚之处，故名商丘。

【定位】足内踝前下方凹陷处，当舟骨结节与内踝尖连线的中点处。

【取穴法】翘足大趾，足大筋高起处的内侧与足内踝之间的前下方凹陷处。

【刺灸法】刺入骨缝中0.3~0.5寸；可灸，但一般不灸。

【功用】健脾利湿（此穴开始与脾的运化水湿有关）。

【主治】腹胀，便秘，肠鸣，腹泻，黄疸（慢性）。

6. 三阴交 SP6

【名称解释】三条阴经的经脉相交处（据日本人介绍三阴交为立体交会，依肝、脾、肾为层次）。

【定位】足内踝尖上3寸，胫骨内侧面后缘。

【刺灸法】直刺0.8~1.2寸；可灸，孕妇慎用。

【功用】补脾胃，助运化，通经络，调血气。

【主治】腹痛，腹泻，通经，带下，遗尿，水肿，紫癜，缺血。

《针灸资生经》："有贵人内子，产后暴卒，急呼其母为办后事，母至，为灸会阴、三阴交各数壮而苏，母盖名医也。"

7. 漏谷 SP7

【取穴法】当内踝尖与阴陵泉的连线上，内踝尖上6寸，胫骨内侧面的后缘处。

【刺灸法】直刺0.5~0.8寸；可灸。

【治疗大要】下肢水湿引起的疼痛，麻木及肠胃道水湿停滞引起的腹胀腹泻等，有一定的利尿作用。

8. 地机 SP8 郄穴

【名称解释】地，土地，机，机关。穴在下肢，故称地，穴为郄穴故为机。

【定位】阴陵泉穴下3寸。

【刺灸法】直刺0.8~1.2寸；可灸。

【功用】通经活络。

【主治】痛经，腰痛，癥瘕。

9. 阴陵泉 SP9 合穴

【名称解释】膝下为陵，穴处阴经，合穴属水，故有此名。

【定位】胫骨内侧髁下缘凹陷中。

【取穴法】翘足伸腿，胫骨上端内侧凹陷中。

【刺灸法】直刺1~1.5寸；可灸。

【功用】清化湿热（合通内府）。

【主治】黄疸，癃闭，腹胀。

10. 血海 SP10

【名称解释】专治血证，气血会聚之处，故名。

【定位】髌骨内侧上方2寸。

【取穴法】以医生的手心对髌骨（医生左手对病人右足，医生右手对病人左足），手指向大腿根部，大指末端是穴。

【刺灸法】直刺1~1.5寸，针尖可在股骨上敲击数下，然后在股骨旁留针；可灸。

【功用】祛风清热，调和气血（气行则血行，血行风自灭，故此穴是养血祛风，清虚热）。

【主治】月经不调，漏下，下部瘙痒，肌肉萎缩。

11. 箕门 SP11

【取穴法】血海上6寸，缝匠肌下缘。

【刺灸法】直刺0.3~0.5寸，注意不能刺中股动脉；可灸，但一般不灸。

【治疗大要】行气去湿为主，治如阴部潮湿，局部疼痛等。

12. 冲门　SP12

【取穴法】仰卧位，在耻骨联合上缘中点旁3.5寸处，当动脉搏动的外侧。

【刺灸法】直刺0.5～0.8寸，注意避开动脉；可灸，但一般不多灸。

【治疗大要】小便不利（前列腺炎），疝气等（有补气的作用）下焦局部气机的布散。

13. 府舍　SP13

【取穴法】仰卧位，脐中以下4寸，任脉旁开4寸。

【刺灸法】直刺0.5～0.8寸；可灸。

【治疗大要】疝气，积聚等腹部气机不调的病症（经脉气机由此与脏腑相通，故主治中焦气机的变化）。

14. 腹结　SP14

【取穴法】仰卧位，府舍上3寸，任脉旁开4寸。

【刺灸法】直刺0.8～1.2寸；可灸。

【治疗大要】绕脐腹痛（肠套叠、肠粘连），疝气等气机阻滞的病症（结者绕脐不开）。

15. 大横　SP15

【名称解释】《说文解字》："横，阑木也。""阑，门遮也。"可见，横是粗大的意思。穴在大肠旁，故称大横。

【定位】仰卧位，脐中旁开4寸。

【刺灸法】直刺1～1.5寸；可灸。

【功用】行气通腑，去湿和中。

【主治】腹痛，便秘，下利。

穴位介于大、小肠之间，所以影响面大。治大肠则能调节水分，治小肠则能和中，通腑气则能下行。

16. 腹哀　SP16

【取穴法】仰卧位，在脐上3寸，任脉旁开4寸。

【刺灸法】直刺0.5～0.8寸；可灸。

【治疗大要】消化不良，上腹疼痛等上腹气滞的病症（哀者虚弱不振）。

17～21. SP17～21　侧胸部穴

【取穴法】

食窦　SP17 仰卧位，任脉旁开6寸，第五肋间隙中。

天溪　SP18 仰卧位，任脉旁开6寸，第四肋间隙中。

胸乡　SP19 仰卧位，任脉旁开6寸，第三肋间隙中。

周荣　SP20 仰卧位，任脉旁开6寸，第二肋间隙中。

大包　SP21 脾之大络。举臂，腋中线上，第六肋间隙中。

【刺灸法】斜刺 0.3~0.5 寸；可灸，但少灸。

【治疗大要】

食窦：有安胃和中的作用，治如翻胃，呃逆等胃气将败的病症。在《扁鹊心书》中称为命关，如："一人每日四、五遍出汗，灸关元穴亦不止。乃房事后饮冷伤脾气，复灸左命关百壮而愈。""一人年五十，因大忧、大恼，却转脾虚，庸医用五苓散及青皮、枳壳等药，遂致饮食不进，胸中作闷。余令灸关元二百壮，饮食渐进。灸关元五百壮，服姜附汤一、二剂，金液丹二斤方愈。""一人病休息痢，余令灸关元二百壮，病愈二日变注下，一时五、七次，令服霹雳汤二服立止。后四肢浮肿，乃脾虚欲成水胀也。有灸关元二百壮，服金液丹十两，一月而愈。"

天溪：有行气的作用，治如心痛，胸痛，乳痛等。

胸乡：有补肺的作用，治如胸胁亏痛，心慌等

周荣：调气固表的作用，治如咳喘，消瘦，出虚汗等。

大包：有调气补气的作用，治如五迟，重症肌无力等。《中国针灸学讲义》承淡庵："曾闻家伯父谈其师罗哲初先生，治一南京某氏子，全身痿纵，颈项四肢皆软瘫，为针大包一穴，与大脐黄芪、白术、甘草三味，煎服而愈。"

穴位比较见图 27，28，29

阴陵泉 三阴交 } 养阴 { 有清热去湿的作用 调理三阴经气

图 27

公孙 足三里 } 调理脾胃 { 去湿（络）化食（合）

图 28

大横 天枢 } 下利 { 偏于虚寒（虚较甚）偏于湿热（邪较甚）

图 29

第二节　足少阴肾经穴

Pointa of Kidney Meyidian of Foot – Shaoyin，WK I.

一、经脉的循行及其特点

1. 循行

足少阴肾经起于足小趾，下足底至涌泉穴，然后上至股内后缘，通向脊柱，属肾络膀胱，过肝和横膈，进入肺中。

2. 特点

（1）足少阴经的第一个穴位在足底，与地接触，故有湿从足起的说法。

（2）经脉进入腹腔后，在腹腔内运行，腹部的穴位是体内循行的经脉在体表的投影，所以腹部的穴位用得较少。

（3）经脉在足部绕行，其绕行方式曾有过争论，其原因尚有待进一步研究。现在主要是根据穴位的属性来决定经脉的循行顺序。因太溪为原，大钟为络，水泉为郄，其它经脉的穴位的排列是按原、络、郄的顺序，故足少阴肾经的经脉也按这个顺序排列。

二、足少阴肾经穴的内容

1. 涌泉　KI1　井穴

【名称解释】肾属水，泉水初出涌下，故名。

【定位】足底二、三趾趾缝纹头端与足跟连线的前 1/3 与后 2/3 的交点上。

【取穴法】

（1）足趾屈时的凹陷处；

（2）足底前掌人字纹的顶端。

【刺灸法】直刺 0.5～0.8 寸；可灸，一般认为灸法比针法效果更好；也可用药物外敷法，如治小儿流涎，用天南星外敷涌泉起泡后，去药、挑泡去水、消毒包扎。

【功用】通关开窍，去湿化痰。

【主治】眩晕，晕厥，小儿惊风，小儿流涎。

《史记·扁鹊仓公列传》："济北王阿母，自言足热而闷，臣意告曰：热厥也。则刺其足心各三所，按之无出血，病旋已。"

《扁鹊心书》："一人患脚气，两珩骨连腰日夜痛不可忍。为灸涌泉穴五十壮，服金液丹五日痊愈。"

《续名医类案》："李时珍治一妇人衄血，一昼夜不止。诸治不效。令捣蒜敷足心，即时遂愈。"

2. 然谷　KI2　荥穴

【名称解释】以骨命名。

【定位】足内侧，足舟骨粗隆下缘的凹陷中。

【取穴法】足部向上外屈，内踝前下方突出骨之后方。

【刺灸法】直刺 0.5～0.8 寸；可灸。

【功用】调气去湿。

【主治】喉痹，月经不调，阴痒，白浊，寒湿脚气。

《千金方》："凡不嗜食，刺然谷多见血，使人立饥。"（阴湿故）

3. 太溪　KI3　输穴（原穴）

【别名】吕细。

【名称解释】肾水出后，在此处聚成太溪，故名。

【定位】内踝尖与跟腱外缘的中点。

【刺灸法】直刺 0.5～0.8 寸；可灸，但少灸。

【功用】益肾清热。

【主治】耳鸣，失眠，癃闭，腰痛，牙痛。

《续名医类案》："娄全善治一男子喉痹，于太溪穴刺出黑血半盏而愈。"

4. 大钟 KI4 络穴

【取穴法】太溪穴下 5 分，跟腱内侧缘。

【刺灸法】直刺 0.3 ~ 0.5 寸；可灸，但一般不灸。

【治疗大要】足跟痛，痴呆，嗜卧（调气为主，以阴和阳）。

5. 水泉 KI5 郄穴

【取穴法】太溪穴直下 1 寸。

【刺灸法】直刺 0.3 ~ 0.5 寸；可灸，一般少灸。

【治疗大要】下肢水肿，前列腺炎等水湿停滞的病症。

6. 照海 KI6 八脉交会穴通阴跷脉

【别名】阴跷。

【名称解释】穴在然谷之旁，然者，燃也，燃烧之意。燃烧则能照明，故穴名照海。

【取穴法】两足底相对拱合，于内踝直下 4 分陷中取之。

【刺灸法】针尖略向下，刺入骨缝中 0.5 ~ 0.8 寸；可灸，但一般不灸。

【功用】清热通经，调气安神。

【主治】咽喉干红，月经不调，赤白带下，失眠，嗜卧，惊恐不宁（阳气乱）。

7. 复溜 KI7 经穴

【名称解释】复，多的意思，溜，流动的意思。经脉的气血到经穴处比较多，故称复溜。

【定位】正坐或仰卧，太溪穴直上 2 寸，跟腱内缘凹陷中。

【取穴法】足尖向下取穴。

【刺灸法】直刺 0.8 ~ 1 寸；可灸。

【功用】调肾气，清湿热。

【主治】腰痛，泄泻，水肿，癃闭，口干，消渴（气虚，以阴虚为主）。

8. 交信 KI8 阴跷郄穴

【取穴法】正坐或仰卧，太溪穴直上 2 寸，胫骨内侧缘的后方。

【刺灸法】直刺 0.8 ~ 1 寸；可灸。

【治疗大要】月经不调，大便难，睾丸肿痛（调气通经，偏向血证）。

9. 筑宾 KI9 阴维郄穴

【取穴法】正坐或仰卧，太溪穴直上 5 寸，腓肠肌肌腹的下方。

【刺灸法】直刺 0.8 ~ 1.2 寸；可灸。

【治疗大要】下肢痿痹，疝痛（行气活血偏水证）。

10. 阴谷 KI10 合穴

【名称解释】穴处腘窝的内侧，故为阴，腘窝凹陷如谷，故有此名。

【定位】俯伏位,腘窝内侧,当半腱肌与半膜肌之间,与委中平。

【取穴法】曲膝时,大腿下部肌肉收缩,膝旁肌腱突出之前方,腘横纹端。

【刺灸法】直刺0.8~1.2寸;可灸,但一般不多灸。

【功用】调补肾气,清热去湿。

【主治】疝气,小便难,崩漏,阳痿。

11~21. KI11~21 腹部穴

【取穴法】

横骨 K I11 仰卧位,当脐中下5寸,任脉旁开0.5寸。

大赫 K I12 仰卧位,当脐中下4寸,任脉旁开0.5寸。

气穴 K I13 仰卧位,当脐中下3寸,任脉旁开0.5寸。

四满 K I14 仰卧位,当脐中下2寸,任脉旁开0.5寸。

中注 K I15 仰卧位,当脐中下1寸,任脉旁开0.5寸。

肓俞 K I16 仰卧位,当脐中旁开0.5寸.

商曲 K I17 仰卧位当脐中上2寸,任脉旁开0.5寸。

石关 K I18 仰卧位,当脐中上3寸,任脉旁开0.5寸。

阴都 K I19 仰卧位,当脐中上4寸,任脉旁开0.5寸。

腹通谷 K I20 仰卧位,当脐中上5寸,任脉旁开0.5寸。

幽门 K I21 仰卧位,当脐中上6寸,任脉旁开0.5寸。

【刺灸法】横骨须在排尿后针刺,一般0.3~0.5寸,其余下腹部穴直刺0.8~1.2寸;上腹部穴直刺0.5~0.8寸;可灸。

【治疗大要】

横骨主要有清热利湿的作用,治如小腹部痛,阳痿,疝气等。

大赫主要有补肾行气的作用,治如子宫脱垂,遗精等。

气穴主要有调气去湿的作用,治如白带,小便不通等。

四满主要有行血去湿的作用,治如恶露不尽,水肿等。

中注主要有清热行气的作用,治如腰腹疼痛,大便干燥等。

肓俞主要有行气降气的作用,治如绕脐疼痛,呕吐等。

商曲主要有行气散气的作用,治如腹中积聚,便秘等。

石关主要有行散胃气的作用,治如呕吐(胃痉挛),停食等。

阴都主要有补益胃气的作用,治如肠鸣,腹胀,胸胁胀满等。

腹通谷主要有行气降气的作用,治如腹痛,心痛等。

幽门主要有行气散气的作用,治如消化不良,呕哕等。

22~27. KI22~27 胸部穴

【取穴法】

步廊 K I22 仰卧位,在第五肋间隙,任脉旁开2寸处。

神封 K I23 仰卧位,在第四肋间隙,任脉旁开2寸处。

灵墟 K I24 仰卧位,在第三肋间隙,任脉旁开2寸处。

神藏 K I25 仰卧位,在第二肋间隙,任脉旁开2寸处。

彧中 K I26 仰卧位，在第一肋间隙，任脉旁开 2 寸处。

俞府 K I27 仰卧位，在锁骨下，任脉旁开 2 寸处。

【刺灸法】斜刺 0. 5 ~ 0. 8 寸；可灸，但一般不多灸。

【治疗大要】

步廊主要有行气通经的作用，治如胸痛，乳痈等。

神封主要有行气散气的作用，治如胸闷（肺源性心脏病），咳嗽等。

灵墟主要有降气安神的作用，治如咳逆，烦闷等。

神藏主要有安定神志的作用，治如烦满，失眠等。

彧中主要有宣散肺气的作用，治如咳痰，气喘等。

俞府主要有肃降肺气的作用，治如咳喘，头面浮肿等。《针灸大成》："壬申（1572年）岁，四川陈相公长孙，患胸前突起，此异疾也。人皆曰：此非药力所能愈，钱诚翁堂尊，推予治之。予曰：此乃痰结肺经，而不能疏散，久而愈高，必早针俞府、膻中，后择日针，行六阴之数，更灸五壮，令贴膏，痰出而平。乃翁编修公甚悦之。"

穴位比较见图 30

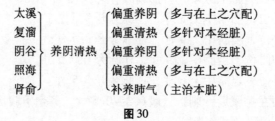

图 30

第三节　足厥阴肝经

Points of Liver Meridian of Foot – Juwyin，L R.

一、经脉的循行及其特点

1. 循行

足厥阴肝经起于足大趾上毫毛部大敦穴处，上行经内踝上 8 寸处交足太阴之后，从阴部进入腹腔，挟胃属肝络胆，过横膈布于季肋。而后上行经喉咙后入鼻咽部，经目上额入巅顶，与督脉相交。

2. 特点

（1）穴位起于大敦，止于期门，左右各有 14 个穴位。

（2）六阴经中唯有肝经上巅顶，任脉只上目，不上巅顶。

（3）经脉进入腹腔后，体表无穴。进入季肋处出现穴位，虽然此时经脉仍然是在体内循行，但是因为肝、胆脏腑居于此处，它们的经气向外发泄，故出现穴位。

（4）季肋后无穴位，属于经脉的体内循行，体表不表现出穴位。

二、足厥阴肝经经穴的内容

1. 大敦 LR1 井穴

【名称解释】敦，为敦厚的意思，穴在足大趾趾端敦厚处，故名。

【定位】在足大趾趾甲外侧后角约0.1寸处。

【取穴法】

（1）足大趾趾甲外侧后挟角约0.1寸；

（2）足大趾甲角后丛毛中；

（3）足大趾爪甲根部外侧后约0.2寸处丛毛中。

【刺灸法】斜刺0.1～0.2寸，或用三棱针点刺出血，但强调左病取右，右病取左（《金针梅花诗钞》："交经缪刺效方增。"）；可灸，妇人血崩，可用灯火爆大敦穴。

【功用】平肝熄风，舒筋活血。

【主治】疝气，阴中痛，阴挺，血崩，癫痫，缩阴证。

《名医类案》："一人病后饮水，病左丸痛甚，灸大敦，以摩腰膏，摩囊上，上抵横骨，灸温帛覆之，痛即止，一宿痛亦消。"

《儒门事亲》："项关一男子，病卒疝，暴痛不住，倒于街衢，人莫能助，呼予救之，予引经证之，邪气客与足厥阴之络，令人卒疝，故病阴丸痛也。予泻大敦二穴，大痛立已。"

2. 行间 LR2 荥穴

【名称解释】肝经行于两趾之间，而到达本穴处，故有此名。

【定位】在足第一、二趾缝纹端，赤白肉际处。

【刺灸法】针尖略向足心斜刺0.3～0.5寸；可灸，但一般少灸。

【功用】泄肝火，疏气滞。

【主治】头昏痛，月经过多，小儿惊风。

《针灸聚英》："一富者前阴臊臭，又阴连日饮酒，腹中不和，求先师治之。曰：夫前阴足厥阴之脉络，出阴器，出其挺末。凡臭者，心之所主，散入五方为五臭，入肝为臊，此其一也。当肝经中泻行间，是治其本，后于心经中泻少冲乃治其标。"

3. 太冲 LR3 输穴（原穴）

【名称解释】太，大也；冲，通道也。谓本穴为肝经气血大的通道。

【定位】足第一、二跖骨结合部之前凹陷中。

【取穴法】

（1）足第一、二趾缝纹端向后1.5寸处。

（2）医生用食指和中指合并，从足趾根部向后量，足大趾肌腱的内侧处。

【刺灸法】直刺0.5～0.8寸；可灸，但一般少灸。

【功用】平肝降气。

【主治】头痛眩晕，经期不准，阳强。

昔，徐文伯见一妇人，临产症危。视之，乃子死在腹中。刺足三阴交二穴，又泻足太阴二穴，其子随手而下。

4. **中封** LR4 经穴

【名称解释】穴处肌肉封闭处，故有此名。

【定位】当足内踝处，胫骨前肌腱的内侧凹陷中。

【取穴法】足尖内收，内踝前凹陷中。

【刺灸法】刺入骨缝中0.5~0.8寸；可灸，但一般不灸。

【功用】疏肝理气（因气郁而用）。

【主治】肝气不舒，疝痛，阴痛，梦遗。

5. **蠡沟** LR5 络穴

【取穴法】正坐或仰卧，当足内踝尖上5寸，胫骨内侧面的中央。

【刺灸法】斜刺0.5~0.8寸；可灸，但不多灸。

【治疗大要】以调整肝胆气机为主，治如痛经，阴部潮湿，阴痒。

6. **中都** LR6 郄穴

【名称解释】中，胫骨之中央；都，郄穴会聚之处。

【定位】内踝尖直上7寸，胫骨内侧面中央。

【刺灸法】斜刺0.5~0.8寸；可灸，但少灸。

【功用】条达肝气（因气乱而用，肝气突然变逆，而致肝气不走常道，如发怒后的胁痛，子宫内膜剥落不全的崩漏等）。

【主治】胁痛，泄泻，疝气，崩漏，足胫寒软。

7. **膝关** LR7

【取穴法】正坐或仰卧，当胫骨内下髁的后下方，阴陵泉后1寸，腓肠肌内侧头的上部。

【刺灸法】直刺0.8~1寸；可灸。

【治疗大要】以通经活络为主，治如膝关节疼痛。

8. **曲泉** LR8 合穴

【名称解释】穴处关节弯曲部，气血会聚如泉处，故有此名。

【定位】正坐或仰卧，当膝内侧横纹头上方凹陷中。

【取穴法】曲膝，膝内侧横纹上，股骨内髁后缘，可摸到股骨下大头之凹陷。

【刺灸法】直刺1~1.5寸；可灸。

【功用】清湿热，利下焦（湿热下注）。

【主治】赤白带下，茎中痛，疝痛，阴痒。

9. **阴包** LR9

【取穴法】仰卧位，当股骨内上髁上4寸，股内肌与缝匠肌之间。

【刺灸法】直刺0.8~1寸；可灸。

【治疗大要】以行气活血为主，治如肌肉萎缩，静脉曲张等。

10. 足五里　LR10

【取穴法】仰卧位，当气冲穴直下3寸，长收肌的外缘。

【刺灸法】直刺0.5~0.8寸；可灸，但一般少灸。

【治疗大要】以清热利湿为主，治如睾丸肿痛，阴囊肿胀，阴部潮湿等。

11. 阴廉　LR11

【取穴法】仰卧位，当气冲穴直下2寸，长收肌的外缘。

【刺灸法】直刺0.8~1寸；可灸，但一般少灸。

【治疗大要】以行气去湿为主，治如赤白带下，少腹疼痛等。

12. 急脉　LK　R12

【取穴法】仰卧位，任脉旁开2.5寸，当腹股沟股动脉搏动处。

【刺灸法】避开动脉直刺0.5~1寸；可灸，但一般不灸。

【治疗大要】以舒筋缓急为主，治如疝气，阴挺，阴茎痛等。

13. 章门　LR13　募穴八会穴（藏会）

【名称解释】《尔雅·释山疏》："山形上平者为章。"穴处肝脏外缘，故有此名。

【定位】第十一肋端之下际。

【刺灸法】直刺0.5~0.8寸；可灸。

【功用】疏肝理气，化积通瘀。

【主治】肋下痞块（多用灸），腹胀，小儿疳积，呃逆，泄泻。

《针灸大成》："戊寅冬，张相公长孙，患泄痢半载，诸药不效，相公命予治之……即针中脘、章门果能饮食。"

"己卯（1568年）岁，因磁州同乡欠奉资往取，道经临络关，会旧知宋宪副公云：昨年长子得一痞疾，近因下第抑郁，疾转加增，诸药不效，如何奈之？予答曰：即刻可愈。予即针章门等穴，饮食渐进，形体清爽，而腹块即消矣。"

《古今医案按》："景岳治一少年，素日饮酒，亦多失饥饱，一日偶因饭后胁肋大痛，自服行气化滞等药，复用吐法，尽出饮食，吐后逆其上升，胁痛所以止，而上壅胸膈，胀痛更甚，且加呕吐，再用行滞破气等药，呕痛渐愈。而在乳胸胁之下结一块，胀突拒按，脐腹膈闭，不能下达。每于戌亥自丑之时，则胀不可当。因其呕吐即止，已可用下，凡大黄、芒硝、菱、莪，巴豆等药，及萝子，朴硝，大蒜，桔叶捣罨等法，毫不能效，而愈攻愈章。因疑为脾气受伤，用补，犹觉不便。汤水不入者，凡二十余日，无计可施，窘剧待毙。只得手揉按其处，彼云肋下一点，按着则痛连胸腹，及细为揣摩，则正在章门穴也……因悟其日轻夜重，本非有形之积。而按此连彼，则病在其分无疑也。必须经火则其散，乃以艾灸章门十四壮，兼制神香散，使日服三、四次，胀果渐平，食亦渐进，始得保全。"

《针灸聚英》："魏士桂妻徐病疝，自脐下上至于心皆胀满，呕吐，烦闷，不进饮食。滑伯仁曰：此寒在下焦，为灸胀满，气海愈。"

14. 期门　LR14　募穴

【名称解释】期，为一周之意，十二经运行一周，气血所经过之门户，故有此名。

【定位】仰卧位，乳头直下，当第六肋间隙。

【刺灸法】斜刺或先直刺后斜刺0.5～0.8寸，留针时一定要斜留针；可灸。

【功用】疏肝理气，活血通瘀。

【主治】胸胁苦满，呕吐吞酸，饥不欲食，热入血室。

《续名医类案》："陈良甫治许主簿，痢疾，呕逆不止，诸药无效，灸期门穴，不三壮而愈。"

"娄东，吴大令梅顿先生第也，阴设酬劳之宴，劳倦惫甚，其夕，神昏肢倦，俄而发呃。沈曰：劳复发呃，当设温补无疑。虚其上逆，其势方张，恐汤药未能即降，须艾若佐之为妙。一友于期门穴一壮即缓，三壮全除，调补而差。"

穴位比较见图31，32，33

$$\left.\begin{array}{l}风池\\太冲\\行间\end{array}\right\}头眩晕\left\{\begin{array}{l}祛风为主（散）\\清火为主（清）\\泻火为主（降）\end{array}\right.$$

图31

$$\left.\begin{array}{l}大敦\\气冲\\归来\\急脉\end{array}\right\}疝气\left\{\begin{array}{l}降气（调和阴阳）火象、风象、肝\\升散（调和阴阳）热象、局部、胃\\升提（温补气机）寒象、胃\\止痉（散气）肝\end{array}\right.$$

图32

$$\left.\begin{array}{l}大椎\\曲池\\太冲\\尺泽\\关元\end{array}\right\}解热\left\{\begin{array}{l}重在外感发热\\重在热邪入内发热\\重在肝火上升，自觉发热\\重在肺火\\重在下焦湿热\end{array}\right.$$

图33

第七章 经外奇穴

第一节 头颈部穴
Points of Head and Neck, EX - HN.

1. **四神聪** EX ~ HN1

【取穴法】百会穴前后各 1 寸，共四个穴。程莘农教授认为四神聪穴可以百会穴为中心斜去各 1 寸，组成梅花状。

【刺灸法】

（1）需要聚气的时候（气散、气虚），针尖全朝向百会穴进 0.5 ~ 0.8 寸；

（2）需要顺气的时候（气乱、气滞），针尖全朝向一个方向（一般朝向头后）进 0.5 ~ 0.8 寸；

（3）可灸，但一般不多灸。

【治疗大要】头风目眩，失眠健忘，癫痫（疏通经络，明脑安神）。

《中国针灸》梁栋富，1986，3，38：四神聪、风池、角孙、人中为主穴，加关节部位穴位，另加辨证穴，治 25 例病毒性脑炎后遗症，痊愈 6 例，显效 8 例，好转 9 例，无效 2 例。

2. **印堂** EX ~ HN3

【取穴法】两眉头连线的中点。

【刺灸法】向下斜刺 0.3 ~ 0.5 寸；可灸，但一般少灸。

【治疗大要】头痛，小儿惊风，鼻渊（疏风热，宁神志）。

3. **太阳** EX ~ HN5

【取穴法】眉稍与目外眦的中点向后约 1 寸。

【刺灸法】向后斜刺 0.3 ~ -0.5 寸，也可用点刺出血的方法；可灸，但一般不灸。

【治疗大要】头痛，目赤（疏风解热，清热明目）。

4. **耳尖** EX ~ HN6

【取穴法】当折耳向前时，耳郭上方的尖端处。

【刺灸法】直刺 0.1 ~ 0.2 寸，也可用点刺出血方法；可灸，但很少用灸。

【治疗大要】目赤肿痛（麦粒种），偏头痛（清热泻火）。

5. **球后** EX ~ HN7

【取穴法】当眶下缘外 1/4 与内 3/4 的交界处。

【刺灸法】轻推压眼球向上内，然后进针，针尖略向下转略向上 0.5 ~ 1 寸，出针时须压迫穴位处约 5 分钟左右；不灸。

【治疗大要】视力减退的各种病变（主要有补气明目的作用）。

6. 上迎香 EX ~ HN8

【取穴法】当鼻翼软骨与鼻甲的交界处，近鼻唇沟上端处。

【刺灸法】沿鼻根部向上斜刺 0.3 ~ 0.5 寸；不灸。

【治疗大要】鼻塞，流脓。

7. 金津、玉液 EX ~ HN12

【取穴法】卷舌，舌唇系带两侧静脉上，左为金津，右为玉液。

【刺灸法】点刺出血；不灸。

【治疗大要】舌肿，舌疮，失语（散血去瘀，清热消肿）。

8. 翳明 EX ~ HN13

【取穴法】正坐位，在颈部，当翳风后 1 寸。

【刺灸法】直刺 0.5 ~ 1 寸；可灸，但不多灸。

【治疗大要】近视，远视，雀目，青盲（主要有行气去水的作用）。

第二节 胸腹部穴

Points of chest and Abdomen，C A.

1. 子宫 EX ~ CA1

【取穴法】仰卧位，当脐中下 4 寸，中极旁开 3 寸。

【刺灸法】直刺 0.8 ~ 1.2 寸；可灸。

【治疗大要】子宫脱垂，痛经，疝气（主要有清热利湿的作用）。

第三节 背部穴

Points of Back，B.

1. 定喘 EX ~ B1

【取穴法】俯伏或俯卧位，在第七颈椎棘突下旁开 0.5 寸。

【刺灸法】直刺或向内侧刺 0.5 ~ 1 寸；可灸。

【治疗大要】哮喘，肩颈痛（主要有通经行气的作用）

2. 夹脊 EX ~ B2 曾名华佗夹脊

【取穴法】俯伏或俯卧位，当第一胸椎至第五腰椎棘突下两侧，督脉旁开 0.5 寸，一侧 17 个穴位，左右共计 34 个穴位。

【刺灸法】

（1）直刺或向内侧刺 0.5～1 寸；

（2）向下斜刺 0.5～1 寸；

（3）向对侧横刺（左右透刺）1 寸；

（4）可用梅花针沿穴敲击；

（5）可用走罐法；

（6）可灸，一般每次选用 3 个左右穴位，轮流施灸。

【治疗大要】与穴位所在位置的脏器的疾病有关。但有以虚弱羸瘦，哮喘，腰背疼痛等证为主（主要有通阳行气的作用）。

3. **腰眼**　EX～B6

【取穴法】俯伏或俯卧位，在第四腰椎棘突下。旁开约 3.5 寸。

【刺灸法】直刺 0.5～1 寸；可灸。

【治疗大要】腰痛，内脏下垂（主要有强壮肾气的作用）。

4. **十七椎**　EX～B7

【取穴法】俯伏位，后正中线上，当第五腰椎棘突下。

【刺灸法】直刺 0.5～1 寸；可灸。

【治疗大要】腰骶痛，痛经（主要有通经活络的作用）。

第四节　上肢部穴

Points of Upper Extremites，U E.

1. **肘尖**　EX～UE1

【取穴法】屈肘，当尺骨鹰嘴的尖端。

【刺灸法】一般不用针法，可灸。

【治疗大要】痈疽，疔疮，瘰疬（主要有清热解毒的作用）。

2. **二白**　EX～UE2

【取穴法】伸臂仰掌，在腕横纹上 4 寸，桡侧腕屈肌腱的两侧，一侧 2 个穴位。

【刺灸法】直刺 0.5～1 寸；可灸。

【治疗大要】痔疮，脱肛，胸胁痛（主要针对湿热下注而用）。

3. **中泉**　EX～UE3

【取穴法】俯掌，在腕背横纹中，当指总肌腱桡侧的凹陷处。

【刺灸法】刺入骨缝中 0.3～0.5 寸。可灸，但一般少灸。

【治疗大要】腕关节疼痛，颈项部疼痛（主要有行散气机的作用）。

4. 腰痛点　EX～UE7

【取穴法】俯掌，当第二、三掌骨与第四、五掌骨之间，当腕横纹与掌指关节中点处，一侧 2 个穴位。

【刺灸法】直刺 0.3～0.5 寸；可灸，但一般少灸。

【治疗大要】急性腰痛，手背红肿（主要有散气清热的作用）。

5. 八邪　EX～UE9

【取穴法】微握拳，在第一至第五手指根部，指蹼缘后方赤白肉际处，一侧 4 个穴位，左右共计 8 个穴位。

【刺灸法】针尖略向手心刺入 0.3～0.5 寸；在手指中毒时可用放血的方法；可灸，但一般不多灸。

【治疗大要】手指麻木，烦热，毒蛇咬伤（主要有清热解毒的作用）。

6. 四缝　EX～UE10

【取穴法】仰掌伸指，在第二至第五手指近掌指关节的中央，一侧 4 个穴位。

【刺灸法】用三棱针点刺，并挤出其中的黄白色粘液，有火证的时候，可以出血；不灸。

【治疗大要】疳积，小儿腹泻（主要有行气化积的作用）。

7. 十宣　EX～UE11

【取穴法】在手十指端，距指甲游离缘 0.1 寸，左右各 5 个穴位。

【刺灸法】直刺 0.1～0.2 寸；常用三棱针点刺出血；不灸。

【治疗大要】高热，昏迷，中暑，咽喉肿痛，指端麻木（主要有开窍泄热的作用）。

第五节　下肢部穴

Points of Lower Extremites，L E.

1. 百虫窝　EX～LE3

【取穴法】正坐或仰卧位，髌底内侧上 3 寸。

【刺灸法】直刺 0.5～1 寸；可灸。

【治疗大要】皮肤瘙痒，蛔虫病（主要有清热去湿的作用）。

2. 胆囊穴　EX～LE6

【取穴法】正坐或仰卧位，当腓骨小头前下方凹陷处直下 2 寸。

【刺灸法】直刺 1～1.5 寸；可灸。

【治疗大要】胆囊炎，肝胆区疼痛（主要有行气清热的作用）。

3. 阑尾　EX～LE7

【取穴法】正坐或仰卧位，当犊鼻穴下 5 寸，胫骨前缘旁开一横指。

【刺灸法】直刺0.8～1.2寸；可灸。

【治疗大要】阑尾炎，胃脘疼痛，纳呆（主要有行气散气的作用）。

4. 八风　EX～LE10

【取穴法】正坐或仰卧位，在第一至第五足趾间，趾蹼缘后方赤白肉际处，一足4穴，左右共计8穴。

【刺灸法】针尖略向足心刺入0.5～0.8寸，在去毒时可用三棱针放血；可灸。

【治疗大要】足趾麻木，头目眩晕，毒蛇咬伤（主要有清热解毒的作用）。

5. 气喘　EX～LE12

【取穴法】正坐或仰卧位，在足十趾端距指甲游离缘0.1寸。

【刺灸法】直刺0.1～0.2寸；可灸。

【治疗大要】中风急救，足趾麻木（主要有开窍降气的作用）。

第三部分　刺灸法指要

第一章　刺法灸法学概要

第一节　刺法灸法学的定义和特点

一、《刺法灸法学》的定义和内涵

《刺法灸法学》是研究刺法与灸法的内容、原理、特点和具体的运用操作方法的学科。刺法包括针法与手法两方面；灸法包括直接灸与间接灸两方面。随着现代技术的发展，电子仪器逐渐进入到刺灸领域，很多摹仿手工操作的设备也已经在刺法灸法中使用。

二、《刺法灸法学》的原理和特点

刺法是使用针具对经络或腧穴进行破损性刺激，引发治疗效应的一种治疗方法。它是以针刺的深浅、刺激量的变化和刺激的角度作为第一刺激原。灸法主要是使用点火的艾对皮肤进行热刺激，引发治疗效应的一种治疗方法。它是以热量的多少、热度的高低、温差的变化作为第一刺激原。

刺法与灸法都是通过人体自身调节能力以解除疾病的非药物疗法，由于刺法与灸法都要靠医生的操作技巧完成，所以掌握刺法灸法的技巧是每一位针灸医生不可或缺的学习内容。

三、刺法与灸法的关系

刺法与灸法在治疗上统称为针灸；针灸虽然治证基本相同，但是各有所长，因此治疗的病症也不尽相同。一般来说，针法更适宜治疗远程疾病，灸法更适宜治疗局部疾病；针法更适宜通经，灸法更适宜温经；针法更适宜泻，灸法更适宜补；针法更适宜内脏疾病，灸法更适宜外部疾病。在某些穴位上，也各有针灸的适宜症不同的区别。如百会、涌泉使用灸法比较好，十宣、四缝等使用针法比较好等等。在阴阳气机极度虚弱的时候则针灸的方法均不宜使用。《灵枢·官针》说："针之不为，灸之所宜。"《灵枢·邪气藏腑病形》说："诸小者，阴阳形气俱不足，勿取以针，而调以甘药也。"《灵枢·根结》说："形气不足，病气不足，此阴阳气俱不足也，不可刺之，刺之则重不足，重不足则阴阳俱竭，血气皆尽，五脏空虚，筋骨髓枯，老者绝灭，壮者不复矣。"《灵枢·终始》说："如是者，则阴阳俱不足，补阳则阴竭，泻阴则阳脱。如是者，可将以甘药，不可饮以至剂。如此者弗灸，不已者因而泻之，则五脏气坏矣。"

第二节 刺法灸法学研究的内容

一、刺法的研究内容

1. 针具 从九针到新九针；从常用的毫针到金针、银针；从普通针具到电针、激光针。

2. 针法 包括诸如针刺的角度，针刺的痏数等与针的变化相关的技巧。

3. 手法 包括需要使用手的技巧进行补泻的多种手法。

二、灸法的研究内容

1. 灸材 一般使用艾绒作为施灸材料，也有在艾绒中加入中药的，更有以竹茹作为施灸材料者。

2. 灸法 分直接灸，间接灸两种。常用的有艾条灸、艾炷灸、隔物灸三种。

（1）灸法的生熟概念。并说明为什么不同的部位生熟不一样。头部因为是阳气积聚的地方，过多的使用灸法会使阳气太旺，损伤阴气；脊背部因为太靠近脏腑，使用灸法过多，会使脏腑受损，故灸法的使用要特别小心，使用灸法以生为主。四肢主要是骨骼和肌肉，脏腑的神气周游于此，过多的使用灸法，容易使神气受损，因此也要只能小熟或生。肠胃由于经常受厚味刺激，容易产生疾病，使用灸法应该用熟。

（2）灸法的使用顺序：一般为先阳后阴，先上后下，先左后右。

（3）施灸的时间：以下午效果为好。

（4）灸法主要变化在于温度的变化，一是温和凉的温差变化，如回旋灸就是渐温渐凉，雀啄灸是突温突凉的变化，这种变化本身就体现着补泻和调经的不同方法；二是温度高低的变化，艾炷大温度高，影响面大，影响层次深，艾炷小温度底，影响面小，影响层次浅；三是温灸时间长短的变化，灸的时间长，对气血运行的影响明显，灸的时间短，对气血的运行影响小；四是补泻的变化，艾火慢熄灭温度逐渐减弱，称之为补法，艾火突然减去，温度突然消失称之为泻法。

第三节　刺灸法的演变与发展

针具的演变与发展见图 34

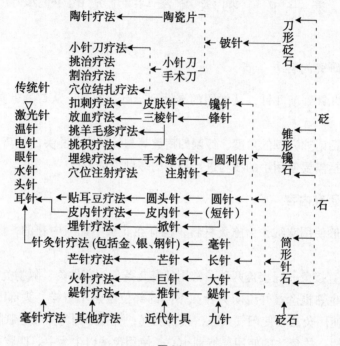

图 34

针具的演变与发展（左侧）：传统针、激光针、温针、电针、眼针、水针、头针、耳针

毫针疗法　其他疗法　近代针具　九针　砭石

灸法的演变与发展（见图 35，图 36）

从灸疗热源上看灸法	用艾作为灸疗的热源	艾炷灸法	着肤灸（直接灸）
			隔物灸（间接灸）
		艾条灸法	悬起灸（温和灸、雀啄灸、回旋灸）
			实按灸（太乙神针、雷火神针等）
		温灸器灸法	灸盒、灸筒、灸盏等
		温针灸	针上加艾，现代灸疗仪器等
	用艾以外的物品作为灸疗的热源	药锭灸法	中药加上炮制后
		电热灸法	现代针灸仪器
		光灸	日光，阳燧光，火光等
		天灸	中药、植物、动物、粪便等
		其它材料法	中药、食物、蒸汽、泥土、砖瓦、青布、树木等

图 35

灸疗器具	热源	艾	加热物	艾绒（纯绒、加中药绒）、艾条（纯艾条、加中药艾条）等
			隔热物	姜、葱、蒜、盐、中药等
				蒸汽、火头、中药等
		非艾		直接太阳光，间接太阳光
				电源、激光等
	器具	古代器具		灸盏、灸锭、灸盆、灸坑等
		现代器具		针灸仪器
用灸方法	对患者的要求	坐向		指患者坐位的朝向，使其有利于治疗
		体位		指患者采用何种体位有利于施灸
		调养		指灸疗后灸疮的护理，饮食、生活的管理
	对医生的要求	点火		指用什么点燃艾、木等，及如何产生热源
		时辰		指灸疗疗效最好的时间
		生熟（火力）		指灸熵火力的大小及灸疗时间的长短
		补泻		指灸疗时温度变化引起腧穴、经络的效益
灸疗处方	穴位成方	腧穴方		如灸角弓反张方，就是按神庭、曲差、上关、下关、颊车、廉泉、神庭、囟会、百会、本神、天柱、陶道、大椎、风门、心俞、肝俞、肾俞、膀胱俞、曲池、肩髃、支沟、合谷、间使、阳陵泉、阳辅、昆仑的次序施灸
		中药方		如救苦丹就是由麝香、朱砂、硫磺等中药组成。将其做成小块，点灼
	临时比量方	如崔氏四花灸法		具体取穴法省略，详见该条
		如骑竹马灸法		具体取穴法省略，详见该条
		如灸膏肓穴法		具体取穴法省略，详见该条

图 36

第二章　毫针的针前准备

第一节　毫针的基本知识

一、毫针的构成

（一）制针的材料

常用的有不锈钢针、金针、银针。

（二）毫针的结构

针尾、针柄、针根、针身、针尖

（三）毫针的规格（见图37、图38）

号数	26	27	28	29	30	31	32	34
直径 mm	0.45	0.42	0.38	0.34	0.32	0.30	0.28	0.23

图37

针刺时，笔者多选用30号或32号针，这种型号的针，既不粗，也不容易弯曲，还能减轻患者的疼痛感。若是针刺环跳等较深穴位的时候，可选用28号针。

针身长度	旧规格（英寸）	0.5	1	1.5	2	2.5	3	4	5	6
	新规格（毫米）	15	25	40	50	65	75	100	125	150
针柄长度	长柄	25	35	40	40	40	40	55	55	55
	中柄	——	30	35	35					
	短柄	20	25	25	30	30	30	40	40	40

图38

针刺时，笔者多选用1寸和1.5寸针，这种针针刺时不容易弯曲，医生也不需要接触针体，可以直接较快速进针，可以减轻患者的疼痛感，也容易掌握。若针刺次髎或环跳的时候，可以选用2.5寸针，特别胖的患者，或臀部较大的患者，针环跳则可选用4寸针。

二、毫针的选择

1. 针尖　尖中带圆，形如"松针"不能有毛刺和倒钩。

2. 针身　光滑匀称，色泽光亮，坚韧而有弹性。

3. 针根　没有折痕，无剥蚀，无脏物、异物。

4. 针柄　缠丝均匀而紧凑，没有松脱或断丝。

第二节　毫针刺法的练习

一、纸垫、棉团的制作

纸垫：可使用草纸、卫生纸 20～40 层，厚约 2cm 左右，宽约 5～8cm，用细线扎紧即可使用。

棉团：用布紧紧包裹棉花如拳头大小即可使用。

二、练针的方法

先用短针，以后逐渐使用较长的针在棉团和纸垫上进行练习。主要是练习内力、合力。

三、毫针针刺前的准备

1. 患者的体位

（1）常用体位

①仰卧位：常用、多用。

②俯卧位：常用、多用。

③侧卧位：多在针刺侧面穴位时使用，如针刺侧胸部穴位或环跳等。

④仰靠卧位：多在针刺颏下等穴使用，如针刺廉泉、天突等。

⑤俯伏卧位：多在针刺后脑穴位时使用，如强间、脑户、风府等。

（2）特殊体位

选穴时的需要：如伸足取足三里，翘足取下巨虚，在准确取穴之后，足部的动作不要紧绷，也不要作大的改变，这时进行针刺，相对效果较好。

特殊病情需要：有些症状，只有在某种特殊体位下才能找到感受点，在这种感受点上针刺效果才好。如扭伤，那么寻找阿是穴的时候，要在展现扭伤时的体位中才能准确找到，这时体位不要改变，就在这种体位下的阿是穴上针刺，效果最好。

（2）定穴

①测量法：一般使用手指测量法和手比量法。

②手压法：压酸胀点和摸肌肉、骨头的特殊部位。

3. 消毒

（1）医生手指消毒

（2）针刺部位消毒

（3）针具消毒

（4）治疗室消毒

第三节 针刺异常情况的处理

一、晕针

1. 表现 轻度晕针表现为精神疲乏，头晕目眩，恶心欲吐；重度晕针表现为心慌气短，面色苍白，出冷汗，脉象细微。严重的表现为昏迷，口唇青紫，二便失禁，血压下降，脉微或无脉。

2. 原因 惧怕针刺，身体十分虚弱，饥饿，劳累过度，疲乏，大量呕吐、泄泻，大出血等。

3. 处理 立即出针，患者平卧，严重者可使用头低脚高位，减轻颈项部的压迫，给温开水口服。严重者使用灸法，如灸气海、关元、百会、神阙等。

4. 预防

（1）心理安慰，尤其是初次接受针刺的患者。

（2）怕针的患者和初次接受针刺的患者要采用卧位针刺。

（3）刚来的患者需要休息一段时间后进行针刺。

（4）医生要辨别暂时不适宜针刺的患者。

（5）针刺过程中要密切注意患者的表现。

二、滞针

1. 表现 针在穴位内捻转不动，提插不了，出不了针。

2. 原因 紧张造成肌肉缠绕，捻转不当造成肌肉缠绕，体位变化造成骨头压迫。

3. 处理 心理减压。在滞针的穴位附近轻轻拍击。在滞针的穴位附近再扎 1～2 针。若是单方向捻转过多，则应向相反方向捻转以回复到正常位置。若是骨头压迫，则需将体位恢复到开始针刺时的体位，然后慢慢将针提出。

4. 预防 减轻患者的心理压力。注意捻转的方向要来回均匀。保持针刺初期的体位。

三、断针

1. 表现 针身折断，残端留于患者体内。

2. 原因 针具质量问题。针具使用时间过长。体位突然改变。滞针处理不当。针刺强度过大，患者反应强烈致使针具断裂。

3. 处理

（1）患者保持体位。

（2）使用摄子拔出。

（3）使用磁铁吸引。

（4）切开取针。

4. 预防 每次使用针具前一定要检查。针刺前要对患者进行心理安慰。发生断针的时候，医生一定要保持冷静，以免引起患者的紧张，造成处理上的困难。

四、针后异常感觉

1. 表现　患者针刺后出现不适感，活动困难，皮肤出现青紫、结节。针孔出血较多等。

2. 原因　针感太强。患者对针刺敏感。医生对针刺的角度、深度掌握不准确（如刺伤神经，刺伤血管，造成体内出血）。针刺的部位掌握不准确（如膝关节针刺）等。

3. 处理

（1）在患者不适部位使用灸法。

（2）如体表出现较大肿块或结节，要注意是否有体内大量出血的可能，进行针对性处理。

4. 预防

（1）针刺的时候注意手法的轻重。

（2）随时注意患者的反应，及早发现问题。

（3）在神经附近针刺的时候要注意不能刺伤神经。

（4）在血管附近针刺的时候要注意深度和角度。

（5）在关节附近针刺的时候要注意不能使关节液外流。

第三章　毫针的基本针法

第一节　进　针

进针的方法，古籍上多记载为："令病人咳嗽一声"，今人认为其目的是分散病人对针刺的恐惧感和减轻进针时的疼痛，然而有人对此表示疑义，说此种进针法影响进针的准确性和得气感，故有人在此基础上进行了革新，如在进针时用押手拍击穴位外的皮肤以分散精力，或将押手的几个指头分开押在不同部位，先后用力下压以分散精力等。今人进针的方法很多，如压入法、突入法、管针法、子弹法等。所谓压入法，即用食拇指捻住针，用中指压在穴位附近，准备好以后食拇指加力，向皮肤内压入，一般适宜短针刺；突入法即食拇指捻住针，针尖距皮肤约半尺左右，照准穴位突然发力刺入；管针法即将针放在两头不封口的钢管或其它细管内，管与针尖放在穴位上，针尾露出管外，用另一手指突然向下弹击下压针尾，使针尖刺入穴位；子弹法即用食拇指捻住针，针尖距穴位皮肤约五分左右，突然发力捻转针体，同时向皮肤方向刺入，使针像子弹一样在旋转中刺入皮肤。此类方法和手法虽然很多，但可统称为快速进针法。目的基本上都是为了减轻进针时皮肤的疼痛。这些方法，不同的医生可根据自己的习惯和病人的情况分别使用，其方法本身并没有优劣之分。

但是还有一种很重要的方法过去没有得到更多人的重视，就是慢进针法。古代由于所使用的针大都比较粗，慢进针必然增加疼痛，所以不为病人所接受，不为医生所重视，古籍中没有明确记载。现代所使用的针都比较细，尤其是 30 号针，使用慢进针法很合适，为慢进针法提供了工具，为重新认识和提高经络的作用创造了有利条件。也就是说进针法从目前来说可分为快进针和慢进针两种方法，这在临床上都经常使用，而且各有所长，使用得当对提高疗效很有好处。

使用慢进针法有什么好处呢？由于历史的原因，目前针灸医生所能经常接触到的病人，多数为慢性病、久治不愈的病、难治的病、其它医疗方法不治的病，这些病大都有体质的改变和脏腑结构及气血素质的改变，所以这些病的治疗难度都比较大。在医生方面需要较高的治疗力度和技巧，在病人方面需要调动一切主观因素和积极性，才会取得好的疗效。其中与针刺相关的就是要充分调动经络与腧穴的能动性。慢进针法从皮肤（经络或穴位）处慢慢刺入。首先在经络的十二皮部所在位置给予一定的刺激，使皮部经络首先感受而起到治疗作用，然后再由皮到络，由络到经，全面刺激经络系统，最大范围的调动经络系统，从而获得最大的治疗效益。这比快进针法勿略了皮部、络脉、经脉等经络系统而只注重腧穴的作用不同。快进针法快穿皮，快进针，直达穴位定点处（得气点），重视了穴位的得气而勿略了经络的得气，虽然对穴位来说达到了目的，但对经络来说却没有直接效益或效益甚小，得气的结果是通过腧穴功能的发挥而后启动经络的作用，由于属小单位起动，对经络来说是间接作用，要使经络也发挥很大的作用，就应对得气的掌握、手法的运用等方面要求甚高，才会使腧穴功能转化为经络功能，否则就会影响疗效的提高。而慢进针则不然，通过慢进针，全面调动了经络、脏腑、腧穴的功能，疗效相对来说更为可靠和可信。

什么时候使用慢进针法比较好呢？①在慢性病的时候使用。一般来说急性病病程较短，其主要矛盾是病邪对人体的侵犯，病势虽重但机体的抵抗力仍然较强，脏腑、经络、气血等生命现象很活跃，这时祛邪即可治病，而快进针法完全能完成这一任务。但慢性病要提高生命活动能力则需要花很大的力气，用慢进针法有利于机体功能的全面调动，故常在此时使用。②在久治不愈的病人身上使用，尤其是在针灸治疗时间较长的病人身上使用。如前所说，由于历史的原因，目前使用慢进针的医生很少，那么在前治医生的方法上进行一些改变，如改变进针法，实际就是改变了调动经络气血的力度，有利于治疗效果的提高。③在不惧针的病人身上使用。惧针容易使病人产生恐惧心理，恐则气下，气血、脏腑、经络功能处于低下状态，使用慢进针就会降低疗效。所以在惧针的病人身上最好使用快进针法，这样有利于病人的接受和主动配合治疗。

慢进针如何避免和减轻疼痛？可以说慢进针的主要障碍就是进针时的疼痛。这大概也是过去使用得少的主要原因。进针疼痛的主要原因一是刚好扎到痛觉神经末梢，二是针体在操作过程中没有加入减痛因子。对于前者可以拔针再扎，对于后者就是要使用得神的操作方法。首先医生要得神，医生应该集中精力调气，潜意识要集中在操作手上，然后有意识的运气到操作手与针体上，然后再进针，这时的针刺一般来说不痛或者是疼痛很轻，病人完全可以接受。根据经验，只要作到这一点，病人一般没有抗拒感，若是医生一边扎针一边和另外的人说话，或是突然分散精力，则病人立即叫痛，充分说明得神与减轻疼痛的关系是十分一致的。可见慢进针并不一定会产生疼痛，关键是要掌握住正确的操作方法。医生在使用前多练习，在治疗时注意得神的运用即可达到这一减轻疼痛的目的。

第二节　深　　度

进针的深度，主要取决于以下几方面：

1. 穴位的层次性　如上所述，穴位主要分成3层，所以每一个穴位都有3个深度。由于不同的穴位位于身体的部位不同，如有的在肌肉多的地方，有的在肌肉少的地方，有的在关节部位等，所以所谓3层只是总的说法，3层是相对而言，应视具体情况来决定其深浅。每一层都能得气，因此每一个穴位都有3次得气。故从医生来说，主要是从得气感来决定针刺已刺到了哪一层。

2. 疾病的需要　不同的疾病需要刺到不同的层次，如《灵枢经》里反复所说的"三刺"，即阳邪为患刺第1层，阴邪为患刺第2层，正气不足刺第3层。这在后世针灸医家的著作中明确的称为"天、人、地"。还从此衍化为很复杂的针灸手法，如烧山火、透天凉等就是在"天、人、地"这三部上反复用针，以此适应更为复杂的病情。

在《内经》中所谓"刺齐"，提到刺皮无刺肉，刺肉无刺皮，刺筋无刺骨，刺骨无刺筋等等，实际上就是说要注意针刺的层次性或曰准确性。那么除了从得气来决定穴位的层次之外，还要注意以下几个方面：①从《素问·刺齐论篇》的内容来看，针刺的深度是以针尖所在位置的深度来决定的。也就是说针尖处在第1层，针刺的深度就是在第1层，针尖处在第2层，针刺深度就是在第2层等。这是因为得气的判断方法虽然很好，但是不是每一个病人的得气感都是那么明确的，甚至有开始针刺时不得气需停针待气的情况。所以有时也得以医生的自我感觉深度来决定针刺的深度。那么这种深浅该如何判断呢？就是从针尖所在的深度来判断的。②不同的深度的得气感是不同的，如刺筋时是以酸痛感为主的，刺骨时是以酸胀感为主的，刺脉时是以刺痛感为主的，刺皮时是以痛感为主的，刺肌肉时是以酸为主麻胀痛重混合感为主的，至于刺到神经则多以酸重走串感为主。穴位只有三层，皮、肉、脉、筋、骨是五层，穴位的三层的每一层倒底是落在肌肤的哪一层，这要看部位和肌肉厚薄的具体情况而定，所以得气感是不一样的。一般来说刺神经应该少用，因为神经和经络还是有区别的，在某些特殊的情况之下它可能起到经络的作用，但大多数时候它不能代替经络的作用。

第三节　得　气

得气过去一般认为有四点内容：即是①病人的感觉；②医生的感觉；③客观可以观察到的表现：针孔周围皮肤上的红晕；皮肤随针的上下提插动作而有上下起伏的动作；留针时，针体周围皮肤稍稍高起；④仪器测定上的数据。

前2种感觉属自我感觉，受很多因素的影响。如与病人的耐受能力和表达能力、正气的强弱有关，与医生的感受能力和水平，甚至与医生的精神状态有关。而测定仪器主要在科研中使用，很少在临床上使用。所以过去一些初学针灸的医生很难体会得气的感觉，往往需要不停地问病人有没有（感觉）？而某些病人在多次被询问后也会违心的应付医生，形成假得气现象，从而影响治疗效果。第③种表现，即穴位处红晕及皮肤随针体上下而上下是可视性指标，医生和病人都能看见，比较客观，可用性极强。但是红晕的出现的时间有早有晚，出现早的可以在针灸穴位的同时看见，出现晚的往往在留针（或停针待气）时才有。所以又容易影响对得气的认定。总之，从临床医生来说，其中的①、②、③点都是重要的，应该互相配合印证，才不至于出现假得气现象，从而提高临床疗效。

所谓得气是经络的气血集中在被针灸的穴位处而出现的一种感觉。气血在经络中运行，一般情况之下按照五十营的方式进行，也就是气血的高潮28分多钟出现一次，其它时间处于低潮。在疾病的时候则可能在某些经络中打乱这种运行规律，或使气血运行量减少。得气也就是通过针灸的方法使穴位得到振奋，发挥自我改善功能，从而调动和调整经络中的气血运行。所以得气首先是穴位的振奋，穴位要达到振奋状态，就得有气血的集聚，有了气血的集聚，穴位的感觉和活动就会增强，因此在穴位上就会出现上述的前3种情况。

由于穴位有3层，因此每一穴也有3次得气，但每1次的得气感不尽相同，得气感与刺中的部位有关。如第1层疼痛感比较明显，第2层酸胀感比较明显，第3层麻重感比较明显。从刺中的内容上来说，刺中外周神经痛感较明显，刺中神经干或神经干附近酸感比较明显，刺中血管刺痛感比较明显，刺中骨头胀痛感比较明显，刺中肌肉出现得气的，则胀重感比较明显。由于穴位中就包含有这些组织，所以这些感觉就可能出现在不同的得气感中，从而形成了理论上的酸麻胀痛重的综合得气感。实际上不同穴位、不同层次所出现的得气感，仅仅是其中的一部分感觉，不一定是五种感觉的同时出现。

既然痛感是得气感中的一个组成部分，所以针刺是有疼痛的。有人提出的所谓"无痛进针法"，应该和当年有人提出的无痛分娩法一样，是不可能出现完全不痛的那种"无痛"。但是针刺穴位的疼痛是可以忍耐的，这是因为穴位中气血比较充足，针尖游于巷的余地比较大，避让（减轻）疼痛点的可能性增强，所以能有效的减轻疼痛。若是刺得非常痛那就说明针刺点不在穴位上，说明选穴有问题。当然针灸医生在针刺时能得神，也能够明显的减轻疼痛，在比较满意的时候也可能出现有感觉、无明显疼痛的情况，病人表示惊奇。

总之得气感虽然有四种认知，但其中的任何一种感觉都不是难过感，而是一种舒适感。病人不会产生抗拒心理。病人在扎针之前，可能有害怕情绪，一但扎过针以后，即能接受针刺治疗，其中疗效是一方面，舒适感往往也起到很重要的作用。所以过分捻转，过强刺激，过分疼痛都不利于得气感的取得和保留，因此会影响疗效。尤其在慢性病和内脏病时更是如此。急性病中有些病因为只需要散气即能取得疗效，和得气不同，所以使一些医生产生误解，以为刺激量越大越好，甚至提出针刺疼痛以病人能忍耐为度的提法，值得我们引以为鉴。

过去曾经有人为了得气，在进针后不停地向一个方向捻转，希望通过肌肉纤维在针体上缠绕，产生一种滞针感，并认为这就是古人所说的如鱼吞钩，其实这是一种误会。如鱼吞钩是针下的一种沉滞感，这种感觉的产生是由于穴位处呈现紧张状态（只有这样才能够出现调动和调整气血的力量），而肌肉纤维缠绕不会有紧张的力度，产生不了调动和调整气血的力量，所以应该区分滞针和得气这两者完全不同的如鱼吞钩感。还有人针下不得气，就用很大的力度、捻转很大的角度，使病人产生疼痛，以此作为得气感，这也是不恰当的。因为过分的疼痛，经络的气机就会散乱，而与得气的聚气不是一回事，也达不到得气的效果。

第四节　针　　法

这里所指的针法是指针刺时用针的方法。比如用针的数量，针刺的角度等。

1. 一次治疗用针的数量

用针的数量，在《黄帝内经》一书中，多与月亮圆缺的变化有关，《素问·缪刺论》有："月生一日一痏，二日二痏，渐多之，十五日十五痏，十六日十四痏，渐少之"之说，也就是说每一次用针的数量，最多时可以达到 15 根针。在《灵枢·九针十二原》中说到："刺之而气不至无问其数。"虽然各家的解释不一样，但也说明在《内经》时代，用针的数量并没有较严格的规定。后世多数医家也很少讨论这一问题，仅《医学入门》的作者李梴说过不要超过四根针，但是具体的理由并没有说明。根据我们研究的三八规律来看，其中有 1 个 8 个治疗方向规律，就是说每 1 次在病人身上用针不要超过 8 个治疗方向，假如 1 个治疗方向用 1 根针，则不要超过 8 根针，但有时 1 个治疗方向需要 2 根以上针，则用针总数可以超过 8 根针，比如在治疗中风偏瘫时，使用肩髃、曲池、合谷这些穴位，其目的是为了通关过节，这就是 1 个治疗方向。我们研究发现，用针的数量太多（超过 8 个治疗方向），机体的反应能力就会降低，往往事倍功半。因此提醒临床医生予以注意。

2. 一个穴位每次的用针数量

一般来说每 1 个穴位用 1 根针，但是《灵枢·官针》中也说到 1 个穴位可以使用几根针，其中扬刺和豹纹刺就是在穴位上先扎 1 根针，然后在其前后左右各扎 1 根针，总计 5 根针，用以治疗寒气之博大者，也就是多用以治疗寒气凝滞较重，病变范围较宽者，比如风湿痛、腱鞘炎、甲状腺肿、老年性痴呆等。齐刺则是先在穴位上扎 1 根针然后在其左右再各扎 1 根针，总计 3 根针，多使用在病变局限在一个明确位置，病位较深的疾病，比如肩关节周围炎使用肩髃，坐骨神经痛使用承扶等。傍针刺先在穴位上扎 1 根针，然后在其旁边斜刺 1 个针，总计 2 根针，多使用在疼痛显着、痛点集中的病变，如头痛、腰背疼痛、小关节疼痛等。

3. 在一个穴位中用针时的方向变化

一般来说针刺时的方向分为直刺、斜刺、平刺，基本是朝一个方向进针。但是在《灵枢·官针》中也说到多方向针刺的内容，比如合谷刺就是先直刺进入到得气点，运用手法后，提针至皮下，然后向不同方向斜刺。后世的苍龟探穴法即从此发展而来，这种刺法有利于扩散气机，对一些局部气滞的疾病有较好的效果，如肩关节周围炎使用七星台时就经常使用。恢刺是先直刺得气，运用手法后，再将针提至皮下，沿经向穴位的前后斜刺，这种刺法主要是针对经筋的疾病而使用，这种刺法有利于加强经络的运行和局部气血的扩散，如膝关节疼痛时使用阳陵泉等穴就可以使用恢刺以提高疗效。近代为了取得循经感传的效果，也多使用这种刺法。短刺是先将针刺入穴位（直刺或斜刺均可）在进针的过程之中，轻轻摇动针体，使针孔稍大，针一直刺到骨膜，然后将针敲击（直刺）或摩擦骨膜（斜刺），以加强骨膜的酸胀感。这种刺法有利于调动肾气，尤其在气血阻滞较重的时候使用，因为这时肌肉中的得气感很差，刺肌肉的效果不好，但骨膜的反应比较明显，所以有利于气血的流通。如瘫痪病人有肌肉萎缩的时候，在头部用针和在局部用针的时候多使用这种刺法。输刺与短刺大致相同。

4. 在一个穴位中用针时的深浅变化

总的来说由于穴位分成 3 层，所以针刺的深度也有 3 种变化。在《灵枢》中两次提到所谓三刺。"故一刺则阳邪出，再刺则阴邪出，三刺则谷气至，谷气至而止。""所谓三刺则谷气出者，先浅刺绝皮，以出阳邪，再刺则阴邪出者，少益深绝皮，致肌肉，未入分肉间也。已入分肉之间则谷气出。"这种深浅变化，有时是针对某种疾病的单一刺法，如感冒多为阳邪侵犯，故使用一刺，即针刺较浅。若是外邪已经向里发展，则往往采用二刺，即针刺稍深。若是病程较长时，则往往是虚实夹杂，既有邪，正气也较虚，则往往采用三刺，即针刺较深，有利于调动正气抗邪。有时是一种混合复杂手法，比如后世的烧山火、透天凉，阳中隐阴、阴中隐阳等就是在穴位 3 层的不同层面上使用手法，以达到不同的治疗目的。

《内经》中关于针刺深浅有以下几种：

①按三刺：如《灵枢·官针》所说："三刺则谷气出者，……故刺法曰：始浅刺之，

以逐邪气而来血气；后深刺之，以致阴气之邪；最后刺极深之，以下谷气，此之谓也。"说明穴位的深浅分三层，针刺不同的深浅，可以治疗不同的病情。

②按病情的轻重：如《灵枢·四时气第十九》所说："四时之气，各有所在，灸刺之道，得气穴为定。故春取经血脉分肉之间，甚者深刺之，间者浅刺之……。"说明同选一个穴位，同在一个季节，不同的病情，针刺的深浅不一样。

③按外邪的寒热：如《灵枢·官针》所说："七曰输刺；输刺者，直入直出，稀发针而深刺之，以治气盛而热者也。"从表症来说，有恶寒时邪在表，但热不寒是邪向里发展的表现，邪在表（寒）针刺比较浅，邪在里（热）针刺比较深。

④按外邪所在位置：如《灵枢·终始》所说："病痛者阴也，痛而以手按之不得者阴也，深刺之。痒者阳也，浅刺之。"病在阴，为邪在里，针刺深；病在阳，为邪在表，针刺浅。

⑤按病情的虚实：如本节所说："一方实，深取之……一方虚，浅刺之。"

⑥按季节不同：如《灵枢·四时气第十九》所说："故春取经血脉分肉之间……夏取盛经孙络，取分肉绝皮肤。秋取经腧，邪在腑，取之合。冬取井荥，必深以留之。"不同季节人体的气血所在深浅部位不一样，故针刺的深浅也不一样。

5. 多穴位时的用针变化

一般针刺均按处方进行，但有时1个穴名有两个穴位，若全部用上，会出现用针的数量太多，若是慢性病反复扎这个穴位，又会出现1个穴位使用时间太长的弊病，与三八规律相违。为了尽量减少针数，对一名两穴者可取其中一个穴位使用，但这时一定要注意围刺概念，即对病位形成围的状态。如腹部的疾病使用公孙、内关的时候，就要一左一右的使用穴位，即内关用左侧的穴位，则公孙用右侧的穴位，以对腹部形成包围的状态。若是慢性病，针刺时间较长，则可以左右交换使用，以避免一个穴位用针时间太长。但若是牙痛，则可以选择同侧的合谷与颊车，以对牙齿的局部形成围刺。我感觉到穴位的最终配合与围刺相关。也就是说抛开针灸的复杂理论，驭繁从简来说，围刺的方法对针灸的疗效有着密不可分的关系。

6. 多穴位时的用针方向变化

虽然不同的穴位有不同的针刺方向，但形成处方之后，对用针的方向则有一定的要求。比如头部的四神聪或其它多个头部穴位同时使用时，在使用的时候就要注意使用的目的，若是需要散气，则各穴的针尖向外（四周）；若是需要补气，则各穴的针尖向里（头顶）；若是需要顺气，则针尖朝同一个方向，或同时向前，或同时向后均可，主要是根据需要顺经或是逆经而定。这种方法在《灵枢·官针》中的偶刺中就有所提及。

第五节　手　　法

过去我们常常将针法和手法混为一谈，现在为了将这些内容进行区别，我将手的动作称之为手法。这里只介绍基本手法。在基本手法的基础上可以演变成各种补泻方法。由于复合或复杂手法的内容太多，而目前临床使用并不普遍，故需要使用时可以参照有关学术专著，这里就不一一介绍了。这里还要注意的是，手法是在得气之后进行的，没有得气，就发挥不了手法的作用。若是不得气，可以用手法催气，但那是另一类手法，与这里所说的手法不是一回事。

1. 基本方法

（1）捻转：指左右来回捻转，左右来回的幅度随补泻要求略有差异。一般捻转的幅度在1个圈左右（过去曾提倡捻半个圈），但是近年来，有些针灸医生对此重视不够，捻转的幅度较大，多在3圈以上，用加大捻转幅度增强刺激。这种作法不可取。以后我将在捻转的力度上进一步阐述观点。一般认为顺时针捻转为补，逆时针捻转为泻，顺时针捻转的幅度略大于逆时针捻转的幅度为补，反之为泻。但对这一看法历来有争论，所以意见也不统一。我认为过去之所以产生这一不同看法，主要是左右手操作的不同性引起的。因为左右手在捻转时，是互相对称进行的，绝大多数医生都是使用右手，因此容易形成顺时针捻转时力度较大，容易向下用力，也因此容易形成补法。由于对称的原因（比如左右手同时进行捻转）或习惯的原因，左手捻转的时候就是逆时针方向，因此在右手为补的时候，在左手看来就是泻法，实际上左右手的力度和针尖所指的方向是一致的，都应该是补法。由于站在不同的角度上，因此产生了顺逆补泻的争论。从这一角度出发，我认为捻转的顺逆，不是补泻的依据，补泻主要是力度和针尖共同作用的结果。也就是说当针尖向下、力度较大的时候，就形成补法，反之就是泻法，和捻转的实际方向无关。因此历来的顺逆补泻争论没有必要继续进行下去了。

（2）提插：指上下提插，包括两种方法。其一是在得气点上提插，也就是针尖不要离开得气点，在提插的时候主要是将针下的肌肉上下提动，因而提插的幅度较小。这多使用在一般手法中，是一种常规补泻方法。向下压迫较多为补，向上提动较多为泻。现在有人提插时离开得气点进行，将针体在肌肉中上下来回提动，用针体去摩擦肌肉，这种方法不可取。关于其中的原因，我在得气一节中已经作了说明。其二是在使用复合手法的时候，将针在肌肉内上下移动，如烧山火时，首先在天部补泻，然后进入人部进行补泻，最后进入地部进行补泻，针体从天部逐渐进入到地部，就属于插，随后从地部向上经人部到达天部也同时进行各种补泻手法，这时的动作属于提。虽然提插幅度较大，但是动作较慢。一般来说在插的时候用力较重，速度较快称之为补，反之为泻。提插主要强调针体对肌肉的拉动，并不看重对肌肉的摩擦。若是没有得气针体就不可能将肌肉拉动，就只能是在肌肉中摩擦，与得气无关，势必影响疗效。

（3）捣针：指针尖在穴位中不停地敲击针下部位。如在针阳陵泉的时候，我常常先将针刺到腓骨前沿，然后用针尖在腓骨上敲击数次，再提针转针尖刺向胫骨，以到达得气点。在腓骨上敲击的动作就是捣针。捣针可以在肌肉、筋膜、血管、骨骼上进行，一般是动作的频率较快，次数没有明确要求，但不要太多，一般控制在10次左右为宜。以敲击压迫为主，既要有针尖的刺激感，又不要求穿破针下组织。与圆利针的刺激比较接近，同时有鍉针的压迫感。捣针时针尖方向可以不停地变动，如《灵枢·官针》中的关刺所谓"尽筋上"就是在筋膜上不同位置进行捣针。捣针多使用在得气感不强的时候，或肌肉萎缩，气血流动受阻，经络及腧穴的功能降低的时候。这种刺激有唤醒经络、腧穴沉睡状态的作用，还有促进经络传导的作用。就针感而言，一般属于平补平泻。就刺激量而言，有肌肉萎缩的时候应该较大，一般时候应该较小。捣针时在不得气的过程中进行的，与得气后进行补泻是不一样的。也就是说进行补泻必须在得气的基础上进行，而捣针可以在没有得气的时候进行，捣针本身能促使得气或发挥得气的作用。

（4）飞针：指针刺得气后或在使用补泻手法中的一种加强手法。也就是通过手的飞弹将针体高频率颤动起来，由于手由捻针突然撒开，5根指头的动作像飞翔的翅膀，所以称之为飞针。并不是每1次补泻动作都使用飞针的手法，一般而言是在补泻结束的最后一个或几个动作时使用飞针手法。由于针从颤动到停止需要5～10秒钟左右，进行下1次手法需要等待，不要在针颤动时将针捻住，那样会阻碍针的颤动，影响治疗效果。飞针不仅能加强针感，也是给针1个振动频率，因此在急性病中使用较少在慢性病中使用较多。飞针时虽然也有捻转针的动作，但不要将针体真正转动，主要是弹动针体。弹的力度可随病情而定，一般正气虚弱的时候，弹动力度较大，正气较强的时候弹动力度较小。

2. 补泻手法

（1）徐疾补泻：《灵枢·小针解》："徐而疾则实者，言徐内而疾出也，疾而徐则虚者，言疾内而徐出也。"

（2）提插补泻：《难经·七十八难》："得气，因推而内之，是为补；动而伸之是为泻。"

（3）捻转补泻：《针灸大成》："补针左转大指努力，泻针右转大指收入。"

（4）迎随补泻《难经·七十二难》："指营卫之流行，经脉之往来者，随其顺逆而取之，故曰迎随。"张世贤注释为："凡欲泻者，用针芒朝其经脉所来之处，迎其气之来未盛，乃逆针以夺其气，是谓之迎。凡欲补者，用针芒朝其经脉所去之路，随其气之方去未虚，顺针以济其气，是谓之随。"

（5）呼吸补泻：《针灸大成》："欲补之时，气出针入，气入针出；欲泻之时，气入入针，气出出针。"《素问·八正神明论》："以息方吸而内针，乃复候其方吸而转针，乃复候其方呼而徐引针，故曰写必用方，其气乃行焉……补必用员，员者，行也，行者，移也，刺必中其荥，复以吸排针也。"

（6）开合补泻：《素问·刺志论》："入实者，左手开针空（孔）也；入虚者，左手闭针空（孔）也。"

（7）平补平泻：是指针进入穴位后，轻轻捻转提插，既不补，又不泻，手法平和的一种针法。

3. 操作要素

（1）力度：我认为，针灸效应的取得，应该靠经络和腧穴的活力，我常常将针的刺激称之为第一推动力，而经络和腧穴的作用称之为第二推动力，只有最强的第二推动力才是治疗的主要动力。第一推动力的主要作用是为了取得第二推动力，因此恰当的针刺刺激才是最有效的刺激，过强的刺激或者过弱的刺激都是不恰当的，因为它不利于第二推动力的获得。

针刺治疗要将针刺入皮肤内，对皮肤有很微小的破损，给患者有一定的酸麻胀痛重的感觉，所以有人以为针灸就是靠刺激的强弱来治疗疾病的，因此刺激是越强越好。实际上不是这样，因为经络或者腧穴都是人体的组成部分，是具有生命力的组织，对外界的刺激也有一个接收范围，过强的刺激或者过弱的刺激不仅不会引起经络或腧穴的共鸣，甚至会产生排斥作用。我研究的腧穴八大性，其中就有一个是放大性，所谓放大性就是经络或腧穴能接收恰当刺激并将其放大，若是刺激过强或过弱，经络或腧穴处于排斥状态，根本就不能接收外界刺激，也就不能有什么经络或腧穴效应。

　　进针或捻针的力度过去在临床上是很难确定的，主要是依靠病人的感觉，也就是说病人在接受针灸的时候不能有难受或不能忍受的感觉，针灸虽然有一定的疼痛，但这种疼痛不是很强，不会造成病人的痛苦，有些病人还因为有恰当的得气感或针感而有一种到位的舒服感（有扎到预定部位的感觉，就好像搔痒搔到部位一样）。另外就是看针灸的治疗效应，针灸治疗疗效越好说明刺激的度掌握的越好。但是有些医生过分的强调刺激，往往说刺激量"以病人能忍耐为度"，似乎只要病人不出现休克或虚脱就是正常的刺激量，对病人的自我感觉注意不够。即使有些水平较高的医生，也只能是靠自己的感觉来决定刺激量。由于放大性具有一定的模糊性，掌握起来不容易，看法的差异很大，因此对穴位放大性的掌握好坏往往决定治疗水平的高低，也就成了一个水平高的针灸医生与一个水平低的针灸医生的重要区别。

　　根据目前我的研究来看，针灸的力度还是以0.5公斤左右为宜（辽宁中医学院孙氏说），也就是说无论提插、捻转、进针、出针所使用的力量控制在0.5公斤左右对经络或腧穴效应的发挥能有较好的促进作用。比如出针，有时由于得气感比较强，针在肌肉内粘滞较明显，出针的阻力较大，这时不能强制性的用力向外拔针，而要使用0.5公斤以内的力量向外出针，若是感到力量超过了0.5公斤，则要将力度减少或暂停出针，稍停1-2秒钟再出针。0.5公斤只是一个约数，不是绝对数，不同的人感受力不一样，不同的病感受力也不一样，这就要求医生在临证时细心体会、逐渐掌握。

　　（2）捻转次数：过去对捻转次数没有进行研究，因此没有明确要求，只是在针麻时要求持续性的捻转，其目的也就是使刺激能够延续，麻醉效果延续。根据我的研究来看，捻转次数在捻针的过程中是一个不可忽视的重要内容。捻转次数的多少是由需要治疗的疾病所决定的，病在脏腑，以五脏为例，心、肝、脾、肺、肾的捻转次数，在急性病的治疗时分别为2、3、5、4、1次，在慢性病的治疗时则分别加上5次，如心在急性病时捻转2次，在慢性病时捻转2+5次，即7次。腑则与脏相配来决定捻转次数。若是经络病则捻转次数是以气至病所而定，比如说牙齿痛，扎合谷穴，合谷穴与牙齿之间有一个距离，这个距离用3.2去除，所得的结果就是捻转次数。若牙齿到合谷穴之间的距离是80cm（大约距离即可），则80÷3.2＝25（秒），若每秒捻针一次，即捻转25次。

　　①脏腑病捻转次数的来源：《素问·金匮真言论》及《素问·五常政大论》中记载五脏与自然界事物的五行相配时说到东方其数8，南方其数7，中央其数5，西方其数9，北方其数6，这些数字过去一直不为人们重视，主要原因就是觉得这是理论上的说法，对实际治疗没有什么指导作用。这些数字是根据九宫图而来的，根据我的研究，九宫图实际上是古代人们认识人体生理时使用的仿真生物钟，来源于古代的气象医学知识，是建立在事物发展的生数及成数上的，以上的1.2.3.4.5是生数，5.6.7.8.9是成数，即在生数上加了一个5（5即土的生数，土能生长万物的意思，故加土以后就为成数，成即成为一个新的事物。生成数的来源请参阅有关专著）。生、成数代表自然界环境中阴阳的量的多少，通过天人相应的关系，也代表人体内阴阳随季节变化的情况。人体内环境的变化用针灸的治疗来相应的话，最容易表达的指标就是刺激量的持续时间，也就是捻转次数的多少。因此恰当的捻转次数有利于脏腑功能的恢复，从而有利于疾病的治疗。

　　②经络病捻转次数的来源：由于经络病大多数是经络本身的疾病，与经络气血运行相

关，尤其是远程穴位得气后能气至病所疾病就容易消除。而气血在经络中的运行速度，根据《灵枢·脉度》、《灵枢·营卫生会》、《灵枢·五十营》等篇章，可以计算出营气的运行速度是 3.2cm/秒，由于古今度量衡的差别，现在还无法进行实际计算，所以我只能将其看成是一个大约数，但有这个大约数，目前我们就可以将其运用到计算经络气血运行速度上，以解决捻转次数的问题。

捻转频率：指捻转的频率与人体内环境的频率的相关性。人活着就有心跳和呼吸，心跳和呼吸的频率很自然的影响着运行中的气血，也就是说气血在运行过程中本身就带有一定的频率。而脏腑由于形状和结构的不一样，所形成的共鸣腔也就不一样。结合二者来看，气血中含有某一种频率的部分可能更容易进入到某一脏腑，而含有另一频率的部分更容易进入到另一脏腑，当某一经络或某一脏腑发生疾病的时候，由于或充血肿胀或痉挛萎缩，使脏腑经络的形状发生改变，共鸣腔发生变化，正常气血不容易进入脏腑或经络，抗邪和修复不能正常进行，因而疾病得不到控制。因此我们在捻针的时候，根据不同脏腑的疾病，给予不同的频率，这样对疾病的治疗是很有利的。这时的频率主要从捻转速度表现出来，所谓呼吸补泻，就是运用了呼吸的频率来调整捻转的频率，以提高治疗效果的方法。除了按呼吸的频率之外，还可以按心跳的频率捻针，也就是一呼一吸捻转 5 次。我习惯的用法是：与血关系密切的疾病按心跳速度捻转，与气关系密切的疾病按呼吸速度进行捻转；与阳相关的疾病按心跳速度捻转，与阴相关的疾病按呼吸的速度捻转。这是我目前研究的看法，仅供参考。

第六节　留　针

1. 留针时间　过去由于没有一个统一的说法，所以对留针时间争论很大。根据《灵枢·五十营》的理论，人体内气血每天运行 50 周，白天 25 周，夜晚 25 周。用现在的每天 24 小时计时的标准来看，每运行一周所用的时间是 28 分多钟。针灸治疗的关键是调整和调动人体的气血，得气后就开始这一过程，要是让这一过程持续 28 多分钟，那么对人体气血的调整和对疾病的治疗无疑是非常有益的，因此我认为留针时间定在 30 分钟是恰当的。这种看法在太极拳的运动中也得到验证。太极拳虽然属于体育运动，但是这种运动有治疗疾病的作用，其一个主要原因就是练习者在阴阳互相转化、阴阳互动的过程中持续了 28 分钟左右（指打全套太极拳所用的时间）。可见这主要是针对慢性病说的，因为慢性病有内环境的改变，有脏腑实质性的变化，有正气的变化，需要对气血进行调整，需要对阴阳进行调整，需要对内环境进行调整。若是急性病，则不必按这一时间进行，其原因是急性病没有内环境的明显改变，主要是外邪对人体的侵犯，只要驱除了外邪疾病就能获得痊愈，所以我一般按气至病所的时间进行捻针，然后让这种情况保持一段时间即可，具体时间可按疾病轻重决定，可多至几个小时（如胆道蛔虫症），也可以少到 10 几分钟（如一般较轻的感冒）。

2. 留针后加强捻转的次数　一般得气后进行手法，手法后留针，其原因就是让留针的时候气血仍然能够以高潮形式向前运行，但是气血高潮的运行与得气点的支持是有关的，当气血高潮运行离得气点较远的时候，或是得气的力度不够，气血高潮到一定的位置后就有回流的趋势，这时经络或腧穴的治疗力度就会降低，因此医生应该及时捻针，以加强针的第一推动力，促使经络或腧穴发挥作用，使气血高潮继续保持向前运行。

留针后捻针次数和时间过去虽然没有专门研究，但是比较一致的看法是留针后 5 分钟捻转一次，称之为加强捻转，若是留针 30 分钟，则需捻针 6 次，捻转最后一次后即出针。但是根据最近研究来看，气血的所谓高潮是由频率所形成的，即气血在针刺时获得一定的频率，这种频率有利于气血在该经络中运行，表现出行气活血的作用。频率的获得需要正确地捻针，也需要适时的捻针，现代研究发现，留针后捻针的时间应该为 15 分钟左右一次为宜，因此留针 30 分钟则在其间捻针 1 次即可（包括出针时捻针一次共 2 次）。

由于气血高潮运行与得气有关，因此不得气就留针，无论捻针多少次也发挥不了明显的作用，但是得气也有程度不同的区别，得气强与得气弱捻针的次数也应不一样，因此 15 分钟捻针一次仅仅是一个基本要求，医生可以根据临床实际进行适当改变。

第七节　出　针

留针结束后即可出针，所谓出针就是将针拔出体外。根据习惯用法，在治疗时用补法，则出针要快，出针后按压针孔，以免气血散溢。反之则为泻法。

为什么补法出针要快，泻法出针要慢？根据现代专家研究，所谓补，主要是向下压的结果，所谓泻，主要是向上提的结果。因为出针是将针向皮肤外拉动，由于得气的原因，针在肌肉内处于一定的滞针状态，针向外拉动的时候，整个肌肉及皮肤都会被拉动，出现提的效应，这本身就是泻法，所以在使用补法后出针，为了避免皮肤被明显拉动，就采用快速出针的方法。反之则采用慢出针的方法。

出针需要注意的是：①力度问题，上面我已经讲过，无论是补法或泻法，都不要强行出针，出针的快慢仅仅是相对而言。不要以为泻法出针就一定是非常慢的向外提，一切都要在一定的力度控制下进行。②补法出针后是否一定要按压针孔？我认为过去所说按压针孔主要是为了防止出血（出血本身就是一种泻法），由于气血同源，所以出血即会出气。若是没有出血，则不一定要按压针孔。一般的操作最好是出针时将针孔压住，稍等片刻，看看是否有出血，若是没有出血即可停止按压。若是使用泻法也不要认为可以大量出血，除非因为特殊原因外，出血量都不要太多。因此在出针出血时还是要注意及时止血。③出针时出血针孔多或出血量多，应该看成是针灸治疗操作不恰当造成的，比如针灸手法不恰当，针灸技术不成熟，针灸时不仔细等等都应该引起我们重视。我认为就目前而言，十根针有一根针的针孔出血是正常现象，技术越差出血的针孔越多，技术越好出血的针孔越少。这里要说明的是，出血与误治、误操作不是一回事。有时为了治疗需要出针出血的时候，医生应该及时向患者说明。

第四章　灸　　法

第一节　艾条灸

所谓艾条灸是将艾绒卷成紧束的条状，一头点燃后，在穴位或部位的上方，利用艾条的热力，通过空气传导到施灸点进行灸疗的一种方法。这是临床最常用的灸法之一，一般使用无药艾条，属于灸烤范围，在特殊治疗时则多使用有药艾条，则多属于灸煿范围。艾条呈圆柱状，以棉纸为外包装，内装艾绒，有的掺有中药，一般直径为 2cm 左右，长度为 21cm 左右。艾条以紧束、硬绷为好，因为这样能使点燃后火头持续、热度均匀、灰烬清爽，既耐用又不会意外烫伤皮肤。

一、温和灸

温和灸是艾条灸中的一种方法，是给予局部经络或穴位一个持续而温和的热刺激，使经络和腧穴主动进行调动和调整气血，发挥治疗功能，从而增强抗邪除病的能力，以达到治疗效果。（见图 40）

（一）温和灸的方法

在艾条的一端点燃后，将点燃端相对固定在需灸部位上方施灸。可根据病人对热力的感受能力，决定艾条与施灸部位的距离，然后保持一个相对固定的距

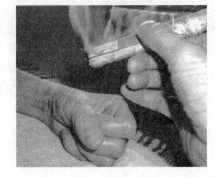

图 39

离施灸，使需灸部位产生持续性的、强弱相对一致的热刺激。一般开始的时候距离较近，约为 0.5~1 寸，逐渐将距离放远，当艾条燃烧完全时，则距离多在 1.5 寸左右，在皮肤逐渐发红以后，就更应该注意这个问题。有时候病人对热力不敏感，则医生应该间断地用手去抚摸被灸处的皮肤，以医生的感觉来体会施灸处的温度，从而调节施灸的距离，以免施灸处被烧伤。有时还可以用医生的押手指、中指放在穴位或施灸部位两旁，以体会和调节艾火的温度。在施灸时还要注意病人的体位和风向，如病人处于仰卧位，腹部的穴位则可以直接在穴位上方施灸，其中可以根据风向随时变动灸火点；而腿部的穴位，如阳陵泉穴在小腿的旁边，就应在其斜上方施灸，然后根据风向变动灸火点。施灸点是否恰当，可以根据皮肤发红的部位与需灸部位是否一致而进行判断。皮肤发红处正是施灸处，说明灸火点掌握准确。温和灸施灸后皮肤发红范围在直径 1 寸左右为适中。一般施灸时间在 15 分钟左右。上部或阳部或胸部施灸时间可稍短，下部或阴部或腹部的施灸时间可稍长，最多可到 30 分钟左右。

（二）温和灸的作用

温和灸是对施灸部位施行一个持续的、温和的热刺激，而且影响范围比针刺要宽，对经络和穴位的刺激比较均衡，从在外的皮部，到在内的大经，都能给予基本相同的刺激，刺（灸）皮、刺（灸）肉、刺（灸）脉、刺（灸）筋、刺（灸）骨等五刺（灸）作用都有。所以温和灸的作用比较全面，温通、温补、温散这三方面的作用力差不多。因此对局部的作用和对远程的作用基本相同，故同时有调节经络腧穴气血和调节脏腑气血的作用。适用于疾病时间较长，病变范围较广，既有经络病变又有脏腑病变；既有局部病变又有远程病变的病情。从穴位来说，如百会、涌泉、梁丘、气海、关元、命门、归来、绝骨等对温和灸有比较好的接受和反应能力，在这些穴位上施行温和灸，其效果比仅用针刺的效果要好，另外如足三里、中脘、阳陵泉、府舍、天枢、肾俞、腰阳关、大椎等在针刺后加用温和灸，其效果比单用一种方法要好得多。在治疗疾病上，主要针对慢性、寒性、顽固性疾病使用较多，如痹症、痿证，以及中气下陷引起的脱肛、子宫下垂、命火不足引起的腰痛、泄泻，寒湿久恋引起的胃痛、心胸痛等。在急性病中主要是针对阴邪侵犯人体时使用，如风寒湿邪引起的感冒、咳嗽、哮喘、下利和局部疼痛等。

二、雀啄灸

雀啄灸也是艾条灸中的一种方法，是给予穴位或局部一个间断性的冷～热刺激，以使"沉睡"的经络、腧穴得到"唤醒"，从而发挥和加强经络、腧穴的治疗作用，促使远程或局部的疾病得到痊愈。（见图40）

（一）雀啄灸的方法

在艾条的一端点燃后，将点燃端对准施灸穴位或部位，在穴位或部位的上方进行垂直运动，即一会儿离穴位或部位远，一会儿离穴位或部位近，像鸟雀啄食一

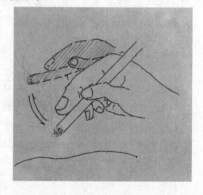

图40

样，来回上下反复有规律进行，使病人感到有突然热突然凉的交替。医生在操作时，先将肘部固定在一个恰当的位置，然后利用腕部的力量进行雀啄灸。施灸开始时可将艾条燃烧着的近端离施灸部位近一些，一般可到2cm作用。随着热感的不断增加，逐渐将距离拉开，最大拉开距离，以病人的热感为准，主要是让病人在雀啄灸时（尤其是在燃烧着的近端接近皮肤时）有较明显的热感，皮肤出现红晕而不能出现烫伤。根据经验，一般燃烧点离皮肤的最大距离控制在8cm左右为宜。雀啄的速度过去没有明确要求，但一般按病人心跳的频率计算为好，即病人心跳1次，雀啄灸来回1～2次。雀啄灸的施灸时间以5～30分钟左右为宜，在近端施灸时，可将施灸时间减少为15分钟左右。若是在面部进行雀啄灸，则应将施灸时间减少为5分钟左右，只要病人施灸点出现3cm左右的红晕即可停止施灸，而且艾条燃烧端离面部皮肤不要太近。除此之外还应注意将艾条燃烧未尽的灰末随时弹掉，以免灰末掉在面部皮肤上，引起意外。曾有人自制烟卷样大小的艾条，进行面部的雀啄灸，这种方法施灸便于掌握，值得艾条经营厂家重视。

（二）雀啄灸的作用

雀啄灸是给被灸部位一个有明显变化的热刺激，我称之为突热突凉。这是因为燃烧着的艾条以较快的速度接近施灸穴位和部位，给施灸穴位或部位一个明显、突然的热感，而燃烧端立即又以很快的速度离开施灸穴位或部位，使热感突然中断，从而产生明显的凉感。这是给穴位或部位除了艾灸的热刺激外，还有无艾灸时的凉刺激，和温和灸的持续热刺激是明显不同的。因此雀啄灸对穴位或部位的刺激成分相对较复杂，刺激量相对较大，刺激的效率相对较高，对穴位或部位的"唤醒"能力相对较强，所以除了对局部有较强的发散能力外，主要能对施灸远程起到治疗作用。因此局部的急性痛症常使用这种方法，如胃痛、三叉神经痛、痛经、心绞痛等使用这种方法有利于提高疗效。还有就是取远程穴进行治疗时，为了提高疗效，多使用这种方法，如头痛取昆仑穴，耳鸣取中渚穴、牙痛取内庭穴、肩周炎取条口穴、内脏病取肢体穴位等，都宜使用雀啄灸。另外，在既有经络病又有脏腑病的时候也可使用雀啄灸，如急性病中的风湿热病，慢性病中肾性疾病伴有浮肿、肝性疾病伴有抽缩，眩晕伴有下肢寒冷、脾虚伴有脚气等都是使用雀啄灸的适宜证候。

三、回旋灸

回旋灸也是艾条灸中的一种方法，是给予穴位或部位一个逐渐变化和渐强渐弱的热刺激，使局部的经络或穴位的功用得到提高，从而增强经络和腧穴的治疗能力，以加快疾病或远程疾病的痊愈。（见图41）

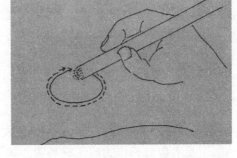

图41

（一）回旋灸的方法

在艾条的一端点燃后，将点燃端沿着需灸部位上方的中心作相对一致地旋转，旋转的方向过去没有明确要求，但一般因操作方便，多是沿顺时针旋转；旋转速度过去虽也没有明确要求，但最好是按照呼吸次数进行，即病人每呼吸1次，旋转1~2圈。旋转的范围一般根据需灸部位大小而定，若是针对穴位进行回旋灸，则旋转的直径不要超过5cm，也就是烤红的部位在8平方厘米左右为宜。若所灸部位比较宽，如在膝关节有病时，沿着髌骨灸，可将旋转速度减为病人呼吸2次回旋灸1圈。艾条与皮肤的距离也要根据病人对热力的感受能力而定，一般在1.2~1.5寸左右。施灸时间一般在15~30分钟左右，在人体上部或背部可减为15分钟左右。在回旋灸中还包括沿经灸，也就是沿着经络来回施灸，属于特殊的回旋灸法。其方法是：以需灸部位或者穴位为起点，按照经络循行方向来回施灸。如牙痛在合谷穴上施行回旋灸，则先灸合谷穴，然后沿手阳明经的循行方向，开始向心性施灸，然后将艾条抬高回到合谷穴处，再进行下一轮循经灸。循行的距离一般为3寸左右，也就是使热力到达最近的一个穴位，若是在关节附近，则要将循行距离超过关节部位，以达到通关过节的效果。若是两个穴位相距很远，就以3寸左右为1次计算标准，不必灸得太远。回旋灸时也要注意，不能烫伤皮肤。

（二）回旋灸的作用

回旋灸是给被灸处一个有变化的热刺激，我称之为渐温渐凉，就是说在被灸部位始终能感到一种较温和、较持续、较弱的热刺激，但是又有规律的加强（热）和变弱（凉），这种持续热刺激有温和灸的部分作用，能使局部的皮部或穴位作用得到激发，而热刺激的凉热变化又有雀啄灸的部分作用，能使经络作用得到激发。所以回旋灸既能对局部疾病有一定的疗效，而且对远程的疾病也有一定的治疗作用。所以多用在既有经络疾病，又有脏腑疾病的时候。如发病时间较长的痹症、痿证就多使用回旋灸的方法，因为这时多选用肢体或关节部位的穴位，以解决局部症状，但这种病除了局部有变化之外，往往还有内脏的病理变化，所以对穴位采用回旋灸更有利于疗效的提高。还有在慢性病急性发作时，也比较多的需要这种治疗方法。如原有慢性胃病，这次又受寒感冒或咳嗽，同时引起胃病发作，我们在对足三里、中脘、列缺、照海、大椎施灸时，采用回旋灸的方法就能提高疗效。若仅有内脏疾病的时候，选用远程穴进行治疗，采用回旋灸，相对来说也有利于提高疗效。

第二节　艾炷灸

所谓艾炷灸是将艾绒作成下宽大、上尖小的炷状（见图），直接放在穴位或某部位上点火进行灸疗的一种方法，属于直接灸法。这是古代最早使用的灸法之一，一般使用艾绒作为施灸材料，也有在艾绒中加入中药的，如《千金翼方·卷二十四》治鼠漏未作疮，如瘰疬子者："以艾一升，熏黄如枣大，干漆如枣大，三味末之，和艾作炷灸之三七壮，止。"更有以竹茹作为施灸材料者，如《千金翼方·卷二十四》治恶核疔肿："刮竹箭上取茹作炷，灸上二七壮，即消矣。"艾炷见图42。

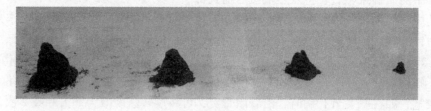

图42

由于疾病的治疗要求不同，施灸部位不一样，因此在临床上所用的艾炷大小不一样，自古以来的著作中，对艾炷大小的描述有很多种，如在《千金方》中以实物形容艾炷的大小，有小指大、小豆大、苍耳子大、黍米大、雀屎大、簪头大、蒜头大、细竹筋大、小麦大等。后世的其它著作中还有绿豆大、黑豆大、半枣核大、莲子大、枣大、银杏大、梅杏大、鸡子黄大、制钱大等说法。从这些描述中可以看出，艾炷大小不一，大的有如鸡子黄，约在直径 2~3cm 左右，我们将其称之为大炷；中的如莲子大，直径约有 1~2cm 左右，我们将其称之为中炷；小的如小麦大，直径约在 0.5cm 左右，我们将其称之为小炷，其灸法称为麦粒灸。

一、大炷灸

大炷基本上都是用在间接灸上，直接灸时也主要是在进行化脓灸时使用。

（一）制作方法

可将艾条截成 2cm 左右的小段，撕去外包纸，对大小适当进行修整即可。若用艾绒，可将其先在小瓶盖内（直径约 1.5cm）压紧，取出后适当进行修整即可使用。主要是艾绒不能松散，使其燃烧过程较慢，有时间让病人产生一个适应过程，否则不易掌握燃烧温度，医生也很难进行操作。若有特殊需要可以在艾绒中加入中药末，混匀后再制艾炷。

（二）操作方法

先将大蒜切片，在所灸穴位或部位上涂擦几下，放上大艾炷，或者先放隔物灸所用的垫物，再在垫物上放大艾炷。一般用火柴在大艾炷的上端点火，由于艾绒十分易着火，故只要将艾炷上端点着即可，不要将点燃的时间延长，以免温度突然升高。当病人感到热度比较明显的时候（有点烫），即用镊子将艾炷挟开弃去，这样算一壮（燃烧的温度和时间主要依据病人的自我感受为主，不应以艾绒燃烧的多少而定）。稍停片刻（约 15 秒左右），再在施灸处皮肤上涂擦大蒜；若是垫物，则看其是否烧干或焦，若是，则换一块垫物（若是在刚灸处过早涂大蒜或改换垫物，会给其一个冷刺激，这样就属于泻法。温度自己慢慢降低后再行第 2 壮，属于补法。以此来决定两壮之间的间隔时间长短）。然后再将大艾炷放在施灸处，进行第二壮。如此反复进行，直到所需壮数。灸完后还应将施灸处用大蒜涂擦 1 次。若不是化脓灸，则灸的壮数不宜多，只要灸处皮肤发红即可停止下 1 次灸。

使用大艾炷灸，所选穴位或部位一般应在肌肉比较多的地方，头部，手、足部或骨骼、关节附近不应选穴，以免烫伤骨膜，胸、背部一般不用大艾炷灸，尤其是直接灸更不宜进行。

（三）所治病症

大艾炷一般使用在病情比较紧急，寒邪很重，阳气很虚的时候。尤其是在需要急救的病人，可以考虑这种方法。比如某些顽固性呕逆、急性疼痛、长期水肿、血液病、羸弱，中医所说的五更泻、缩阴症、内脏癥块、阴疽疔毒、阴火散漫等。大炷灸火力较猛，治疗时应该注意对皮肤的影响，在隔物灸时，只要皮肤发红即可。即使是化脓灸，也要注意皮肤烫伤的程度，一般是使用直接灸，不要企求 1 壮成功，而要使艾火缓慢而均匀，做到慢火多次，逐渐受热，在皮肤发红后，就更应注意用火的力度，若再灸时皮肤有轻微的烫痛感即可停止下 1 壮艾灸。若烫伤太过，损及肌肉，反而会影响脓疱的形成，即使脓疱形成，也会影响后期愈合能力，以及今后的治疗效果。若烫伤了骨膜，则会完全阻断经络的运行，就会对人体健康造成不必要地损害。本节可与瘢痕灸的内容互参。

二、中炷灸

中炷灸一般用在直接灸上，主要内容是保健灸及化脓灸，有时也用在隔物灸上。

（一）制作方法

取艾绒，将其中稍大的梗、或稍硬的部分去掉，只留细绒部分，用大、食、中指在桌面上捻紧如莲子大小，由于是三根手指互相用力，故捻出的形状如三棱体，下大、上尖、中是三棱状（直径约 1cm），捻成后暂时不要松手，让其紧束后再松手，使艾炷保持捻成的形状即可。每 1 炷的艾绒用量可根据捻成的大小而定，若见小可临时加艾绒。近代用于直接灸的艾炷，采用特制的器械按压加工，艾绒紧密，大小一致，更便于应用。不论何种方法，都应尽量使艾炷紧实，这样，在燃烧时火力逐渐加强，不会一燃而烬，热力才能透达深部，对腧穴和皮部的刺激较温和、持久，故效果较好。

（二）操作方法

先将大蒜切片，在施灸穴位或部位涂擦几次后，放上艾炷，若是隔物灸，则先将垫物放在施灸处，用点燃的线香作为引火物（一般不用火柴点艾炷，以免烫伤皮肤），在艾炷的上尖部点火，艾绒着火即可。当病人感到热力较强的时候，即将艾绒用镊子挟开弃去算 1 壮。稍等片刻，再进行第 2 壮，方法同第 1 壮。若属保健灸，每 1 壮的艾火都不要烧得太过，只要有明显热感即可拿掉艾绒，稍停片刻后进行下 1 壮；若是化脓灸，则每 1 壮灸的时候可使病人的热感较强，并且要一直灸到病人感到有点烫痛的时候即停止下 1 次艾灸（这次的施灸结束）。其补泻方法和注意事项与大艾炷灸相同，可互相参看。

中艾炷灸所选穴位，也应在肌肉较多的部位。头、面部，关节及肌腱处尽量不用或少用中艾炷灸直接灸，胸、背部直接灸时施灸的壮数要少，火力要低，主要用于保健灸，尽量不要烫伤皮肤，除了特殊病情需要，一般不用化脓灸。

（三）所治病症

中艾炷灸使用的面比较宽，主要使用在寒症日久，阳气虚弱，阴阳不调，气血瘀滞，痰湿交结，经络运行无力，腧穴调节失控，脏腑功能低下等病症。直接灸的方法在保健灸时使用比较多，所选穴位多具有补气、补血、补精、补元阳、行气、活血、强心、利尿的功能，如关元、气海、膻中、足三里、中脘、建里、绝骨、膏肓、阳陵泉、命门、肾俞、肺俞、脾俞、胃俞、心俞以及鸠尾、中庭、长强、丰隆、大包、食窦、中极、水分、阴分、内关、外关、曲池、尺泽、支沟、间使、肩髃、大椎、譩譆、带脉、子宫、天枢等。尤其是灸丹田、足三里成为保健灸的一个主要方法。化脓灸多在四肢选穴，详细内容可参见化脓灸（瘢痕灸）。现代有在背部选穴进行化脓灸的报导，如治疗哮喘病，选用肺俞、定喘；治疗中枢性尿、便失禁选用八髎穴等。灸疗要求与需要注意的事项可参见大炷灸。

支气管哮喘治疗最多，主要是在定喘、肺俞、膻中等穴位上进行。而且提倡冬病夏治，在夏天进行瘢痕灸。据报导，伏天用瘢痕灸其显效率为 34.1%，肺阻抗图改变明显。而在非伏天则为 23.5%，在伏天用非瘢痕灸则效果更差。

李志明等以瘢痕灸治疗肺结核 23 例，取大椎、风门、肺俞、膻中为主穴，并随症加减，各灸 5~7 壮，灸后 3~10 个月，症状均获改善，有效率为 82.61%。严定梁氏认为哮喘未发之时以扶正为主，既发时以攻邪为主。瘢痕灸宜在夏令（小暑至白露）不发时施灸。其处方为：第一年用大椎（九壮）、肺俞（九壮），青少年及成人病程不久、病根未深（三年以内）、症状较轻者，灸此 2 穴三点即可。反之必须翌年再灸，或随症酌加一穴，常用者为灵台或天突。第二年用风门（九壮）、灵台（九壮），或膻中（七壮）。第三年用膏肓（九壮）、大杼（九壮）。如发时喘息特甚，不能平卧，呈端坐呼吸者，第一年即加灵台（九壮），痰涎壅盛加天突（五壮），显著瘦弱者加膏肓（九壮），肾虚气逆而致喘者加气海（九壮），平时痰多湿重者加中脘（九壮），常常自汗、盗汗者加陶道（九壮）。上述随症配穴，分别在第一、二年酌情加用一穴。

三、小艾炷

小艾炷是在直接灸时最常用的方法之一，这种灸法又称麦粒灸，因为小艾炷的形状与麦粒相近而得名。小艾炷灸多用在头、面部，手、足部腧穴，有时在病人体质非常虚弱的时候，也可在身体其它部分腧穴采用小艾炷灸。

（一）制作方法

将艾绒取出约黄豆大（直径约0.5cm）或麦粒大，用大指和食指用力搓压使之紧缩即可。也有用大指、食指、中指同时用力将艾绒压在3指间及桌面上，使艾绒成为小三棱形，如麦粒大小，效果相同。

（二）操作方法

由于小艾炷体小重量轻，在放置时容易受体位、部位、风力的影响，因而不容易在腧穴部位停留住，故在放置前，先在施灸穴位处用消毒酒精擦一下，一方面消毒，另一方面由于潮湿可以将小艾炷粘上。如在仰卧位灸至阴穴，由于足部在这时朝上，小艾炷在至阴穴呈落体壮，很难放置，擦酒精后则放置不受影响。

然后将小熏香点燃小艾炷（不能用明火作为点火工具），也是从艾炷上端尖部点火。由于艾炷小，传热很快，医生要随时注意病人的感觉，当病人感到有明显热感时，即将艾炷撤去（一般是医生用手将艾炷拿走，因为这样速度快，准确性高，不会延长燃烧时间，不至于出现烫伤）。稍停片刻（约10秒左右），再用同样的方法进行下1壮。一般情况下，也可分施灸组进行，如每一次连续灸3壮，然后休息片刻（约30秒左右）再灸下一组3壮。如此反复。施灸的壮数不要太多，最好控制在7~21壮的范围内。从病人的感觉上说，就是灸到稍有刺痛的时候即可；从医生来看，就是施灸处有明显红晕时即可。因为小艾炷施灸处的皮肤大多在可见部位，故不应出现烫伤，以免日久出现疤痕，影响外观。

（三）所治病症

小艾炷主要是对穴位产生刺激，与针刺法有相同的效应，可以作一个比喻说，其热效应类似于针刺的得气，而每施灸1次，就类似针刺的1次捻转。所以小艾炷灸与针刺一样既能够治疗局部的疾病，如面瘫病人在面部穴位进行小艾炷灸，就属于这类情况；也能治疗远程的疾病，如用至阴穴进行小艾炷灸治疗胎位不正就属于这类情况。可见，小艾炷灸的治疗范围比较宽，只要掌握得当，可以达到针刺疗法一样的效果。尤其是有些久病不愈的病情，在加用了小艾炷灸之后效果会明显提高，如面瘫病，在针刺久治仍然效果不好的时候，可在面部穴位上改用小艾炷灸，即能提高疗效。又如高血压病，在针刺太冲穴引火归原的时候，如若效果不理想，可在太冲穴改用小艾炷灸即会有明显效果。

第三节 隔物灸

隔物灸是将艾绒和皮肤隔开后使用艾炷灸的一种方法。作为铺垫物的材料主要是中药和食用佐料，其主要目的有二，一是起隔离作用，是艾火不要直接烧灼，因此热量比较温和和持久；二是通过艾的热量将药物或者佐料的药用内含透入到穴位里，加强治疗作用。

一、隔蒜灸

隔蒜灸就是用大蒜作为隔垫物，在穴位或部位上施灸的一种方法。隔蒜灸是一种运用很广的隔物灸。陶弘景谓蒜可"下气治蛊毒，传蛇、虫、沙虱疮，涂疗肿甚良"。用艾火后，蒜之性味即能深入皮肤内，故临床多用于疔疮、痈疽、肿毒、水肿、发背、瘰疬、冻疮、蛇咬、小儿脐风，肺结核、痢疾、急性乳腺炎、神经性皮炎、副鼻窦炎等的治疗。

一般用独头蒜，将个体较大的蒜切成 0.5 ~ 1cm 厚的片状（外科病放在病变局部，用较厚蒜片；内科病放在穴位上，用较薄蒜片），在蒜片上用针扎几个小孔，将蒜片放在施灸部位或穴位上，用大艾炷置蒜片上灸之，3 ~ 7 壮换一个蒜片（主要是看蒜片是否还有湿气，若干焦了则换另一片），外科病有痛者需灸至不痛为候，不痛者要灸至有痛感为妙，以早灸为宜。《刘涓子治痈疽神仙遗论·杂疗》认为："凡患初起一二日，十灸可十活；三四日，十灸可七活；至五、六日，十灸三四活；过六日便不可灸矣。"也就是说外科病完全成脓后则一般不使用灸法（主要是切开排脓）。除此之外，还可以将蒜十头打碎，加入淡豆豉半合、乳香一块如龙眼大，共同研细，然后作成 0.5cm 厚的薄饼状，放在痈疽疮毒上施灸，薄饼灸干后即换一饼继续灸。若痈疽疮毒面积较大，可使用五花灸。即将蒜头摆成梅花状，中心点在痈疽疮毒的正中间，然后四面分布四处。将艾炷放置蒜片上，同时点火施灸，有痛感时即将艾炷去掉，蒜干焦后可换蒜再灸，勿伤皮肉。灸后若皮肤红痛较重，则应用消毒棉垫外盖，以免感染。

《类经图翼·卷十一》对痈疽使用隔蒜灸的认识很有见解，它说："用大独头蒜，切作三分厚片，贴疽顶，以艾于蒜上灸之，每三壮一换其蒜。又有背上初发赤肿，中间有如黄小米一粒者，有十数粒一片者，尤宜隔蒜灸之。外形如粟，内可容谷，外状如钱，里可着拳。慎勿视为微小，致成莫大之患。设或疮头开大，则以紫皮大蒜十余头，淡豆豉半合，乳香二钱，同捣成膏，照毒大小拍成薄饼，置毒上铺艾灸之务要痛者灸至不痛，不痛者灸至知痛。盖痛者为良肉，不痛者为毒气。先不痛而后觉痛者，其毒轻浅；先痛而后反不痛者，其毒深重。故灸者必令火气直达毒处，不可拘定壮数，昔人有灸至八百壮而愈者。灸后须随人虚实服补中托里助胃壮气等药，万无一失。盖未溃而灸，则能拔散郁毒，不令开大；已溃二灸，则能补接阳气，易于收敛。然唯早觉早灸，方为上策。渊然刘真人曰：毒发一二日，十灸是愈；三四日者，六七愈；五六日者，三四愈；过七日，则虽灸不能消散矣。缘其内脓已成必须针去方得宽松也。"

外科病一般灸至有痛痒为度。内科病一般灸至皮肤发红即可。由于一般使用大艾炷，故灸壮以不超过十四壮为宜。

有人报导肺结核病分两组取穴，一组为百劳、肺俞、膏肓；另一组为膻中、关元、足三里。两组交替使用。用 250 毫克艾炷放在蒜片上施灸每穴 7 壮，每周 3 次，治疗 3 个月，总有效率为 53.1%。治疗痢疾使用关元、气海并配阿是穴（气海旁开各 4 寸），用艾卷离蒜片 5~10 毫米重灸，主穴灸 8 分钟，配穴灸 2~4 分钟，每日 4~6 次，单用本法治愈 22 例。阳痿取命门、关元、中极，每穴 3 壮，灸 25 次后痊愈。神经性皮炎，皮损局部涂以大蒜汁，取火柴头大小的艾炷置于皮损局部，每炷间距 1.5cm，灸后覆盖消毒敷料，每 10 日一次治疗 120 例，近期有效率为 89%。副鼻窦炎分两组取穴，一组是阳白、攒竹、鱼腰，另一组是四白、迎香。两组交替使用，并均配阳陵泉或足三里。将花生豆大小的艾炷置于蒜片上，急性期每次灸 2~5 壮，慢性期每次灸 5~7 壮，每日一次，总有效率为 95.1%。急性乳腺炎，灸膻中穴 5~7 壮，至局部潮红，再用指尖推压拨动患侧天宗穴多次，每日治疗 2 次共治 47 例，痊愈 43 例。

二、隔姜灸

隔姜灸就是将生姜片作为施灸时的隔垫物，对穴位或部位施灸的一种方法。古代很少有隔姜灸的记载，而近代使用隔姜灸的病人逐渐增多，主要是因为本方法较容易掌握，而且刺激程度较轻，对人体皮肤损害较小，容易为病人接受。《本草纲目》认为姜能"治嗽，温中，治胀满霍乱不止，腹痛冷痢血闭"，"去痰下气，去水气满"，"能益肺"等。由于气味辛温主温里散寒去水气，主动而不静，主阳而不守阴。所以民间有"早吃姜开口味，晚吃姜烂肚肺"之说。经隔物灸之后，能加强经络或腧穴温通之力，故对寒水侵犯人体之病有较好的疗效。一般使用在泄泻、尿闭、遗精、白浊、水肿、咳嗽、哮喘、反胃、呕吐、呃逆、寒性疔疮肿毒、美尼尔氏综合症、慢性前列腺炎、湿性胸膜炎、过敏性肠炎、肋间神经痛、泰齐氏综合症、风湿痛、术后肠粘连、痔疮等病症上。

将生姜切成约 1cm 厚的片状，用针在姜片上扎几个孔，将姜片放置在施灸处，再在上面放上中艾炷后施灸，由于隔姜灸的施灸部位多在腹部，所以艾灸的壮数较多，一般最少每一次每穴不要低于 7 壮，多者可到 49 壮。在施灸时若病人觉得太烫时，可以将姜片提起，在下面垫一点消毒棉花后再灸。在背部或身体较虚弱时可以适当少灸。在姜片灸至变干的时候，若要再灸就要换新的姜片。在皮肤发红后，施灸时就要随时注意不要让皮肤破损，若感觉施灸部位太潮、太红，就可停止本次的施灸。若灸后皮肤红痛较重，则应用棉垫将灸处盖住，以免感染。

有人介绍治疗支气管哮喘，选天突、膻中、中府、云门、大椎、定喘、肺俞、肾俞等穴，用艾卷隔姜灸。外感风寒加风池、风门、太渊、合谷，痰多胸满不得卧加足三里或丰隆，其有效率为 93.6%。腹泻分三组取穴，一是天枢、中脘、气海、足三里；二是大肠俞、小肠俞；三是脾俞、胃俞。治疗 20~30 次，有效率为 93%。肿瘤化疗所致白细胞减少，取膈俞、脾俞、胃俞、肾俞、大椎，每穴 3 壮，每日 1 次，治疗 7~9 天后，白细胞上升至 4000mm³ 以上，104 例，总有效率为 91.2%。还有人在治疗此病时发现其疗效优于鲨肝醇对照组。血小板减少取八髎、腰阳关，每次灸 45 分钟，疗效也较为满意。眩晕证，可分症治疗，痰湿中阻型取百会、足三里、风池、中脘，兼外感风寒加大椎、合谷；气血两虚型取百会、风池、脾俞、膈俞；肾精亏虚型取肾俞、百会、绝骨、足三里；肝阳上亢型取太溪、三阴交、足三里、绝骨，每穴 5 ~ 7 壮，效果也很满意。抗衰老，对 61 例 55 ~ 78 岁的老人灸足三里 7 壮，每日一次，治疗 3 个月后，血清甘油三酯和总胆固醇明显降低，免疫球蛋白 IgG 和 IgM 有所降低，淋巴细胞转化率显著升高，超氧化物歧化酶明显升高。还有人对男性不育症患者进行治疗后，人绒毛膜促性腺激素（HCG）和睾酮（T）回升到正常水平。精虫减少，先针八髎、肾俞，然后隔姜灸肾俞、命门各 3 壮，痊愈率达到 78.13%，治疗后尿 17 羟、17 酮类固醇含量提高。胎位不正，胎头在右上腹者，取右至阴，反之取左至阴穴，将生姜片置于穴位上，距 3 ~ 4cm 处用艾条熏灸 20 ~ 30 分钟，270 例中，成功 268 例。眼睑下垂取百会穴灸 15 分钟，然后熏灸涌泉穴 15 分钟，每日 2 次，50 例中 20 例获得痊愈。

三、隔盐灸

隔盐灸就是用食盐作为隔垫物，在穴位或部位上施灸的一种方法。李时珍说食盐有"解毒，凉血，润燥，定痛，止痒，吐一切时气风热痰饮关格诸病"。由于食盐气味咸寒微辛，能入肾散水气，故隔盐灸往往使用在慢性病或病症的后期，有针对"久病入肾"，"穷必及肾"而治疗的含义。若是疾病性质偏寒，则可以将食盐炒热后或炒黄后进行隔盐灸。一般使用在腹泻、腹痛、癃闭、痞块、月经痛、黄白带下、哮喘、不孕、腰痛等病症。

将食盐研成粗末状或颗粒状（一般不要使用极细盐，因为食盐极细容易直接渗入到皮肤内，对皮肤产生较强刺激，有时在神阙穴上施灸，则容易进入肚脐内，而且还不容易清除干净），撒在施灸处约 1cm 厚，上面放中或小艾炷施灸。若是在神阙穴上施灸，则将食盐填满肚脐后略高一点即可。若是在外伤疮口上施灸，则用食盐填满疮口即可。若是蛇咬伤，则先将食盐用口咀嚼后，再置于伤口上施灸。由于食盐容易散开，故每施灸一壮后，都要将食盐重新归拢后再灸。若是疾病热象较重，则使用普通食盐，食盐灸后变黄，即换新的食盐再灸。若是疾病寒象较重则不需要更换食盐。若是病人感到太烫，则可以更换食盐。一般灸 7 壮或 14 壮。若病人觉施灸时有痛痒感，皮肤发红较明显，即可停止本次的施灸。灸完后，可在施灸处用干棉球轻轻擦拭，以减少食盐的刺激。灸后若皮肤红痛较重，则应用棉垫将施灸处盖住，以免感染。

隔盐灸使用神阙穴较多。有人报导治疗急性肠胃炎 20 例，肠痉挛 7 例均于 1 ~ 2 次治愈；治疗胃炎和胃溃疡 21 例，灸一次治愈 15 例，明显好转 8 例。也有人采用隔盐灸神阙穴 20 壮，用于减轻肺癌患者放化疗反应，结果能显著改善呼吸道、消化道症状及精神状态，T 淋巴细胞亚群 CD₄ 和 CD₁₁ 均显著上升。实验证明，此法能显著增强正常小鼠脾 NK 细胞活性，提高荷瘤小鼠 ANAE⁺ 和 PFC 数值，促进正常和荷瘤小鼠的腹腔巨噬细胞吞噬功能，降低小鼠子宫颈癌 V_{14} 自发肺转移率和转移指数，延长艾氏腹水癌小鼠的存活期。

四、隔葱灸

隔葱灸是将葱白切成小段作为隔垫物，放在穴位或部位上施灸的一种方法。葱白辛温，具有通散能力，《本草从新》认为它能发汗解肌，通上下阳气，仲景白通汤，通脉四逆汤并加之以通脉回阳，若面赤而格阳于上者，尤需用之。除内服外，还常将其炒热后外熨脐腹，以治阴毒腹痛，寒凝气阻，小便闭胀，常常作为寒湿阻滞下焦，浮阳外越表现于上，水道不通表现于下的症候（如重症时，可见于高血压同时患有前列腺肿大的某些病人。轻症时，可见于口腔炎症同时有小便黄赤短少的某些病人）时使用。有时因某些疾病引发的局部气机阻滞，也可在局部使用葱白以通阳利水。作为膈垫物时，除了置于脐腹之外，还可以放在身体任何部位或穴位上，更便于灸法的使用。一般将葱白切成2分厚的小段，将断面置于施灸部位上。若施灸部位面积较大，可将若干个葱白捆成一束后使用，这时所用的艾绒也就相应的比较大。在施灸的过程中，若葱白干焦，则应另换新的使用。若施灸时热感太大，则应将葱白的厚度适当增加以防止灼伤皮肤的可能。由于葱白的通阳能力较强，所以艾灸的壮数大多在5～7壮之间即可。葱管（青色叶部分）的发散能力较弱，主要使用在通阳之时，如肾与膀胱气虚引起的尿闭的治疗。可将葱管捣烂置于施灸部位上约1～1.5cm厚，用中、小艾炷，灸时病人感到热力进入腹内深处即可停止下一次艾灸。

在《世医得效方》卷十四中曾介绍一产后尿闭的病例，"灸法，治产后小便不通，腹胀如鼓，闷乱不醒。缘未产之前内积冷气，遂致产时尿胞运功不顺"，方法是"用盐于产妇脐中，填可于脐平，却用葱白剥去粗皮，十余根作一束，切作一指厚，安盐上，用大艾炷满葱饼子大小，以火灸之"，其效果为"觉热气直入腹内，实时便通，神验不可具述"。在《山居四要》卷三中还介绍蝎蜇伤的治法，"治蝎蜇痛不可忍者，以葱白切一片，厚二分置所蜇处，艾灸三、五壮"，这种方法适用于轻度蝎虫蜇咬伤的患者，此时蝎虫毒素进入人体较少，主要表现在人体正气奋起抗邪，出现局部的肿痛，邪毒对人体的影响不是太大，主要是阳气壅遏，一时不易散去，故用葱白隔物灸以使阳气通散，使毒素逐渐消除，疾病获得痊愈。若是蜇伤太重则不宜单独使用本法，而应该用综合治疗的方法以防止病变的发展。另在《卫生易简方》卷四中也记载有："治小便淋涩或有血，用赤根楼葱，近根截一寸许，安脐中上，以艾灸七壮。"这多是湿热壅遏，气滞血阻引起的血淋，在使用的时候可以配合清热利湿的治疗方法同时进行，以求取得更好的疗效。还可以以葱为主药组成各种处方，以适应多变的病情，如《济众新编》说：以葱涎调贴太阳穴，甚妙。或照方加菊花、蝉蜕、僵蚕；或照方加生地、白芍、归身；或照方去细辛，易香附，痰加半夏，热加石膏。又方：肺热鼻塞，加黄芩、栀子；巅顶痛加藁本、蔓荆子俱可。此方亦可油熬，黄丹收贴。《卫生宝鉴》也有：须葱白、生姜、淡豆豉、白盐作饼，烘热掩脐上，散风寒，理积滞，兼治二便不通，气通则愈。此即葱豉汤加味，又本草附方，小儿便秘，葱豉敷。

五、隔豆豉灸

隔豆豉灸就是用淡豆豉作为隔垫物，放置在穴位或部位上施灸的一种方法。淡豆豉性味辛、甘、微苦、寒，具有发散清热的作用，《本草从新》说其有"苦泄肺，寒胜热，发汗解肌，调中下气，治伤寒寒热头痛，烦躁满闷，懊恼不眠，发斑呕逆"。在内服时一般当成辛凉解表药使用。在隔物灸时，主要利用其发散的能力，对气血壅滞引起的痈疽发背、疮疡肿硬起到治疗作用。

将淡豆豉捣烂成泥状，有时可在其中加入椒、姜、盐、葱等佐料共捣成泥。作成约1cm厚的饼子即可安放在施灸部位上，若是疮疡，则将其安放在疮头上，并在疮头上留一小孔，将中艾炷放置其上施灸即可。若病人觉得灸热太烫，可将豆豉饼稍稍抬起，然后再放下，总之不要使灸火的热度太大，一般只灸7壮，豆豉饼若干了，则应更换新的豆豉饼。若是疮疡疼痛明显，则可多灸，按照痛者灸至不痛为宜的要求进行。

在《外科发挥》中介绍有二个病例，可作参考。一男子臂患痈，不作脓，灸以豆豉饼，及饮托里药三十余剂而退，又月余而瘳。一童子腋下患痈，不敛脓清，脉大倦怠，懒食少寐，自汗口干，以内补黄芪汤及豆豉饼灸之，两月而愈。

第五章 其它疗法

第一节 拔罐法

所谓拔罐法，是古代角法的一种，就是使用罐具扣在皮肤特定部位上，并使罐具内产生负压，与皮肤牢牢吸住，促使机体出现治疗作用的一种外治方法。陈修园在《金匮要略浅注·卷三》中说："余见近来拔火罐者，以火入瓶，罨人患处，立将内寒吸起其力。始悟火性上行，火聚于上，气吸于下，势不容己。"拔罐法的作用力主要是向上、向外提拉，故在针灸的补泻法中属于泻法。由于病情不同，拔罐时间可以长短不同，寒湿证或寒实证，拔罐时间可以较长；实热证，拔罐时间应该较长；虚寒证，拔罐时间应该稍短。拔罐法可以使被拔部位产生瘀斑、瘀点、瘀块，也可以仅仅出现红晕、水泡、水珠等现象。若仅仅是用罐具拔出体表的脓肿，属于皮外科对拔罐法的一种借用，不属于拔罐疗法的内容。

拔罐法使用的罐具，古代一般使用陶罐或竹罐，现代增加了玻璃罐和金属罐，由于金属罐使用中有一定的缺陷，故现在较少使用。

拔罐法包括水罐法、抽气法、火罐法、药罐法等。这里只介绍经常使用的前两种方法。

1. 吸拔方法

（1）火罐法：就是用火将罐内的空气排除后，将罐吸在皮肤上的方法。

①投火法：将一小纸条点燃后投入罐中，在小纸条熄灭之前将罐扣在皮肤拔罐部位上。由于扣上皮肤后，罐内缺氧，火立即熄灭，故不会烫伤皮肤。要注意的是，不要选用容易产生余火的纸张，以免烫伤皮肤。《本草纲目拾遗·卷二》："凡患一切风寒，皆用此罐。以小纸烧见焰，投入罐中，即将罐合于患处。或头痛则合在太阳、脑户或巅顶，腹痛合在脐上，罐得火气合于肉，即牢不可脱，须待其自落。患者但觉有一股暖气从毛孔透入，少顷火力尽则自落，肉上起红晕，罐中有气水出。风寒尽出，不必服药。治风寒头痛，及眩晕风痹腹痛等症。"

②闪火法：用镊子夹住一小块酒精棉球点燃，然后伸入罐内，并立即拿出，同时迅速将罐扣在皮肤拔罐部位上。这几个动作要一气呵成，不然的话，不容易将罐拔住皮肤，或拔得不紧，出现松动，不能完成拔罐过程。

③贴棉法：用1cm见方的酒精棉球，贴在罐内壁上中段，点燃后，迅速将罐扣在皮肤拔罐位置上，罐内缺氧，火立即熄灭，不会烫伤皮肤。

④架火法：先将阻燃小块放置在拔罐部位，在其上点燃小酒精棉球，然后将罐具扣在拔罐部位上，可将罐拔住。

（2）抽气法：就是将罐具先置于拔罐部位上，然后将罐内的空气抽出，使罐具牢牢拔在拔罐部位上的方法。由于这种罐具要求比较复杂，现在一般使用工厂制作成的罐具。《痧胀玉衡·后卷》有："北人又有用铜钱置病所，以艾火烧钱上，外将瓦罐或竹罐盒之，实时拔出汗水而愈。北人名为打火罐，并能治痧痛是也。"

2. 拔罐法的操作

（1）单罐法：根据病情需要，或病变部位的大小，可选用不同口径的罐具，一般1次只使用1个罐。拔上以后可以留罐一段时间。如胃痛在中脘穴处拔罐。关节疼痛可以在关节局部拔罐等。

（2）多罐法：就是根据病情需要，在病人身体上拔上多个罐具。一般拔罐的顺序是，主病部位先拔，后病部位后拔；上部疾患先拔，下部疾患后拔。如胃痛，先拔中脘穴，后拔足三里穴；又如全身关节疼痛，肩关节及其附近先拔，膝关节及其附近后拔等。

（3）闪罐法：就是在一个拔罐部位，在1次治疗的过程中，反复多次使用拔罐疗法。先将罐具拔在治疗部位上，然后迅速取下，马上又进行第2次、第3次……拔罐，直至达到治疗要求为止。多用于局部皮肤麻木或机能减退的疾病，如面瘫在合谷上进行闪罐，关节麻木不仁在关节及其附近闪罐等。

（4）走罐法：主要使用在需要拔罐面积较大的部位，或涉及范围较宽的病情，也可以循经走罐。先在需要拔罐的部位上涂抹凡士林或油品，再将罐具拔上，然后术者用双手握住罐体，将罐体向前运动的部位稍稍抬起，从罐体的后部向前推动，让罐具在皮肤上向前移动，到达拔罐部位边缘后改变方向，逐渐走完整个拔罐部位。可以反复多次在同一拔罐部位进行推动，直至达到治疗要求为止。如腰背部疼痛即可以在整个腰背部走罐。

（5）针罐法：先在穴位上扎针，然后在针灸针处使用拔罐法，将针灸针扣在罐具内。属于针罐合用。

（6）刺血（刺络）拔罐法：先用三棱针、皮肤针、粗毫针等在穴位处或络脉上刺出血，然后拔火罐以加强刺血的效果，是针、罐结合的方法之一。适用于各种急慢性软组织损伤，静脉曲张、慢性腰腿痛、神经性皮炎，皮肤瘙痒症等。

3. 起、留罐法

（1）留罐法：留罐就是将罐具保留在拔罐部位上，让罐具对皮部经络发挥持续作用，以加强拔罐效果。

①留罐时间：大罐1次可留5~10分钟，小罐1次可留10~15分钟。

②观察与效果：一般在拔罐部位出现红晕后就达到了初步效果，然后根据病情再增加留罐时间，无论何种情况，在罐内皮肤出现紫色之后，即应将罐取下。有时由于罐具拔得不是太紧，中途有可能松动而掉下，故在发生松动前应将罐具取下。

起罐法：起罐就是将罐具从皮肤上取下的方法。

①取罐手法：一只手拿住罐具，另一只手向下按压罐具边缘的皮肤，使罐外的空气慢慢地进入罐中，罐具即会松动，便于取下。有时由于拔罐太紧，需要多次按压罐体周围皮肤，所以在取罐时不要着急，以免出现损伤。

②取罐后的处理：一般取罐后均应该将拔罐部位进行消毒。若拔罐时间太长，在拔罐部位可能出现水泡或紫色血泡，取罐后，应将水泡和血泡用消毒针挑破，将水或血放出，然后进行局部消毒，严重者应该予以包扎，以防感染。下次拔罐不要在该处或附近进行，拔罐时间也应该缩短。

4. 拔罐的作用和适用范围

（1）拔罐的作用：拔罐法通过罐内的负压，作用于经络皮部，强化经络的作用，可以起到通经活络，活血散瘀，舒筋止痛，祛风散寒，去湿化滞的作用。

（2）适应范围：拔罐可以泻出体内的邪气，所以凡毒气郁结，寒湿留存，气闭阻滞，血停成瘀之症均可使用拔罐法。常使用在风寒表证，寒湿里证和肌肉、骨骼的某些病变。诸如感冒，腰腿痛，关节痛，肌肉酸痛，骨头寒痛，落枕，慢性扭伤，支气管炎，哮喘，胃痛，痛经，静脉曲张等。

（3）禁忌范围：主要使用在以实证为主的泻法中，对于虚证，不仅使用较少，而且使用需密切观察和小心，以免出现副作用。诸如中度以上心脏病，高热昏迷，全身浮肿，广泛性皮肤病，内脏出血，恶性肿瘤等。

5. 拔罐的注意事项

（1）必须选择患者比较舒适的体位进行拔罐。

（2）一般在肌肉比较多的部位拔罐，尤其是使用走罐法的时候，还应该在比较平坦的部位进行。

（3）尽量不要在肌肉或皮肤比较松弛的部位拔罐；不要在有较多毛发的部位拔罐；不要在孕妇下腹部拔罐；不要在肌腱部位拔罐；不要在头部拔罐；不要在有瘢痕的部位拔罐；不要在皮肤溃烂的部位拔罐；不要在有皮肤病的局部拔罐；不要在有出血倾向的患者身上拔罐。

（4）注意不要烧伤或烫伤皮肤。

（5）拔罐出血时，出血量不要太多。

（6）拔罐前后均要注意清洁皮肤。

第二节　三棱针刺法

三棱针，是古代锋针发展而来，针头部分呈三面体，针尖锋而利，现在有粗细多种造型，使用于不同部位，临床使用可根据病情需要选用。三棱针刺法以刺出血为主要手段，达到活血化瘀，开窍醒神，泻热消肿的目的。

1. 操作方法

（1）点刺法：即将针尖迅速刺入选定的穴位或部位，点到即退，使被点刺的穴位或部位少量出血（一般1～3滴）。多使用在肌肉比较少的地方，如耳尖、手指尖、十宣穴、十二井等处。为了减轻疼痛，可以在点刺前，将点刺处附近用押手紧紧捏住或压住，再行点刺。若是在天冷时点刺，应该在点刺前将该处轻轻搓擦，使其充血再点刺。若点刺后不能出血，则可在点刺点附近轻轻挤压，使其出血。

（2）散刺法：在需要较大或较多部位出血的时候，采用散刺法。散刺深度比点刺法要浅，出血量要少，甚至皮肤出现红晕亦可。如在发炎的淋巴管上多点点刺即属于散刺法。又如带状疱疹外围进行多点点刺，亦属于散刺法。

（3）挑刺法：即将皮肤、筋膜、小络脉挑破，使其少量出血，或将皮下筋膜挑断的方法。如民间使用的挑羊毛疹、挑积，刺络放血等都属于挑刺法。

2. 适应范围见图 43

常见病症	针刺部位	方法
高血压	耳尖	点刺出血
发热	耳尖	点刺出血
中暑	曲泽、委中、人中	点刺放血
咽喉肿痛	少商、商阳	点刺出血
流行性腮腺炎	角孙	点刺出血
红眼病	太阳	点刺出血
阳明头痛	印堂	点刺出血
偏头痛	率谷	点刺出血
痔疮	八髎、腰骶部（选皮肤上有色斑处）	挑羊毛疹
红丝病（淋巴管发炎）	先刺红丝最远处，然后沿红丝 1 寸 1 刺。	散刺出血或出液
疳积	四缝	点刺出液
癫痫	长强、会阴	点刺出血
急性腰扭伤	龈交（选龈交结处）	挑龈交结
舌肿、语言障碍	金津、玉液	点稀放血
麦粒肿	耳尖、太阳	点刺出血
昏迷	人中、十宣	点刺
瘰疬	病变周围	挑刺
带状疱疹	病变周围	散刺
癣	病变周围	散刺

图 43

3. 注意事项

（1）必须无菌操作。

（2）不要刺动脉，也不宜出血太多。

（3）有出血倾向的患者禁用；贫血患者慎用；体质虚弱患者少用。

（4）除特殊情况外，急性病一般 2 ~ 3 天使用 1 次，慢性病一般 1 周使用 1 次。

第三节　皮肤针刺法

皮肤针刺法属于浅刺法，古代称之为"半刺"、"浮刺"、"毛刺"，主要针对经络皮部而使用。以在皮肤上叩刺为主，所以皮肤针的叩刺范围较宽，线路较长，有疏通经络，调和气血，散热化瘀，去湿消滞的作用。尤其是一些顽固性皮肤病，可以取得更为满意的效果。

1. 针具

有七星针（七根针），梅花针（五根针），罗汉针（十八根针）的区别。针尖不可太尖，针尖要平整。也不可有弯曲、倒钩、偏斜、锈蚀、松动。手柄有牛角，不锈钢两种。

2. 操作方法

（1）叩刺方法

①持针方式：术者使用大指为一方，食指、中指、无名指为一方，上下捏住针柄末端，但不要捏得太紧，以使皮肤针在叩击的时候处于弹性状态，针尖朝向叩击的皮肤。也可以按照教材的方法持针，即以无名指、中指将针柄末端固定于小鱼际处，一般针柄末端露出手掌后约2~5cm，以拇指、中指夹持针柄，食指置于针柄中段上面。

②叩刺法：持针手保持一个相对高度，上下晃动针柄，使针尖叩击在皮肤上。要使针尖在接触皮肤的时候，处于弹动下压方法，而不是强力下压方法，处于一弹而起的状态，不是压下后被动上起的状态。后一种方法容易刮伤皮肤，尤其初学者更得注意。

③叩刺强度：病情较轻者，一般使用轻刺法，也就是在皮肤出现针痕，叩击结束后，皮肤发红即可。病情稍重者，可采用中等叩刺法，也就是在皮肤上出现少量的出血点，叩击结束后皮肤发红和少量出血。病情较重者，可采用重刺法，也就是在皮肤上出现比较多的出血点，叩击结束后，有较为明显的出血现象。

④叩刺频率：一般按照患者的心跳频率来决定叩击次数。若一时无法确定患者的心跳频率，也可以按照术者的呼吸频率进行叩击。其叩击次数大约在70~120次/分钟之间。

⑤叩刺间隔：皮肤针需向下叩击多次，后1次叩击点距前1次叩击点大约相隔1~2cm。因为这种叩刺必需反复进行，所以最后使叩刺的部位连（联）成一片或一线，也就是一点挨着一点，中间没有空隙。

（2）叩刺部位

①循经叩刺：沿着经络走向进行叩刺。如阳经从上往下叩刺，阴经从下往上叩刺等。多使用在经络疾病和脏腑疾病。

②局部叩刺：在局部从外向内进行叩刺。如膝关节疼痛，先从膝关节外周约2~5cm处呈圆周性叩刺，逐渐成圆圈状向内发展，反复进行，最后基本形成片状叩击区。

③围叩：沿着病变周围进行叩刺。如湿疹，一般在距病变周围1cm左右的地方开始进行围绕性叩刺，反复进行，直至一个完整地叩刺圈。

（3）适应范围见图44

常见病症	叩刺部位	刺激强度
头痛、偏头痛	循经	弱——中
痛经	足三阴经、	中
失眠	足太阳经背部经络，手少阴经	弱
胃痛、腹痛	足阳明经	中
肩周炎	局部	中——强
痿症	循经	中
痹症	局部	中——强
下肢静脉曲张	循经	中
遗尿	足太阳经腰部以下经络，任脉脐中以下经络	中
牛皮癣	病变周围	中——强
斑秃	局部	弱——中

常见病症	叩刺部位	刺激强度
带状疱疹	病变周围	中——强
湿疹	病变周围	中——强
瘰疬	第 5 ~ 10 胸椎两侧，病变周围	中
皮肤麻木不仁	局部	中
急性腰扭伤	脊椎两侧	中——强
口眼歪斜	面部的局部	弱

图 44

（4）注意事项

①叩击前要将皮肤针和叩刺的局部进行较为严格地消毒，在叩刺的过程中，也要反复对针具和叩刺部位进行消毒，以免引起重复感染。叩刺结束后，还要再进行 1 次消毒。尤其是皮肤针，更要进行严格消毒，以备下一次使用。

②有出血倾向的患者，使用时要随时观察出血情况，尽量少出血或不出血。

③局部溃疡处、瘢痕处、创伤部位不要使用叩刺。

④叩刺前要仔细检查针具，针锋参差不齐，有倒钩、缺损、歪斜者，要另换新针。

第四节　电针刺法

目前我们使用的电针仪器，都是模仿医生使用的针灸手法而设计的，由于目前的设计水平不可能完全将针灸医生的手法采纳，所以只能是部分模仿，因此电针的使用一定有它的特别适应症和特殊方法，掌握电针的正确使用方法，有助于提高治疗效果。

一、电针仪器

现在使用的电针仪都是属于脉冲发生器。

1. 电针刺激参数

（1）波形：从单个波形来看，有方形波、尖峰波、三角波、锯齿波，也有正方向是方形波，负方向是尖峰波的。

（2）波幅：指脉冲电压或电流的最大值与最小值之差，也指它们从一种状态变化到另一种状态的跳变幅度差值。

（3）波宽：指脉冲的持续时间。

（4）频率：脉冲每分钟有规律变化的次数。

2. 综合波的类别

（1）密波：波形密集，不停反复、频率快。能降低神经应激功能，能止痛、镇静、解除痉挛，也用于针刺麻醉。

（2）疏波：波幅度大，频率慢。刺激作用较强。能引起肌肉收缩，能加强肌肉的活动能力和减轻损伤。

（3）疏密波：是疏波与密波交替出现的一种波形。能加强血液循环能力，促进机体代谢。

（4）断续波：是断续出现的疏波。能提高机体的兴奋性。

（5）锯齿波：是一种起伏波。其频率接近呼吸频率。能兴奋神经。

二、操作方法

1. 一般内脏病使用辨证论治的方法选用穴位，外周病按神经的走向选用穴位，痛症在局部选用穴位。

2. 若需要针灸者，则扎完针以后再开始接电针仪。

3. 避免电流通过心脏。

4. 逐渐从小电量开始，逐渐加大。

5. 一般每次接电 2 个穴位（阳极和阴极各接一处）。

三、适应范围

1. 使用范围与毫针治疗的范围基本上一致，但内脏病使用较少，肌肉、骨骼、筋膜病使用较多。

2. 面瘫病人一般不要使用电针疗法，特殊情况使用的时候要注意不要使用太长时间。

3. 肌肉痉挛、精神脆弱的病人，心脏脆弱的病人，呼吸困难的病人尽量少使用电针或不使用电针。

4. 泄泻脱水的病人一般不使用电针。

5. 抢救的病人一般不使用电针。

四、注意事项

1. 电针仪器在使用前要进行详细检查，尤其是通电情况一定要先检查，在没有检查之前，不能将电针接上病人身体。

2. 电针接到针灸针以前，一定要从零负荷开始，逐渐加大电量。一般电刺激不要太大，除特殊需要之外，一般不要超过人手捻针的二倍强度。

3. 在靠近心脏、延脑、脊髓的地方使用电针电刺激不能大，在电流尽量少的情况下进行，而且要随时观察治疗情况，及时处理问题。

4. 一般将电柄夹在针柄上，若导电不良的时候可以夹在针体上。

5. 年老体弱、婴幼儿，机体处于不正常的时候不要进行电针疗法。

第四部分 处方指要

第一章 预防类方

一、保命延寿方(《扁鹊心书》)

【组成】气海 关元 中脘 命关

【功用】培补元气，益肾固精

【处方分析】

主穴：气海（培补元气一下焦，元气之海，主收纳）

臣穴：关元（助气海培补元气，兼清理下焦湿热以固精）

佐穴：中脘（中气海，后天所在，从另一个角度支持气海）

使穴：命关（与脾之大络相通，将元气迅速传遍全身）

其中主、臣、佐穴均在任脉上，命关在脾经上。穴位组合关系见图45。

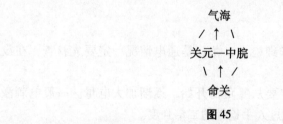

图45

【主治】（1）年老由于肾精不足而引起的各种虚证。（2）保健。

【加减法】心气不足加膻中，心悸怔忡加内关，精神恍惚加神门；头晕、耳鸣加百会，中气下陷加百会；饮食不佳加足三里。

【刺灸法】气海用针加灸，或者用隔物灸15分钟；关元用温和灸法15～20分钟，以上穴在丹田部位施灸即可；中脘用针刺补法；命关用雀啄灸法15分钟。

以上针法留针30～60分钟。

二、预防中腑方(《卫生宝鉴》)

【组成】百会 肩髃 曲池 足三里 风市 绝骨 发际

【功用】补益气血，疏通经络

【处方分析】

主穴：百会（补气提升，健脑通督）

臣穴：肩髃 曲池 足三里（补充阳明经经气，打通关节）
佐穴：风市 绝骨（引少阳经气下行，补骨髓）
使穴：发际（一般用后发际，有祛风作用）

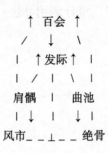

图 46

【主治】（1）四肢麻木、疼痛，语言不利，流口水，眩晕，乏力，容易疲倦等中风先兆。（2）轻微中风。

【加减法】手足麻木者开四关；大便秘结者加上、下巨虚。

【刺灸法】百会用针刺，平补平泻，留针 30 分钟；肩髃、曲池用针刺一般用泻法，留针 30 分钟；风市、绝骨用灸法一般用雀啄灸 15 分钟。发际用针刺，特殊情况下可用放血疗法。

三、预防中脏方（《卫生宝鉴》）

【组成】百会 大椎 风池 肩井 曲池 足三里 间使
【功用】补气宁心
【处方分析】
主穴：百会，大椎（通督脉，散阴火）
臣穴：风池，肩井（肝气升则一身之气皆升）
佐穴：曲池，足三里（补阳明之气，引热下行）
使穴：间使（宁心化痰）

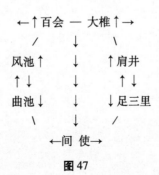

图 47

【主治】（1）除有中腑的初期症状外，还有心中愦乱，神志恍惚。精神不振；（2）中风轻症。

【加减法】心神不定加神门或四神聪；四肢麻木加八邪，八风；肝阳上亢加行间；气虚加气海。

【刺灸法】百会平补平泻，大椎针加灸 15 分钟；风池针刺用泻法，肩井针刺用苍龟探穴法；曲池针刺用平补平泻法，足三里针刺用补法；间使针刺用平补平泻法。针法均留针 30~60 分钟。

第二章　解表类方

一、解表实类

（一）伤寒无汗方(《针灸甲乙经》)

【组成】风池　天柱　商阳　关冲　液门

【功用】发汗解表

【处方分析】

主穴：风池，天柱（太、少合用，风从上受，寒从背生）

臣穴：商阳，关冲（阳明井穴，红汗，少阳井穴，调动气机）

佐使穴：液门（协调关冲调动气机，荥穴助商阳清理内热）

【主治】风寒感冒初起。恶寒较重，发热较轻，头身疼痛，鼻塞流涕，或有喷嚏，舌淡，苔白，脉浮紧。

【加减】感冒较重者加大椎，去液门加后溪；鼻塞较重者加迎香；咽喉疼痛者加合谷。

【刺灸法】风池，天柱针刺用泻法；商阳，关冲在内热不重的时候用针刺法，在内热较重的时候用泻血法。液门针刺用泻法。大椎针加灸，迎香进针后摩擦鼻骨骨膜，合谷针刺平补平泻。针刺均留针 15～20 分钟。留针期间加强捻转 1～2 次。

（二）鱼际通汗方(《类经图翼》)

【组成】鱼际　经渠　通里　三间　三里

【功用】清热解表

【处方分析】

主穴：鱼际（太阴荥穴泻热，病情较重者用放血法，红汗）

臣穴：经渠，通里（心肺同居上焦，上焦开发，宣五谷味，以助鱼际解表）

佐穴：三间（阳明助上焦开发）

使穴：三里（一般用手三里疏通阳明经脉，正气不足者用足三里补气助正祛邪）

【主治】感冒表邪已开始向内发展，寒邪逐渐化热之时。发热为主，稍有恶寒，咽喉疼痛，咳嗽，舌尖红，苔薄白，脉浮。

【加减法】发热重者加曲池；头痛较重者加太阳，头晕较重者加风池。

【刺灸法】鱼际一般情况之下用针刺泻法，病情较重者用放血疗法；经渠、通里用平补平泻法，三间用泻法，三里用平补平泻法，或用补法。以上均留针 15～20 分钟。

（三）解表清热方(《针灸集锦》)

【组成】大椎　身柱　风池　陶道　少商　合谷

【功用】解表清热

【处方分析】

主穴：大椎，陶道，身柱（督脉，太阳以通督解表）

臣穴：风池（调理气机，助主穴解表）

佐穴：少商（解除热象以祛邪）

使穴：合谷（补充正气以助正祛邪）

【主治】感冒病恶寒发热均重。咳嗽，咽喉疼痛，胸闷气急，痰黄，舌红，苔黄或黄白相兼，脉浮数。

【加减法】咳嗽较重者加中府，肺俞；发热较重者加商阳；咽喉疼痛明显者加翳风；胸闷较重者加膻中。

【刺灸法】大椎针加灸15分钟，身柱针刺泻法；风池针刺泻法，陶道针刺平补平泻；少商一般情况之下针刺即可，病情较重者用放血疗法；合谷针刺平补平泻。以上均留针15～20分钟。

二、解表虚类

风水方(《针灸甲乙经》)

【组成】风池　譩譆　天牖　上星

【功用】祛风行水

【处方分析】

主穴：风池（表虚用少阳，又居头部主祛风解表）

臣穴：譩譆（太阳解表，穴处背部督俞之旁，上、下焦之间可助风池解表）

佐穴：天牖（三焦经居头项部之穴，可行气助风池解表）

使穴：上星（通督助阳以助正解表）

【主治】发热恶寒较轻，面目浮肿，继则全身水肿，小便不利，肢节酸痛，舌平或边尖红，苔白稍厚或黄、白相兼，脉浮或濡。

【加减法】面目浮肿明显者加百会灸10分钟，气海灸15分钟；全身浮肿者加灸命门15分钟。咽喉疼痛较重者加翳风、鱼际。

【刺灸法】风池针刺用泻法；譩譆针可加灸10分钟，若浮肿较重可单用灸法；天牖针刺用泻法；上星针刺用泻法，若病情较重可用放血疗法。以上留针均为30分钟。

三、解痉类

项强方(《医学纲目》)

【组成】风府　后溪　承浆

【功用】解表除痉

【处方分析】

主穴：风府（通督解表祛风）

臣穴：后溪（通太阳经助风府以解表，太阳主一身之表）

佐使穴：承浆（打通小周天以助风府解表）

【主治】感冒之后头项或背脊强硬不舒，发热恶寒不明显，或以恶风为主，舌淡苔白稍厚，脉浮或濡。

【加减法】发热恶寒较明显者加大椎，头项强硬明显者加颈项部挟脊、落枕；背部强硬较明显者加脊中，头眩晕者加囟会。

【刺灸法】风府针刺用轻泻法加温和灸10分钟；后溪针刺用轻泻法；承浆针刺用轻泻法。以上针刺均留针30分钟。

四、其它类

伤寒余热不退方(《针灸聚英》)

【组成】曲池　合谷　足三里
【功用】扶正祛邪　行气退热
【处方分析】
主穴：曲池（手阳明合穴补气清热）
臣穴：合谷（手阳明的原穴，原、合相配）
佐使穴：足三里（足阳明合穴，补气，引热下行，降阴火）
【主治】伤寒病症基本解除，但余热未退，尤其以早上或下午有轻度发热，疲倦，饮食不佳，舌桔红，苔薄黄或黄、白相兼，脉数细。
【加减法】若早上发热明显加百会，下午发热明显加气海，若晚上发热加肾俞；若有头昏加风池。
【刺灸法】曲池针或加灸20分钟，合谷针或灸10分钟，足三里针加灸20分钟，百会针或灸5分钟，气海针或灸20分钟，肾俞针刺用补法，中府、肺俞针刺用泻法，胃俞、中脘针刺用补法，复溜针刺用补法。以上针刺均留针30分钟。

第三章　清热泻火方

一、清脏腑热类

（一）泻胃热方（《素问·水热穴论》）

【组成】气街　三里　上巨虚　下巨虚

【功用】清胃泻热

【处方分析】

主穴：气街（即气冲穴，是下肢气机上升会聚之处，泻热）

臣穴：足三里（合穴，下合穴，调理正气导气下行）

佐使穴：上、下巨虚（下合穴，引热下行泻热）

【主治】胃中热痛，饮食不化，呕逆，呃腐，牙龈肿痛，牙痛，烂舌，口臭，舌红苔黄腻，脉滑数。

【加减法】腹胀食不化，加太白、章门；呕逆频频加内关、公孙；胃中停食加璇玑；泄泻加内庭。

【刺灸法】气街针刺用泻法，足三里针刺平补平泻，上、下巨虚针刺泻法，以上均留针30分。

（二）清胸热方　（《素问·水热穴论》）

【组成】背俞　大杼　膺俞　缺盆

【功用】清胸泻热

【处方分析】

主穴：背俞（即肺俞，肺之俞穴，从阳引阴）

臣穴：膺俞（即中府，肺之募穴，俞募配伍）

佐穴：缺盆（阳明经及阳经经气会聚之处）

使穴：大杼（解散太阳之表的郁结，实热能外达）

【主治】发热，咳嗽气急，胸痛胸闷，心烦口渴，甚者痰黄带血，舌红苔黄腻，脉洪数。

【加减法】发热重加少商，咳嗽重加列缺，痰多加支沟，痰黄加鱼际，胸闷胸痛加膻中，痰中带血加孔最。

【刺灸法】肺俞用针刺泻法，中府用针刺泻法，缺盆用梅花针扣刺，也可用三棱针点刺出血，大杼用针刺泻法或苍龟探穴法。少商放血，列缺用针刺泻法，支沟用针刺泻法，鱼际可用放血法，膻中平补平泻，孔最用针刺泻法。

以上针法均留针15～20分钟。其中行针1～2次。

【处方比较】图48

	解表清热方	清胸热方
病邪所在位置	邪在表，表邪较重	邪在肺，表邪较轻
证候表现	里实热证，病情较重，属火	里实热证，病情较轻，属热
正气表现	正气虚，以气滞为主，无伏邪	正气不虚，以气遏为主，多有伏邪

图48

（三）消渴嗜饮方（《备急千金要方》）

【组成】承浆　意舍　关冲　然谷

【功用】清热养阴

【处方分析】

主穴：承浆（通任督，生津止渴）

臣穴：以清热为主之时为意舍，以养阴为主时为然谷。

佐穴：与上相反。

使穴：关冲（少阳经之井穴，引热下行，还可直接泻热，另一方面因三焦为水道，故也可以打通水道，调节水液代谢）

【主治】消渴病。

【加减法】上消为主加水沟，劳宫；中消为主加胃俞，中脘；下消为主加照海，复溜；热象偏重加金津，玉液；尿多腰痛加肾俞，关元。

【刺灸法】承浆针刺平补平泻，意舍针刺用泻法，然谷针刺用补法，关冲针刺用泻法或用放血疗法，水沟针刺用平补平泻法，劳宫点刺放血，胃俞、中脘平补平泻，照海、复溜于针刺用补法，金津、玉液用点刺放血，肾俞针刺用补法，关元用针加灸，食窦、百会用灸法，内关、公孙用平补平泻法，上巨虚针刺用泻法，冲阳针刺用平补平泻法。以上均留针30分钟。

（四）泻白方（《神灸经纶》）

【组成】肺俞　列缺　百劳　中脘

【功用】清热理肺

【处方分析】

主穴：肺俞（背俞穴，从阳引阴）

臣穴：百劳（奇穴，清虚热，退骨蒸与上穴组成前后取穴法之对刺）

佐穴：列缺（络穴，通阴阳，治咳嗽，解表邪）

使穴：中脘（八会穴，清腑热，胃之募穴清阳明经热）

【主治】肺热咳嗽，咳嗽频频，咳血或咯血，发热以午后为甚，胸刺痛或闷痛，疲乏消瘦，舌桔红苔薄黄，脉细数或涩。

【加减法】发热较重加曲池，咳血加孔最，咳嗽较重加中府，痰多加支沟，痰少而稠加列缺、照海，胸闷加膻中，便血加胃俞、冲阳，疲乏消瘦加中脘、大包。

【刺灸法】肺俞针刺用补法，百劳针刺用泻法，列缺针刺用平补平泻法，中脘针刺用补法加灸 20 分钟。曲池针刺用泻法，孔最针刺用泻法，中府针刺用泻法，支沟针刺用泻法，列缺、照海针刺用平补平泻法，膻中针刺用平补平泻法，胃俞针刺用泻法，冲阳针刺用平补平泻法，中脘、大包针刺用补法。以上均留针 30 分钟。

（五）泻赤方(《审视瑶函》)

【组成】睛明　合谷　三里　太阳

【功用】疏风泄热

【处方分析】

主穴：睛明（足太阳第一穴，疏通气机，解散表邪）

臣穴：太阳（奇穴，泻热）

佐使穴：合谷（手阳明原穴，行气清热）

使穴：手三里（气机阻滞，疼痛为主，急性）足三里（足阳明合穴，调理气机，引热下行，有气虚，虚火，慢性）

【主治】目睛红赤，畏光流泪。

【加减法】目睛红赤较重加关冲，耳尖；头痛加头维，风池。

【刺灸法】睛明针刺用浅刺法，太阳用点刺放血法，合谷针刺用泻法，足三里针刺用平补平泻法。关冲、耳尖点刺放血，头维、风池针刺用泻法。以上均留针 30 分钟。

（六）泻黄方(《神灸经纶》)

【组成】至阳　公孙　脾俞　胃俞

【功用】清利湿热

【处方分析】

主穴：至阳（足太阳在表以散热，在第七椎下有清热之功，位于上、中焦之间）

臣穴：脾俞、胃俞（以脾俞利水湿，以胃俞清热）

佐使穴：公孙（络穴，行气，调和，以化为主，以清热为主；若改用丰隆，则是以行为主，以化湿为主）

【主治】黄疸，湿热聚于中焦之症。

【加减法】热象偏重加冲阳，行间；湿象偏重加太白，水分；若有寒象加阴交；饮食不佳加中脘，足三里；疲乏无力加大包，百会。

【刺灸法】至阳针刺用泻法，脾俞、胃俞针刺用平补平泻法，公孙针刺用补法，冲阳、行间针刺用泻法，太白、水分、阴交针刺用补法，中脘、足三里针刺用补法可加灸 20 分钟，大包、百会针刺用补法或加灸 5 分钟。以上均留针 30 分钟。

（七）发热有汗方(《灵枢·热病》)

【组成】鱼际　太渊　大都　太白

【功用】泻热止汗

【处方分析】

主穴：鱼际（肺主皮毛，荥火穴，泻热）

臣穴：太渊（原穴，脉会，调气散热）

佐穴：大都（足太阴荥穴，脾主肌肉，培土生金）

使穴：太白（足太阴输穴，原穴，调气散热）

【主治】发热，汗出，口渴，咽喉肿痛，或咳嗽痰黄，舌红苔黄，脉数。

【加减法】汗出气虚加合谷，表邪未去加风池，发热较重加曲池，汗出较重者加阴郄，咳嗽较重加中府、肺俞，胸闷气急加天突。

【刺灸法】鱼际一般情况之下用针刺泻法，病情较重用点刺放血法，太渊用针刺平补平泻法，大都用针刺平补平泻法，太白用针刺补法，合谷用针刺补法，风池、曲池、阴郄用针刺泻法，中府、肺俞用针刺平补平泻法，天突用针刺泻法。以上均留针 15 分钟。

【处方比较】图 49

	鱼际通汗方	发热有汗方
邪正情况	以外邪引起为主	以正气虚弱为主
虚实情况	以实火为主，鱼际配经渠（经穴）行气散气	虚火、实火同时存在，鱼际配太渊（输穴、原穴）调气补气为主

图 49

三、清热去湿类

喉风痰热方(《针灸聚英》)

【组成】天突　合谷　涌泉　丰隆

【功用】行气，清热，化痰

【处方分析】

主穴：天突（肺之上口，行散肺气）

臣穴：涌泉（开肾之井穴，养阴清热，以水平火）

佐穴：丰隆（清热化痰）

使穴：合谷（面口合谷收，原穴，泄热）

【主治】发热，咽喉肿痛，咳嗽喘息，痰黄，吞咽不利，或有失音，舌红苔黄厚腻，脉数滑。

【加减法】咽喉肿痛加翳风，发热较重加商阳，烂舌加大陵，严重者加劳宫。

【刺灸法】天突用针刺泻法，合谷用针刺平补平泻，丰隆用针刺泻法，涌泉用针刺平补平泻法，翳风用针刺泻法，商阳点刺出血，大陵、劳宫用针刺泻法。以上均留针 15 分钟。

【处方比较】解表清热方主外寒内热，清胸热方主热在肺部，泻白方虚火加实火，本方多有肺气壅遏（肺气肿的表现），故类似白果定喘汤。

四、泻火解毒类

（一）泻阳热方(《针灸聚英》)

【组成】商阳　厉兑　合谷　阳谷　侠溪　劳宫　腕骨

【功用】泻火解毒

【处方分析】

主穴：商阳（手阳明井穴，泻热），厉兑（足阳明经井穴，泻热）

臣穴：劳宫（手厥阴经之荥火穴泻热清心），合谷（手阳明经之原穴，行气清热），腕骨（手太阳经原穴，行气解热）

佐使穴：侠溪（足少阳之荥水穴，行气养阴），阳谷（手太阳经之经穴，行气散热）

【主治】一切实火。主要症状：发热，烦躁，无汗，舌红苔黄脉数有力。主要兼症：黄疸，下痢，便秘，发斑。

【加减法】心有热者加大陵，肝有热者加行间，脾有热者加内庭，肺有热者加鱼际，肾有热者加然谷。

【刺灸法】商阳、厉兑、劳宫点刺出血，其它穴用泻法。以上针法均留针30分钟。

（二）上星通气方（《神灸经纶》）

【组成】上星　曲差　风门　合谷

【功用】清热开窍

【处方分析】

主穴：上星（清热通窍）

臣穴：曲差（足太阳经转弯处，行气通经，散热）

佐穴：风门（足太阳经散表邪）

使穴：合谷（行气清热）

【主治】鼻塞不通，流浓鼻涕，色黄，头额疼痛，头晕，记忆力减退，或有恶寒发热，舌红苔黄厚，脉数。

【加减法】不闻香臭加囟门，鼻塞较重加迎香。

【刺灸法】针刺均用泻法，留针30分钟。若病程较长，囟门可用灸法10分钟。

（三）刺血泻火方（《儒门事亲》）

【组成】神庭　上星　囟会　前顶　百会

【功用】清热解毒

【处方分析】

主穴：上星（泻热）

臣穴：囟会（醒神解毒）

佐穴：神庭，前顶（行气泻热）

使穴：百会（行气散气）

【主治】面肿目赤，鼻塞鼻渊，头胀头痛，口苦烦热，舌红苔黄，脉弦数。

【加减法】发热者加曲池，目赤严重者加太阳，两目干涩者加大、小骨空。

【刺灸法】本方均用点刺出血，若症状不严重可用针刺泻法。曲池，大、小骨空用针刺泻法。以上穴位留针均为30分钟。

五、清虚热类

五心烦热方(《针灸大成》)

【组成】大陵　涌泉　十宣　内关　合谷　四花

【功用】清热除烦

【处方分析】

主穴：大陵，涌泉（一泻心包之热，一泻龙雷之火，一上一下，一火一水，共同配合主穴以泻热）

臣穴：十宣（泻热）

佐穴：内关，合谷（共同起到宽胸理气的作用）

使穴：四花（调理脏腑之气，以使以上诸穴彻底清理热邪，四花与膈俞、胆俞位置相近）

【主治】发热以午后为甚，五心烦热，自汗或盗汗，口渴面赤，舌红苔薄黄，脉数。

【加减法】潮热者加曲池，汗出较多者加合谷、复溜，夜寐不安者加太溪、太冲，口干舌燥者加金津、玉液，气虚无力者加百会、气海。

【刺灸法】十宣点刺出血，可根据病症表现点刺部分穴点。大陵针刺用泻法，涌泉针刺用平补平泻法，内关、合谷用针刺平补平泻法，四花用针刺补法。曲池用针刺泻法，合谷、复溜用针刺补法，太溪用针刺补法，太冲用针刺泻法，金津、玉液点刺出血，百会、气海用针刺补法。以上穴位留针均为30分钟。

第四章 开窍类方

一、醒神开窍类

中风神闭方(《针灸大成》)

【组成】人中　中冲　合谷

【功用】开窍醒神

【处方分析】

主穴：人中（通达督任，醒神）

臣穴：中冲（开心窍）

佐使穴：合谷（补充阳明经之原气）

【主治】主要症状：神志不清，口噤不开，肢体强痉。可因为中风闭、脱症，中暑，中寒，高热，低温引起。

【加减法】气血阻闭症可加十宣，气血虚脱症可加气海或关元。热闭加用颈项部刮痧，寒闭加腹背部走罐。

【刺灸法】人中针刺，严重者可点刺出血；中冲点刺出血；合谷用针刺补法。十宣可根据情况点刺部分穴位出血；关元用针刺补法，或艾灸 10～20 分钟。以上穴位留针均为 30 分钟。

二、通络开窍类

（一）开耳窍方(《针灸大成》)

【组成】听宫　听会　翳风

【功用】行气开闭

【处方分析】

主穴：听宫，听会，翳风（若是因为外邪阻闭则以听宫为主穴，若是因为体内气机不调引起则以听会为主穴，若是因为湿热引起则以翳风为主穴）

主穴之外为配穴。

【主治】耳聋，耳闭。

【加减法】若气虚加合谷，百会；若气阻加中渚。

【刺灸法】听宫、听会、翳风、中渚用针刺泻法，百会、合谷用针刺补法。以上穴位留针均为 30 分钟。

（二）开鼻窍方(《针灸大成》)

【组成】迎香　上星　五处　禾髎

【功用】通络开窍

【处方分析】

主穴：迎香（通鼻窍，开手足阳明以清热）

臣穴：禾髎（加强迎香的作用）

佐穴：上星（通督脉，开窍行气）

使穴：五处（通太阳散气醒神去邪）

【主治】鼻塞，鼻衄，鼻齆，鼻渊，头额疼痛，口干，舌红苔黄厚或腻，脉滑数。

【加减法】鼻堵塞较重加水沟、印堂，头晕明显加囟门，流黄涕加鱼际，有外感加风府、百劳。

【刺灸法】以上穴位均用泻法，上星可用点刺放血法。头痛、头晕较重时囟门用回旋灸10分钟。以上穴位留针均为30分钟。

【处方比较】与上星通气方比较：上星通气方属于急性、实热病；本方热象不重，属虚加实、慢性、络阻气闭。外邪不明显或不重，或外邪已化热入里。

（三）开音方（《神灸经纶》）

【组成】天突　期门　间使

【功用】散气开音

【处方分析】

主穴：天突（开通肺气）

配穴：期门（疏达肝气），间使（开通心包之气，化痰阻）

【主治】金实不鸣的失音症。（气阻痰停）

【加减法】火旺可加太冲，痰阻较重加支沟，气滞较明显可加天鼎。

【刺灸法】天突针刺用平补平泻法，期门针刺用平补平泻法，间使用针刺泻法，太冲用针刺泻法，天鼎用针刺平补平泻法。以上穴位留针均为30分钟。

第五章 安神类方

一、镇静安神类

（一）扁鹊十三穴方（《备急千金要方》）

【组成】鬼宫（人中）鬼信（少商）鬼垒（隐白）鬼心（大陵）鬼路（申脉）鬼枕（风府）鬼床（颊车）鬼市（承浆）鬼窟（间使）鬼堂（上星）鬼藏（男即会阴、女即玉门头在临床使用时可改用鸠尾，肓之原，任之络，多为病情顽固时用，或改用巨阙，心之募，在心气虚，心神散乱神志恍惚时用）鬼臣（曲池）鬼封（舌下中缝，一般使用金津、玉液）

【功用】化痰开窍醒神定志

【处方分析】

主穴：人中（开窍通督任，打通小周天，有醒神作用）

臣穴：少商，隐白（手、足太阴同用，手太阴为十二经之开始，按时运行，因此病症往往发作有一定时间，故称之为鬼信，足太阴为后天之本，影响全身，邪停此处尤如堡垒，故称之为鬼垒。用此二穴行气祛痰以开窍醒神）

佐穴：大陵（邪火扰乱心神，故清心火则人神得安，因此称其为鬼心）

使穴：申脉（穴为阳跷之始，病有经脉拘急紧张，故用其伸筋缓急，有如道路通畅，故称之为鬼路）

【主治】抑郁性精神病，癫痫，失眠，狂症。

【刺灸法】先刺以上五穴，一般连续用 2 ~ 3 次，然后去掉最前一穴，加入顺序后的第一穴，如此循环。少商、隐白可以使用灸法（其中神志不清为主的时候可用针法，癫为主的时候使用灸法，狂为主的时候使用泻血法）。以上穴位留针均为 30 ~ 60 分钟。

（二）温胆方（《神灸经纶》）

【组成】胆俞 解溪

【功用】清胆热去痰湿

【处方分析】

主穴：胆俞（清胆热）

配穴：解溪（清热化痰，经穴属火用泻法则泻火，若是用脾之商丘，则属金。①属性不宜。②泻土力不强，意如扬汤止沸。若用大都，虽属荥火，但由于脾主水湿，大都之火行水为主。

【主治】失眠，心悸，怔忡，烦躁，口苦，恶心，饮食减少，舌红苔黄厚或腻，脉滑数。

【加减法】痰重加丰隆，湿重加阴陵泉，热重加行间，气郁重加日月。

【刺灸法】以上穴位除百会穴外均用泻法。以上穴位留针均为 30 分钟。

二、养心安神类

（一）交泰方（《陆瘦燕针灸医著医案选》）

【组成】神门　心俞　肾俞　三阴交

【功用】交通心肾

【处方分析】

主穴：神门（安神定志）

臣穴：心俞，肾俞（壮水制火）

佐使穴：三阴交（养阴）

【主治】失眠多梦，心神不定，记忆力减退，耳鸣，头晕，甚至有潮热盗汗，烂舌，面口生疮，舌尖红，苔薄黄、白相兼。

【加减法】头晕较重加百会，心神不安加大陵，胸闷加内关，腰酸背疼加肾俞，口干舌燥加太溪，遗精及月经不调，白带增多加志室、关元。

【刺灸法】一般情况下用补法，若火象较重时心俞和大陵用泻法。以上穴位留针均为30分钟。

（二）程氏安神方（程莘农经验方）

【组成】神门　大陵　内关

【功用】安神定志

【处方分析】

根据不同病情三穴均可作主穴。详细内容见专题讲稿。神门主神志，内关主痰阻，大陵主火。

【主治】凡是失眠为主症的均可治疗。

【加减法】心气不足可加心俞，火象重加太冲、太溪，遗精加肾俞、关元，痰阻较重加公孙，精神恍惚加间使。

【刺灸法】神门用针刺补法，大陵用针刺泻法，内关用针刺平补平泻法，心俞用针刺补法，太冲用针刺泻法，肾俞关元用针刺补法，四神聪用针刺补法，风府用针刺泻法，囟门用针刺补法或用温和灸10分钟。神门为主穴时针刺手法宜轻。以上穴位留针均为30分钟。

第六章　祛风寒湿类方

一、治腰痛类

（一）二中腰痛方（《针灸大成》）

【组成】人中　委中　尺泽

【功用】通络行气活血化瘀

【处方分析】

主穴：人中（通督行气，活血化瘀，以去腰中阻滞）

臣穴：委中（腰脊委中求，足太阳经穴，去腰两旁阻滞）

佐使穴：尺泽（养肺以调整全身气机，又是大关节部位的穴位，符合全息理论，若用足太阴合穴阴陵泉，则（1）膝关节穴位过于集中，不如手足配伍以形成围刺；（2）阴陵泉为脾合，主要在于补阴气而尺泽主要在于宣降肺气）

【主治】急性腰扭伤，急性风湿性腰痛。

【加减法】扭伤较重可在龈交穴处挑刺（挑龈交结），腰部如有骨损伤加绝骨。

【刺灸法】人中针刺用泻法，委中针刺用泻法，症状较重者可用点刺放血法，尺泽用平补平泻法，症状严重者可用点刺放血法，昆仑针刺用泻法，绝骨用针加灸20分钟。以上穴位留针均为30分钟。

（二）程氏腰痛方

【组成】腰阳关　肾俞　次髎　委中

【功用】行气壮腰

【处方分析】

主穴：腰阳关（既是腰部主穴，又是阿是穴，通督）

臣穴：委中（太阳通关过节处，又是全息对症穴）

佐穴：肾俞（补肾气以壮腰脊）

使穴：次髎（行气以助上穴）

【主治】腰痛而有肾虚者均可使用。

【加减法】肾气虚者加命门，腰痛较重加大肠俞，腰痛向下放散者加秩边，病程时间较长者加绝骨。

【刺灸法】一般均用平补平泻法。命门、绝骨用温和灸20分钟。另要注意按推手法的运用。以上穴位留针均为30分钟。

二、治周身痹痛类

（一）行气止挛方（《备急千金要方》）

【组成】承山 承筋 京骨 商丘

【功用】温经行气散寒解痉

【处方分析】

主穴：承山（足太阳膀胱经穴，行气祛寒，局部穴）

臣穴：承筋（加强足太阳经的行气能力，以助承山）

佐穴：京骨（足太阳经的原穴，补充原气以温经散寒）

使穴：商丘（足太阴脾经经穴，脾主肌肉，以助上穴解挛）

【主治】肌肉麻木、疼痛、挛急、紧张，活动受限，受寒后加重，甚至痉挛，尤以足腿肌肉为主，严重时有肌肉萎缩，舌淡苔白厚脉迟缓或滑。

【加减法】寒邪较重者加命门；湿邪较重加太白；腿部肌肉痉挛较重加三阳络（气滞），郄门（血阻）

【刺灸法】承山，承筋用平补平泻法，若痉挛较重时可改针为温和灸15分钟，京骨针刺用补法，商丘针刺用补法。命门针刺用平补平泻法加温和灸15～20分钟。太白针刺用补。以上穴位留针均为30分钟。

（二）祛风止痛方（《针灸大成》）

【组成】曲池 风市 外关 阳陵泉 三阴交 手三里

【功用】通经止痛

【处方分析】

主穴：曲池，阳陵泉（合穴，行气通关治内府，大关节部位穴位）

臣穴：外关，风市（行气祛风，手足少阳，上下配伍，以助主穴止痛）

佐使穴：三阴交，足三里（补气和血，以助上穴祛风止痛）

【主治】全身关节疼痛，以游走性为主，天气变化时加重，甚至肢体活动受限，肌肉萎缩，舌淡苔白厚，脉迟涩或弦。

【加减法】若有外感可加大椎，若病程时间较长可加绝骨。

【刺灸法】曲池、外关、风市、阳陵泉针刺用泻法，足三里、三阴交针刺用补法。大椎、绝骨针刺加温和灸15～20分钟。以上穴位留针均为30分钟。

第七章　止吐泻类方

一、止泻类

（一）吐泻方（《罗遗编》）

【组成】中脘　天枢　气海
【功用】宽中利湿
【处方分析】
主穴：中脘（胃之募穴，行气宽中）
臣穴：天枢（大肠募穴，清热利湿）
佐使穴：气海（培补下焦元气，壮火生土，调理肠胃）
【主治】下利吐泻之通用方。
【加减法】泄泻为主加下巨虚，痢疾为主加上巨虚，新病可去气海加足三里，久病加脐中。
【刺灸法】中脘、足三里针刺用平补平泻，天枢针刺用泻法，气海针刺用补法。上巨虚下巨虚针刺用泻法，中极针刺用泻法，脐中使用隔物灸 7～14 壮。以上穴位留针均为30～60 分钟。

（二）四神止泻方（《神灸经纶》）

【组成】关元　命门　气海　天枢
【功用】固肠止泻
【处方分析】
主穴：关元（清热利湿，补养元气）
臣穴：命门（培补元阳，以助主穴）
佐使穴：气海，天枢（气海助关元以养气，天枢以助关元清利湿热）
【主治】五更泄泻为主的泄泻。
【加减法】久病者加脐中，大便既泻又滞涩者加上巨虚，泻前疼痛较重者加期门，若以水泻为主则天枢改为大横。
【刺灸法】命门，气海，关元针加温和灸 15～20 分钟，天枢针刺用泻法，脐中用隔物灸 15～20 分钟。中脘，足三里针加灸 15～20 分钟。以上穴位留针均为 30～60 分钟。

（三）寒水泻方（《儒门事亲》）

【组成】气海　水分　足三里
【功用】散寒化湿
【处方分析】
主穴：气海（补元气，益下焦）

臣穴：水分（分清利湿）

佐使穴：足三里（助气海补原气，助水分行气利湿）

【主治】泄泻水谷不化，腹痛肠鸣喜按，身寒喜暖，口不渴，食欲减退，舌淡苔白脉迟或弦。

【加减法】洞泄不止加命门。

【刺灸法】一般情况之下均使用温和灸，每穴灸 15～20 分钟。足三里可加针刺补法。以上穴位留针均为 30～60 分钟。

（四）驻泻方（《神灸经纶》）

【组成】神阙　关元　脾俞　大肠俞

【功用】补元温阳，健脾止泻

【处方分析】

主穴：神阙（壮阳补元）

臣穴：关元（培补元气，清热利湿）

佐使穴：脾俞，大肠俞（补气行气，调理肠道，清肠化滞）

【主治】泄泻日久，大便时溏时泻，排便不爽，身体虚弱，食欲减低，畏寒肢冷，舌淡苔白厚，脉沉迟。

【加减法】有恶心呕吐者加中脘，寒邪较重者加命门。

【刺灸法】一般情况之下用温和灸 15～20 分钟。神阙用隔物灸 14～21 壮。

二、止痢类

（一）久痢方（《神灸经纶》）

【组成】中脘　天枢　脾俞　三焦俞　大肠俞　足三里　三阴交

【功用】行气化湿

【处方分析】

主穴：中脘（胃之募穴，腑会，有理气化积的作用）

臣穴：脾俞，三焦俞，大肠俞（背俞穴，助主穴益气化湿）

佐使穴：足三里，三阴交（补养气血，以增强上穴的功用）

【主治】以休息痢为主的痢疾。

【加减法】疼痛较重加石门，滑泻不止加气海。

【刺灸法】一般情况之下用针加温和灸 15～20 分钟。以上穴位留针均为 30 分钟。

（二）脏毒下血方（《针灸大成》）

【组成】承山　脾俞　精宫　长强

【功用】清热解毒

【处方分析】

主穴：脾俞（背俞穴，清理脏腑之气，行水调血）

臣穴：承山（足太阳之别入于肛门，有清理肛门湿热的作用）

佐穴：精宫（早期用志室，后期用命门，有清理下焦，固精止血的作用）

使穴：长强（督脉之尾端穴，有开通小周天的作用，又是局部穴，有引经的作用）

【主治】痢疾湿热偏重，甚至有发热，下血，肛门疼痛等症状者。

【加减法】湿偏重加水分，热偏重加阴分

【刺灸法】脾俞，肾俞针刺用平补平泻法，其余穴位用泻法。以上穴位留针均为 30 分钟。

三、止呕逆类

（一）呕吐方（《备急千金要方》）

【组成】膈俞　章门　上脘

【功用】和胃降逆

【处方分析】

主穴：膈俞（有降逆和血的作用）

臣穴：上脘（胃之上口，行胃气，助膈俞降逆）

佐使穴：章门（脏会，脾之募穴，调和脾胃之气）

【主治】各种原因引起的呕吐的常用方。呕吐以后调理方

【加减法】呕吐腐臭加内庭，呕吐酸水加梁门，呕吐痰涎加丰隆，虚呕加中脘，久呕不止加气海，有大便秘结加上巨虚。

【刺灸法】膈俞、上脘、章门针刺用平补平泻，中脘、气海用温和灸 15～20 分钟，其余穴位针刺用泻法。以上穴位留针均为 30 分钟，或留至呕吐停止。

（二）呃逆方（《医学纲目》）

【组成】期门　膻中　中脘

【功用】降逆止呕

【处方分析】

主穴：期门（肝之募穴，十二经之止穴，有降肝气，调理十二经经气的作用）

臣穴：中脘（胃之募穴，腑会，调整肝脾关系）

佐使穴：膻中（开胸利气以去结滞）

【主治】各种呃逆症的常用方。

【加减法】肝火上炎者加太冲，胃中寒饮加膈俞，胃气衰败加乳根，非常顽固的呃逆加承光。

【刺灸法】太冲针刺用泻法，其余穴位一般情况之下用温和灸 10 分钟。以上穴位留针均为 30 分钟。

第八章　止咳平喘类方

一、止咳嗽类

（一）寒嗽方（《神灸经纶》）

【组成】天突　肺俞　膏肓　灵台　至阳　合谷　列缺　足三里

【功用】肃肺散寒（外寒与内寒同时存在，以内寒为主），止咳平喘

【处方分析】

主穴：天突（降气，又是局部穴）

臣穴：肺俞，列缺（理肺）

佐穴：膏肓，灵台，至阳（足太阳经之穴位，有行气祛散表寒的作用，督脉穴有通督行气的作用，用于温阳去内寒，膏肓清肺之热，灵台清心之火，至阳清上焦之湿热）

使穴：足三里（降气调气）

【主治】素有慢性咳喘，又因外邪引发急性咳喘。

【加减法】外邪较重者加大椎，发热较重者加曲池，痰多者加丰隆，内热较重者加鱼际、翳风。

【刺灸法】肺俞、合谷、足三里针刺用平补平泻法，其余穴位针刺用泻法。以上穴位留针均为 30 分钟。

【处方比较】图 50

	解表清热方	寒嗽方
邪正情况	外邪（寒）较重，正气抗邪力也较强，多为外邪直接侵犯人体，邪正剧烈斗争。	外（寒）邪较轻，内寒较重，正气抗邪力相对较弱，发病多为内寒招致外寒侵犯。
病情表现	外寒内热，多为外寒化热入里，实症表现。	内外皆寒，虚实夹杂症，故有虚火表现。
用药类比	大青龙汤	苏子降气汤

图 50

（二）热嗽方（《神灸经纶》）

【组成】肺俞　膻中　尺泽　太溪

【功用】清泻肺热

【处方分析】

主穴：肺俞（背俞穴，理气清热）

臣穴：尺泽（肺经之合穴，行肺经之气，散表邪）

佐穴：膻中（行散肺气，清热止咳）

使穴：太溪（肾主纳气，引气下行，养阴清热）

【主治】风热咳嗽，可伴有表症。

【加减法】发热较重加风池，曲池；痰热较重加少商，太冲；咳嗽频频加肝俞。

【刺灸法】肺俞、膻中、太溪针刺用平补平泻法，其余穴位针刺用泻法，病情较重时少商穴用点刺出血法。以上穴位留针均为 30 分钟。

【处方比较】图 51

	喉风痰热方	热嗽方
体质	体质正常，多为外邪直接侵犯。	多有过敏体质，内外因均能引起发病。
症状特点	内有湿热，邪正斗争剧烈，以咳为主，由于咳嗽引起哮喘。	内有热邪，可有虚火，以喘为主，由于喘引起咳嗽。
治疗方式	降气为主。	纳气为主。

图 51

二、止哮喘类

（一）理肺化痰方（《针灸大成》）

【组成】肺俞　俞府　天突　膻中　足三里　中脘

【功用】宣肃肺气，化痰平喘

【处方分析】

主穴：肺俞（理肺平喘）

臣穴：天突（助肺俞降气）

佐穴：俞府，膻中（俞府助天突降气，膻中宣散，一降一散以助肺俞理气）

使穴：足三里，中脘（强脾胃以化痰以助上穴平喘）

【主治】哮喘病发作时间不长（多为急性发作），身体状况尚好，症状较重，舌边尖红，苔厚腻黄白相兼，脉浮弦或滑。

【加减法】肺气较虚可加中府，肺热较重可加膏肓。

【刺灸法】一般情况下均使用平补平泻法。以上穴位留针均为 30 分钟。

（二）天突止喘方（《神灸经纶》）

【组成】天突　璇玑　华盖　膻中　乳根　期门　气海

【功用】降气平喘

【处方分析】

主穴：天突，璇玑，华盖（降肺气）

臣穴：膻中，气海（一上一下，一宣一纳，助主穴降气平喘）

佐穴：乳根（胃经穴主降，又是局部穴，故有开胸降气作用，可助上穴降气）

使穴：期门（肝募穴，又是局部穴，能条达肝气与降穴相配以协调升降）

【主治】哮喘病时间较长，反复发作，身体较弱，肾不纳气的表现较为明显。临床多见为慢性病急性发作时。

【加减法】有外感时加风府、肺俞；痰多时加支沟丰隆；咽喉红肿加鱼际。

【刺灸法】气海针刺用补法，其余穴针刺用泻法，鱼际可用点刺放血法。以上穴位留针均为 30 分钟。

第九章　温里类方

一、回阳救逆类

四逆方(《针灸聚英》)

【组成】气海　肾俞　肝俞
【功用】温补肾阳
【处方分析】
主穴：气海（收纳原气）
臣穴：肾俞（补肾气以充原气）
佐使穴：肝俞（条达肝气，在下以协调肾气，在上以升原气布散全身）
【主治】四肢厥冷，意识朦胧，面朝里蜷，曲而卧，病程较长，或下利清谷，或出虚汗，或干呕，或恶寒怕冷，舌淡苔白，脉沉弱或脉象模糊。
【加减法】神昏者加人中，百会；下利较重加脐中，恶寒较重者加命门。
【刺灸法】气海用温和灸法15～20分钟，肾俞、肝俞用针刺补法，人中用针刺泻法，脐中用隔物灸7～14壮，百会用回旋灸10分钟，命门用温和灸法15～20分钟。以上穴位留针均为30分钟。

二、温中祛寒类

寒厥方(《伤寒论针灸配穴选注》)

【组成】中脘　关元　太冲　足三里
【功用】温中散寒
【处方分析】
主穴：中脘（局部穴，胃之募穴，腑会，主持中焦）
臣穴：关元（培补原气，清理下焦以助中脘温中之力）
佐穴：足三里（合穴，助主穴补益中焦）
使穴：太冲（肝之原穴，补充肝之原气，使下焦之气上升进入中焦）
【主治】素体脾阳虚弱，寒邪阻滞肝经，出现手足厥冷，呕吐，腹痛，便溏。
【加减法】阳虚较重者加命门，脐中。
【刺灸法】太冲针刺用平补平泻法，其余穴位可用温和灸15～20分钟。以上穴位留针均为30分钟。

第十章　补益类方

一、补益气血阴阳类

（一）虚劳方

【组成】崔氏四花六穴　气海　长强

【功用】益阳补阴

【处方分析】

主穴：崔氏四花六穴（奇穴，专治虚痨病）

臣穴：气海（培补原气以助主穴祛痨）

佐使穴：长强（督脉之络穴，交接穴，通督任）

【主治】男女五劳七伤，气虚血损，骨蒸潮热，五心烦热，咳嗽痰喘，肌肤甲错，消瘦疲乏，舌桔红，苔薄黄或黄白相兼，脉细数。

【加减法】虚热较重加膏肓，食欲不振加中脘。

【刺灸法】气海、膏肓、中脘多用温和灸 15～20 分钟，崔氏四花穴、长强刺用平补平泻。以上穴位留针均为 30～60 分钟。

（二）诸虚劳热方（《神灸经纶》）

【组成】气海　关元　膏肓　足三里　内关

【功用】补元填精，清透虚热

【处方分析】

主穴：气海，关元（补元填精以去虚劳）

臣穴：膏肓（补气清虚热）

佐穴：足三里（合穴，补脾胃之气，甘温除大热之义）

使穴：内关（手厥阴络穴，相火所在，开心窍，清相火以助主穴）

【主治】虚损劳热，发热无定时，时重时轻，食欲不振，劳倦消瘦，大便溏泻，自汗盗汗，健忘遗精，手足心热，脉虚无力。

【加减法】有咳嗽者加百劳，自汗较重者加合谷，盗汗较重者加复溜。

【针刺法】气海直刺 1 寸左右，关元直刺 8 分左右，膏肓向肩胛骨方向斜刺 1 寸左右，注意不要刺入胸腔，足三里直刺 1.2 寸左右，内关直刺 8 分左右。以上穴位留针均为 30～60 分钟。或温和灸各 8 分钟左右。

二、补益脏俯虚损类

（一）复脉方（《急症针灸疗法》）

【组成】太渊　尺泽　内关　曲池　心俞

【功用】益气复脉

【处方分析】

主穴：太渊（手太阴原穴，十二经之始）　尺泽（手太阴之合穴，补益肺气）

臣穴：心俞（补益心气，主脉，合上穴以益气复脉）

佐穴：内关（手厥阴络穴，宽胸理气和心俞相配为对刺法）

使穴：曲池（手阳明合穴，补气以助脉）

【主治】无脉症

【加减法】虚弱较重加气海，胸闷较重加膻中，阳痿、遗精加肾俞、命门。

【刺灸法】内关、曲池针加灸15分钟，于穴位用温和灸15～20分钟。以上穴位留针均为30分钟。

（二）补心肾方（《现代针灸医案选》）

【组成】肾俞　心俞　关元　三阴　交神门

【功用】养阴清火

【处方分析】

主穴：肾俞，心俞（背俞穴，补养脏腑之气，协调心、肾）

臣穴：关元（调补心、肾之气，清理下焦）

佐穴：三阴交（养阴清火，补阴气，平虚火）

使穴：神门（养神安神，去虚火）

【主治】失眠，心悸怔忡，自汗盗汗，夜梦遗精，头昏耳鸣，精神不振，疲乏无力，记忆力减退，腰酸背痛，舌橘红、苔薄黄白相兼，脉细。

【加减法】耳鸣较重者加听宫，胸闷不舒者加内关，食欲不振者加公孙。

【刺灸法】一般情况之下用针刺补法。若火象较重可用针刺平补平泻法。以上穴位留针均为30分钟。

（三）补肾荣耳方（《针灸大成》）

【组成】肾俞　三里　合谷　太溪　听会

【功用】益气止鸣

【处方分析】

主穴：肾俞（补肾气，肾开窍于耳）

臣穴：太溪（肾之原穴，既有补肾气所作用，又能引虚火下行，故能助肾俞益气）

佐穴：足三里，合谷（补阳明经气，补后天以助现天）

使穴：听会（手少阳三焦经穴，行气去虚火，又是局部穴）

【主治】肾虚耳鸣，兼有头昏头晕，腰膝酸软，遗精早泄，月经减少，甚至经闭，带下，舌淡苔薄白，脉细缓。

【加减法】若有湿邪阻滞，可加中渚、若兼有热象可加太冲，若虚象较重可加百会。

【刺灸法】一般情况之下用针刺补法。若邪较重时，中渚、太冲用泻法。以上穴位留针均为30分钟。

（四）强肾壮腰方（《针灸大成》

【组成】肾俞　委中　太溪　百环俞

【功用】补肾强腰

【处方分析】

主穴：肾俞（调补肾气，又是局部穴）

臣穴：太溪（肾经之原穴）

佐穴：委中（肾与膀胱阴阳相合，又是全息穴）

使穴：白环俞（膀胱经内侧线的最后一个穴位，气血转弯处有行气止痛的作用）

【主治】肾虚腰痛。男子有遗精阳痿，女子有赤白带下。活动能力减弱，容易疲倦，甚至有耳鸣，失眠，五心烦热，怕冷，记忆力减退等。

【加减法】肾虚较重加气海，有湿热者加关元，阳虚较重者加命门。

【刺灸法】一般情况下用补法，气海、关元、命门用温和灸 15 分钟。以上穴位留针均为 30 分钟。

第十一章　理气类方

一、和气类

宽心止痛方(《现代针灸医案选》)

【组成】心俞　膏肓　足三里　内关
【功用】补益心气，调畅气血
【处方分析】
主穴：心俞（背俞穴，调补心气）
臣穴：内关（手厥阴之络穴，助主穴调心气）
佐穴：膏肓（能补气去痰湿以开胸）
使穴：足三里（调理阳明，补气去湿）
【主治】胸痹。
【加减法】若症状较急加极泉，若症状较重加巨阙。
【刺灸法】除足三里针刺用补法之外，其余穴位均用泻法。极泉可用点刺法，巨阙要注意针刺方向。以上穴位留针均为30分钟。

二、升提类

脱肛久痔疮方(《针灸大成》)

【组成】百会　长强　二白　精宫
【功用】益气升阳
【处方分析】
主穴：百会（补气提升）
臣穴：长强（督脉之络穴，开通督任，又是局部穴）
佐穴：二白（奇穴，专治脱肛，以助上穴）
使穴：精宫（奇穴，疏导气血，以加强上穴的作用）
【主治】脱肛及痔疮。
【加减法】痔疮疼痛者加承山，肛门肿胀者加秩边，痔疮出血者加中都。
【刺灸法】百会用回旋灸10分钟，长强点刺放血，其余穴位用平补平泻法。以上穴位留针均为30分钟。

三、行气类

（一）疝痛方(《针灸聚英》)

【组成】大敦　三阴交　太冲　绝骨

【功用】行气止痛

【处方分析】

主穴：大敦（肝经井穴，开通肝气，肝经绕阴器）

臣穴：太冲（肝经原穴，补肝气，温肝经）

佐穴：绝骨（胆经穴，又是髓会，能调肝胆之气，又能补充肾气）

使穴：三阴交（交通三阴，行散阴气）

【主治】寒疝。

【加减法】寒邪较重加气海，湿邪阻滞加关元，兼有热象加行间。

【刺灸法】大敦、太冲、行间针刺用泻法，其余穴位用补法。绝骨、关元用温和灸15～20分钟，气海用隔物灸7～14壮。以上穴位留针均为30分钟。

（二）消痞方（《卫生宝鉴》）

【组成】章门　中脘　脊中

【功用】化痰导滞

【处方分析】

主穴：章门（肝经穴，又是脏会，故能行气调气，补五脏之气）

臣穴：中脘（胃之募穴，又是腑会，调补六腑之气，与主穴同用使脏腑气机正常运行）

佐使穴：脊中（督脉穴，又位于脾俞之旁）

【主治】腹腔痞块，如肝、脾肿大等

【加减法】若气滞较重加期门，若寒象较重加气海，若有热象加足三里。

【刺灸法】一般情况之下用针刺补法，气海可加温和灸15～20分钟。以上穴位留针均为30分钟。

（三）梅核气方（《现代针灸医案选》）

【组成】天突　肝俞　章门　行间　支沟　丰隆

【功用】理气化痰

【处方分析】

主穴：天突（降气散结）

臣穴：肝俞（调补肝脏之气，散阻滞）

佐穴：行间，支沟，丰隆（开窍化痰）

使穴：章门（脏会，调理脏腑之气）

【主治】梅核气。

【加减法】胸脘痞闷者加内关，脾胃虚弱者加脾俞、胃俞。

【刺灸法】天突、肝俞、内关用平补平泻法；章门用雀啄灸10分钟，脾俞、胃俞针刺用补法。以上穴位留针均为30分钟。

（四）胁痛方（《针灸大成》）

【组成】章门　支沟　阳陵泉　委中

【功用】疏肝理气

【处方分析】

主穴：章门（肝经穴，脏会，局部穴）

臣穴：阳陵泉（胆腑之合穴，能行气利胆调理肝胆之气）

佐穴：支沟（手少阳之穴，能行气去湿，合足少阳以调理少阳之气）

使穴：委中（开通关节，以行血阻）

【主治】各种胁痛。

【加减法】若肝气郁结较重加期门，有瘀血者加中都，有热象者加行间。

【刺灸法】一般情况之下针刺用泻法，委中点刺放血。以上穴位留针均为30分钟。

第十二章　理血类方

一、活血化瘀类

（一）血滞腰痛方（《丹溪心法》）

【组成】委中　肾俞　昆仑

【功用】化瘀止痛

【处方分析】

主穴：委中（腰背委中求，足太阳膀胱经所行之处，合穴）

臣穴：肾俞（腰为肾之府，调理肾气）

佐使穴：昆仑（足太阳膀胱进之经穴，行气通经）

【主治】瘀血腰痛

【加减法】急性腰扭伤加龈交，若时间较久则可加中都。

【刺灸法】委中用放血疗法，龈交用挑龈交结的方法，肾俞平补平泻，其余穴位针刺用泻法。以上穴位留针均为 30 分钟。

（二）血臌方（《类经图翼》）

【组成】膈俞　脾俞　肾俞　间使　足三里　复溜　行间

【功用】化瘀通经

【处方分析】

主穴：膈俞（血会，病变多由于肝脾气血阻滞引起，故又是局部穴，）

臣穴：脾俞（脾统血，是行血活血的主要脏腑，故可配主穴化瘀），足三里（培补阳明经气，以使脾胃之气得到充实），肾俞（补肾气，以补气之源）

佐穴：复溜，行间（调理肝肾）

使穴：间使（手厥阴心包经之经穴，心主血脉，故能引上穴入血通经）

【主治】血臌症（肝脾瘀血引起的肿大）

【加减法】病程时间较长可加章门，瘀血较重可加中都，气血虚弱较明显时加膏肓。

【刺灸法】膈俞、脾俞、肾俞针刺用平补平泻法。若病程较长，可用温和灸 15 ~ 20 分钟，足三里、复溜针刺用补法，其余穴位针刺用泻法。以上穴位留针均为 30 ~ 60 分钟。

（三）行经方（《针灸大成》）

【组成】肾俞　气海　中极　三阴交

【功用】益肾调经

【处方分析】

主穴：肾俞（肾为先天之本，精血之源），气海（养下焦原气之根，与肾俞相配能使原气充足）

臣穴：三阴交（养三阴，调气行经）

佐使穴：中极（清理下焦湿热，通达经气，又是局部穴）

【主治】气血不足，经少，甚至经闭，兼见黄白带下，痛经，身体虚弱、疲乏，舌橘红，苔白厚或腻，脉细。

【加减法】有头晕耳鸣者加百会，血虚较重者加血海。

【刺灸法】肾俞、气海针加温和灸 15～20 分钟，三阴交针刺用补法，中极针刺用泻法。百会用回旋灸 5～10 分钟，血海针刺用补法。以上穴位留针均为 30 分钟。

二、止血类

（一）鼻衄方（《针灸大成》）

【组成】上星　合谷　百劳　风府

【功用】泻热止衄

【处方分析】

主穴：上星（督脉穴，有散热通经的作用）

臣穴：百劳（清理肺热）

佐穴：合谷（面口合谷收，有行经散气的作用）

使穴：风府（散风即散热，醒脑即能止衄）

【主治】鼻衄。

【加减法】有发热者加曲池，虚火上炎者加太溪，实火上炎者加行间。

【刺灸法】一般情况之下均用泻法。以上穴位留针均为 30 分钟。

（二）吐血方（《类经图翼》）

【组成】肺俞　肝俞　脾俞　肾俞　间使　足三里

【功用】泻火凉血

【处方分析】

主穴：肺俞，肝俞（泻肝、肺之火）

臣穴：脾俞，肾俞（养脾以培土生金，养肾以平肝火）

佐穴：间使（手厥阴之经穴，入心行血，以通阻滞）

使穴：足三里（引热下行）

【主治】肝火犯胃之吐血症。

【加减法】肝火较旺者加行间，肺火较旺者加孔最，虚火上炎者加太溪，有瘀血者加地机。

【刺灸法】太溪针刺用平补平泻法，其余穴位一般情况均用泻法。以上穴位留针均为 30 分钟。

（三）尿血方（《类经图翼》）

【组成】肾俞　三焦俞　膈俞　列缺　章门　大敦

【功用】健脾补肾，益气止血

【处方分析】

主穴：肾俞（补益肾气）

臣穴：膈俞，三焦俞（行水气，止血）

佐穴：列缺，大敦（清肺肝之热）

使穴：章门（脏会，调理五脏之气）

【主治】尿血症。

【加减法】有下焦湿热加中极，虚热加照海。

【刺灸法】肾俞、膈俞、三焦俞、章门针刺用补法，列缺、大敦针刺用泻法，中极针刺用泻法，照海针刺用补法。以上穴位留针均为30分钟。

（四）泻热归经方（《神应经》）

【组成】中极　气海　大敦　阴谷　太冲　然谷　三阴交

【功用】清热止漏

【处方分析】

主穴：中极（任脉与足三阴之会穴，清利湿热），气海（补气收气，气行则血行，气停血亦停，与中极合用以达到清热止漏的作用）

臣穴：大敦，太冲（泻肝火，通肝经）

佐穴：阴谷，然谷（养阴清热）

使穴：三阴交（行经络，养阴气，以行气调经）

【主治】经血崩漏症。

【加减法】肝气抑郁较重者加期门，身体虚弱较重者加膏肓。

【刺灸法】太冲针刺用泻法，三阴交、阴谷、然谷针刺用补法，其余穴位针刺用平补平泻法。以上穴位留针均为30分钟。

第十三章 固涩类方

一、固表敛汗类

（一）自汗方(《神灸经纶》)

【组成】膏肓 大椎 复溜
【功用】助阳止汗
【处方分析】
主穴：膏肓（补气清虚热，位于厥阴俞之旁，能调心包之气）
臣穴：大椎（通督脉，补阳气）
佐使穴：复溜（养肾阴以平阳，达到阴阳协调）
【主治】阳虚自汗症。
【加减法】阳虚较重者加气海，有痰湿阻滞者加丰隆。
【刺灸法】丰隆针刺用平补平泻法，其余穴位针刺用补法。以上穴位留针均为30分钟。

（二）盗汗方(《神灸经纶》)

【组成】肺俞 复溜 譩譆
【功用】养阴降火
【处方分析】
主穴：肺俞（补养肺气）
臣穴：复溜（养阴，金水相生之意）
佐使穴：譩譆（固气益表，助上穴止汗）
【主治】阴虚盗汗症。
【加减法】虚火较重加肾俞，兼有实火加太冲。
【刺灸法】太冲针刺用泻法，其余穴位针刺用补法。以上穴位留针均为30分钟。

二、涩精止遗类

（一）去相火方(《针灸聚英》)

【组成】中极 曲骨 膏肓 肾俞
【功用】泻相火，固精关
【处方分析】
主穴：中极（清利湿热兼养气）
臣穴：曲骨（清利湿热），肾俞（补养肾气）
佐使穴：膏肓（养气清虚热）

【主治】相火妄动之失眠，遗精，月经不调，白带多，并兼有记忆力减退，小便黄赤，口苦咽干，舌橘红，苔薄黄，脉弦。

【加减法】湿重者加太白，实火重者加行间，虚火重者加太溪。

【刺灸法】中极、曲骨、行间针刺用泻法，其余穴位针刺用补法。以上穴位留针均为30分钟。

（二）遗溺方（《备急千金要方》）

【组成】关门　中府　神门

【功用】调理水道，固涩膀胱

【处方分析】

主穴：关门（脾胃主运化水湿）

臣穴：中府（肺为水之上源）

佐使穴：神门（安神定志，以使睡眠安定）

【主治】遗尿症。

【加减法】有湿热者加关元，气虚者加气海，阳气不足者加命门。

【刺灸法】关元针刺用泻法，其余穴位针刺用平补平泻法。气海、命门可加温和灸15～20分钟。以上穴位留针均为30分钟。

第五部分 证治指要

流行性腮腺炎

流行性腮腺炎是一种由病毒经飞沫传播引起的急性呼吸道传染病，以发热、耳下腮部漫肿疼痛为其临床主要特征。全年皆可发病，但以春季多见，其特点是腮腺非化脓性肿胀，儿童多发，成人较少。腮腺病毒很少变异，且对物理化学因素作用敏感，极易被药物或高温杀死。故只有人群密集处或儿童机构易暴发流行。

本病多因时行温毒侵袭少阳、阳明二经，为热挟痰火壅滞腮部而成。素称"疟腮""时行腮肿"，"腮颌发"，民间亦称本病为"蛤蟆瘟"，"颅鹚瘟"。

【诊断要点】

1. 临床表现　初起可见轻度发热、恶风等卫表症状，经而发生腮部漫肿、疼痛。

2. 流腮接触史。

3. 发病季节　四时皆可，但以冬春季多见。

4. 实验室检查　血象检查：白细胞计数大多正常或稍增加，淋巴细胞相对增多。有并发症时白细胞计数可增高，血清和尿淀粉酶测定：90%患者在早期有轻度至中度增高。

【鉴别诊断】

化脓性腮腺炎常为一侧性、局部红肿、压痛明显。晚期有波动感，挤压时有脓液自腺管口流出。血象中白细胞总数和中性粒细胞明显增高。

颈部及耳前淋巴结炎肿大不以耳垂为中心，局限于颈部或耳前区，为核状体，较坚硬，边缘清楚，压痛明显，可发现与颈部或耳前区淋巴结相关的组织有炎症，如咽峡炎，耳部疮等，白细胞总数及中性粒细胞增高。

症状或药物性腮腺肿大在糖尿病、营养不良、慢性肝病患者中，或者服用碘化物，异丙肾上腺素等药物，可引起腮腺肿大，呈对称性，无肿痛感，质地软，组织检查主要为脂肪变性。

【辨证概要】

本病的病情有轻有重，温毒在表者属轻证，热毒蕴结者属重证，如有并发症者则属变证。

1. 温毒袭表　轻微发热恶寒，一侧或两侧耳下腮部漫肿疼痛，咀嚼不便，或有咽红，舌质红，苔薄白或清黄，脉浮数。

2. 热毒引睾窜络　睾丸一侧或两侧肿胀疼痛，伴发热、少腹痛，呕吐，舌红苔黄腻，脉数。

【治疗方法】

1. 毫针疗法

（1）处方：主穴　颊车　翳风　合谷　外关

配穴　温表袭表　列缺　风池　风门

热毒蕴结　曲池　大椎　关冲

邪毒引睾窜络　太冲　曲泉　侠溪

（2）方义：本病患部属少阳、阳明经，治宜清泄二经郁热为主。翳风为手足少阳经交会穴，能宣散局部气血壅滞，阳明经脉上循面颊，故取颊车、合谷以疏泄邪热而解毒。远取手少阳络穴且能通阳维脉的外关穴以泄热疏经，温毒袭表加列缺、风门、风池以泄热解毒，大椎、关冲二穴启闭散结；邪毒引睾窜络加太冲、曲泉、侠溪三穴，疏解少阳，厥阴二经郁滞以泄热通络止痛。

（3）操作方法：刺用泻法，翳风直刺针感向耳前面颊部放散；颊车直刺或向前下方斜刺；合谷向劳宫透刺或向上斜刺；外关直刺或透刺内关；列缺向上斜刺，行捻转泻法；风池刺向对侧目区；风门向下斜刺，使针感向下走行；曲池直刺或向尺泽透刺；大椎直刺使针感向下行至腰部，或上肢左右两侧，或三棱针点刺出血；关冲浅刺或三棱针点刺出血；太冲向上斜刺或透刺涌泉；曲泉下刺；侠溪向上斜刺。留针 30 分钟，间隔 10 分钟行针 1 次。

2. 耳针疗法

（1）选穴：耳尖、屏尖、肾上腺、面颊。

（2）操作：相应部位取痛点，强刺激，留针 10～20 分钟；或三棱针点刺出血。

3. 灯草灸法

（1）选穴：颊穴、角孙。

（2）操作：常规消毒后，取灯芯草蘸香油点燃，迅速点击穴位，闻及"叭"的爆响声，立即提起，灸法 1～2 壮即可，若肿势不退，次日可再灸 1～2 壮。

4. 皮肤针

（1）选穴：颊车、合谷、列缺、翳风、外关、大椎、风门。

（2）操作：梅花针顺序叩刺，轻中度力度，以潮红或微出血为度，每日 1 次。

【注意事项】

1. 针灸治疗腮腺炎效果良好，如有严重并发症，应配合其它疗法。

2. 患者自起病至腮肿完全消退时止须进行隔离。

3. 患者发病期内应注意休息，清淡饮食。

4. 流行季节针刺颊车、合谷、曲池、外关、大椎、足三里，每日 1 次，可作为预防措施。

【现代临床研究】

1. 临床报导针刺治疗流行性腮腺炎 1073 例。主穴：听会、翳风、颊车，配穴：列缺、丰隆、解溪。用疾徐手法，提插进针，留针 30～60 分钟，每日 1 次，5 次为 1 疗程。结果针刺 <5 次治愈者 1035 例（96.3%），6 次治愈者 38 例（3.5%）。（《新中医》1984,

（11）30）。

2. 有人用电针治疗流行性腮腺炎 350 例，取穴合谷、少商、角孙，及患侧腮腺炎刺激点（肿大腮腺之上缘处）。操作方法：针腮腺炎刺激点时由肿大之腮腺上像呈 45°角刺入，约 1～1.5 寸。起针后再点刺双侧少商出血，每穴 5～7 滴，每日 1 次，重者可 2 次。结果：针 1 次愈者 50 例，2 次者 191 例，3 次者 92 例，4 次者 17 例。治疗时间最短 20 小时，最长为 108 小时。（《上海针灸杂志》，1984（2），5）。

【古今处方介绍】

1. 疏风清热 《急症针灸疗法》：翳风 颊车 合谷 外关 风池
2. 清热解毒 《云南中医杂志》：翳风 颊车 外关 液门 合谷
3. 退热消肿 《黑龙江中医杂志》：角孙
4. 清热行气 《中国针灸》：少商 合谷

哮 病

哮病是由于宿痰伏肺，因外邪、饮食、情志、劳倦等诱因致气滞痰阻，气道挛急、狭窄所致的发作性痰鸣气喘疾患。发作时喉中哮鸣有声，呼吸困难，甚则喘息不得平卧为主要表现。

本病的病因主要是痰饮内伏，遇外邪侵袭、饮食不节、劳欲久病等，引动体内伏邪，根据其体质不同邪从寒化或热化，病位主要在肺，但亦与脾肾关系密切。

本病相当于西医所说的支气管哮喘、喘息性支气管炎，或其它肺部过敏性疾病所致的哮喘。

【诊断要点】

1. 发作时喉中哮鸣有声，呼吸困难，甚则张口抬肩，不能平卧，或口唇、指甲紫绀。
2. 呈反复发作性。常因气候突变、饮食不当、情志失调、劳累等因素诱发，发作前多有喷嚏、咳嗽、胸闷等先兆。
3. 有过敏史或家族史。
4. 两肺可闻及哮鸣音，或伴有湿罗音。
5. 血嗜酸性粒细胞可增高，痰液涂片可见嗜酸细胞。
6. 胸部 X 线检查一般无特殊改变，久病可见肺气肿体征。

【鉴别诊断】

1. 哮喘病的界定

（1）哮与喘是两个症状或两个病证：《医学入门》说："呼吸气促者谓喘，喉间有响声者谓哮。"这种分法是在金元时代以后出现的。后世有人进一步以喉间有无声响来分哮与喘，但是并未得到公认，因为除了哮、喘之外，还有短气需要进行区分，所以我们认为哮喘都是喉间有声，哮声声频较高，以吸声为主，除了痰鸣声之外，还有气管紧张引发的声音；喘除了有气促之外，喉间也有声，但声频较低，以呼声为主；短气为呼吸短促，但无声（尤其是无痰声）。

（2）哮喘病是介于哮与喘之间的一种病证。因为临床上常喘中挟哮，哮中挟喘，故分开为二（单喘，单哮），合则为一（哮喘相兼）。哮证实证较多，喘证虚证较多，哮喘则往往虚实挟杂。

（3）哮证引起多与体质有关，喘证引起多与病证有关。哮证发病年龄一般较低，由哮而喘者一般病程较长；由喘而逐渐发哮者一般年龄较大。哮证有体质变异，现代来看多与体质过敏有关；喘证有脏器的变异，现代来看多与肺心病、肺气肿等有关（严重的可见充血性心力衰竭）。哮证与喘证在有炎症时往往同时出现而为哮喘。

2. 发病的诱因多为寒，即使是过敏体质发病者冷空气过敏也是主要致病原因。①寒犯皮毛，腠理紧密，经络紧束，肺气壅遏，寒邪化热入里成哮喘；②久喘气虚，肺气不足，皮毛不荣，经络失养，外邪（寒温为主）侵犯，肺热壅遏，而成哮哮喘。

分类	喘证	哮证
病种	喘证作为一个主要临床症状，见于多种急慢性疾病过程；喘未必兼哮。	哮证是一个反复的独立性疾病，哮必兼喘。
声息	喘指气息言。	哮以声响名。
症状	喘证见呼吸困难，喘息急促，甚至张口抬肩，鼻翼煽动，不能平卧。	哮证见喉间有声，呼吸急促。
起病	急性或慢性迁延性发作。	常突然发病，呈反复发作。
病机	邪气壅肺，或肺肾亏虚。	痰浊内伏为宿根，遇寒引发为诱因。
辨治原则	"喘分虚实"，实则祛邪利气；虚则培补摄纳。	哮证已发未发，发时治标，祛痰利气，"哮分寒热"；未发治本，补肺脾肾。

图52 哮喘证的比较表

分类	喘证	气短
症状	喘证见呼吸困难，喘息急促，喉间有声，不能平卧。	气短即少气，自我感觉少气不足以吸，呼吸不相连接，出多入少，但卧为快。
体征	有气粗胸高，鼻翼煽动，重者口唇青紫，目睛突出。	气短似喘而无声，无张口抬肩，主要是气不能连续。
转化	喘证不会转化为气短。	气短往往为喘证之渐。

图53 喘证与短气的比较表

分类	实喘	虚喘
年龄	青壮年。	中、老年。
既往史	多体健	多有心悸气短，动则加重，身肿尿少；久咳久喘或重病之后发作。
诱因	感寒或饮食不当。	疲劳或精神紧张，情绪激动。
发病	多迅速。	病势徐缓，或反复发作，病程长。
体征	张口抬肩，摇身挺肚，精神不衰。	少动喜静，精神怠倦。
病因	外感六淫，内伤七情，饮食不节。	劳欲，久病。
病位	肺。	肺、肾。
病机	"邪气盛则实"，外邪、痰浊壅阻肺气，宣降不利。	"精气夺则虚"，肺肾精气虚衰，气机出纳失常。
辨证	辨寒热痰之异。	辨肺肾阴阳之别。
症状	呼吸有力，深长有余，胸满气粗，气息急促，声高息涌，澎澎然若气不能容，以长呼为快，两胁胀满。	呼吸无力，短促难续，气怯声低，慌慌然若气断，以深吸为快。
舌脉	舌质红或淡红，苔厚腻或黄燥，脉象浮大滑数。	舌质淡少苔或苔白滑或黑润。
治法	宣肺驱邪利气。	培补摄纳，补益肺肾精气。

图 54　实喘与虚喘的比较表

3. 支饮　支饮虽然也有痰鸣气喘的症状，但多系部分慢性咳嗽经久不愈，逐渐加重而成，病势时轻时重，发作与间歇界限不清，咳和喘重于哮鸣，与哮病之间歇发，突然发病，迅速缓解，哮吼声重而咳轻或不咳，两者有显著的不同。

【辨证概要】

1. 发作期

（1）冷哮喉中哮鸣有声，胸膈满闷，咳痰稀白，面色晦滞，或有恶寒发热、头身痛，舌淡苔白滑，脉浮紧。

（2）热哮喉中哮鸣有声，胸高气粗。胸膈烦闷，呛咳阵作，痰黄粘稠，面红，伴有发热，心烦口渴，舌红，苔黄腻，脉滑数。

2. 缓解期

（1）肺气亏虚平素自汗，怕风，常易感冒，每因气候变化而诱发本病。

（2）脾气亏虚平素痰多，倦怠无力，食少便溏，每因饮食失当而诱发本病。

（3）肾气亏虚平素气短，动则为甚，腰酸腿软，脑转耳鸣，不耐劳累，下肢欠温，小便清长。

【治疗方法】

（一）近年来的主要治疗法则

（1）未发时以扶正为主：①冬病夏治：根据《内经》"春夏养阳、秋冬养阴"的理论，本病由于多是冬天发作，故在夏天治疗的效果更好。据梁栋富的报道，伏天治疗肺阻抗图改变明显。②在冬天未发前以补阳行气为主：如用大椎、膻中相配即可达到预防的目的。

（2）发作时以祛邪平喘为主：①发作时治肺，以宣肺为主；②症状缓解治脾，以化痰为主；③症状休止时以纳肾为主。

（二）主要疗法

1. 毫针疗法

（1）发作期

①处方　主穴　肺俞　膻中　天突

　　　　　配穴　冷哮：列缺　风门　尺泽

　　　　　　　　热哮：合谷　大椎　孔最

②方义　肺俞宣降肺气，天突行气利咽，化痰止哮，膻中为气会，宽胸调气，三穴配合为治疗哮病的主方；列缺、尺泽宣肃肺经经气，风门疏风散寒；孔最为肺经郄穴，治疗肺之急证，肃降平喘。

③操作方法肺俞、风门向下斜刺 0.5 ~ 1 寸，加灸，温通肺气；天突穴与胸骨柄平行刺 1 ~ 1.5 寸；列缺，毫针用泻法，列缺逆经斜刺 0.5 ~ 1 寸；尺泽、合谷、孔最直刺 0.5 ~ 1 寸；大椎刺络拔罐，膻中平刺，施迎而夺之的泻法。

（2）缓解期

①处方　主穴　定喘　膏肓　肺俞　太渊

　　　　　配穴　脾虚：脾俞　太白　足三里　丰隆

　　　　　　　　肾虚：肾俞　太溪

　　　　　　　　五心烦热、盗汗者：复溜　阴郄

　　　　　　　　夜尿多者：关元

②方义　定喘，补肺定喘，膏肓补诸脏之虚，太渊是手太阴经的原穴，与肺俞俞原配穴，以求治本为主穴；脾虚加脾俞、足三里、太白补益脾胃；丰隆涤除痰湿，健运中州，补土生金；肾虚加肾俞、太溪与肺俞、太渊肺肾二经原俞相配，益肺肾之气，使上有所主，下有所摄，气机得以升降；心肾阴虚，五心烦热、盗汗者加复溜、阴郄滋阴敛汗；肾阳虚夜尿多者温灸关元。

③操作方法　背部腧穴，针用补法，向下斜刺 0.5 ~ 1.0 寸；每次选 3 ~ 5 穴，艾条灸每日 2 次，艾炷灸 3 ~ 5 壮，每日 1 次；贴敷疗法，冬病夏治，于三伏日在肺俞、膏肓等背俞穴敷贴，药物选用白芥子、甘遂、细辛等共研细末，生姜汁调糊，每伏一次，每次 3 ~ 5 小时。太渊、太白、阴郄、太溪、复溜直刺 0.5 ~ 0.8 寸，足三里、丰隆直刺 1 ~ 1.5 寸，关元艾条灸。

2. 穴位埋藏疗法

发作期：取大椎、定喘、风门、膻中；缓解期：取肾俞、脾俞、肺俞、足三里、关元、丰隆、太溪，用羊肠线穴位埋藏。

3. 穴位注射

选穴　定喘、肺俞、天突、至阳穴，其中1穴，双侧交替使用。①地塞米松2毫克穴位注射，每星期2次；②卡介苗注射液1毫升，每星期1次。

4. 挑治疗法

（1）哮病发作时用三棱针直刺中指四缝穴1分，见淡黄色或清水样粘液为准，5天1次。

（2）用三棱针挑刺定喘、肺俞穴为主，配以脾俞、肾俞、少商穴，交替使用，挑刺后于穴处拔火罐，每次2穴，每星期2~3次。

【古今处方介绍】

1. 祛风止哮　《备急千金要方》：魄户　中府
2. 理肺化痰　《针灸大成》：俞府　天突　膻中　肺俞　足三里　中脘
3. 理气化痰　《针灸全生》：列缺　太渊　俞府　风门　中府　足三里　膻中
4. 祛风散气　《针灸逢源》：天突　华盖　膻中　俞府　三里　肩中俞
5. 虚哮　《针灸医案》：百会　风府　风池　大椎　风门　肺俞　譩譆　肾俞　膏肓俞　天突　膻中　中脘　丹田　合谷　足三里

呕　吐

呕吐系由胃失和降，胃气上逆，而出现胃内容物从口吐出为主要临床表现的病证。一般以有物有声为之呕，有物无声为之吐，无物有声为之干呕，呕吐常同时发生，很难截然分开，并称呕吐。

本病虽以呕吐为主要临床见症，但往往兼有胃痛、痞满、腹痛等胃肠症状，辨证时应分清主次。

呕吐有虚实之分，实证可因感受六淫之邪，邪犯胃腑；饮食所伤，脾胃运化失常，酿湿生痰，停积胃中或郁怒伤肝，肝失条达，横逆犯胃，胃失和降所致。虚证多由脾胃素虚或病后体虚，劳倦过度，脾胃受损。脾胃阳虚致寒从内生，气逆而呕；胃阴虚不受水谷，水谷停积胃中，上逆为呕。

呕吐是临床上的常见症状，可以出现在西医所说的多种疾病中，如：急性胃炎，幽门痉挛，幽门梗阻，肠梗阻，肝炎，胰腺炎，胆囊炎，尿毒症，颅内疾病等等。当以呕吐为主要表现时，可参考本节辨证论治。

【病因要点】

分类	虚	实
主症	呃声时断时续，低而略长。	呃声响亮有力，连续频作。
病因病机	脾肾阳虚，胃阴不足	受寒，气滞，痰阻，火盛。
大便	溏薄	秘结
舌象	舌淡胖，有齿印，苔白。	舌淡或红，苔白或黄
脉象	虚大无力	脉弦滑

图 55　虚与实的区别

分类	寒	热
主症	呃声深沉	呃声响亮急促
与冷热的关系	得热则减	得寒则减
口渴与否	口淡不渴	渴喜冷饮
舌象	舌淡苔白润	舌红苔黄
脉象	沉迟	滑数

图 56　寒与热的区别

【诊断要点】

1. 呕吐以呕吐食物、痰涎、水液诸物，或干呕无物为主症，一日数次不等，持续或反复发作，常兼有脘腹不适，恶心纳呆，泛酸嘈杂等症。

2. 起病或急或缓，常先有恶心欲吐之感，多由气味、饮食、情志、冷热等因素而诱发，或因服用化学药物，误食毒物而致。

3. 上消化道 X 线检查及内窥镜检查，常有助于诊断及鉴别诊断。

【鉴别诊断】

1. 反胃　表现为食饮入胃，滞停胃中，良久尽吐而出，吐后转舒。古人称"朝食暮吐，暮食朝吐"。反胃多系脾胃虚寒，胃中无火，难于腐熟，食入不化所致。而呕吐是以有声有物为特征，病机为邪气干扰，胃虚失和所致，实者食入即吐，或不食亦吐，并无规律，虚者时吐时止，或干呕恶心，但多吐出当日之食。

2. 噎膈　虽有呕吐症状，但以进食梗阻不畅，或食不得入，或食入即吐为主要表现。呕吐病在胃，噎膈在食道。呕吐病程较短，病情较轻，多能治愈，预后良好。噎膈伴有食入即吐，则病情较重，病程较长，治疗困难，预后不良。

【辨证概要】

1. 外邪犯胃　突然发病，起病较急，呕吐物为胃内容物，量多伴有恶寒发热，头身痛，苔白腻，脉浮滑。

2. 食滞胃肠　呕吐酸腐，吐出为快，得食愈甚，大便臭秽不爽或秘结，嗳气厌食，脘痞腹胀，苔厚腻或垢，脉滑实。

3. 痰饮停胃　呕吐清水痰涎，口干不欲饮，饮水则吐，胸脘痞闷，头晕，心悸，苔白腻，脉弦滑。

4. 肝气犯胃　呕吐吞酸，每因情志不遂而加重，胸胁胀满，嗳气频作，舌边红，苔薄腻，脉弦。

5. 脾胃虚寒　呕吐反复，迁延日久，时作时止，劳累或饮食不慎则发，胃脘隐痛，喜暖喜按，神疲倦怠，胃寒肢冷，舌淡或胖，苔薄白，脉弱。

6. 胃阴不足　干呕，呕吐少量食物或粘液，反复发作。饥不欲食，胃脘嘈杂，口干咽燥，大便干结，舌红少津，脉细数。

【治疗方法】

1. 毫针疗法

（1）处方：主穴：中脘　足三里　内关

　　　　　　配穴：外邪犯胃：合谷　风池

　　　　　　　　　食滞胃肠：天枢　内庭

　　　　　　　　　痰饮停胃：公孙　丰隆

　　　　　　　　　肝气犯胃：太冲　神门

　　　　　　　　　脾胃虚寒：脾俞　章门　关元

　　　　　　　　　胃阴不足：三阴交

（2）方义：中脘为腑会，胃之募穴，调节中焦脾胃，降逆止呕；足三里足阳明胃经合穴，与中脘合募配穴，为调节胃肠功能之主穴。内关手厥阴心包经络穴，联络三焦经，通调三焦气机，为止呕主穴；外邪犯胃加合谷、风池，解表、清热、散寒；食滞胃肠，天枢和胃调肠，有消食导滞的作用。内庭胃经荥穴，"荥主身热，"清泻阳明积热；痰饮停胃加公孙健脾运湿，公孙脾经络穴，八脉交会穴之一，配内关，上下配穴治疗心胸胃之疾。丰隆为化痰要穴，公孙、丰隆加强健脾化痰作用；太冲舒肝解郁，神门心经原穴，清心除烦；脾胃虚寒加脾俞、章门，俞募配穴，健脾益气；关元温阳散寒；胃阴不足加三阴交养血补阴。

（3）操作方法：施提插捻转手法，虚用补法，实用泻法，病急用快针，病久留针，寒症可灸。

2. 耳针疗法

（1）选穴：胃、食道、口、肝、交感、皮质下、神门。

（2）操作：每次选用2～3穴，毫针捻转强刺激后，留针20分钟，日1次，10次为1个疗程。

3. 穴位贴敷疗法将吴茱萸研粉醋调成膏状，贴敷涌泉1～4小时。

【注意事项】

1. 针灸治疗呕吐有疗效，尤其是急性呕吐、神经性呕吐、胃肠功能紊乱所致者效好。

2. 上消化道严重梗阻，癌肿，脑源性疾病引起的呕吐，针灸只能是对症处理，应重视原发病的治疗。

3. 对严重呕吐者注意补液补水。

【古今处方介绍】

1. 和胃降逆　《备急千金要方》：商丘　幽门　通谷
2. 健脾化痰　《针灸大全》：公孙　巨阙　厉兑　中脘
3. 清热降逆　《针灸资生经》：胃俞　肾俞　石门　中庭　少商　劳宫
4. 解表和胃　《针灸资生经》：膈俞　章门　胃管　鱼际
5. 清泻肝胆　《神灸经纶》：胆俞　至阴　间使

呃　逆

呃逆是指胃气上逆动膈，气逆上冲，喉间呃呃连声，声短而频，不能自主为主要表现的病证。俗称"打嗝"，古称"哕"、"哕逆"。本病可以单独出现，有时常在其它病证中以兼症出现。一般的呃逆预后良好，如果在久病或重病时突然出现呃逆不止，常预示疾病危重。

呃逆之症，病变关键在胃，胃居膈下，其气以降为顺，胃与膈有经脉相连属，胃失和降，逆气动膈，上冲喉间，发生呃逆。影响胃气和降的原因有饮食不节，气逆动膈为呃；肝郁犯胃或横逆犯脾，痰湿内停，逆气挟痰动膈亦可产生呃逆；另外，胃气的和降，有赖肾气的摄纳，若年高体弱、久病，肾失摄纳，胃气不降，气逆动膈亦可成呃。

西医所说单纯性膈肌痉挛可参照本节辨证论治。

【诊断要点】

1. 呃逆以气逆上冲，喉间呃呃连声，声短而频，不能自止为主症，其见声或高或低，或疏或密，间歇时间不定。常伴有胸脘膈间不舒，嘈杂灼热，腹胀嗳气等。
2. 多有受凉、饮食、情志等诱发因素，起病多较急。

【鉴别诊断】

1. 干呕　干呕与呃逆同属胃气上逆的表现，干呕属于有声无物的呕吐，乃胃气上逆，冲咽而出，发出呕吐之声。呃逆则气从膈间上逆，气冲喉间，呃呃连声，声短而频，不能自止。

呃逆与干呕区别见图57

分类	呃逆	干呕
病位	胃、肺、肝	胃、脾
主症	喉间呃呃连声，声短而频，令人不能自制。	有声无物或呕吐痰涎。
病机	胃气上逆动膈，膈间气机逆乱。	胃气上逆经口而出。
治法	和胃降逆平呃。	降逆止呕。

图57

2. 嗳气　嗳气与呃逆亦同属胃气上逆之候，嗳气乃发出沉缓的气逆冲咽声，一般不连续发声，多伴酸腐气味，食后多发，故张景岳称之为"饱食之息"。与喉间气逆而发出的呃呃之声不难区分。

呃逆与嗳气区别见图58

分类	呃逆	嗳气
主症	喉间呃呃连声，声短而频，令人不能自制。	饱食之息与中焦内郁之气嗳出为快，稀疏间作，舒缓有力，可见酸腐气味。
病机	胃气上逆动膈，膈间气机逆乱。	中焦气滞，以伸为快。
治法	和胃降逆平呃。	理气和胃。

图58

干呕与嗳气只是胃肠疾病的症状，多不需单独论治，与疾病预后无明显关系，而呃逆若出现在危重病人，往往为临终先兆，应予注意。

【辨证概要】

1. 胃中寒凝　呃声沉缓有力，胃脘不舒，得热则减，遇寒则甚，食欲减少，口不渴，苔白，脉迟。

2. 胃火上逆　呃逆声音洪亮，冲逆而出，口臭烦渴，喜冷饮，小便短赤，大便秘结，苔黄脉滑数。

3. 肝郁气滞　呃逆连声，常因情志不畅而诱发或加重，胸胁满闷，脘腹胀满，嗳气纳减，肠鸣矢气，苔薄白，脉弦。

4. 脾胃阳虚　呃声低弱无力，气不得续，面色㿠白，手足不温，食少乏力，舌淡苔白，脉细弱。

5. 胃阴不足　呃声短促不得续，口干咽燥，烦躁不安，不思饮食，或食后饱胀、大便干结，舌质红，苔少而干，脉细数。

【治疗方法】

1. 毫针疗法

（1）处方：主穴　天突　膈俞　内关　足三里

配穴　胃寒：中脘　胃俞

胃热：天枢　合谷　公孙

肝郁：侠溪　太冲

脾胃虚弱：脾俞　中脘　气海

胃阴不足：胃俞　中脘　太溪

肾气虚：关元　气海

（2）方义：天突为任脉穴，位居咽喉，降逆利咽；膈俞利膈降逆；内关手厥阴心包经之络穴，联络三焦，宽胸利膈；足三里是胃的下合穴，和胃降逆，局部与远端取穴相结合为主穴；胃寒加中脘、胃俞，俞募配穴，温胃止呃；胃热加天枢、合谷，清泻阳明之火，公孙配内关，调节胃肠，降逆止呕；肝郁加侠溪，胆经荥穴，清肝解郁，太冲疏调肝气；脾胃虚弱加脾俞、中脘，俞募配穴，补益脾胃，和中降逆，灸气海益气助阳；胃阴不足加胃俞、中脘，俞募配穴，益胃生津，太溪滋阴生津；肾虚摄纳无权，温灸关元、气海，助阳散寒。

（3）操作方法：天突从胸骨切迹上缘之内方，向下刺入，深 1~1.5 寸，使针感传致咽部、胸部；膈俞斜刺 0.5~0.8 寸，局部出现麻胀；足三里、内关直刺，用捻转提插手法，使酸胀感直达胃脘。若加灸加强下气和胃的作用效果更好。

2. 耳针疗法

（1）选穴：耳中、神门、皮质下、胃、脾、肝，每次选 2~3 穴。

（2）刺法：在穴周找压痛点，中等刺激，留针 30 分钟，顽固性者用埋皮内针法。

3. 穴位注射疗法

（1）选穴：足三里、内关。

（2）操作：维生素 B_1、B_6 或阿托品，每穴注射 0.5 毫升，每日 1 次，治疗顽固性呃逆。

4. 灸法

用艾条灸、隔姜灸膈俞、脾俞、胃俞、中脘、足三里，每穴各灸 5~10 分钟，每日 1 次。

5. 简易止呃法

（1）刺鼻取嚏法：以草刺鼻，嚏作而呃止。

（2）大惊法：突然惊吓患者，适用于情志因素而患病者。

（3）控制呼吸法：捏住患者的鼻子，摒住呼吸 2 分钟。

（4）饮温水法：饮服温热开水。

（5）压眼法：按压眼球致酸胀程度。

（6）按压攒竹穴法：两手拇指按压双侧攒竹穴，由轻到重，持续 3~5 分钟。

（7）按压翳风穴法：用手指重力按压，双侧翳风穴，使局部产生较强的酸胀感。

【注意事项】

1. 针灸对呃逆有较好的疗效，病程短的实证效好，病程长的虚证效差。

2. 对久病或重病后期出现呃逆不止，饮食不进者，往往是预后不良的表现。

【古今处方介绍】

1. 益气宽中　《备急千金要方》：承浆　脐下四指

2. 疏肝降逆　《针灸大全》：膻中　中脘　大陵

痢　疾

痢疾系因感受湿热疫毒，积滞肠腑，气血壅滞，血络受伤，以腹痛腹泻、里急后重、排赤白脓血便为主要症状的传染性疾病。急性痢疾发病急骤，伴有发热恶寒，严重者可出现昏迷、死亡。古代称为"肠澼"、"滞下"。常见的肠道传染病之一，四季均可发生，以夏秋季最常见。

发生本病主要是外感时疫邪毒和饮食不节。所谓疫毒是指具有强烈传染性的致病邪气，其产生和流行与反常气候有关，所谓："疫气乃异气也，不在六气正化之中。"感邪之后，根据所感病邪不同及体质差异，产生不同情况。感邪之后，湿热蕴结肠腑，腑气壅阻，气血凝滞，化为脓血形成湿热痢。感邪之后，脾胃受伤，脾虚不运，水湿内停，中阳受阻，寒湿内蕴，气血凝滞，结化为脓血，而成寒湿痢。痢疾久治不愈，或痢疾失治、误治，导致脾胃气虚寒热夹杂，留滞于肠间而成久痢。

西医所说的细菌性痢疾、阿米巴痢疾，以及溃疡性结肠炎等可参照本节辨证治疗。

【病因辨别】

虚与实的区别，见图 59

分类	虚	实
病程	久痢	初痢
体质	体弱	体壮
年龄	年高	年轻
腹痛表现	腹痛绵绵，喜按。	腹痛胀满，拒按。
里急后重	便后里急后重不减，坠感加重。	痛时窘迫欲便，便后里急后重暂时减轻。

图 59

寒与热的区别，见图 60

分类	寒	热
脓血便	大便排除赤白，清稀无臭。	大便排除脓血，粘稠腥臭。
腹痛表现	腹痛喜温	腹痛喜凉
里急后重	不明显	明显
伴随症状	面色苍白，形寒肢冷。	口渴喜冷饮，小便黄或短赤。
舌脉	舌淡苔白，脉沉细。	舌红苔黄腻，脉滑数。

图 60

【诊断要点】

1. 发病前有不洁饮食史，或疫痢患者接触史。流行季节在夏秋之交，具有传染性，疫毒从口而入。

2. 临床表现起病急骤，畏寒发热，初期有食欲减退、恶心呕吐之表现，继而腹部阵痛，痛而欲便，便而不爽。腹泻开始有稀溏粪便，而后即见排出物呈白色胶冻状如鱼脑，随后为赤红色胶冻样物，每日大便次数 10～20 次不等，甚则数十次，里急后重感显著，病程一般在 2 周左右。

疫毒痢病情严重而病势凶险，以儿童为多见。急骤起病，在腹痛、腹泻尚未出现之时，即有高热神疲，四肢厥冷，面色青灰，呼吸浅表，神昏惊厥，而痢下、呕吐并不一定严重。

3. 实验室粪便检查对本病诊断确立很有帮助，主要是大便涂片镜检和细菌培养等项目。必要时作 X 线钡剂造影及直肠、结肠镜检查，有助于鉴别诊断。

【鉴别诊断】

泄泻　两者多发于夏秋季节，病位在胃肠，皆由外感时邪、内伤饮食而发病，症状都有大便次数增多，痢疾大便次数虽多而量少，排出赤白脓血便，里急后重感明显，便而不爽，甚则滞涩难下。而泄泻大便溏薄，粪便清稀，或如水，或完谷不化，泻而不爽，甚则滑脱不禁，而无赤白脓血便，亦无里急后重感。鉴别见图61，62。

分类	泄泻	痢疾
病位	脾胃	肠
腹痛	有。肠鸣，便后痛减。	有。痛利交作，便后痛不减。
排便	通畅	里急后重
脓血便	无	有
病理	脾虚湿盛	邪客肠道，与气血相搏结，肠道传导失司，脂络受伤，化腐成脓。
体征	少见	易见

图 61

	共同点	不同点			病位
		病因病机	大便性状	里急后重	
痢疾	多发于夏秋季，由外感时邪，内伤饮食发病，病位在肠胃，主症以大便增多为特点。	湿热、疫毒、饮食壅滞于肠中，与气血搏结，肠道传化失司，脂络血膜受伤，腐败化为脓血。	大便次数多而量少，排除赤白脓血便，便而不爽。	明显	肠
泄泻		湿邪内伤，脾虚湿盛运化失职，湿浊内生，混杂合污而下。	大便溏薄，清稀如水，或完谷不化，甚则滑脱不禁，无赤白脓血便。	无或不明显。	脾胃

图 62

【辨证概要】

1. 湿热痢　腹痛，里急后重，大便赤白脓血，每日数次或数十次，肛门灼热，可伴发热，舌红，苔黄腻，脉滑数。

2. 寒湿痢　腹痛，里急后重，大便赤白粘冻，白多赤少，伴有头身困重，脘痞纳少，口粘不渴，苔白腻，脉濡缓。

3. 久痢　腹泻时发时止，发时大便赤白粘冻或呈果酱样，腹痛后重；不发时疲劳乏力，食少腹胀或隐痛，舌淡，苔薄白脉细。

【治疗方法】

1. 治疗上的认识

（1）急性细菌性痢疾的治疗

从近年来的报道看，一般认为针刺时有两个要点：①刺激强：针刺深度比较深，捻转角度比较大。或者用紧提慢按的泻法，用迎而夺之的手法等。且在留针期间要多次大幅度捻转。若针上通电，则要求其强度达到病人的最大忍耐度。②留针时间长：一般为40分钟左右，多的达到2小时。甘肃省中医院通过治疗63例菌痢，发现在留针期间，患者完全停止排便。因此认为长时间留针，其疗效容易巩固。

除选用主穴外，还可根据证候加用配穴：热重加大椎、曲池、合谷、内庭；湿重加阴陵泉、三阴交；里急后重甚加长强、支沟、阳陵泉透足三里、大横；头痛配上星、风池、风府；周身关节痛加阳辅；呕吐配内关；胃纳减少、舌苔黄厚加上脘、承山。

金恩忠氏对发热患者，采用刮治法进行治疗，笔者认为这种方法值得重视和推广，方法是：刮治颈项一道（风府至大椎），背俞三道（大椎至长强，双侧大杼至白环俞）。

另外杨逢伦氏寻找敏感点进行针刺的方法，对提高疗效也大有帮助。其方法是：患者仰卧，两腿半曲，医生沿足太阴脾经，由内踝向上，轻重一致的用拇指按压，以出现特殊的酸重感之处为敏感点，一般可在三阴交、地机、阴陵泉附近找到。

一般认为：急性菌痢的灸法，多运用在寒湿型及发热已退，症状未消的患者，其要点亦有两个：①灸的时间可略长，如黄建章氏说，施灸时，患者耐热忍痛的时间越长，功效越显。杨中学氏用艾卷灸穴位，一般每穴为10分钟左右，直至皮肤红晕为度。②神阙穴使用较多，如刘绍景氏用隔盐灸神阙10～30分钟。浙江省嘉兴市第一医院用隔药灸神阙（用诸葛行军散2～3分填入脐孔，上置薄姜一片，然后用枣核大艾炷，放姜片上灸5～7壮）

穴位注射法：据上海市1961年穴位注射资料汇编介绍，用5%氯霉素，在关元和足三里穴，每穴注0.4ml，每日2次，5天为1疗程，儿童用12.5%氯霉素，每穴注0.2～0.5ml，5～7天为1疗程，共治91例，平均在13.1小时退热，3天粪检为阴性。国家建委用耳针穴位注射62例，基本治愈。其所用穴为两耳的神门、交感、大肠；里急后重加直肠下段穴。方法是：用阿托品（0.5～1ml），每穴注0.5ml，一般每日1次，危重者每日2次。自贡市工人医院以天枢、气海、足三里为主，每穴注95%酒精0.25～5ml及1%努夫卡因0.25～0.5ml进行穴注（天枢、气海各注0.25ml，足三里0.5ml），共治8例，均获痊愈。解放军157医院在足三里（双）、上巨虚（双），每穴注花生油1ml，一般1次即可，个别病情较重的患者注2次。

电针疗法：陈大谟氏治38例，痊愈37例。其方法是：在第一腰椎上缘至第三腰椎之间，用长针快速刺入5～8cm（腰神经丛），在第一腰椎上缘至骶骨上缘之间用5cm短针刺1.5～3cm（腰神经后股），电针卧留30分钟，每天1次，10～14天为1疗程。

慢性细菌性痢疾的治疗与急性细菌性痢疾的治疗无明显差别，可按上法使用。

（2）中毒性痢疾的治疗

中毒性痢疾由于发病急，发展迅速，病情危重，1958年以前病死率约在20%～30%，近年来由于医疗技术不断进步，病死率大都在1%以下。

由于中毒性痢疾大都有发热、晕厥、惊搐等表现，所以治疗时，应以退热制止惊搐为两大要点：在退热上，除用上述的刮法之外，还可在手足四关进行刮治，以刮至青紫为度。另外包头市第一医院取大椎穴，以三棱针刺出血以后，于针眼处叩上半个花椒皮，以胶布固定，对退热也有较好的效果。笔者认为起病不久用大椎，时间略长者则可用曲池刺出血的方法。据包头市第一医院使用针刺、刮法以后，一般在 20 ~ 40 分钟体温下降 1 ~ 2℃（对体温在 39 ~ 40℃以上者有效）；在制止惊厥方面，一般选用头部穴位较多，如百会、人中、素髎，另外涌泉穴也有较好的作用。选穴的要点在于：①穴位有开关通经的作用；②痛感明显的穴位。因此手足四关的刮治，除退热之外，也有较强的止惊作用。这些穴位进针后要持续捻转 2 ~ 3 分钟，以加强刺激，并留针 20 ~ 25 分钟。一般针后 2 ~ 3 分钟抽风完全停止，若不止加风府穴。

金恩忠氏除采用上述治法外，还先刮后针，并加挑两侧太阳穴，若病情严重，可一日刮挑 1 ~ 3 次。

（3）阿米巴痢疾的治疗

阿米巴痢疾的治疗比较困难，近年来的报道不多，本文引用下述资料以供临床研究者参考。

据《福建中医药》1965 年第一期介绍，针灸治疗此病 13 例，痊愈 11 例，好转 2 例。全部患者均经确诊，针前未作任何药物治疗。其方法是取天枢、石门、足三里，配曲池、下脘，每日针 1 ~ 2 次，重刺激手法，得气后留针 30 分钟，留针期间，每 5 分钟捻转 1 次。痊愈病例经粪检，发现阿米巴滋养体和包囊体均消失，随访无复发。马淑玉氏对急性阿米巴痢疾的治疗，用艾条灸大肠俞、关元、神阙、足三里各 10 分钟，开始每日 2 次，好转后每日 1 次，共治 6 例，病程在 1 ~ 7 天的患者，均于 5 ~ 19 天内治愈，平均治愈日为 9.8 天，治愈后经多次大便检查，均未找到滋养体和包囊。

2. 毫针疗法

（1）处方：主穴　合谷　天枢　上巨虚

　　　　　配穴　湿热痢：曲池　内庭

　　　　　　　　寒湿痢：中脘　气海　阴陵泉

　　　　　　　　久痢：脾俞　胃俞　肾俞　关元

（2）方义：合谷手阳明大肠经原穴，天枢大肠募穴，上巨虚大肠之下合穴，疏调肠腑，理气消积为治疗痢疾的主穴；湿热痢加曲池、内庭泻阳明之热，和肠化滞；寒湿痢加中脘、气海、阴陵泉益气健脾化湿；久痢为脾肾阳气虚加脾俞、胃俞调补中气，以资化源；肾俞、关元，培补肾气，扶正祛邪。

（3）操作方法：合谷直刺 0.5 ~ 1 寸，天枢直刺 1 ~ 1.5 寸，针感向四周扩散，上巨虚直刺 1 ~ 1.5 寸，针感向上下传导，留针 30 分钟，在留针期间 10 分钟行针 1 次。一般每日 1 次。大便次数多的可上下午各针 1 次，5 ~ 10 天 1 个疗程。慢性痢疾以艾灸为主，10日 1 个疗程。

3. 刺络法

在脐周围 1cm 处以三棱针刺入皮肤，2 ~ 3 分深，以出血为度，再拔火罐。

4. 穴位注射疗法

（1）选穴：天枢、内关、足三里、上巨虚。

（2）操作：用95％酒精与2％盐酸普鲁卡因注射液0.5~1.0毫升之混合液，注于选定的穴位，每1穴注入药液约0.5~1.0毫升。垂直刺入4~6分深找到一定感觉后，即缓缓注入药液。注射间隔时间，主要根据针眼处于针后有无反应而定。针后于针眼处如无硬结、压痛，亦无自觉之胀痛酸麻等感觉者，可每日针治1次；针眼有反应者，可根据反应程度之差别，每日或隔日针治1次。直到腹泻停止或便次接近正常时为止。

5. 敷贴疗法

（1）选穴：神阙、大肠俞（双）。

（2）操作：热痢膏（大黄120克、苍术120克、香附120克、灵脂120克、蒲草120克、梧桐叶120克、滑石120克、羌活60克、生姜60克、莱菔子60克、川乌30克、黄柏30克、陈皮30克、当归30克、酒芍30克、皂角30克、菖蒲30克、车前子30克、黑丑15克、黄连15克、木香15克、姜黄15克、僵蚕15克、蝉蜕15克、巴仁21克。上药共研碎。先把麻油加热至沸后，再将药物之碎粉放入炸枯，滤过去渣，再熬炼成调膏状，至水成珠不散为度，加入黄丹捣匀成膏，取出浸入冷水中去火毒，最后微火温化后摊膏备用。）温化后，贴于穴位上，一般1张膏药可贴3天，但应每天两次揭下，再温化开合数次，使膏药之表面混合更新再贴。

【注意事项】

1. 中毒性痢疾，病情凶险，需积极抢救。

2. 发作期间控制饮食，或禁食。

3. 床边隔离，平素注意饮食卫生，以防传染。

【古今处方介绍】

1. 清热化湿　《针灸大全》：列缺　内庭　天枢　三阴交

2. 化湿行滞　《针灸大成》：曲泉　太溪　太冲　丹田　脾俞　小肠俞

3. 温里补虚　《针灸大成》：中脘　章门

4. 健脾行气　《采艾编翼》：天枢　关元　脾俞　太白

5. 健脾化湿　《针灸全生》：百会　脾俞　神阙　肾俞　梁门　中脘　天枢　石门　气海　关元　三阴交

泄　泻

泄泻，亦称腹泻，是指大便次数增多，粪便溏薄或完谷不化，甚至泻如水样而言。古人称大便溏薄者为"泄"，大便暴下者为"泻"。泄泻古有"鹜泄"，"濡泄"，"溏泄"，"洞泄"，"注下"，"下利"等名称。现代统称为泄泻或腹泻。临床以大便次数增多，粪便稀薄或下如水注为特点，常伴有腹痛、肠鸣，但无脓血，里急后重。本病可见于多种疾病，受病脏腑主要在脾、胃、大肠、小肠。古代文献中对本病症的名称和分类繁多，但可慨分为急性泄泻病和慢性泄泻病两类。本病症一年四季皆可发病，但以夏秋季多见。本病预后良好，但暴泄无度，易耗伤气阴，如失治误治，可导致亡阴、亡阳，或转为久泄。

西医所说的急慢性胃肠炎，肠胃功能紊乱，过敏性肠炎，溃疡性结肠炎，肠结核等疾病引起的腹泻，可参阅本篇内容进行治疗。

【诊断要点】

1. 大便次数增多，便质稀薄甚至如水样，常伴有脐腹疼痛，肠鸣，食少，纳呆，乏力，困倦，大便气味腥冷或恶臭。

2. 血常规可见白细胞总数及中型粒细胞百分率升高。

3. 大便常规无脓细胞。

【鉴别诊断】

痢疾　是以结肠化脓性溃疡性炎症为主要病理改变的肠道传染病。

（1）以下利赤白或纯下脓血，腹痛，里急后重三大主症为临床特征；

（2）粪便镜检　红细胞粘集成串，间有脓球，有滋养体、包囊，夏－雷结晶（阿米巴型）；或成堆脓球，红细胞分散，有巨噬细胞（痢疾杆菌型）；

（3）粪便培养　可见溶组织内阿米巴滋养体或痢疾杆菌；

（4）肠镜检查　散在溃疡，边缘隆起、充血，溃疡间黏膜正常（阿米巴型）；或见肠黏膜充血、水肿，浅表溃疡（痢疾杆菌型）。

【辨证概要】

1. 急性泄泻　发病急骤，大便次数增多，偏于寒者大便清稀，水谷相杂，肠鸣腹痛，身寒喜温，苔白滑，脉迟缓；偏湿热者大便稀薄粘滞，泄而不爽，肛门灼热，口渴喜冷饮，腹痛，小便赤，苔黄腻，脉濡数；食滞胃肠者，大便恶臭如败卵，腹痛肠鸣，泻后痛减，伴有未消化食物，苔厚腻，脉滑。

2. 慢性泄泻　发病势缓，病程较长。如属脾虚，迁延反复，大便溏薄，腹胀肠鸣，面色萎黄，神疲肢软，纳呆，喜暖畏寒，喜按。常因饮食寒凉生冷而发作，舌淡苔白，脉濡缓；如木郁侮土，则胸胁胀满，嗳气频频，每因情志不遂而诱发，苔白，脉弦；如属肾虚，每于黎明之前脐腹作痛，肠鸣即泻，泻后痛减，腰膝酸软，形寒肢冷，面色㿠白，舌淡苔白，脉沉细或沉缓。

【治疗方法】

1. 毫针疗法

（1）处方：主穴　天枢　中脘　足三里

　　　　　　配穴　偏湿热者配内庭

　　　　　　　　　偏食滞者配下脘

　　　　　　　　　偏脾虚者配脾俞　胃俞

　　　　　　　　　偏肝郁者配太冲

　　　　　　　　　偏肾虚者配命门　肾俞

久病者配气海或关元

（2）方义：天枢属胃经，胃大肠募穴，善调大肠气而止泻逐痛；中脘为胃之募穴又是腑会，善调理胃肠气机而止痛；足三里与天枢、中脘募合相配，上下相应，加强了胃肠气机的畅通，起到逐痛止泻的作用；阴陵泉乃脾经合穴，疏理脾气，养阴利湿。

（3）操作方法：天枢直刺 1.5~2 寸，令针下酸胀，针感充满、下行；中脘直刺 1~1.5 寸，令针下酸胀，针感充满、下行；气海直刺 1.5~2 寸，令针下酸胀，针感充满、下行。属虚症、寒症者，上三穴加用灸法或温针灸。足三里直刺 1.5~2 寸，针下酸胀，针感上行；内庭向上斜刺 0.3~0.5 寸，泻法；下脘直刺 1~1.5 寸，令针感下行；脾俞、胃俞针尖斜向脊柱刺入 1~1.5 寸，补法，或令针感向前下腹放散；太冲斜向上刺入 0.3~0.5 寸，泻法；命门微向上斜刺 0.5~0.8 寸，补法，可加灸或温针灸；肾俞直刺 0.8~1.2 寸，补法，可令针感向前下腹放散。

2. 穴位注射疗法

（1）选穴 天枢 上巨虚

（2）操作用黄连素注射液或维生素 B1. B2 注射液，每穴每次注射 0.5~1 毫升，每日或隔日 1 次。

3. 刺血疗法

（1）选穴 曲泽 委中 金津 玉液

（2）操作三棱针点刺出血，出血量以血色变为鲜红为度。此法适用于湿热泄泻。若见急性胃肠炎，急性食物中毒，水泄脱水者用之捷效。

【注意事项】

1. 针灸治疗急慢性泄泻，一般疗效较好。

2. 急症暴泄，病情急重，除可运用针灸辨证施治外，宜采用中西医综合治疗。并应注意液体出入量，若发现津脱、气脱之兆，应及时补液，以防脱症发生。

3. 急性泄泻，应卧床休息，进食稀软易消化的食物，并可予米粥以养胃气，忌食生冷不洁，煎炸油腻，辛辣刺激性食物。如属伤食致泄，应禁食以休息肠胃。兼呕吐者可予生姜、大枣煎汤内服。

4. 平时注意饮食卫生，预防为主。

【古今处方介绍】

1. 温肾止泻 《备急千金要方》：京门 然谷 阴陵泉

2. 补脾固肠 《备急千金要方》：三焦俞 小肠俞 下髎 意舍 章门

3. 温中散寒 《儒门事亲》：气海 水分 足三里

4. 补脾强肾 《针灸大全》：列缺 天枢 中脘 关元 三阴交

5. 补中止泻 《针灸资生经》：脐中 关元

6. 升阳补气 《采艾编翼》：命门 水分 天枢 气海 大肠俞 长强 足三里 百会

胃　痛

胃痛指上腹部剑突下反复发作的疼痛病证。在古代医籍中亦称"胃脘痛""心痛""胃心痛""心下痛"等等。包括西医所说的急、慢性胃炎，胃溃疡等。

胃痛病位在胃。饮食生冷、饮食不洁、饥饱不当等，使胃失和降，气机不利，不通作痛；脾为阴土，以升为健，胃为阳土，以降为顺，脾胃运化无权，则气机升降失和，亦可产生胃痛；肝主疏泄，肝气不疏，横逆犯脾胃，胃气失和而产生胃痛；气病及血，气滞血瘀，胃痛经久不愈。胃痛早期多因寒、热、食等，致气机阻滞，病多属实。胃痛日久，致脾胃虚损或气滞致血瘀脉络受损，出现虚症或虚实夹杂症。初病在经在气，久病在络在血。

西医所说的急慢性胃炎、胃及十二指肠溃疡、胃神经官能症等可根据本证辨证论治。

【诊断要点】

1. 胃脘部疼痛，常伴有食欲不振，痞闷或胀满，恶心呕吐，吞酸嘈杂等。

2. 发病常与情志不遂、饮食不节、劳累、受寒等因素有关。

3. 起病或急或缓，常有反复发作的病史。

4. 上消化道 X 线钡餐透视、纤维胃镜及病理组织学检查等，可见胃、十二指肠粘膜炎症、溃疡等病变。

5. 胃痛的辨别要点

（1）辨缓急

①急：疼痛突然发作，多有引起发作的外因，如：受寒，暴饮暴食，恣食生冷等。

②缓：逐渐出现或加重，多和内因有关系，如：情绪波动，脾胃虚寒加重，内出血等。

（2）辨寒热

①寒：疼痛多为紧缩感，喜暖，遇寒加重，四肢不温等。

②热：疼痛多为灼热感，烦渴喜饮，喜冷，拒按，便秘尿赤。

（3）辨虚实

①虚：疼痛持续，程度较轻，便溏，喜按，饥饿时加重，过饱时加重。

实：疼痛突发，程度较重，便结，拒按，进食后加重，减食后缓解。

（4）辨气血

①气：初病在气，痛而胀，以胀为主，发作突然，程度较重，时痛时止。

②血：久病在血，以刺痛为主，痛有定处，持续疼痛，有黑色大便。

（5）辨脏腑

①在胃：胃局部疼痛，进饮食后加重，有恶心、或呕吐、或呃逆、或反酸等。

②在脾：疼痛范围较宽，停食，大便溏，或飧泻，食欲不振等。

③在肝：常与情绪有关，胃中嘈杂，梗塞不通，两胁胀痛，嗳气频作，尿黄，便

结等。

（6）辨其它

①痰：经常性恶心，饮食减退，口中痰涎增多，口淡无味，大便不爽等。

②瘀：有出血历史，疼痛局限，以刺痛为主，面色黑滞。

③食：疼痛出现较快，胀热为主，呃逆腐臭，口臭，大便秽臭，不欲饮食等。

【鉴别诊断】

1. 真心痛　心居胸中，其痛常及心下，出现胃痛的表现，应高度警惕，防止与胃痛相混。典型真心痛为当胸而痛，其痛多刺痛、剧痛，且痛引肩背，常有气短、汗出等，病情较急，老年人既往无胃痛病史，而突发胃痛者，当注意真心痛的发生。胃痛部位在胃脘，病势不急，多为隐痛、胀痛等，常有反复发作史。

2. 胁痛　肝气犯胃所致的胃痛常痛连胸胁，应与胁痛鉴别。胃痛以胃脘疼痛为主，伴有食少、恶心、呕吐、泛酸、嘈杂等。胁痛以胁肋疼痛为主，伴胸闷、喜长叹息等。在病位和兼症上有明显差别。

3. 腹痛　与胃痛均为腹部疼痛，但腹痛是以胃脘以下、耻骨毛际以上部位的疼痛为主。其疼痛部位不难区别。但胃处腹中，与肠相连，有时腹痛可以伴有胃痛症状，胃痛又常兼有腹痛表现，这时应从起病及主要病位加以区分。鉴别诊断见图63

	病变部位	主要症状特点
胃痛	上腹部胃脘近歧骨处	胃脘部疼痛，伴食少、恶心、呕吐、反酸、嘈杂等。
胃痞	心下胃脘，病及胸膈	心下痞塞，胸膈满闷，触之无形，按之不痛。
真心痛	心，痛常及心下	当胸而痛，其痛多刺痛、剧痛，且痛引肩背，常有气短、汗出等。
胁痛	胁肋	胸胁疼痛为主，伴胸闷，喜长叹息。
腹痛	胃脘以下，耻骨毛际以上	疼痛多伴有饮食，大便的失常。

图63

【辨证要点】

1. 寒邪犯胃　突发剧痛，畏寒喜暖，得热痛减。喜热饮，四肢不温，舌苔白，脉紧。

2. 食滞于中　胃脘胀闷而痛，吐后痛减，得食则甚。嗳腐吞酸，呕吐，苔腻（或厚或黄）脉滑。

3. 肝气犯胃　胃痛牵两胁胀痛，痛无定处，生气则痛甚，嗳气泛酸，大便不爽，苔薄白，脉弱。

4. 气滞血瘀　痛有定处，如针刺刀割，拒按，食后痛甚。吐血，便血（柏油便）。舌紫暗、瘀斑，脉细涩。

5. 脾胃虚寒　隐隐作痛，喜温喜按，饥时胃痛，得食则舒，呕吐清水，神疲无力，大便溏薄，肢冷，舌质淡，有痕，苔白，脉弱。

6. 胃阴亏损　胃痛隐隐，灼热不适，食少口干，大便干结，舌红少津，脉细数。

【治疗方法】

1. 毫针疗法

(1) 处方　主穴　中脘　足三里　内关

配穴　寒邪犯胃：梁门

食积胃痛：内庭　建里

肝气犯胃：期门　太冲

气滞血瘀：膈俞　三阴交

脾胃虚寒：脾俞　章门　关元　神阙

胃阴亏损：血海　三阴交

胃酸过多：膏肓

胃痉挛痛：梁丘

(2) 方义　胃以降为顺，以通为用，通则不痛。中脘为胃募、腑会，降胃气，化湿除满；足三里胃之下合穴，健中气，助消化；内关心包络穴与三焦相表里，宽胸和胃，理气止呕；无论虚实之证，运用"腑病取募""阳病治阴""合治内腑"的理论治之。寒邪犯胃加梁门，灸之可温通胃腑，益气降逆；食积胃痛加内庭、建里为消食导滞之经验穴；肝气犯胃加足厥阴穴太冲、期门，疏肝理气，平肝和胃，调畅气机；气滞血瘀加膈俞、三阴交，活血化瘀止痛；胃痉挛痛，重刺郄穴梁丘，解痉止痛；胃酸过多灸膏肓，膏肓为制酸要穴；脾胃虚寒加脾俞、章门、关元、神阙，温中健脾，温阳止痛；胃阴亏损加血海、三阴交，补益胃阴。

(3) 操作方法　中脘可用"苍龟探穴"手法，一针透六穴，上透上脘，下透建里，左右透阴都、梁门。刺法是直刺中脘，气至后上提斜刺、上下左右变更针尖方向和深度；足三里直刺 1～1.5 寸，内关直刺 0.5～1 寸，根据虚实施行补泻；背俞穴针用补法不留针，针募穴要求针感气至病所，留针拔罐；关元、神阙温针灸或灸法；梁丘多用于胃痉挛痛，泻法，重刺激，每 5 分钟行针 1 次，至痛止。

2. 埋针疗法

(1) 选穴：脾俞、胃俞、足三里、中脘。

(2) 操作：用皮内针埋藏于以上穴位处，5～7 天 1 次。

3. 痛点针刺法

胃疼常规针刺效不显时，可选取背部胃疼对应点或脊旁，小腿胃经线上压痛点或天宗穴周围寻找压痛点刺之，有明显止痛效果。

【注意事项】

1. 注意饮食有节，忌食生冷和辛辣等刺激食品。

2. 胃痛并发呕血、便血时应中西医结合治疗。

【古今处方介绍】

1. 利膈止痛　《备急千金要方》：膈俞　阴谷
2. 健脾消食　《针灸大全》：公孙　解溪　太仓　足三里
3. 脾肾不足　《针灸资生经》：涌泉　建里
4. 通络止痛　《类经图翼》：巨阙　大都　太白　足三里
5. 疏肝健脾　《针灸集成》：肝俞　脾俞　足三里　膈俞　太冲　独阴　乳根

胃 下 垂

胃下垂是指胃膈韧带与肝胃韧带无力，或腹壁肌肉松弛，引起胃下弯处的最低点下降到两髂脊连线以下，从而出现脘腹痞满，胀急疼痛，平卧时疼痛减轻或消失，站立或活动时加重，伴见精神倦怠、食欲不振、呕吐、嗳气、消瘦等症状的一种内脏下垂的病证。本病女性多于男性，多见于 30 ~ 40 岁的青壮年。中医称之为"胃缓"，根据其症状一般在"胃脘痛""痞证"中辨证论治。

胃下垂是由于脾胃虚弱，中气下陷以至升提乏力，胃体弛缓；或饮食不洁，痰湿内蕴，气机升降乖逆，胃脉阻滞，胃体弛缓而下垂。另外，情志不舒，肝失疏泄，脾失运化，升降失常亦可见胃缓之候。本病属本虚标实之证，本虚乃脾气虚、胃阴虚，标实为气滞、食滞、痰瘀。

【诊断要点】

1. 脘腹痞满或坠胀，食后加重，平卧减轻或消失，或肠间漉漉有声，不思饮食或胃间嘈杂。

2. X 线钡餐检查即可确诊。X 线钡餐透视将胃下垂分为三度：1 度胃下极低于髂脊连线 5 ~ 8cm，或胃小弯角切迹低于髂脊连线 1.5cm 以内；2 度胃下极低于髂脊连线 8.1 ~ 10cm，或胃小弯角切迹低于髂脊连线 1.6 ~ 4.5cm；3 度胃下极低于髂脊连线 10.1cm 以上，或胃小弯角切迹低于髂脊连线 4.6cm 以上。

3. X 线下胃蠕动减弱或无力，为内容物潴留或胃排空延缓。

【鉴别诊断】

1. 痞满　表现为进食后脘腹胀满，心下闭塞不通，胸膈不利，满闷不舒，外无急胀之形。

2. 胃脘痛　胃脘近心窝处疼痛，与体位无关。伴见食欲不振，嘈杂反酸等消化道症状。

【辨证概要】

1. 中气下陷　食少纳呆，饭后腹胀，面色少华，四肢乏力，舌质淡红，苔白，脉细弱。

2. 胃阴不足　食后脘腹胀满，口干喜饮，干呕，舌红，舌体瘦小或有裂纹，舌苔花剥，甚至无苔或舌光如镜，脉细或小数。

【治疗方法】

1. 治疗上的认识

以胃下垂为明确对象的针灸治疗的报道，近年来逐渐加多，其治法总括起来有如下几个特点：（1）用穴范围不广，不分型治疗，穴位配伍变化也不多，多是选取一定的主穴，加上配穴，反复轮流（或分组）主治，直至获得疗效为止。如解放军94医院以提胃（脐上1寸，旁开3～4寸）为主穴，以中脘、气海、足三里为配穴，将穴位分成两组：①提胃、中脘、足三里；②提胃、气海、足三里。轮流刺治。据本文统计的20篇报道，仅解放军122医院内一科提出，嗳气加刺内关、灸中脘；反酸加刺梁丘；腹泻针灸关元，腹胀针刺气海、足三里的方法。各地报道所使用的穴位，包括主配穴在内，一共只有38穴（一对透穴以1穴计算），而且主要是经外奇穴（8个）。另足阳明经穴5个，任脉穴5个，足太阳经穴4个，足太阴经穴2个，足少阴经穴1个，手厥阴经穴1个及透穴。在经穴中以中脘、足三里及脾、胃的俞、募穴使用得较多。（2）透穴使用较多，刺激量大，针刺深。本文统计的12对透穴，即胃上穴透中脘，提胃透天枢，胃上穴透神阙，提胃透气海，攀登透神阙，中脘透神阙再透大横，巨阙透肓俞，幽门透肓俞，气海透中极，气海透曲骨，胃俞透气海，梁门透滑肉门。由于透穴使用较多，应用广，所以在治疗中所占比重较大。在手法上，除了采用一般的强刺激之外，并采用从一个方向捻转针，使针尖被肌肉组织纠缠后，再向上慢慢提针，使病人感到针下有拉力和胃脘饱满后出针（每次可提3～5分钟）。所采用的毫针，解放军94医院使用的为4～5寸长，而徐笨人等使用的为7寸长，沈阳军区总医院则使用了8寸长的毫针。由此可见，针体的长度与进针的深度都是治疗其他病不能比的。（3）综合疗法使用的较多。就是说，除了单独以某种方法对此病进行治疗之外，还较多的运用多种方法配合治疗。如针灸与中药合治，共鸣火花穴位刺激与针刺合治，针刺与腰封合治，长针与穴位注射合治，体针、水针、耳针合治，针灸与电针合治等。从以上特点可以看出，此病症由于古今病名不一，无古代现成文献作依据，所以大多是根据中西医各方面的认识，从辨病合辨证的相互关系出发，以及综合中西医有关技术操作的长处而各显神通的。到目前为止，看来运用长针、透穴、提拉等几种技术操作来提高疗效，已经有了初步一致的想法。

2. 毫针疗法

（1）处方：主穴　中脘　胃俞　百会　胃下垂穴　足三里

　　　　　　配穴　中气下陷：气海　膻中

　　　　　　　　　脾胃虚寒：脾俞　章门

　　　　　　　　　胃阴不足：三阴交　太溪

（2）方义：百会为督脉穴，有升提阳气的作用；中脘是胃之募穴，又为腑会，是三焦气机升降之枢纽，针用泻法以疏通腑气；胃俞与中脘俞募配穴，可健脾益气；胃下垂穴为治疗胃下垂之经验穴（胃下垂穴上点在剑突下2寸，任脉右旁开5分；胃下垂穴下点在脐下2寸，任脉左旁开1.5寸）、足三里为胃腑的合穴和下合穴，养本腑之气；中气下陷加气海，健脾益气，升提中气；脾胃虚寒加脾俞、关元温补脾阳；胃阴不足加三阴交、太溪，养肾阴以补脾胃之阴。

（3）操作方法：先取百会穴，用1.5寸毫针针尖向前行捻转补法，后用1.5~8寸28号毫针自胃下垂上点进针5分深，然后沿脂肪层平刺，透向胃下垂穴下点，待针尖透向皮下时，术者右手持针向一个方向捻转，同时术者左手中指轻压针尖，右手将针向上提，使针尖滞住，左手压胃下界，胃向上蠕动时，令患者屈腿，臀部向上抬，左手向上移动，待患者自感胸腔饱满时，令患者向右侧身，5分钟后再转身仰卧。再取中脘用补法，留针30分钟后取针。然后让患者翻身，取脾俞、胃俞，捻转提插补法，不留针，隔日1次，10次为1疗程。

3. 电针疗法

（1）选穴：气海、中脘、关元、大横（左）、归来（左）、足三里。

（2）操作：先补气海，使阳气缓缓上行，针感扩散到脐上，以升提元气；再针中脘，使针感向两胁及少腹放射；后针刺关元，施予捻转泻法，左侧大横、归来两穴用平补平泻法。以上一组穴施术后，患者即感到胃脘部发热，或有向上升提的感觉，再刺足三里施烧山火法，令气致病所，然后用间动电疗机疏密波，负极接中脘，正极分别接关元、气海、大横，电流量大小以病人腹肌有收缩和能耐受为度，通电时间为30分钟，每日1次，连续6~10次为1疗程，疗程间休3~7天。

4. 穴位贴敷法

蓖麻子仁30克，五倍子粉1.5克混匀，捣成糊状，制成上尖下圆的塔形，大小根据患者肚脐而定，将药团塞脐，外敷以麝香壮骨膏5张以固定，贴后，每日早中晚各1次以糖瓷杯半杯开水热熨，5~10分钟，以不烫伤皮肤为度，一般第四天取掉，一次未愈者隔日再治疗，一般6次为度。

【注意事项】

1. 治疗期间适当卧床休息或减少工作。

2. 饮食摄入适当减少，采取少量多次摄入法，减少水分摄入，尤其注意饭后减少运动。

【现代临床研究】

1. 张启琴用长针治疗胃下垂108例疗效满意。方法：用28~30号7~8寸毫针，快速刺入皮下（刺入点为上、下反应点连线之中点。上反应点：剑突下1~2cm，腹中线右侧旁开1~1.5cm；下反应点：平脐，腹中线左侧旁开1~1.5cm），左手中指摸到刺入反应点的针尖，食指轻压住进入皮肤的针体，右手捏住针柄，慢慢将针体在皮下向下反应点方向平刺。当针尖到达下反应点时向顺时针方向捻转滞针，滞针后与皮肤成30度角提拉，力量均匀，提拉15分钟左右；同时术者用左手拖胃底部向上推，做10~15次后，当患者上腹部有胀满感时，再用固定振颤手法，将针柄方向由原来角度提高至50~70度角，提拉15~20次后出针，针次后扎布带约束胃部。［中国针灸；1998；4；223］

【古今处方介绍】

1. 补中益气 《当代中国针灸临证精要》：足三里 中脘 公孙 天枢
2. 升阳益气 《现代针灸医案选》：胃上穴 天枢 百会 气海 脾俞 足三里
3. 温补中土 《当代中国针灸临证精要》：上脘 中脘 下脘 承满 梁门 胃俞
足三里 气海
4. 调气和胃 《上海针灸杂志》：巨阙 肓俞

失　眠

失眠是指脏腑功能紊乱，导致不能获得正常睡眠的病证。主要表现为睡眠时间、深度的不足以致不能消除疲劳、恢复体力和精力，轻者入寐困难或寐而易醒，醒后不寐，重者彻夜难眠。由于睡眠时间和深度不够醒后常伴有头痛、头昏、心悸、健忘、多梦等。失眠可加重和诱发心悸、胸痹、眩晕、头痛、中风。妨碍正常生活、工作、学习和健康。针灸治疗失眠避免了安眠药引起的医源性疾病，并由于针灸无药物依赖性而广受欢迎。

睡眠由心神所主，失眠主要是心经病症，但与肝胆、脾、肾失调亦有关系。情志所伤，肝失条达，郁火扰动心神可致不寐；饮食不节，伤及脾胃，脾失健运，痰湿内生，痰热内扰心神，亦可不寐；素体虚弱，或大病久病，肾阴耗伤，不能上济于心，使心阳独亢，神不得安；思虑劳倦，损伤心脾，气血亏虚，心神失养而致不寐；心胆素虚，或暴受惊吓，致使心神不安，而致夜寐不宁。

西医所说的神经衰弱、更年期综合症等引起的失眠可参照本节辨证论治。

失眠的病因病机见图64。

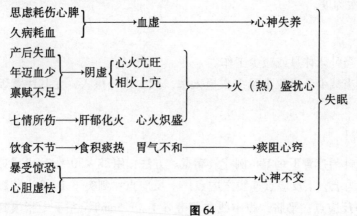

图64

【诊断要点】

1. 轻者入寐困难或睡而易醒，醒后不寐，连续3周以上，重者彻夜难眠。
2. 常伴有头痛头昏、心悸健忘、神疲乏力、心神不宁、多梦等。
3. 经各系统及实验室检查，未发现有妨碍睡眠的其它器质性病变。

【辨证概要】

（一）病证分型

1. 肝郁化火 心烦不能入睡，烦躁易怒，胸闷胁痛，头痛面红，目赤口苦，便秘尿黄，舌红，苔黄，脉弦数。

2. 痰热内扰 睡眠不安，心烦懊恼，胸闷脘痞，口苦痰多，头晕目眩，舌红，苔黄腻，脉滑或滑数。

3. 阴虚火旺 心烦不寐，或时寐时醒，手足心热，头晕耳鸣，心悸健忘，颧红潮热，口干少津舌红苔少，脉细数。

4. 心脾两虚 多梦易醒，或朦胧不实，心悸健忘，头晕目眩，神疲乏力，面色少华，舌淡苔薄，脉细弱。

5. 心虚胆怯 夜寐多梦易惊，心悸胆怯，舌淡，苔薄，脉弦细。

（二）参考症状

1. 梦

（1）体质阴盛则梦大水，阳盛则梦大火，阴阳俱盛则梦相杀。

（2）疾病上盛下虚则梦飞翔，下盛上虚则梦下坠。

（3）五脏有病时其中肝气胜则梦怒气发动；肺气偏盛则梦恐惧、哭泣；心火偏亢则梦喜笑；脾湿偏重则梦体重不举或歌乐不止；肾气不足则梦腰脊酸软、活动不力。

2. 睡、醒

（1）易醒而不易入睡者多有火。

（2）易惊醒者多为胆气虚。

（3）醒而不清醒者多有痰。

（4）能够入睡但醒来较早者多为肝胆气旺。

（5）睡眠深度不够者多为心血不足。

（6）睡眠不安者多为心神不定。

【治疗方法】

（一）毫针疗法

（1）处方 主穴：神门 大陵 内关

配穴：神志为主时配少商、隐白、百会、涌泉

火热为主时配大陵、乳中、阳陵泉、承浆

痰湿为主时配中脘、足三里、丰隆、公孙

（2）方义 本方针对失眠的三个主要原因而使用。因神志因素为主时用神门为主穴，因火热扰神为主时用大陵为主穴，因痰湿阻滞为主时用内关为主穴。

（3）操作 针刺手法要轻，尤其对长期失眠的患者更要轻；②神志症状较重的时候可加神庭、本神，火热较重的时候可改用太冲（或行间），若火热很重则使用金津、玉

液，若以水湿为主可先选用外关，若水湿较重可改用支沟，若痰湿较重改用内关，若痰湿阻滞则改用人中。

（二）治疗中几个值得注意的事项

1. 脑动脉硬化的失眠可合并精神病前期，出现精神症状，还得用十三鬼穴方：

（1）徐氏十三鬼穴方：（人中、神庭、风府、舌缝、承浆、颊车、少商、大陵、间使、乳中、阳陵泉、隐白、行间）。

（2）扁鹊十三鬼穴方：鬼宫、鬼信、鬼垒、鬼心、鬼路、鬼枕、鬼床、鬼市、鬼路、鬼堂、鬼藏、鬼臣、鬼封［即人中、少商、隐白、大陵、申脉、风府、颊车、承浆、间使、上星（鬼藏男为会阴女为玉门头）、曲池、舌下中缝］。

2. 注意阴阳交接时的精神变化（阳不能入阴时，傍晚精神开始好转，活动增加；阳不能出阴时，清晨精神开始减退，想睡而不能入睡，懒动）

（1）阳不能入于阴，为阳强而阴弱，治以泻阳为主。

①主穴：期门（肝郁气滞比较多见，阴阳交接时精神变化能见而不显，主要为情绪变化）

②配穴：鸠尾

本方主要以泻阳为主。

①主穴：日月（以胆火为主，阴阳交接时精神变化显见，主要为情绪变化的症状）。

②配穴：巨阙

本方主要以泻火为主。

①主穴：章门（以食滞为主，阴阳交接时精神变化能见，主要为症状表现）

②配穴：膻中

本方主要以行气为主。

（2）阳不能出于阴，为阳弱而阴强，治以强阳为主。

①主穴：中府

②配穴：百会

3. 其它注意事项

（1）注意使用一些行之有效的辅助方法；

（2）注意利用地球磁场对人体的影响；

（3）注意刺激量的强弱，主要根据病人的体质来决定；

（4）注意语言诱导，尤其是敏感的病人更加要予以重视；

（5）注意外界条件的改善，如劳逸结合、睡眠方式、饮食、旅游等；

（6）注意使用睡眠诱导方法；

（7）注意根据梦的表现适当增加腧穴。

（三）耳穴贴压疗法

（1）选穴：神门、心、脑点为主穴，根据辨证配以心、肾、胃、脾、肝、胆。

（2）操作：不留行籽贴压穴位，每日按压 2～3 次，每次 3～5 分钟，睡前加强按捏。

穴探测仪在神门、心、皮质下、枕穴区寻找敏感点，将王不留行籽贴压于敏感点上。穴注射法，50%丹参注射液2毫升，2%普鲁卡因1毫升，每穴注入0.2毫升药液，隔日1次，3次为1疗程。

（四）灸法

每晚睡前用艾卷在百会穴悬灸10~15分钟，5次为1疗程。

（五）头针疗法

用毫针刺入百会穴，再向前顶穴方向平行刺入1.2寸，行针2分钟，使患者头皮产生沉麻胀痛感，并向前额部传导，留针4~24小时，隔日一次，3次为1个疗程，疗程间休息1天。顽固性失眠3~4个疗程。

【古今处方介绍】

1. 养心安神　《针灸大成》：心俞　大陵　内关
2. 化痰安神　《神灸经纶》：胆俞　解溪
3. 和胃定志　《神灸经纶》：内关　液门　膏肓　解溪　神门
4. 心肾交泰　《陆瘦燕针灸医著医案选》：心俞　肾俞　神门　三阴交

附：健　忘

健忘是指记忆力减退，遇事善忘的一种病症。本症多与心脾肾虚损，气血不足有关。如思虑过度，劳伤心脾，阴血损耗，生化无源，脑失濡养可导致健忘；肾主骨生髓，通于脑，肾虚，髓海空虚，可致健忘；肾阴虚，心火独亢，心肾不交，亦可导致健忘。健忘虚症居多，亦有因七情所伤，痰浊上扰，气血逆乱之实证。

西医所说的神经衰弱、脑动脉硬化及部分精神心理性疾病可按本节辨证论治。

【辨证概要】

1. 心脾不足　健忘失眠，精神疲倦，食少心悸，舌淡脉细。
2. 肾精亏耗　健忘，腰酸腿软，头晕耳鸣，遗精早泄，五心烦热，舌红，脉细数。
3. 痰浊上扰　健忘，头晕，胸闷，呕恶，苔黄腻，脉滑。
4. 肝郁气滞　健忘心悸，胸闷胁胀，善惊易恐，善太息，脉弦细，苔薄白。

【治疗方法】

1. 毫针疗法

（1）处方：主穴：百会　神门　四神聪

配穴：心脾不足：心俞　足三里

肾精亏耗：肾俞　照海

痰浊上扰：丰隆　中脘

肝郁气滞：太冲　肝俞

（2）方义：百会为督脉腧穴，其脉通脑，有补脑益髓的作用，为治疗健忘的要穴；神门为心之原穴，补心益神，以助记忆；四神聪是治疗健忘的经验效穴；心脾两虚加心俞，心俞为心之背俞穴，补养心气，足三里健脾和胃，培补后天之本，以补养气血；肾精亏虚加肾俞、照海培元固本，益肾补脑；痰浊上扰加丰隆、中脘健脾祛痰；肝郁气滞加太冲、肝俞行气化郁，理气活血，治疗肝火上扰神明之健忘。

（3）操作方法：百会平刺，顺经刺补法，四神聪用2寸针同时向百会刺，施以补法，神门毫针补法

2. 耳针疗法

（1）取穴：心、肾、脾、神门、交感、皮质下、神门

（2）操作：用脱敏胶布把王不留行子贴敷于上，每日按压3次，五天1次，8次为1个疗程，1个疗程休息3天，2～3个疗程即可见效。

3. 火针疗法

（1）取穴：关元、肾俞、脾俞、心俞、命门、三阴交

（2）操作：用25号针放在酒精灯上烧红，然后快速点刺穴位，每日1次，7天为1个疗程。

【古今处方介绍】

1. 补心摄神　《针灸大全》：内关　心俞　通里　少冲
2. 益志健脑　《针灸资生经》：神道　幽门　列缺　膏肓俞
3. 养心益志　《医学纲目》：列缺　心俞　神门　中脘

遗　精

遗精是指在无性生活状态下发生的精液遗泄，有梦而遗者，名为梦遗；无梦而遗，甚至清醒时精液流出者，名为滑精。正常未婚男子或婚后夫妻分居者，每月遗精1～2次，或偶尔再稍多，属正常生理现象。若未婚成年男子遗精次数频繁，每周2次以上，或已婚有正常性生活下经常遗精，则属于病理状态。

本病的发生，主要是肾气不固所致。导致肾气不固的原因有很多，若思虑过度，心阴暗耗，心阳独亢，不能下交于肾，相火妄动，扰动精室，则发为梦遗；心虚则神浮不舍，心脾两虚，气不摄精，导致遗精或滑精；恣情纵欲，房事不节，或梦遗日久，或先天禀赋不足等，均能导致肾精耗伤。阴损及阳，命门火衰，精关不固，发为遗精或滑精。

西医所说的神经衰弱、精囊炎和睾丸炎引起的遗精，可参照本节施治。

【诊断要点】

1. 已婚男子不因性生活而排泄精液，多在睡眠中发生，每周超过1次以上；或未婚男子频繁发生精液遗泄，每周超过2次以上者，伴有耳鸣、头昏、神倦乏力、腰酸膝软等

症，持续 1 个月以上，即可诊断为本病。

2. 直肠指诊、前列腺 B 超及精液常规等检查，可协助病因诊断。

【鉴别诊断】

1. 溢精 成年未婚男子，或婚后夫妻分居者，1 个月遗精 1～2 次，次日并无不适感觉或其它症状，属于生理现象，并非病态。《景岳全书·遗精》说："有壮年气盛，久节房欲而遗者，此满而溢者也"；又说："苦满而溢者，则去者自去，生者自生，势出自然，无足为意也"。

2. 早泄 遗精是没有进行性交而精液流出，而早泄是在性交之始，精液泄出而不能进行正常的性生活。

【辨证概要】

1. 心肾不交 心烦不寐，梦中遗精，阳兴易举，头晕目眩，神疲体倦，心悸健忘，口干咽干，小便短赤，舌红，脉细数。

2. 湿热下注 ①过食辛辣肥甘，损伤脾胃，运化无力，湿热下注，扰动精室，发为遗精。若久遗不止，可致滑精。②梦中遗精频作，尿后有精液外流，小便短黄而混，或热涩不爽，口苦烦渴，舌红苔黄腻，脉滑数。

3. 心脾两虚 遗精遇思虑或劳累而作，头晕失眠，心悸健忘，面黄神倦，食少便塘，舌淡苔薄白，脉细弱。

4. 肾虚不固 遗精频作，甚则滑精，腰酸膝软，头晕目眩，耳鸣，健忘，心烦失眠。肾阴虚者，兼见颧红盗汗，舌红苔少，脉弦数；肾阳虚者，可见阳痿早泄，精冷，畏寒肢冷，面色㿠白，舌淡，苔白滑，尖边有齿痕，脉沉细。

分型证治表见图 65

分类	症状	病机	治法	主方	辨证用穴
心肾不交	遗精，失眠，寐少梦多，虚烦，头晕目眩，心悸怔忡，健忘，小便短赤，舌红，脉细数	心动神浮，火扰精室	清心养阴，安神止遗	关元、肾俞、三阴交	心俞、神门、劳宫
湿热下注	遗精，尿浑浊热赤，涩而不爽，精随尿出，口苦渴，便溏不爽，苔黄腻，脉濡数	湿热下注，扰乱精室	清利湿热，护精止遗		次髎、阴陵泉、膀胱俞
心脾两虚	遗精，劳甚则发，肢体困倦，食少便溏，面色萎黄，失眠心悸，舌淡苔薄脉细弱	劳伤心脾，气不摄精	益气养血，摄精止遗		心俞、脾俞、足三里
肾虚不固	遗精早泄，腰酸膝软，发落齿摇，眩晕耳鸣，健忘失眠，低热颧赤，五心烦热，咽干盗汗，舌淡嫩苔白滑脉沉细	肾虚滑脱，精关不固	补益肾精，固涩止遗		太溪、太冲、悬钟

图 65

【治疗方法】

1. 毫针疗法

（1）处方：主穴：关元　肾俞　三阴交

　　　　　　　　配穴：心肾不交：太溪　神门

　　　　　　　　　　　湿热下注：膀胱俞　次髎　阴陵泉

　　　　　　　　　　　心脾两虚：心俞　脾俞　足三里

　　　　　　　　　　　肾阴虚：照海　劳宫　志室

　　　　　　　　　　　肾阳虚：命门　肾俞　太溪

（2）方义：关元温补下元，以固精宫，肾俞益肾壮阳，培元固本，固摄精宫，三阴交补肝益肾，固精止遗为主穴；心肾不交加心经和肾经原穴太溪、神门，补太溪可滋肾水，泻神门可降心火，交通心肾；湿热下注加背俞穴和足太阳脾经穴，膀胱俞、次髎、阴陵泉，清热利湿，固摄精宫；心脾两虚加背俞穴、脾胃经穴心俞、脾俞，补益心脾之气，足三里可强健脾胃，以滋气血生化之源；肾阴虚加照海滋肾水以除虚火，劳宫清心除烦安神，志室固精止遗；肾阳虚温灸命门、肾俞，振奋肾阳，以补益命门之火，太溪填肾精以取阴中求阳之意。

（3）操作方法：关元针用补法，并灸。肾俞向脊柱斜刺针 1～1.5 寸，三阴交直刺1～1.5 寸，针用补泻兼施法。

2. 耳针疗法

（1）选穴：内生殖器、皮质下、内分泌、肾、心、外生殖器。

（2）操作：每次选 2～3 穴，用毫针刺，弱刺激。留针 15～30 分钟，亦可用耳穴压豆法。

3. 灸疗法

（1）选穴：关元、归来、肾俞、志室、太溪。

（2）操作：一般采用艾条悬灸，每日施灸 1 次，皮肤发红为度，10 次为 1 个疗程肾阳虚则采用隔姜灸。

【注意事项】

1. 针刺腹部或腰部诸穴时，应使针感向会阴、阴茎部传导，感觉越强烈，其疗效越显着。

2. 遗精多属功能性，因此在治疗的同时，认真对患者进行解释和鼓励，消除患者的疑虑，使其正确对待疾病。

3. 要重视原发病的治疗，对于神经衰弱、精囊炎、睾丸炎等引起的遗精，要标本兼治，方可提高疗效。

【古今处方介绍】

1. 补肾固精　《针灸大全》：照海　关元　白环俞　太溪　三阴交

2. 养阴安神　《针灸大全》：照海　中极　膏肓　心俞　然谷　肾俞

3. 养阴降火　《针灸大成》：曲泉　中封　太冲　至阴　膈俞　脾俞　三阴交　肾俞关元　三焦俞

4. 交通心肾　《针灸全生》：心俞　膏肓　肾俞　命门　白环俞　中极　三阴交　中封　然谷

腰　痛

腰痛为针灸治疗上的多见病，其疼痛部位虽然以腰部为主，但有的以正中脊柱为重，有的在脊柱两侧为重，故一般称为腰脊痛。若腰痛连及他处，则根据疼痛部位命名，如腰背痛、腰骶痛、腰腿痛等。

自《内经》以后，后世医家如《诸病源候论》等多将腰痛按病程分为"卒腰痛"（急性腰痛）、和"久腰痛"（慢性腰痛）。《三因方》则按腰痛病因分为外感腰痛、内伤腰痛以及跌仆扭伤所致的腰痛。另外，破伤风病引起的强脊腰痛，淋证腰痛，痛经，产后腰痛等都在相应的疾病中加以讨论。本文所述的是以腰痛病症为主要临床表现，而又没有明显内脏器质性病变的腰痛，包括腰扭伤、腰间盘脱出、腰脊劳损、骨刺等，多属于骨关节疾病。若兼夹其他疾病的，则在相应的内容中加以论述。

（一）太阳风寒腰痛

1. 症状　外感风寒之邪，寒邪外束肌表，侵袭足太阳膀胱经及督脉所致。发病急，腰脊强痛而有拘急感，并伴有外感症状（具体症状略）。这时要注意的是病人素无腰痛，只是在犯病后才出现腰痛症状。

2. 病机　邪侵犯肌表，经络拘急，足太阳膀胱经主表而循背部，先受邪抗邪，而督主一身之阳，腰为肾之府，元阳抗邪最剧，故易见腰痛，这类病人病好后仍然会感觉到腰酸痛。

3. 立法　解表散寒（通太阳经，壮督脉）。

4. 选穴　大椎　后溪　腰阳关　大肠俞

5. 用法　用大椎、腰阳关通督脉。大椎用泻法，可进针 1.2 寸，以病人有热感为止。腰阳关用平补平泻，可在针上加灸。后溪、大肠俞通督脉。后溪用轻手法的平补平泻（此穴较痛），大肠俞用泻法。此种病症可用电针或热熨、按摩、拔罐的方法。将电针接在腰阳关与大肠俞上，用中强刺激，间歇波，主要目的是为了加强局部效应。热熨时主要是在颈部来回熨，若有血压高的情况则向下熨，效果更好。按摩时也从上向下进行，先从颈部开始，然后逐步向下。拔罐则主要在疼痛较明显的部位进行，若病情较重者则采用走罐的方法。一般留针 15 分钟，中间加强捻转 1~2 次。

若症状较重可配用申脉。

（二）风寒湿痹腰痛

1. 症状　腰痛多伴有骶部及下肢痛，疼痛时重时轻，得暖则舒，遇寒加重，变天时加重，起病或急或缓，一般腰部的转侧活动不受限制，或稍有限制。钝痛或隐痛，或伴有"发板"的感觉。若因风重，则疼痛酸胀，时轻时重；若因风寒则腰部冷感；若因湿痛，则腰部呈现重滞感。若风寒湿侵犯日久，隐痛经久不愈，往往伴有腰骶或下肢麻木，甚至下肢肌肉萎缩。

2. 病机　邪滞经络，不通则痛。病情延久，多有正气不足。所以往往虚实夹杂。

3. 立法　壮阳去邪，温经通络。

4. 选穴　肾俞　腰阳关　次髎　委中

5. 用法　先针肾俞用补法，坐位，针入 1.2 寸左右，然后让患者起立坐下数次，留针 15 分钟后出针，改卧位扎其他穴。腰阳关用平补平泻，可加灸。次髎要刺人骶孔中 1.5 寸为好。委中可刺到胫神经或胫静脉（有人认为可刺破胫动脉），刺中神经后针感向下，刺在神经附近则局部出现胀感。一般来说有下肢萎缩的或兼有下肢疼痛的，以针感向下为好，否则以针感停留在局部为好。刺中胫神经后要将针退出 1~2 分，然后留针，千万不要在局部反复捣针。采用出血的方法时，其出血量不宜太多，我们认为出血量的多少以病人的正气强弱为准，只有恰当掌握才会取得好的效果。

若风象偏重可加用风府穴，若寒象偏重可加大椎穴，若湿象偏重可加悬钟穴（加灸）。

（三）闪挫瘀血腰痛

1. 症状　腰痛剧烈，针刺样或刀割样疼痛，有明显的外伤史。甚至局部有红肿，腰部活动障碍，有压痛或压痛点。诊断相对容易。

2. 病机　气滞血瘀。主要是经脉气血突然阻滞引起。

3. 立法　行气通经，活血祛瘀。

4. 选穴　龈交　长强　腰阳关　阴陵泉或委中或大肠俞

5. 用法　在腰扭伤时，龈交穴会出现一个白色或灰色、暗红色的小点，芝麻样大小，在唇系带里，用针将其挑破或挑出来，就能使疼痛缓解。若一时挑不下来，可在龈交穴处点刺出血，也能起到缓解疼痛的效果。这种方法一般称为挑龈交结。长强穴可用刺法或放血的方法，刺入 0.8 寸左右，要注意针刺的方向，千万不能刺入直肠，中等刺激不要过多提插，以捻转为主；放血时主要是在长强穴附近找充盈的静脉，将其挑破。腰阳关以平补平泻为主。阴陵泉使针感向大腿根部传。委中用放血的方法，刺破胫静脉后往往出血不多，有时为了加多出血量，可在针后加拔罐的方法，有人认为出血可多到 15~20ml。大肠俞可采用苍龟探穴的方法。

在针刺时，可先用坐位刺大肠俞采用带针活动的方法进行 15 分钟，然后刺其他穴位；或膝胸卧位刺长强穴，然后用坐位刺其他穴位。

（四）肾虚压痛

1. 症状　腰痛绵绵不休，休息后可缓解，平卧后可缓解，早晨可缓解，白天加重，活动后加重。天气变化影响不大。另伴有肾虚症状，如易疲倦，记忆力减退，月经不调，男子甚至有遗精、阳痿，性欲减退等。

2. 病机　腰为肾之府，肾精亏虚故有腰痛。

3. 立法　补益肾气，强健腰膝。

4. 选穴　肾俞　命门　夹脊（腰部）　大肠俞

5. 用法　肾俞用补法，命门也用补法，另可大面积灸法，也可用大灸疗法。大肠俞用平补平泻。夹脊穴针尖稍向脊椎方向刺入 0.8 寸左右。此种病人多加用按摩的方法。

若治疗一段时间后效果不理想，则加用胸腹部穴，如气海（或关元）、膻中、中脘，可适当加用灸法。另加太溪（补）、悬钟（灸）等穴。可采用一天用胸腹部穴，第二天用背部穴，反复交替使用。

总之，腰痛病单一情况比较少，多是综合原因引起，在治疗时除了辨证外，还要注意以下几点：①手法复位，按压脊椎。先循腰部的脊椎两边从上向下摸，若发现有凸出的部位，则请人将脊椎拉松，然后突然发力，将凸出部位向脊椎内推压，待凸出部分消失，再扎针。然后注意保护腰部，暂时不要作运动，尤其是弯腰、用力等动作，避免凸出部分再一次出现。②若寒湿比较重的时候，可以用硫黄火针在腰部脊椎附近进行治疗。③若肾虚比较明显时，可以配合服用中药和加强灸法。④若肠胃道功能不太好的时候，可以加强按摩疗法。

脱　肛

脱肛是指腹内压增高时，直肠粘膜或直肠壁全层脱出于肛门之外的病症。

脱肛好发于老人，多产妇女、儿童。古代医家对本病早有认识，《医学入门》记述"脱肛全是气下陷"；《疡科心得集》云"老人气血衰，小儿气血未旺，皆易脱肛"。由于禀赋不足，或久泄久痢，或妇女生育过多，导致体质虚弱，中气下陷，不能收摄，形成肛门松驰，升举无力而脱肛；亦可因便秘、痔疾，使湿热郁滞于直肠，排便努责，约束无权而脱肛。

【诊断要点】

1. 排便时肿物脱出肛门外，轻者可自行还纳，重则不能还纳，常有肛门下坠及大便排不尽感，可伴大便失禁。

2. 患者蹲位做排便动作时，可见直肠粘膜呈放射装或环状脱出，直肠指诊括约肌松驰。

3. 脱出物嵌顿时，可见粘膜充血、水肿，溃疡和出血等。

【鉴别诊断】

痔疮：主要临床表现为便血（内痔）、疼痛（外痔）和块物突出。

【辨证概要】

1. 气血脱垂：当咳嗽、行走、久站，或稍一用力，直肠粘膜即脱垂，必须外力推托方能复位，伴有面色萎黄，神疲乏力，心悸头晕，舌苔薄白，脉濡细。

2. 湿热蕴结：多见于痢疾急性期和痔疮发炎时，大便前自觉肛门坠胀，便意频急，以求通便为快，努责不遗余力，迫使直肠脱垂。伴有局部红肿，灼热，痛痒等证。

【治疗方法】

1. 毫针疗法

（1）处方：主穴　百会　长强　大肠俞　承山　足三里

配穴　气虚脱垂：气海　肾俞

湿热下迫：委阳　阴陵泉

（2）方义：取百会以升阳举陷。长强属督脉之络，位近肛门，可调节肛肌的约束力。足太阳经别入肛门，其脉循尾骶，故配膀胱经的大肠俞、承山，可调节脏腑经气，促进直肠回收。配足三里以调补脾胃，加强统摄之权，以治其本。

（3）操作方法：百会施艾灸雀啄灸法，长强穴取肘膝位，贴近尾骨前缘向上斜刺1寸许，不留针。足三里、气海行捻转补法。余穴用捻转泻法。

2. 艾灸疗法

（1）取穴：百会　气海　足三里

（2）操作：用艾条雀啄灸以上穴位，每穴灸治20分钟，直至局部肌肤红润，病者感温热为度。

3. 耳针疗法

（1）取穴：直肠下段、皮质下、神门

（2）操作：常规消毒，用0.5寸毫针刺入，中强刺激，留针30分钟，每日1次，双耳交替。

4. 皮肤针疗法

（1）取穴：肛门周围

（2）操作：用皮肤针轻叩刺肛门周围外括约肌部位，每次10～15分钟，每日1次，10次为1疗程。

【注意事项】

1. 针灸治疗本病疗效满意，能帮助直肠回纳，尤以早期更为理想，对晚期重度脱垂患者可结合中药，必要时作外科处理。

2. 嘱患者加强腹肌功能锻炼及提肛运动，练习下蹲、站立，保持大便通畅。

3. 若直肠脱出不能回纳者，须及时处理，将脱垂之粘膜推入肛门内，否则会引起感染、糜烂甚至坏死。

【现代临床研究】

1. 高氏用针灸治疗脱肛62例，取穴：百会、长强、承山、大肠穴、气海俞、次髎，针灸并用，使针感气至病所，结果治愈率43.5%，总有效率100%。(《中国针灸》，1986，(6)，6)

2. 吕氏用针灸治疗脱肛35例，均为男性，病程一般较长，大多数肛门脱出后不能自行缩回，脱出长度以3～4cm为多。取穴共分3组。1组针百会、足三里、长强、承山；2组针长强、承山、环门（位于肛门的两侧，即3点和9点位置）。采用胸腹式卧位取穴，针用1.5寸深，对仅有少许不能缩回者有显效。3组针长强、环门、承山、百会。均用补法，留针3～5分钟，隔日针一次。用第一组穴治疗10例，4例治愈，6例好转，后经加针环门穴后又有4例治愈。第二组穴治疗16例，有14例治愈，1例好转，1例无效。第三组穴治疗9例，6例治愈，3例好转。总有效率97.1%，对22例治愈患者，随访1～12个月，未见复发。

【古今处方介绍】

1. 提肛固脱　《备急千金要方》：神阙　尾骨
2. 补气固脱　《针灸大全》：百会　鸠尾
3. 疏经固脱　《针灸大全》：内关　百会　命门　长强　承山
4. 清热固脱　《针灸大成》：百会　长强　大肠俞
5. 养阴固脱　《针灸全生》：照海　后溪　百会　支沟

遗　尿

遗尿是指年满 3 周岁以上，具有正常排尿功能，经常于睡眠之中小便自遗，不能自醒的一种病症，亦称"遗溺"，俗称"尿床"。3 岁以下的婴幼儿，尚未养成排尿的习惯，加之贪玩，身体疲劳，入睡较晚较深，于睡中遗尿，不属病态。若 3 岁以上的幼儿不能控制夜间排尿，每睡即遗，渐成习惯，应视为病态。本病虽然多见于小儿，也可见于成人。

遗尿症多见于儿童，由于此病早期容易被忽略，往往缺乏及时的治疗。所以来诊者多有下元虚冷，膀胱不约的表现。《灵枢·本输》就有"虚则遗溺"的看法。张景岳也认为："凡睡中遗尿，此必下元虚冷，所以不固。"在《内经》中把与遗尿有关的脏腑经络列为三焦，督脉，足厥阴肝之脉，膀胱。但是在治疗上却没有详细具体的方法。仅《灵枢·本输》说道："遗溺则补之"的大法。由于《内经》认为遗溺与癃闭是同一经络脏腑上的不同表现，根据经络穴位调节机体功能的双向性，是可以参考癃闭的处方来治疗遗溺的。在具体穴位上，《甲乙经》为：关门、神门、委中、石门、大敦。《千金方》为：阳陵泉、阴陵泉。《针灸大成》为：神门、鱼际、太冲、大敦、关元。《针灸集成》为：阴陵泉、阳陵泉、大敦、曲骨。针灸治疗此病的疗效颇为满意，据卫生部针灸疗法实验所统计，1954 年以前治疗遗尿症 88 例，其有效率为 90.91%，据杨永璇氏 1965 年认为，此症针治的显效率往往可达 95% 以上。据本文统计的 1172 例，其有效率为 92.3%

西医将本病分为器质性和功能性两类，如泌尿系畸形，隐性脊柱裂，大脑发育不全等器质性病变，泌尿系感染以及发育不良等功能性疾病即可导致遗尿。

【诊断要点】

尿失禁在日间神志清楚时仍不能控制排尿。根据病史，体格检查及有关实验室检查可明确临床类型和病因，如真性尿失禁，假性尿失禁，应力性尿失禁，先天性尿失禁和尿瘘性尿失禁等。

【辨证要点】

1. 肾气不足　睡中遗尿，睡后方觉，常伴有小便清长、频数，面色㿠白，腰膝酸软，手足发凉，舌淡，脉沉迟无力。
2. 肺脾气虚　多发于病后或体弱者，睡中遗尿，尿频而量少，兼见面白体倦，食欲不振，形体消瘦或过度肥胖，舌质淡，脉缓弱。

【治疗方法】

（一）现代治疗介绍

1. 分型论治法

分型论治法的方法，在遗尿症中使用价值较大。这与针治其他病的方法略有不同。陈旭光氏将遗尿症分为甲、乙两个类型。甲型主要表现在中枢神经系统，如嗜睡、沉睡，由于大脑皮质对皮质下中枢阻抑过深，或皮质下中枢兴奋性减弱，由睡眠移行至觉醒，非一般条件刺激所能办到，所以膀胱刺激不能使患者从沉睡中醒来。乙型主要表现在膀胱末梢感受器功能减弱，致使排尿控制性不强，产生梦尿或尿后惊醒。乙型选用穴位为曲骨、中极、三阴交，甲型除使用乙型穴位外，还加用百会、印堂。还有属甲乙混合型者，则除用上述穴位外，同时针上加电 5～10 分钟，然后在曲骨、中极放置二枚警卫针，留针 24 小时。作者发现乙型患者占 70%，较易治疗，一般 1～5 次可愈。甲型占 20%，一般 5～10 次可愈。甲乙混合型占 10%，要治 10～20 次才能获效。其有效率为 95.7%。陕西省第二康复医院将此症分为两类进行治疗：（1）生来遗尿：用中极、曲骨、神门、合谷、三阴交、关元、气海、足三里。用中等刺激，留针 15～20 分钟，亦可使用灸法；（2）病或病后遗尿：用太溪、通里、大陵、内关、足三里、三阴交、阴陵泉、阳陵泉。中等刺激，留针 30 分钟。作者认为灸法不如针法的效果好。李大可氏等将患儿分成 10 组，用多种方法进行治疗，其中（1）虚实分治组：①温补下元，用关元、三阴交。②补中益气，用关门、气海、足三里、三阴交。③通补兼施，用百会、合谷、关元、三阴交。（2）三焦分治组：①上焦论治，合谷、列缺；②中焦论治，关门、气海、足三里、三阴交；③下焦论治，关元、太溪、复溜；④三焦论治，列缺、气海、太溪、三阴交。（3）气纳三焦组：根据三焦脉气循行之理取阴市、委阳。（4）膀胱根结组：用睛明、至阴。（5）手足阴阳循回组：①手足三阴循回组：主取关元及其余六穴；②手足三阳循回组：主取命门及其余七穴。（6）多穴组：用百会等 24 穴，每穴取 6～20 次。（7）少穴组：用关元等 13 穴（区），每次取 1～4 穴。（8）皮肤浅刺组：用以调整三焦膀胱气化，①毛刺，刺趾方；②浅刺钦针：大敦、涌泉；③浅刺短留：百会、攒竹、水沟，此法不捻针。（9）经外独穴组：①刺面部：用透龈穴；②手部：用内三间穴；③刺足部：用内公孙穴。（10）辅治组：即用针灸并同时使用拔罐，温针灸、太乙针、耳针、穴封、埋针等。作者发现，各种方法均有不同程度的疗效，且 1～3 次见效的占 97.4%。徐筱芳氏分三型治疗：（1）肾阳虚，用补肾益元法取肾俞、飞扬、京门，或志室、命门。（2）肾阴虚，用滋肾育阴，清泄相火法，取肾俞。太溪、飞扬、京门、复溜、液门。（3）肾气不足，膀胱不约，用补肾益气，约束膀胱法，取肾俞、太溪、飞扬、中极、膀胱俞。

2. 主穴变化法

史鹏年氏取外关（双），捻转结合迎随补法，然后针尾燃艾灸，留针 30 分钟，二日 1 次，治疗小儿夜尿症。认为三焦有通条水道之功，三焦气化失常，可影响膀胱机能，气虚则水道不约，而致遗尿，故用外关调三焦之气，三焦经散络于手厥阴心包，故取此穴，还有清神宁志之功。杨永璇氏用关元、三阴交为重点穴位，配用气海、合谷治 17 例，有效率为 82.3%。作者认为关元为足三阴、任脉之会，肾、肝及任脉的经脉皆络阴器，本穴可调和此四经经气，使遗尿自止。又因遗尿与三阴经关系最切，故三阴交一穴效果非常好。谢非来氏以百会穴为主，加用关元、肾俞、膀胱俞效果甚好。屈春水氏以中极、关元、气海、膀胱俞为主，配肾俞、曲骨、归来，用于肾、小肠、膀胱三经气虚所致小便失禁或遗尿，治不同情况 3 例均愈。常尔明等 3 人以关元、中极，三阴交为主穴，配合谷、曲骨、膀胱俞，大椎，每次选 3~5 穴，用补法，起针后再灸 3~5 壮，一日 1 次，6 次为 1 疗程。经治 8 例，全部有效。从各地报道来看，用关元、三阴交为主穴的颇多，根据王雪苔氏的看法，认为脐下正中线各穴位确实对夜尿症有效，而关元穴又是最主要的穴位。看来把关元、三阴交定为主穴，再据病情加用穴位，这种治疗方向，值得肯定。

（二）毫针疗法

1. 处方：主穴：中极　膀胱俞　三阴交　百会　神庭　四神聪

配穴：肾气不足配肾俞

肺脾气虚配肺俞　脾俞

2. 方义：中极为膀胱募穴，膀胱俞为膀胱之背俞穴，俞募穴相配能振奋膀胱气化功能；三阴交为足三阴经之交会穴，可通条脾、肝、肾三经之经气而止遗尿；百会属督脉，其位最高，性善升提，可升提清气而止遗尿；神庭、四神聪皆以功能命名，能调神，使神志清醒而止遗尿。针对病因，肾气不足，膀胱失约者配肾之背俞穴以益气补肾；肺脾气虚者配以肺俞、脾俞以补益肺脾之气，约束水源。

3. 操作方法：中极斜向下深刺，令针感放散至会阴及大腿内侧；膀胱俞直刺深刺使针感向小腹内侧放散；三阴交微向后针刺 1~1.5 寸，令针下酸麻；百会向后平刺或浅刺至帽状腱膜层，行快速捻转补法；神庭向后平刺 0.5~1 寸，行快速捻转补法；四神聪四针都向百会方向针刺，同时快速捻转，使局部产生紧束感；肾俞直刺 1~1.5 寸，补法；脾俞直刺 0.5~0.8 寸，补法。

（三）耳针疗法

1. 选穴：膀胱、尿道、肾、皮质下、神门、脑干。

2. 操作：每次取 2~3 穴，用 0.5 寸毫针刺之，宜弱刺激，每日 1 次，留针 30 分钟，双侧同用或交替使用，亦可埋藏揿针或贴压王不留行籽、磁珠，3~5 日更换 1 次。

（四）皮肤针疗法

1. 选穴：小腹部任脉，肾经循行段，夹脊（11~12 椎），肾俞至白环俞。

2. 操作：每日临睡前扣打 1 次，由下向上，由轻到重，皮肤潮红为度，每日 1 次，每次 20~30 分钟。

（五）穴位注射疗法

1. 选穴：百会、中极、三阴交、肾俞。

2. 操作：用维生素 B_1、B_2 注射液，每穴每次 0.3~0.5 毫升，隔日 1 次。

【注意事项】

1. 针刺治疗遗尿有较好的疗效。但对某些器质性病变引起的遗尿，应治疗其发病原因。

2. 治疗期间嘱家属密切配合，逐渐养成自觉起床排尿习惯。

【古今处方介绍】

1. 补肝养肾 《针灸资生经》：气海　大敦　曲泉　阴谷　阴陵泉　复溜

2. 补肾固摄 《现代针灸医案》：膀胱俞　太溪　关元

3. 养心宁志 《现代针灸医案》：关元　三阴交　内关　神门

中　风

中风病是由于气血逆乱，产生风、火、痰、瘀，导致脑脉痹阻或血溢脑脉之外。临床以突然昏仆、半身不遂、口舌歪斜、言语赛涩或不语、偏身麻木为主症。依据脑髓神机受损程度的不同，有中经络、中脏腑之分，临床表现为不同证候。本病多见于中老年人。四季皆可发病．但以冬春两季最为多见。中风是临床常见的急性病症。具有发病率高，病死率高，致残率高的特点，我国脑血管病的年发病率为94.07/10万，患病率冠诸病之首。在本病预防、治疗和康复方面，中医药具有较为显着的疗效和优势。

这里的治疗的疾病主要指中风后偏瘫，某些脑部疾患也可以考虑使用。中风在《内经》中称为仆击、偏枯、大厥等。因本病往往出现突然扑倒，甚至昏迷需要急救，而后又往往出现偏瘫等行动不便、语言障碍，病如《金匮要略》所说在经入脏入府。使用针灸治疗，无论其缓急深浅都能恰到好处。近代使用针灸治疗中风者较多，而论其疗效也较为满意。据本文统计的20篇5000多例报道，其总有效率为93.9%。而查有关资料，其自然恢复率仅为40%～50%。

针灸治疗中风后遗症，历来有两大类方法，一是当今常用的通关过节疗法，其特点是选用大关节部位的穴位为主；一是大接经疗法，其特点是选用十二井穴为主。由于历史的原因大接经疗法目前使用较少，即使有人使用也很难体现出其治疗的精妙绝伦之处。实际上这两种疗法都有比较好的疗效，尤其是大接经疗法是对脑部疾病的一种直接治疗方法，使用得当效果更为理想，治疗更为彻底。

王永炎院士认为：

对脑梗塞的治疗目前国内外均无突破性进展。从理上讲，迅速复流再通是脑梗塞急性期治疗成功的前提，而延长脑细胞耐受缺氧的时间和加强复流再通后复杂的病理生理过程中的生存能力，是治疗成功的基本保证。

中医治疗中风病有很长的历史渊源，真正可重复的治疗方案不多，其疗效结论亦不够确切。

后来发现不完全性缺血比完全性缺血引起的脑损伤更严重，即迟发性神经元坏死。很多数据均表明，缺血后最早受影响的是能量代谢耗竭，而最后以神经元坏死而告终。其中以系列的缺氧性损伤变化目前较为清楚的是恩爱安定神经毒、毒性氧自由基、酸中毒、花生四烯酸等，这些理论不能完全概括脑缺血神经元损伤过程中的一系列病理及生化改变。

古今病历积累很多，但疗效不甚满意且重复性差。

西医所说脑血管意外即急性脑血液循环障碍，包括出血性脑血管意外如脑出血、蛛网膜下腔出血等，缺血性脑血管意外如脑血栓形成、脑栓塞等等可参照本节辨证论治。

【病因病机】

见图66

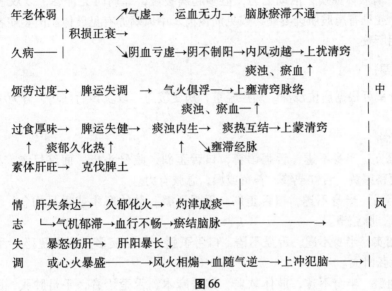

图66

【诊断要点】

1. 口舌歪斜或流涎。

2. 舌强，语言謇涩，失语。

3. 一侧肢体麻木，活动不便或半身不遂。

4. 突然昏倒，不醒人事，神志昏蒙等意识障碍。

（86年中医学会与中风科研组《中风病中医诊断疗效评定标准》确定：两个以上主症，结合脉象、先兆症、诱因、年龄、家族史等即可确诊。）

5. 病发多有诱因，病前常有头晕、头痛、肢体麻木、力弱等先兆症。

6. 好发年龄以40岁以上为多见。

7. 脑脊液检查、眼底检查、颅脑CT、MRI等检查，有助于诊断。

8. 中风病的急性期是指发病后两周以内，中脏腑类最长病期可至1个月；恢复期是发病两周或1个月至半年以内；后遗症期系发病半年以上者。

【鉴别诊断】

1. 口僻　俗称吊线风，主要症状是口眼歪斜，多伴有耳后疼痛，因口眼歪斜有时伴流涎、言语不清。多由正气不足，风邪入中脉络，气血痹阻所致，不同年龄均可罹患。中风病口舌歪斜者多伴有肢体瘫痪或偏身麻木，病由气血逆乱，血随气逆，上扰清空而致脑髓神机受损，且以中老年人为多。

2. 痫病　都有卒然昏仆的见症。而痫病为发作性疾病，昏迷时四肢抽搐，口吐涎沫，或作异常叫声，醒后一如常人，且肢体活动多正常，发病以青少年居多。

3. 厥病　神昏常伴有四肢逆冷，一般移时苏醒，醒后无半身不遂、口舌歪斜、言语不利等症。

4. 痉病　以四肢抽搐，项背强直，甚至角弓反张为主症。病发亦可伴神昏，但多出现在抽搐以后，无半身不遂、口舌歪斜等症状。

5. 痿病　有肢体瘫痪，活动无力，但多起病缓慢，起病时无神昏，以双下肢瘫或四肢瘫为多见，或见有患肢肌肉萎缩，或见筋惕肉。中风病亦有见肢体肌肉萎缩者，多于后遗症期由废用所致。

【辨证概要】

中风的分型可根据病位浅深，病症轻重，病变缓急，以及预后好坏，分为中经络、中脏腑两大类。

一、中经络

1. 肝阳暴亢　半身不遂，舌强语謇，口舌歪斜，眩晕头痛，面红目赤，心烦易怒，口苦咽干，便秘尿黄，舌红或绛，苔黄或燥，脉弦有力。

2. 风痰阻络　半身不遂，口舌歪斜，舌强语謇，肢体麻木或手足拘急，头晕目眩，苔白腻或黄腻，脉弦滑。

3. 痰热腑实　半身不遂，舌强不语，口舌歪斜，口粘痰多，腹胀便秘，舌红、苔黄腻或灰黑，脉弦滑大。

4. 气虚血瘀　半身不遂，肢体软弱，偏身麻木，舌歪语謇，手足肿胀，面色㿠白，气短乏力，心悸自汗，舌黯淡，苔薄白或白腻，脉细缓或细涩。

5. 阴虚风动　半身不遂，肢体麻木，舌强语謇，心烦失眠，眩晕耳鸣，手足拘挛或蠕动，舌红，苔少或光剥，脉细弦或数。

二、中脏腑

（一）闭证

1. 风火闭窍　突然昏倒，不省人事，两目斜视或直视，面红目赤，肢体强直，项强，鼻鼾身热，大便秘结，两手握紧拘急，甚则抽搐，角弓反张，舌红或绛，苔黄而燥或焦黑，脉弦数。

2. 痰湿蒙窍　突然神昏，半身不遂，肢体瘫痪不收，痰涎涌盛，四肢逆冷，面白舌黯，苔白腻，脉沉滑或缓

（二）脱证　神昏，面色苍白，瞳孔散大，肢体瘫软，手撒肢冷多汗，甚则四肢厥逆，二便失禁，气息短促，舌紫或萎缩，苔白腻，脉散或微。

【治疗方法】

一、中经络

（一）半身不遂

1. 毫针疗法

1）通关过节法

（1）处方

①主穴　上肢　肩髃　手三里　曲池　合谷　外关　极泉

　　　　下肢　环跳　阳陵泉　足三里　解溪　昆仑　三阴交

②配穴病久，筋肉拘急，僵硬可加阴经穴肘加曲泽，腕加大陵，膝加曲泉，足加太溪、太冲。手指活动差加井穴。气血虚加夹脊，上肢加颈夹脊，下肢加腰夹脊。语言謇

涩、流涎、失语加廉泉、承浆、通里。

（2）方义：肩髃、手三里、曲池、合谷为上肢局部取穴，上下臂配合，疏通阳明经气，为半身不遂上肢主穴；外关位于上肢外侧，是治疗上肢外侧不用、拘挛的要穴，辅助阳明，通经活络；本方组成以局部取穴为主，照顾上肢，肩、肘、腕、指的功能，以通经活络为宗旨，振奋阳气，以利恢复功能。环跳位于髋关节部，是下肢枢纽，有较强疏通经络作用，是下肢病症重要穴位；阳陵泉主治筋之病症，是下肢不遂主穴，配合环跳，一上一下，统治下肢病症，疏经活络。足三里、解溪阳明经穴，气血旺盛之经，可调和气血，疏通经络。昆仑足太阳膀胱经经穴，配解溪，二经配合，"所行为经"经气流畅之所，刺之疏通经脉，治疗下肢痿痹。三阴交为足三阴经交会穴，滋补肝肾，健脾化痰，极泉少阴心经之腧穴，育阴潜阳，加入主穴，有治病求本之意。

（3）操作方法：①初病刺患侧，久病刺双侧或健侧。②手法以泻法为主，或平补平泻。体实邪实深刺，透刺，电针，加强刺激，以泻为主。若久病气虚，可以用补法，或加用灸法。③重视经气感传，以促进疏通经络，如古人云："气至而有效。"肩髃泻法，麻胀达肘为度；合谷先向大指，后向三间，以伸直或抽动3次为度；曲池麻胀可达食指；环跳针刺后以电击感到达足趾为度；极泉、三阴交针后上肢或下肢抽动3次为度，强调针感传导作用。

2）大接经疗法

（1）处方：十二井穴

①从阳引阴法：至阴　涌泉　中冲　关冲　窍阴　大敦　少商　商阳　厉兑　隐白　少冲　少泽

②从阴引阳法：少商　商阳　隐白　少冲　少泽　至阴　涌泉　中冲　关冲　厉兑　窍阴　大敦

（2）方义：大接经疗法主要的是将十二正经的经脉接通。针灸学认为十二经的交接处在手足的末端，而中风病产生的原因主要是经脉受阻，而受阻的主要地方是经脉交接处，即手足末端十二井穴处。因此针刺十二井穴能打通经脉，使气血通畅，从而使疾病获得痊愈。其中从阳引阴法主要是针对阴寒引起的中风，从阴引阳法主要是针对阳热引起的中风。

（3）操作方法：①按穴位排列顺序进行针刺，针刺的深度在0.1寸左右，一般情况之下不捻针，在针刺的同时进行导引。②新病先针患侧，久病先针键侧。③手臂部配用通关过节的方法，如加用肩髃、曲池、合谷等穴，先从阳经开始，每次针刺一条经脉的关节部位穴位，三阴三阳经脉逐步针刺。足腿部配用解决全身症状的穴位，如痰湿加用丰隆，火热加太冲或行间，瘀血加中都或地机等，左右腿穴位交换使用。④十二井穴中的大部分穴位针刺出血后，即换用八风、八邪，逐渐向十二原穴、十二合穴过渡。但是在过渡的过程中若是发现治疗的进展受阻或疾病反弹，则要回头再针刺十二井穴。目的是保持十二经脉气血通畅。⑤若有硬瘫，则要打通小周天，即在任、督脉上选穴位针刺。⑥若是病程较长则要加用背俞穴。⑦每一组穴位针刺的时间不要超过7天，争取7天之内就换用另一组穴位，可以重复进行。由于经常换用穴位，故本病的治疗可以一直进行，中间不需要停针休息。⑧针刺穴位的手法强弱主要根据病情而定，针刺的主要目的是调动经络、腧穴的作用，何种强度调动得力则用何种刺激强度。⑨强调病人配合，主要是要求病人主动进行肢体活动，只要是能活动的部位，一定要经常活动，否则影响疗效。

中风多取五输穴，经气根本所在，加速调节阴阳气血。病久，筋肉拘急，僵硬加阴经穴，以养阴柔筋。手指活动差加井穴，井穴为阴阳交接之所，续接经气，调节阴阳。有人研究认为有改善微循环作用，促进脑体恢复；气血虚加夹脊，上肢加颈夹脊，下肢加腰夹脊，尤其是久病不愈，夹脊有补益气血作用，也根据西医脊神经分布选穴，刺激相应的神经根部。语言謇涩、流涎、失语加廉泉、承浆、通里，肝、心、脾、肾均与舌有关，任脉亦过舌咽部，故多取阴经穴。

3）头针疗法

（1）选穴

①顶旁一线　顶旁二线　顶颞前斜线　顶颞后斜线

②针刺血管舒缩区（运动区向前移3cm的并行线上）　运动区

③对侧颞部取三针：耳尖直上入发际2寸处为第1针，以此为中点，同一水平向前、后各移1寸处，分别为第2针、第3针。

（2）操作：行针手法快，刺激性强，残肢能活动，或有麻胀感，出汗为好。可以电针代替手捻针，留针时间长，30分钟、数小时、数日。

二、中脏腑

（一）闭证

（1）处方：主穴　水沟　十二井　太冲　劳宫　丰隆

配穴　牙关紧闭：颊车　合谷

语言不利：失语　廉泉　通里

两手握固：后溪　合谷

（2）方义：水沟督脉要穴，泄热开闭，醒脑开窍，十二井接通三阴三阳经，决壅开闭，太冲平肝，潜阳，熄风，降逆，右太冲透涌泉，滋阴熄风；劳宫心包荥穴，清心安神，降火泄热，清热开闭；丰隆涤痰要穴，痰浊壅遏，气机闭塞，取丰隆涤痰启闭。本方人中，十二井穴疏调十四经气血，太冲、劳宫、丰隆，病因治疗，去风，清火，化痰，共奏开窍启闭作用。牙关紧闭加颊车，合谷；语言不利，失语加廉泉，通里；两手握固加后溪，合谷均为局部取穴。

（3）操作方法：水沟向鼻中隔下斜刺，眼中充泪为度。十二井点刺出血。太冲透刺涌泉。后溪透刺合谷。

（二）脱证

（1）处方：主穴　关元　神阙

（2）方义：脱证用益气，回阳，固脱之法，取任脉穴为主，元阳外脱，阴阳离绝，从阴救阳，关元为足三阴与任脉会穴，阴中含阳之穴，培元固本；神阙益先天之本，举陷固脱。

（3）操作方法：隔盐、附子、姜灸，持续4～8小时。不以壮数为限，或用雷火针。用大艾炷重灸，温热刺激，具有回阳救逆的作用。

【注意事项】

1. 预防高血压：肝阳上亢，眩晕，肢麻，有先兆之人。体针用风市，足三里；耳针用降压点、肾上腺、耳尖、心；头针刺激，改善脑部及肢体血液循环，供血供氧，抗衰老，活化脑细胞。

2. 急性期病人要密切观察病情，中西医结合治疗。

3. 病情稳定后配合推拿及功能锻炼，促进患肢恢复。

【古今处方介绍】

1. 祛风通络　《备急千金要方》：环跳　阳陵泉　下巨虚　阳辅

2. 祛风通络　《备急千金要方》：肩髃　列缺　曲池

3. 泻热启闭　《针灸大全》：申脉　中冲　百会　大敦　印堂

4. 预防中风　《针灸大成》：足三里　绝骨　百会

5. 平肝熄风　《针灸全生》：人中　中脘　气海　足三里　大敦

面　瘫

面瘫，俗称口眼歪斜，为一侧面颊筋肉弛缓的病证。可发于任何年龄，多发于青壮年。主要表现，面部左右不对称，额纹消失，眼裂增宽，鼻唇沟变浅，口角歪向健侧。

面瘫的产生是由于人体正气不足，经络空虚，风邪乘虚侵袭手足阳明经络，邪气壅塞，经气阻滞，经筋失养，面肌纵缓不收。

相当于西医所说急性发作单侧面神经周围性麻痹。现代医学认为是病毒感染致营养面神经的血管发生痉挛，使该神经组织缺氧，水肿，受压迫或炎症所致，常继发于感冒，中耳炎，乳突炎后。

当前治疗动态：

1. 发病情况：多见于单侧发病，本文收集到的 5000 多例的报道来看也仅 1 例为双侧性面瘫。其中左侧面瘫为 2785 例，右侧为 2178 例，其余在报道中情况不明，左侧略高于右侧，但无明显差异。

2. 疗效：目前以针灸疗法较为满意。据秦震氏报道的 1964 年统计的 326 例，痊愈为 216 例（占 67.5%）。本文 1981 年统计的 3757 例，痊愈 2393 例（占 63.7%）。近年来治愈率有所提高，为 73.4%。

【诊断要点】

1. 起病突然，多在晨醒时发现口眼歪斜，面肌麻痹，部分病人起病前数日，病侧耳内，乳突，面部轻度疼痛，数日消失。

2. 面部肌肉运动障碍，不能做蹙额、皱眉、露齿、鼓颊等动作。前额皱纹消失、眼裂增大、鼻唇沟平坦或消失。口角下垂，面部口鼻被牵向健侧。

【鉴别诊断】

中风多由于脑肿瘤或脑血管疾病引起面下部肌肉瘫痪。兼有偏瘫。一般无额肌瘫痪。面瘫一般不伴有半身不遂，意识障碍等症状。

【辨证概要】

1. 露睛：上下眼睑不能闭合，眼球转向上方瘫痪侧露出巩膜。

2. 气：鼓颊或吹哨，因患侧口唇不能闭合而漏气。

3. 流涎：进食时食物残渣常滞留于病侧齿颊间隙内。

4. 流泪：泪点随下睑外翻，泪液不能按正常引流而外溢。

5. 舌前 1/3 味觉减退或消失

6. 重听：听觉过敏，外耳道或鼓膜出现疱疹，剧痛等或乳突部痛。

7. 病延日久，肌肉萎缩，口角向患侧歪，名为"倒错"现象，还可以出现口角向病侧抽搐，面部肌肉跳动等不良后果，属疑难病症。

【治疗方法】

（一）治疗上的认识

1. 取穴总则

（1）以阳明经穴为主，早期多配太阳经穴或加督脉穴，后期多配用少阳经穴。

（2）据钱可久氏对 17 篇报道的小结，发现穴位的使用率分别为：

①颊车为 94%②下关、攒竹、四白各为 71%③丝竹空、承浆各为 53%④地仓为 88%⑤翳风为 65%⑥合谷为 82%⑦瞳子髎为 57%⑧其中远端穴只有合谷一个。

（3）新穴：杨永璇氏发现的特效穴为颐中（即酒窝正中）。

（4）透穴使用较多

①五透穴（沈秀珍氏）：❶太阳透地仓；❷颊车透地仓；❸四白透地仓；❹上眉尾透上眉头；❺外眦下穴透内眦下穴。

②其它透穴：❶地仓透迎香；❷大迎透地仓；❸散笑透迎香（散笑又命笑散，在笑纹中间）；❹四白透迎香；❺地仓透人中等。

（二）治疗时的总体看法

1. 取穴不宜太多，一般在 5~6 穴内为好。

2. 手法不宜太强，一般用轻刺激的补法，而健侧或远短穴刺激比较强。

3. 留针时间不宜太长，一般 10~20 分钟或不留针，最多 30 分钟。

4. 风湿性面瘫效果最好，而脑血管意外，颅底骨折，脑挫伤而致中枢性面瘫效果较差。麻风、梅毒、肿瘤疗效较差，变态反应者疗效更差。

（三）结合西医内容的看法

1. 当针刺某些穴位后，使多数患者的诱发电位受到影响或改变，因而大多数患者在治疗后使本来部分或完全丧失神经支配的肌纤维重新获得神经支配而恢复功能。

2. 认为借助于肌电图的检验，可有一个客观标准，还可判断预后，如麻痹虽重，但肌电描记时呈正常强度，则表明会有早期及完全的恢复。若呈变性曲线，则表示恢复可能缓慢，甚至是不完全的。纤维性颤动预后可能不好，反之则较好。

3. 发现颧肌、额肌、唇上方肌、唇下方肌较易恢复，口轮肌、眼轮肌、额肌恢复较慢，而且易成后遗症。

（四）针刺疗法

1.（四步法疗法）

处方：第一步　患侧：睛明　巨髎　颊车　健侧：颧髎　合谷

第二步　患侧：阳白　瞳子髎　颧髎　合谷　健侧：巨髎

第三步　患侧：风池　丝竹空　大迎　颊车　头维　健侧：下关　合谷

第四步　患侧：地仓　人中（或加承浆）　下关　合谷　健侧：巨髎（或禾髎）

操作：

①刚刚发病时要注意使用解表的方法，可以使用大椎、风府、风池、风门等穴；

②四步疗法的每一步的结束标准是：第一步在眼睑基本能闭合时，约 3~4 天；第二步在眉梢稍微能抬时，约 2~3 天；第三步在眼睑闭合反弹时；第四步面瘫基本痊愈时。

③针灸手法刺激强弱主要是以调动经络与腧穴的最大作用为准，总的说以较弱为好；

④若属于顽固性的面瘫或发病时间较长的面瘫，以上方法可以来回使用或交叉使用，不要受时间要求的限制，但每一步连续使用的时间不要超过 7 天，同时加用麦粒灸法。

⑤其中睛明穴要求刺得较深，约 1.2 寸左右，进针要慢，不要捻转、提插，留针时要求病人闭眼，不做眼球运动，出针时要慢，出针后要注意按压针孔。针具要严格消毒和检查，不合格的针具不能使用；

⑥可以根据全身症状加用穴位，一般是火热加内庭，火热较重加太冲；气虚加百会；水湿加外关，痰湿加间使；

⑦鼻翼旁恢复较慢加冲阳，额头恢复较慢加局部梅花针敲击，眉毛活动恢复较慢加八邪，口角恢复较慢加翳风。

2. 耳针疗法

面颊、口、额、脑干、皮质下、内分泌、肾上腺、肝、脾。三焦是面神经，舌咽神经，迷走神经混合支，刺激量大，是治面瘫主穴。内分泌、肾上腺抗感染，抗过敏，有很好的消炎作用。耳针治疗的优点：可避免不良局部刺激诱发的面肌痉挛。

（五）推拿按摩：周指针：眼睑周、唇周、眉额、颊推按至皮肤发热。一指禅或穴操阳白、攒竹、丝竹空、夹承浆、下关、颊车、翳风、风池、合谷、足三里、太冲、手法柔和，每穴 2 分钟。每日或隔日 1 次。

（六）隔姜灸

选穴：患侧耳垂下（耳垂与皮肤交界处）、下关、颊车、四白、颧髎。

操作：姜片直径约 2 毫米，厚约 3 毫米，灸治不计壮数，以灸处皮肤潮红湿润为度，结果隔姜灸组疗效显着优于针刺组。

【注意事项】

1. 针灸治疗面瘫，可以根治，可缩短病程，治疗及时，方法妥当是关键。

2. 早期治疗，掌握治疗时机，发病后即刺，贵在坚持，一般 2~3 月内康复占 80%，三月以上，病情顽固。

3. 面部保暖，忌食刺激性食物，慎起居，避风寒，忌紧张。

4. 针后面部汗出为佳，风寒之邪得汗而解，血充气润，经筋得养。

5. 慎用电针，早期针灸治疗效好，经电针治疗后再治，则效果差，这与刺激量有关。

6. 晚期，易出现口角抽动，为面神经麻痹后遗症，难愈。

附：面肌痉挛

（1）处方：主穴：翳风、听会、风池、下关、阿是穴。
（2）配穴：合谷、太冲、足三里。
（3）操作：患侧浅刺，轻捻转，留针 45 分钟，行针数次，日 1 次，10 次 1 疗程。健侧及四肢穴深刺，重捻转，健强患弱为面肌痉挛的针刺原则。

【古今处方介绍】

1. 祛风通络　《备急千金要方》：承泣　四白　巨髎　禾髎　上关　大迎　颧骨　强间　风池　迎香　水沟
2. 通经活络　《针灸大成》：颊车　水沟　列缺　太渊　合谷　二间　地仓　丝竹空
3. 舒筋通络　《针灸资生经》：承泣　地仓　大迎　鱼际　通里

痿　证

痿证是由邪热伤津，或气阴不足而致筋脉失养，以肢体软弱无力、筋脉弛缓，甚则肌肉萎缩或瘫痪为主要表现的肢体病证。临床上以下肢痿弱较为多见，故又称"痿躄"。"痿"是指肢体痿弱不用，"躄"是指下肢软弱无力，不能步履之意。

导致肢体痿软的原因十分复杂，感受湿热毒邪，高热不退，灼伤津液使肺热叶焦，筋脉失养，痿弱不用；久处湿地或脾虚生湿，湿邪浸淫经脉，久则气血运行不畅，筋脉肌肉不得濡养而弛纵不收，成为痿证；素体脾胃虚弱，气血生化不足，筋脉失养，导致肢体痿弱不用；素体肾虚或房室过度、阴精亏损，筋脉失养，遂成痿证。跌仆打击，瘀血阻滞，气血运行不畅，筋肉肌肤失于濡养，均可发生痿证。

西医所说的周围神经病变、脊髓病变、进行性肌营养不良、侧索硬化、周期性麻痹等可参照本节辨证论治。

【诊断要点】

1. 以下肢或上肢、一侧或双侧筋脉弛缓，痿软无力，甚至瘫痪日久，肌肉萎缩为主症。
2. 具有感受外邪与内伤积损的病因，有缓慢起病的病史，也有突然发病者。
3. 神经系统检查肌力降低，肌萎缩，必要时做肌电图、肌活检与酶学检查等有助于明确诊断。

【鉴别诊断】

1. 痹病　痹病均有关节、肢体疼痛，与本病力弱不痛有根本的区别。
2. 风痱　风痱以四肢不收，废而不用为主症，常伴舌本病变，言语不利。而痿则以力弱肌肉萎缩为主症。两者均可隐袭起病，病久可痿痱并病，但从病史上早期应该区分。

【辨证概要】

1. 肺热津伤　发热多汗，热退后突然出现肢体软弱无力，皮肤干燥，心烦口渴，呛咳咽燥，大便干，小便短黄，舌红苔黄，脉细数。

2. 湿热浸淫　肢体逐渐痿软无力，下肢为重，麻木不仁，或发热，小便赤涩热痛，舌红，苔黄腻，脉数。

3. 脾胃虚弱　起病缓慢，渐见下肢痿软无力，时好时差，甚则肌肉萎缩，神倦，气短自汗，食少便溏，面色不华，舌淡苔白，脉细缓。

4. 肝肾亏虚　病久肢体痿软不用，肌肉萎缩，形瘦骨立，腰膝酸软，头晕耳鸣，或二便失禁，脉细数。

5. 瘀阻脉络　四肢痿软，麻木不仁，肌肤甲错，时有拘挛疼痛感，舌紫黯，苔薄白，脉细涩。

【治疗方法】

1. 治疗上的认识

主要有三种，(1) 据《内经》引"论言"的方法是："治痿独取阳明。"具体方法在《素问·痿论》中为："各补其荥而通其俞，调其虚实，和其顺逆，筋脉骨肉，各以其时受月，则病已矣。"说明两个含义：①据吴昆："补致其气也，通行其气也。"就是说补其荥穴，行其俞穴，以达到补气行气的目的。②据高士宗："各以其四时受气之月而施治之。"就是说五脏之气均各有其气机旺盛的月份，治疗时，应主要在该脏当旺的月份进行，这样有利于提高疗效。(2) 据林文仰氏等引《素问·阴阳别论》的看法，三阴三阳发病为偏枯痿易。三阴为太阴，三阳为太阳，因是三阴三阳致病，故取足太阴与手太阳经穴进行治疗。(3) 据黄鸿舫氏的看法："痿证热邪形成者居多。痿证有湿重于热，或热重于湿之分，湿重于热者，此因湿郁不化，络道闭塞所致，当守崇土逐湿去瘀通络之法，当取手足阳明，足太阴三经穴为主。热重于湿者，此因湿从燥化，热甚伤阴所致，当守泻南补北之法，清金制木，则土不受戕，清热养肺则金不燥，一般常取手太阴，手阳明，足少阴，足阳明等腧穴治之。"

对痿证独取阳明，历代医家均崇《内经》的解释，大意是阳明为多气多血之经，与脾胃相关，主四肢肌肉，故阳明实则能治痿。任应秋教授认为：痿的基本病因是由于津气两虚，津不能濡养经脉，气不能温煦肌肉，故痿软。在气津两虚的基础上，有的偏于热，有的偏于寒。津气来源于水谷之海，所以虚的方面虽然不同，但痿证益气补津的治法是相同的。龙宝光氏等认为，以阳明经穴为主，太阳经穴、少阳经穴为辅。王宗学氏认为以阳明经为主，是因为阳明连于带脉和督脉，带脉束于诸脉，督脉为阳经之海，阳明受邪则可涉及诸脉，虽治疗以阳明为主，但必须配合阴阳各经以疏通经隧，以使气血输注全身。

取穴原则，应注意四个结合、四个为主，即：(1) 局部取穴与循经取穴相结合，以局部取穴为主；(2) 单侧全麻痹时，近心端取穴与远心端取穴相结合，以首先取近心端穴为主；(3) 选取穴位与选取神经运动点相结合，以选取穴位为主；(4) 双下肢麻痹且有明显功能障碍时，治轻侧与治重侧相结合，以先治轻侧为主。还应抓住主要矛盾，以主带次，以上带下。如下肢麻痹，可先选用腰部、臀部、大腿部穴位，好转后再选用小腿、足部穴位。若双下肢麻痹，可先治较轻的患肢，好转后再重点治疗较重的患肢等。

在针灸手法上，各报道的看法颇有分歧，故介绍如下：王其祥氏认为：（1）缓侧用补，急侧用泻，方能收到良效；（2）阴雨天寒，暴风凛冽宜暂停针灸。孙书伟氏认为，前期宜用抑制性手法，不留针，后期用兴奋性手法，不留针。韩祖濂氏认为瘫痪程度严重者用强刺激，得气后即快速上下提插，如饿鸡啄米状，频率为200次/分，连续1~2分钟。杨逢纶氏认为，补法不仅包括轻刺激，中刺激，还包括重刺激，因为各神经类型的反应不同，因而刺激量可不同。张荣佩氏认为下肢宜强刺激，上肢、背部宜弱刺激。王宗学氏认为此证多采用补法，若热未尽者，可先泻后补，若肢体软弱发冷，呈现虚陷之象者，佐以灸法。一般认为1~3天针灸1次为宜，其中2日针灸1次的看法较多。李寿山氏认为针灸10次后不见效者，一般收效必慢。在使用灸法上多采用回旋灸和雀啄灸。南京中医学院附属医院认为先熏后灸适宜不能合作的小儿，温针灸适宜肌肉萎缩，久不改善症状的患者。

在治疗时机及预后观察，要争取时机及早治疗，打破所谓隔离期不宜针灸的界限。如患儿发烧已退，脑脊液细胞数恢复或已接近正常，即开始针灸治疗。实验证明，早治能促使麻痹肌肉恢复，防止肌肉萎缩。在损害部位较多，肌张力损害严重者治愈率低。肌张力未完全消失者治愈率高。在发热期（38℃以下），四肢运动出现障碍时，针大锥、大杼、身柱、曲池、合谷、足三里、解溪、委中，可促使早日恢复。严重畸形的患者效果不好。病程短痊愈率高，双侧取穴比单侧有效。下肢疗效比上肢高，尤以单侧下肢较双侧下肢易恢复。凡神经损害不严重，并无其他疾患（如脑疾患，肿瘤压迫等）均有效。一般来说：（1）体质强弱与疗效有关；（2）四肢或一侧上、下肢或双下肢瘫痪，经针灸后若疗效差，则可能有后遗症；（3）早期治疗效果好；（4）疗效与外因（如冷，精神刺激等）有关；（5）关节呈脱臼状或骨头畸形疗效差。

2. 毫针疗法

（1）处方：主穴　华佗夹脊穴　足阳明胃经（下肢）排刺自髀关至解溪　手阳明大肠经排刺自肩髃至合谷

配穴　肺热津伤：曲池　太渊

湿热浸淫：阴陵泉　曲池　合谷

脾胃虚弱：气海　阴陵泉

肝肾亏虚：关元　三阴交　太溪　肾俞

瘀阻脉络：三阴交　血海　委中

（2）方义：华佗夹脊穴督脉之旁络，通于膀胱经第一侧线的脏腑背俞穴，可调阴阳，行气血，调理五脏，振奋阳气，肾经循行亦贯脊，故针华佗夹脊穴可益肾填精补髓，强腰脊而壮筋骨；手足阳明胃经排刺，可疏通阳明气血，以润宗筋。足阳明经为多气多血之经，排刺以通调气血，荣润筋脉"治痿独取阳明"；肺热津伤加大肠经、肺经穴，曲池清上焦之热，润燥生津，太渊补益肺气，以输布津液；湿热浸淫取足太阴脾经、足阳明胃经穴，阴陵泉清膀胱之热，使热从小便而出，曲池、合谷清阳明之热，利湿通脉；脾胃虚弱加气海、阴陵泉益气健脾；肝肾亏虚加关元、三阴交、太溪、肾俞滋补肝肾，精血充盈，筋骨得养。瘀阻脉络加三阴交、血海、委中，刺络出血，祛瘀通脉。

（3）操作方法：足阳明胃经（下肢）排刺，自髀关至解溪，每隔1寸1针；手阳明大肠经排刺，自肩髃至合谷，每隔1寸1针，针0.5~1寸深，针用补泻兼施。三阴交刺络出血。

3. 皮肤针疗法

用皮肤针反复轻叩背部肺、肝、脾、胃等背俞穴和手足阳明经线，隔日 1 次。

4. 电针疗法

在瘫痪肌肉处针刺后，加脉冲电刺激，强度适中。每次 10 分钟。

【注意事项】

1. 本证采用针灸疗法可获得较好效果，但久病畸形者应配合其它疗法更佳。

2. 卧床患者应保持四肢功能体位，以免造成足下垂或内翻，必要时可用护理架及夹板托扶。卧床患者还应采取适当活动体位等措施，避免褥疮发生。

3. 在治疗的同时，应加强主动及被动的肢体功能锻炼，以助及早康复。

【古今处方介绍】

1. 通经活络 《备急千金要方》：冲阳 足三里 仆参 飞扬 复溜 完骨

2. 舒筋补气 《甲乙经》：京骨 中封 绝骨

3. 濡养筋骨 《采艾编翼》：合谷 天井 肩髃 肺俞 肾俞 中渎 三里 然谷 绝骨

4. 补肾壮骨 《神灸经纶》：涌泉 阴谷 阳辅

5. 清热止痛 《医学纲目》：侠溪 髀关 光明

痹 症

凡外邪侵入肢体的经络、肌肉、关节，气血运行不畅引起疼痛、肿大或麻木等症，甚至影响肢体运动功能者，总称痹症。痹《中脏经》"痹者，闭也。"

痹症由风、寒、湿邪侵入肌体，闭阻经脉而致。《素问·痹症》："风寒湿三气杂至，合而为痹也。其风气胜者为行痹，寒气胜者为痛痹，湿气胜者为着痹也。"风、寒、湿邪郁而发热形成热痹。

包括西医所说的风湿性关节炎、类风湿性关节炎、骨关节炎、肌纤维织炎，神经痛等症。

【诊断要点】

1. 发病特点本病不分年龄、性别，但青壮年和体力劳动者、运动员以及体育爱好者易于罹患。同时，发病及病情的轻重与寒冷、潮湿、劳累以及天气变化、节气等有关。

2. 临床表现突然或缓慢地自觉肢体关节肌肉疼痛、屈伸不利为肢节痹病的症状学特征。或游走不定，恶风寒；或痛剧，遇寒则甚，得热则缓；或重着而痛，手足笨重，活动不灵，肌肤麻木不仁；或肢体关节疼痛，痛处灼热，筋脉拘急；或关节剧痛，肿大变形，也有绵绵而痛，伴心悸、乏力者。

3. 实验室检查血沉、抗"o"、类风湿因子等等和 X 线等检查常有助于痹病诊断。

【鉴别诊断】

痿病肢节痹病久治不愈，因肢体疼痛，活动困难，渐见痿瘦，而与痿病相似。其鉴别的关键在于痿病表现为肢体痿弱，羸瘦无力，行动艰难，甚至瘫软于床榻，但肢体关节多无疼痛，而痹病却以疼痛突出。

【辨证概要】

1. 行痹　肢体关节走窜性疼痛，痛无定处，此起彼伏，兼有寒热，脉浮滑。
2. 痛痹　疼痛剧烈，如锥如刺。遇寒加重，遇热则痛减，舌苔白，脉弦紧。
3. 着痹　肌肤麻木，关节酸痛，重着不移，阴雨天加重，脉濡缓，苔白腻。
4. 热痹　关节红肿热痛，关节肿大，活动受限兼有发热，苔黄，脉数。

【治疗方法】

1. 毫针疗法　分部取穴与对症选穴相结合。

1）分部取穴：根据发病部位，取病变周围经穴，疏通局部经气，散风祛寒，消肿止痛，可配合循经远取，有利经气畅通。

（1）上肢选穴

　　　　肩部　肩髃　肩髎　臑俞
　　　　肘部　曲池　尺泽　天井　外关　合谷
　　　　腕部　阳池　阳溪　腕骨　外关
　　　　脊部选穴　水沟　身柱　腰阳关　夹脊穴

（2）下肢选穴　髀部　环跳　秩边　居髎
　　　　膝部　犊鼻　足三里　膝阳关
　　　　踝部　昆仑　申脉　解溪　丘墟　照海
　　　　全身痛　后溪　申脉　大包　膈俞　阳陵泉　悬钟

（3）方义　肩髃、肩髎、臑俞取三穴疏通经脉，通阳止痛，后溪、条口远部配穴，宣通太阳、阳明经气，治疗肩部痹痛；曲池、尺泽、天井三合穴，合为经气汇聚之所，刺之行气活血止痛，外关、合谷上病下取，通络止痛治疗肘臂疼痛；阳池、阳溪、腕骨、外关局部取穴，直达病所，舒筋活络治疗腕部痹痛；水沟手足阳明、督脉交会穴，去除脊臂强痛要穴，身柱、腰阳关通阳行气，疏通督脉经气，夹脊穴疏通背部经气治疗背腰部痹痛；环跳、秩边、居髎疏通太少经气治腰、髋、膝部要穴；犊鼻、膝阳关、足三里膝关节部要穴，疏通膝部气血；昆仑、申脉、解溪、丘墟、照海治疗踝部关节痹痛。全身痛可选用后溪、申脉八脉交会配穴，主肩、背、腰、腿一身肌肉筋骨之病，大包为脾之大络统管诸络，束筋骨，膈俞为血会，配大包二穴合用，调和气血，治全身疼痛乏力，阳陵泉主筋，调节一身筋脉，悬钟为髓会，与骨、关节有密切关系。

（4）操作方法　肩髃可深刺至关节腔内，或穴位注射，现代研究肩髃刺后可使肩周血管的流量增加，改善肢体血循环状况。夹脊穴向内斜刺，刺激神经根。环跳、秩边电击至脚。顽固的踝关节损伤可在昆仑、申脉、解溪、丘墟、照海部位三棱针放血，艾灸，火针，温针灸多种方法应用。针与灸，拔罐与刺络，针与药结合应用，提高疗效。

2）随证取穴：根据痹症性质，取相应的腧穴，以去除病因为选穴原则，也就是辨证选穴。

　　行痹　膈俞　血海　风府　风池　风市
　　痛痹　命门　肾俞　关元　神阙

着痹　足三里　阴陵泉　脾俞

热痹　大椎　曲池　合谷

（1）方义　行痹用膈俞、血海调血养血"治风先治血，血行风自灭。"风府、风池、风市祛风；痛痹用命门、肾俞、益肾回阳，振奋阳气，温补命门之火，关元、神阙温经散寒，"益火之源，以消阴翳"；着痹取足太阳，阳明穴，脾俞、足三里、阴陵泉健脾利湿；热痹取大椎清热泄阳，曲池、合谷手阳明经穴，开郁泄热，通达上下。

（2）操作方法　行、热痹：泻法，痛痹：深刺久留加灸，着痹：针灸并用。痛痹毫针深刺，久留针，重用灸法，温针灸，隔姜灸，火针。着痹针灸并施，火针，温针，皮肤针，拔罐。行痹毫针浅刺。热痹疾刺，不留针，少留针，时间短，泻法，忌灸，或刺络出血，刺络拔罐。痹症证治见图67

分类	症状		病机		主方	加减
	主症	兼症				
行痹	关节肌肉疼痛	游走疼痛时而上肢时而下肢，苔白脉浮紧	风寒湿邪留注经络关节	风邪偏胜	以关节部位的穴位为主，以肿痛点为主	膈俞、风府、风池、风市
痛痹		痛有定处，疼痛较剧，得热则减，苔白脉沉弦而紧或沉迟而弦		寒邪偏胜		命门、肾俞、关元、神阙
着痹		肌肤麻木，肢体关节重着，苔白腻脉濡缓		湿热邪偏胜		丰隆、外关、内庭、足临泣
热痹		关节灼热红肿，发热口渴，舌红苔黄燥脉滑数	风湿热邪，留注经络关节，热邪偏胜			大椎、曲池、合谷、
尪痹		久痹不愈，关节肿大甚至畸形，舌暗红脉细涩	邪留不去，血脉瘀阻，痰浊凝聚			悬钟、大椎、气海、
气血虚		久痹不愈，四肢乏力，关节麻木，汗出畏寒，舌淡苔黄或薄白脉沉细而缓	邪留不去，气血亏虚，肝肾不足			足三里、三阴交、脾俞、胃俞

图67

2. 穴位注射疗法

（1）取穴：曲池　合谷　阳陵泉　足三里　阴陵泉　肾俞

（2）操作：药物用当归液、红花液、川芎液、蜂毒液等，用5毫升注射器吸药液，常规消毒，针刺后提插，得气后注入药液。每穴1毫升，隔日1次。

3. 火针疗法

（1）取穴：各组循经穴位或痛点红肿处。

（2）操作：医者以右手拇、食、中指持针，左手持酒精灯将针身倾斜45度放于火苗上，烧灼加温，烧至针微红或白亮，速刺疾出，出针后按其孔以免出血。

4. 隔附子饼或隔姜灸

（1）取穴：一组取膻中，中脘、足三里，另一组取膈俞、肝俞、脾俞、命门。

（2）操作：两组交替，每天用 1 组穴位，每次灸 4 壮，50 次为 1 个疗程，疗程间休息 10～15 天，坚持治疗 2～3 年。

【古今处方介绍】

1. 祛风胜湿　《备急千金要方》：上髎　环跳　阳陵泉　巨虚　下廉
2. 祛风胜湿　《备急千金要方》：飞扬　涌泉　颔厌　后顶
3. 清热祛风　《备急千金要方》：臑会　支沟　曲池　腕骨　肘髎
4. 清热通关　《针灸大全》：太冲　合谷
5. 通关过节　《针灸大成》：委中　足三里　曲泉　阳陵泉　风市　昆仑　解溪

肩 周 炎

肩关节周围炎，又称肩凝症、漏肩风、五十肩，以单侧或双侧肩关节酸重疼痛，运动受限为主症，是关节囊和关节周围软组织的一种退引性、炎症性疾病。故有人称此为萎缩性囊炎。

一、病因病机

1. 内因　营卫弱，筋骨衰颓。根本在于阳气虚，肝肾之气不足。
2. 外因　风寒湿或劳累闪挫。
3. 经脉　太阳经和少阳经为主。
4. 变化　经络气血不足，风寒等阻滞经络，疾病逐渐发生。早期以关节酸重疼痛为主。或有轻度肿胀，后期关节活动受限。

二、常用鉴别诊断

1. 钙化性肌腱炎　本病为肩部缓慢起病，肩疼痛与僵硬逐渐增加，局部压痛轻微或无，而有进行性运动受限制，多发生在中年以上的人。因中医认为肝淫气于筋，脾淫气于肉，故多与肝脾有关。

2. 肩关节炎　有全身关节炎或多关节炎的表现，运动一般不受限制，后期可能出现关节肿大畸形。本病多与外因有关，"风寒湿三气杂至，合而为痹也"，内因刚开始的时候多在肺，然后逐渐影响到脾、到肝、到肾。

3. 颈肩综合症　与颈椎病变或过分劳累有关。因中医认为"肾主骨"，故与肾有关。

三、诊断要点

1. 病痛多缓慢发生，逐渐加重，可呈刀割样或钝痛，向前臂和肩胛区放散，疼痛剧烈者影响睡眠。
2. 肩关节外展、外旋及上臂向后方抬高受限制，故梳头、穿衣、脱衣均感困难。
3. 一部分病例肩峰下有广泛性压痛，而可无局部压痛点。
4. 肩部肌肉明显萎缩，尤以三角肌明显。

5. X 线检查可见肱骨头头部与上段脱钙现象。

6. 大多数病人病程较长，历数月或二、三年。有自愈现象，多在发病半年左右出现。

四、近代常用诊治法

1. 缪巨刺法

肩峰正中痛：针交叉的髀关穴；

肩峰偏后侧痛：针交叉的环跳穴；

肩峰内侧痛：针股内侧交叉的内应点。

2. 透刺法

（1）条口透承山：肩臂外前廉痛者配合谷、臂臑或肩髃；肩臂内前廉痛者配肩内俞、列缺或尺泽；肩臂外后廉痛者配臑俞、腕骨。

①操作：用 2 寸毫针，由条口穴向承山穴方向刺入，旋以捻转重泻手法，进针 1.5 ~ 1.8 寸，边捻针边嘱病人活动患肢，五分钟后起针，初起病人一般一次即可治愈。若起针后，患者仍然肩部微痛者，可视其疼痛情况加用配穴然后又留针 10 ~ 15 分钟即可。

②注意事项：❶由于采用捻转重泻手法，针刺时又多用坐位，应特别注意晕针现象的发生，以便随时处理。❷留针时间以 5 分钟为宜，最长不超过 10 分钟，否则会给患者造成腿痛，行动不便。此后遗反应可延续 3 ~ 4 天，重者可达 10 几天。

（2）肩髃透极泉

①操作：术者在摸到肩髃穴后，用双指押手法固定穴位，先作轻刺激手法，垂直刺 0.6 ~ 1.0 寸，待病人感到有酸重感后，稍停片刻，再用重刺激手法向极泉方向垂直刺入 3 ~ 4 寸深，以针尖几乎达到极泉穴为止，然后在固定的位置上施用"烧山火"手法，使病人的酸感从上臂透过肘关节，再从肘关节透过腕关节直达于五指。这时传导敏感的病人可能立即感到整个上身发热、汗出。进针的深度可根据病人的胖瘦强弱而定，刺激的轻重也要以病人的耐受程度为依据而定。但必须使酸感达到五指后出针（无论虚证或实证，均不留针，一般捻 1 ~ 2 分钟即可）。出针后立即在原位上拔火罐 1 只，拔罐需 10 分钟后取下。

②注意：一般属于神经麻痹疾患的肩凝症，不必再针其它穴位，如果肩背臂臑部有顽固性压痛点，应在肩髃穴出针后，再针压痛点，留针 10 ~ 30 分钟，直至压痛消失。

3. 综合疗法

（1）针刺、拔火罐与按摩疗法

①主穴：肩井、天宗。

②配穴：肩前（肩前面，取肩峰与腋缝前端连线的正中点及抬肩三角肌的正中间）。

③治法：快速进针，不留针，不捻转。用小宽针（根据《内经》九针中的镵针、长针、大针等改制成的长、宽、厚各异的六种不同型号的剑形钢针）针刺后拔火罐，再进行肩部按摩。每 10 天针一次，三次为一疗程。

（2）针灸、拔火罐、梅花针与中药外敷疗法

①穴位：肩髃、肩髎、肩内陵、肩髃透极泉，条口透承山。

②治法：前三穴针刺加艾灸，透穴用泻法，另加梅花针扣刺和拔火罐，肩部外敷中药（肉桂、白芥子、干姜、樟脑、生川乌、生草乌、公丁香、细辛、白芷、山奈、雄黄、生

南星、重楼、炮甲片、甘松、参三七、牙皂），配合按摩与功能锻炼。

五、动静长短刺疗法

1. 穴位

（1）长针穴：①肩髃、条口透承山（多用在治疗青年病人）②肩髃、养老（多用在治疗老年病人）。

（2）短针穴：以七星台（肩贞、臑俞、天宗、秉风、曲垣、肩外俞、肩中俞）为主，再根据情况加减。

2. 方法

（1）动：①带针活动。❶针刺留针后让病人按照一定的程序作肩部活动；❷一边捻针一边让病人作肩部活动。❸取针后作一次肩部活动。②按摩。主要作肩颈部按摩，在针刺前、后各按摩一次。③梅花针敲打。在病程比较长的时候运用此法，一般沿经过肩部的经络线进行。

（2）静：①留针30分钟以上，针留在肌肉中。如肩穴首先进针直刺达肩关节，然后提针斜刺在三角肌中。②热熨局部。可与针法交叉进行，如第一天用针法第二天改用灸法，第三天再改用针法，如此交换进行。③灸。针后加灸，灸的面积可以稍大一点。

（3）长：①合谷刺：如肩髃穴就常用此法；②齐刺：如肩关节粘连较甚有肌肉萎缩时合谷刺使用不太方便则改用齐刺法，即以肩穴为中点，左右两边各刺入一针（肩三针），可沿肌肉向下达1～1.5寸左右。

（4）短：①苍龟探穴：如七星台就常用此法；②点刺：有时穴点太多就不一定都留针，尤其是七星台多用点刺手法，刺完以后即出针。

3. 程序　先在长针穴进针，行合谷刺或齐刺法，然后将针留在肌肉中，将病肩所系之手进行各种不同角度的活动，然后停止活动，进行短刺穴的针刺，刺完后出针即再作肢体活动。第二天改用按摩及梅花针刺肩部，然后热熨局部。在操作过程中，根据情况将上肢进行各中不同角度的活动。每次约半小时左右。

4. 探讨

（1）生物全息现象：穴位的选取以肩的全息反应为主，故有时可进行交经缪刺法。

（2）手法与气血流通：目的是使经络通畅，气血流通以后就能温煦萎缩的肌肉，使粘连部分重新获得功能。

（3）阿是与止痛：既是经络上的穴位，又是局部穴，故有阿是穴的作用，故能治疗经筋病，以合"以痛为输，燔针劫刺"之法。

（4）治疗时间、次数的关系：以早治为好，一般治两个疗程，每疗程15天左右为宜。

截　瘫

截瘫在这里主要是指外伤性引起的截瘫，过去由于本病比较少治疗难度较大，西医也认为本病治疗主要属康复指导，但是由于社会发展，尤其是交通事故引发，本病逐渐增多，因此，现在找针灸治疗的病人也相对增多，值得我们重视。下面介绍有关治疗方法。

一、王乐亭治截瘫十一法

王乐亭大夫从 1956 年开始研究本病，他认为截瘫首重督脉，而且不能只停于一针一得，应该看到十二经脉都有损伤，所以治疗时要全面考虑，才能取得好的效果。他创造了治截瘫十一法，在临床上取得了进展，给后来者以启发。

（一）具体方法

1. 治督法 疏通督脉、补髓健脑。用百会、风府、大椎、陶道、身柱、神道、至阳、筋缩、脊中、悬枢、命门、阳关、长强。

2. 治夹脊法 疏导阳气、调理脏腑。从二胸椎下缘两侧旁开 3 分，隔一椎一穴，直至第四腰椎，左右共计 16 穴。

3. 治背俞法 调补五脏、益气活血。用肺俞、心俞、膈俞、肝俞、脾俞、肾俞。

4. 治膀胱法 调节滞郁、强筋健步。用八髎、环跳、承扶、殷门、委中、承山、昆仑、涌泉。

5. 治任脉法 育阴固本、舒肝和胃。用巨阙、中脘、下脘、气海、关元、中极、梁门、天枢、水道、章门。

6. 治脾胃法 气冲、髀关、伏兔、犊鼻、足三里、上巨虚、下巨虚、解溪、陷谷、内庭、三阴交。

7. 治肝胆法 强筋壮骨、舒利关节。用带脉、居髎、风市、阳陵泉、阳交、光明、悬钟、丘墟、足临泣、侠溪、太冲。

8. 治手三阳法 疏导阳气、通调血脉。用肩髃、肩贞、曲池、三阳络、郄门、合谷、阳池。

9. 治足三阴法 滋阴养血、缓痉熄风。用气冲、阴廉、箕门、阴陵泉、三阴交、照海、太冲。

10. 治手三阴法 养血安神、柔筋通络。巨骨、腋缝、侠白、尺泽、支沟、神门、大陵。

11. 调理阴阳法 疏通经络、调和阴阳。用曲池、内关、合谷、阳陵泉、足三里、三阴交。

（二）病例介绍

1. 病症 葛某 男 31 岁 车祸引起截瘫，X 片为右肩胛骨粉碎性骨折，右肋骨骨折，腰压缩性骨折。症状为双下肢瘫痪，肌肉萎缩，饮食较差，睡眠不安、尿潴留，大便需灌肠。检查发现下肢肌力为 0 级腰方肌力为 I 级，痛、触觉从胸 12 以下消失，腹壁、肛门、提睾、膝腱、跟腱反射均消失。尾骶部褥疮为 $3 \times 2cm$。

2. 诊断 外伤血瘀、阻痹筋脉。

3. 治法 活血化瘀、荣养筋脉。

4. 处方 （1）督脉穴；（2）夹脊穴；（3）治膀胱法；（4）治脾胃法；（5）治肝胆法；以上各法交替使用，均用补法。经治五个疗程后生活能够自理，可以行走。

二、治截瘫四大法

1. **长肌肉** 主要取阴阳维脉上的穴位，如阴维脉用筑宾，另外内关（通阴维）、天突、廉泉；阳维脉用金门、阳交，另外外关（通阳维）、风府、哑门。

（1）维脉有维络和溢蓄气血的作用。《素问·刺腰通篇》：阳维之脉，令人腰痛，痛上怫然肿，刺阳维之脉，脉与太阳合腘下间，去地一尺所。飞扬之脉，令人腰痛刺飞扬之脉，在内踝上五寸，少阴之前，与阴维之会。（筑宾）肉里之脉令人腰痛刺肉里之脉为二宥，在太阳之外，少阳绝骨之后。"

（2）张洁古论《伤寒论》六经主方、主药时，认为阳维用桂枝汤；阴维用当归四逆汤。可见维脉与气血的关系。

（3）叶天士《临床指南医案》治右后胁痛连腰胯，法必恶寒逆冷的痹症患者，即从阳维阴维论病，处方为：鹿角霜、小茴香、当归、川桂枝、沙苑蒺藜、茯苓。可见也与气血有关。

（4）纪齐卿注《难经》："阳维者，维络于阳之脉，阴维者，维络于阴之脉，所以阴阳能相维者，经血满足，通达四旁，能维络于诸经也。"说明阴阳维脉与经血有关。

（5）阳维起于诸阳之会，阴维起于诸阴之交也。诸阳会指头肩部的交会穴，如臑俞、天髎、肩井、阳白、本神、临泣、正营、脑空、风池等；诸阴交指腹部的交会穴，如腹哀、大横、府舍、期门、天突、廉泉等。

2. **控二便** 主要取腰腹部穴，如关元（或气海），主治气虚加湿热（膀胱排空不好），用针加灸的方法；大横（或腹结），主治大便失控（大便时硬时溏）；水道（或水分），主治小便味重（小便清少）；次髎，用深刺的方法效力较好；命门（或肾俞），用针加灸或灸法。

3. **生骨髓** 主要是取脊椎上的穴位，如夹脊穴，从断面处开始至骶骨为止，一般上、中、下各取一个穴位或用梅花针扣击均可；大椎，直刺或沿脊椎刺；腰阳关，直刺或加灸法；绝骨，以灸为主。根据治疗结果来看，骨髓断面既不能生长又有可能生长出来，因为从症状上看，即使是脊髓完全断裂的患者，也有部分肌体功能恢复的可能，因此可以认为针灸的治疗从根本上来说是有效的。当然，其具体的恢复方式及过程还有进一步研究的必要。

4. **促行走** 主要选用阴阳跷脉上的穴位，如阳跷上的申脉、仆参、跗阳；阴跷上的照海、交信、然谷。

（1）杨玄操注《难经》曰："跷，捷疾也，是人行走之机要，动足之所由。"

（2）跷脉的病证多表现在头目和四肢，主要在下肢，重点则在脑。阳跷是足太阳的分支，随太阳经——风府——脑——目（睛明）——阳跷——外踝下（申脉）——跟中——内踝下（照海）——阴跷——目。

（3）阴阳跷还有一个阴阳交叉的关系（局部影响之外，还有一个从远程影响到脑的内容），在颈部左右交叉（左额角受伤会出现右下肢瘫痪等），所以选穴应考虑左右搭配的问题，如左边刺申脉、右边刺照海。

（4）《难经》："阴跷为病，阳缓而阴急；阳跷为病，阴缓而阳急。"王叔和《脉经》："阴跷……脉急，当从内踝以上急，外踝以上缓；阳跷……脉急，当从外踝以上急，内踝以上缓。"可见在双向作用中以松弛作用为主，故足内翻为阴急而阳缓，当先取照海后取申脉。如双下足内翻先取照海（男左女右）后取申脉（男左女右），治癫间发作夜发（阴急）取照海，昼发（阳急）取申脉。另《杂病源流犀烛》以升阳为主治昼发用升阳汤：麻黄、防风、苍术、炙草；以养阴为主治夜发用四物汤加行气化痰之药。

血　证

凡血液不循常道或上溢于口鼻诸窍，或下泄于前后二阴，或渗出于肌肤所形成的疾患，统称为血证。血液生化于脾，藏受于肝，总统于心，输布于肺，化精于肾，脉为血之府，血与气相依循行于脉中，周流不息，濡润全身，和调于五脏，洒陈于六腑。若外感风热燥火，湿热内蕴，肝郁化火，阴虚火旺等均可造成阴阳偏盛，气血失调，阳盛则热，迫血妄行，或气虚不能摄血均可损伤脉络，血液外溢导致出血。从证候虚实来说由火热亢盛所致者属实证；而由阴虚火旺及气虚不摄所致者属虚证。血证范围广泛，本章将讨论咳血，吐血，便血，尿血。

西医所说的多种急、慢性疾病所引起的出血，包括某些系统的疾病（如呼吸、消化、泌尿系统的疾病）有出血症状者，以及造血系统病变所引起的出血性疾病，均可参考本节辨证治疗。

【诊断要点】

1. 咳血

（1）多有慢性咳嗽、痰喘、肺痨等肺系病症的病史。

（2）所咯之血由肺系而来，可一咯而出，亦可伴咳嗽而出，血呈鲜红，或满口、或夹泡沫、或痰血相兼、或带黄脓痰。

（3）实验室检查：肺热壅盛者多见白细胞及中性粒细胞升高，血沉增快，痰培养可发现致病菌，痰检找到抗酸杆菌、脱落细胞。胸部 X 线检查诊断价值较大。必要时可做支气管镜检查或支气管造影或 CT。

2. 吐血

（1）有相关宿疾如胃溃疡、胃炎等。发病急骤，吐血前有恶心、胃脘不适、头晕等症状。

（2）血随呕吐而出，血色多呈紫黯或咖啡色或鲜红色，常夹有食物残渣，大便色黑如漆，甚则呈暗红色。

（3）实验室检查：呕吐物隐血，大便隐血试验阳性。

3. 便血

（1）有胃肠道溃疡、炎症、息肉、憩室或肝硬化病史。

（2）大便色鲜红、暗红或紫黯，甚至黑如柏油样，且次数增多。

（3）实验室检查：大便隐血试验阳性。

4. 尿血

（1）小便中混有血液或夹有血丝，排尿时无疼痛。

（2）实验室检查：小便镜检有红细胞。

【鉴别诊断】

1. 咳血

（1）吐血：血由胃而来，经呕吐而出，血色紫黯，常夹有食物残渣，吐血前多有胃脘不适或胃痛、恶心等症状，吐血之后无痰中带血，大便多呈黑色。

（2）肺痈：肺痈患者的咳血多由风温转变而来，常为脓血相兼，气味腥臭，初期也可见风热袭于肺卫的证候，当演变到吐脓血阶段时，多伴壮热、烦渴、胸痛，舌质红，苔黄腻，脉滑数等热毒炽盛证候。

（3）口腔出血：鼻咽部、齿龈及口腔其它部位出血的患者，一般无咯血，常为纯血或随唾液而出，血量少，并有口腔、鼻、咽部病变的相应症状。

2. 吐血

（1）咳血：血由肺而来，经气道随咳嗽而出，血色多为鲜红，常混有痰液，咳血之前多有咳嗽、喉痒、胸闷等症状。较大量的咳血之后，可见咳中带血数天，但大便一般不呈黑色。

（2）鼻腔、口腔及咽喉出血：这些部位出血，血色鲜红，不夹食物残渣，在五官科做相应检查即可明确具体部位。

3. 便血

（1）痢疾：初期有发热恶寒等表证，其便血为脓血相兼，且有腹痛、里急后重、肛门灼热等症，而便血无里急后重，无脓血相兼。

（2）痔疮：属外科疾病，其大便下血的特点为便时或便后出血，血量多少不等，有时仅在手纸上有血或大便外裹有血丝，多则喷射而出，血色鲜红，并常伴有肛门异物感或肛门疼痛，作肛门检查可发现内痔。

4. 尿血

（1）血淋：也有血随尿出的表现，但血淋小便时滴沥刺痛。

（2）石淋：血随尿出，但尿中有时夹有砂石，小便涩滞不畅，或有腰腹绞痛等症，若砂石从小便而出则痛止。

【辨证概要】

1. 咳血

（1）肝火犯肺：咳嗽，痰中带血或大口咯血，血色鲜红或紫黯，或胸胁掣痛，烦躁易怒，小便短赤，口苦，脉象弦数。

（2）阴虚火旺：咳嗽少痰，痰中带血，血色鲜红，潮热盗汗，口干咽燥，颧部红艳，形体消瘦，舌红苔少，脉细数。

2. 吐血

（1）胃中积热：吐血鲜红或紫黯，夹有食物残渣，脘腹胀痛，口臭便秘或大便色黑，舌质红苔黄腻，脉滑数。

（2）肝火犯胃：吐血鲜红或紫黯，口苦胁痛，烦躁易怒，舌质红绛，脉弦数。

（3）脾胃虚弱：吐血较多，血色紫黯，兼见面色㿠白，气怯神疲，饮食减少，舌淡苔白，脉沉细。

3. 便血

（1）脾气虚弱：先便后血，血色暗黑，腹痛隐隐，面色不华，神倦懒言，饮食减少，舌淡脉弱。

（2）大肠湿热：先血后便，血色鲜红，肛门灼痛，舌苔黄腻，脉数。

4. 尿血

（1）阴虚火旺：尿血，小便短赤，头晕耳鸣，潮热盗汗，腰腿酸软，舌红苔少，脉细数。

（2）心火亢盛：尿血鲜红，小便热赤，心烦口渴，口舌生疮，舌尖红，脉数。

【治疗方法】

1. 毫针疗法

1）咳血

（1）处方：主穴　孔最　百劳　肺俞　鱼际　血海

　　　　　　配穴　肝火犯肺：劳宫　行间

　　　　　　　　　阴虚火旺：然谷　尺泽

（2）方义：肺经郄穴孔最和经外奇穴百劳可益肺止血，肺俞与鱼际相配合可泻肺热以止血，血海为脾经之要穴，有调气和血之功；行间可泻肝火，降逆气，使血有所藏，劳宫可清血热，以止妄行之血，四穴相合可达泻肝清肺和络止血的目的；尺泽为肺经合穴属水，然谷为荥穴属火，二穴相配，可益肺阴，清肺热以止血。

（3）操作方法：肺俞向脊柱斜刺，并捻转针体两分钟，待针感扩散后起针，再取百劳、血海施以捻转补法，孔最、鱼际用提插捻转泻法，至针感强烈后留针，得气后留针30分钟。

2）吐血

（1）处方：主穴　郄门　中脘

　　　　　　配穴　胃中积热：内庭

　　　　　　　　　肝火犯胃：劳宫　行间

　　　　　　　　　脾胃虚热：足三里　脾俞　隐白

（2）方义：郄门为心包经郄血，有止血的功能，中脘为局部取穴，既可泻胃中之热，又可健脾胃。内庭，劳宫行间均为荥穴，可泻本经之热以止血。足三里脾俞可补中益气以摄血，隐白为脾之井穴，用小艾炷灸有健脾统血之功。

（3）操作方法：郄门用补法，内庭、劳宫、行间用捻转泻法，得气后留针，足三里、脾俞用补法，有实热时中脘用泻法，气虚时用补法，注意用补法时不宜提插太过，留针30分钟后起针，再在隐白处用艾条悬灸5分钟即可。

3）便血

（1）处方：主穴　承山　会阳　上巨虚

　　　　　　配穴　脾气虚弱：关元　足三里　太白

　　　　　　　　　大肠湿热：次髎

（2）方义：便血的出血部位在肠道或肛门，上巨虚为大肠之下合血，可治大肠之病变，也可清泻大肠湿热，承山属于膀胱经，其经别别入肛中，是治疗肛中疾患之要穴。会阳临近肛门，善治便血，关元益气摄血，足三里、太白健脾统血，次髎可清利湿热。

（3）操作方法：先取会阳，次髎捻转补泻，得气后起针，再取承山强刺激，使针感上传后起针。关元、足三里、太白、上巨虚得气后留针30分钟后起针。

4）尿血

（1）处方：主穴　关元　太溪　然谷

配穴　阴虚火旺：大敦

心火亢盛：劳宫

（2）方义：关元为任脉与足三阴经之交会穴，有补阴清热之功，关元又为小肠募穴，泻之可清小肠腑热；太溪、然谷可益阴泻火，大敦可调肝藏血，劳宫为心包经荥穴，可泻心火，清血热。

（3）操作方法：关元、太溪、然谷用补法，针关元时针尖稍向下，使针感传至会阴部，大敦用补法，劳宫用泻法，留针30分钟后起针。

【注意事项】

1. 治疗时应针对原发病因作相应治疗。

2. 出血量大时，应酌情静脉输液或输血。

3. 严重出血时，治疗期间应严密观察病情，若2～4小时后无好转时应转他科再治。

【古今处方介绍】

1. 清热凉血　《针灸全生》：外关　胆俞　肾俞　大肠俞　小肠俞　膈俞　膀胱俞　三焦俞

2. 补气摄血　《类经图翼》：上星　囟会　百劳　风门　肾俞　脊骨　合谷　涌泉

痛　　经

凡在经期前后或行经期间，小腹及腰部疼痛，甚者剧痛难忍，并伴随月经周期而发作者，称为痛经。

痛经是由于气血运行不畅所至，经水乃气血所化生，血随气行，气血充沛，气顺血和则经行畅通，自无疼痛之患。若由于经期受寒饮冷，或情志不舒，或气血不足，或禀赋孱弱均可引起痛经。痛经多见于精神紧张，感觉过敏，体质虚弱或慢性疾病患者。

西医将其分为原发性痛经和继发性痛经。原发性是因经血滞留，子宫内膜排出不畅，致子宫基层发生痉挛性收缩引起子宫出血而痛经。继发性痛经可由子宫发育不良、子宫颈前屈或后倾、子宫颈管狭窄、子宫内膜异位、盆腔炎引发。

【诊断要点】

1. 常发生在月经初潮或初潮后不久，多见于未婚或未孕妇女。腹痛随月经周期发作。

2. 在行经前后，或正值行经期间，小腹及腰部疼痛，呈阵发性绞痛，有时放射到阴道、肛门及腰部。常可伴有面色苍白，头面冷汗淋漓，手足厥冷，恶心呕吐，尿频，便秘或腹泻等症状。或伴腹胀，乳房痛，或胸胁胀痛。

3. 检查　功能性痛经者，妇科检查多无明显病变，有时可有子宫极度屈曲，宫颈口狭窄，子宫内膜异位症多伴有痛性结节，子宫粘连，活动受限，或伴有卵巢囊肿；子宫腺肌症的子宫多呈均匀性增大，局部有压痛；必要时可作 B 超扫描以明确诊断。

【鉴别诊断】

1. 异位妊娠　可出现剧烈的小腹疼痛，异位妊娠多有停经史和早孕反应，妊娠试验阳性，妇科检查时，宫颈有抬举痛，腹腔内出血较多时，子宫有漂浮感；B 超盆腔扫描常见子宫以外，有孕囊或包块存在，后穹隆穿刺或腹腔穿刺阳性，内出血严重时，患者可休克，血色素下降。

2. 胎动不安　胎动不安有停经史和早孕反应，妊娠试验阳性，与少量的出血和轻微的小腹疼痛的同时，可伴有腰酸和小腹坠胀感，妇科检查，子宫体增大如停经月份，变软，盆腔 B 超扫描见宫腔内有孕囊或胚芽，或见胎心搏动。痛经无停经史和妊娠反应，妇科 B 超扫描也无妊娠征象。

【辨证概要】

1. 寒湿凝滞　经前或经期小腹疼痛，按之痛甚，重则累及腰脊，得热痛减，经水量少色黯，常伴有血块，苔薄白，脉沉紧。

2. 气滞血瘀　经前或经期小腹疼痛，胀甚于痛，月经量少，淋漓不尽，血色紫黯有块，或成腐肉碎块，块下痛减，兼见胸胁乳房胀痛，舌质紫黯或有瘀斑，苔薄，脉沉弦。

3. 气血虚弱　经前或经期小腹绵绵作痛，按之痛减，经血淡而清稀，面色苍白，精神倦怠。舌质淡，苔薄，脉细弱。

4. 肝肾亏虚　经前或经期小腹隐痛，来潮色淡量少，腰脊酸痛，头晕耳鸣，舌质淡红，苔薄，脉沉细。

5. 湿热蕴结　经前小腹疼痛拒按，有灼热感，或伴腰骶胀痛，或平时小腹时痛，经来疼痛加剧，低热起伏，经色黯红，质稠有块，带下黄稠，小便短黄，舌红苔黄而腻，脉弦数。

【治疗方法】

1. 毫针疗法

（1）处方：主穴　关元或气海　三阴交

　　　　　配穴　寒湿凝滞：中极　水道

　　　　　　　　湿热蕴结：次髎　阴陵泉

　　　　　　　　气滞血瘀：地机　大都

　　　　　　　　气血虚弱：脾俞　足三里

　　　　　　　　肝肾亏虚：肝俞　肾俞

（2）方义：关元、气海为任脉经穴，通于胞宫，可理气治血，调理冲任，三阴交为脾经穴，又为足三阴经的交会穴，可以通气滞，疏下焦，调血室以止疼痛。寒湿凝滞取中极、水道，中极为任脉经穴，通于胞宫，调理充任，行瘀止痛，水道理湿调冲，配中极可散寒湿调充任，可健脾利湿，复可调血通经以止痛；气滞血瘀加地机、大都，其中地机为脾经的郄穴，大都为肝经郄穴，有化瘀通闭的能力；气血虚弱加脾俞、足三里，以增健脾胃化生气血，培补后天，健运中焦；肝肾亏虚加肝俞、肾俞，为两脏经血汇集之处，针灸并施，以温补肝肾，调理冲任；湿热蕴结加次髎、阴陵泉，阴陵泉为脾经合穴，利湿邪，泻热毒，疏调脾经经气而止痛，次髎为治疗痛经的经验效穴，用以清热止痛。

（3）操作方法：寒湿凝滞者进针得气后，施以捻转补泻手法，关元、气海、中极、水道向下斜刺 1.5 ~ 2 寸，使针感达少腹部和阴部。寒湿症针后加灸，或温针灸；会阳、次髎直刺 2 ~ 3 寸，针感向会阴部放射；三阴交泻法向上斜刺，使针感上传。月经来潮前 5 ~ 7 天开始治疗，隔日 1 次，至经行为 1 疗程。

2. 电针疗法

（1）选穴：关元、中极、三阴交为主穴；气海、足三里、肾俞、太冲为配穴。

（2）操作：每次交替使用 1 ~ 2 穴，一般使用疏密或连续波，如痛经较甚，可用断续波，频率每分钟 30 次左右，电量以中等刺激为主，每次 15 ~ 30 分钟。

3. 耳针疗法

（1）取穴：子宫、内分泌、皮质下、交感、肾

（2）操作：每次取 2 ~ 3 穴，中等刺激，留针 15 ~ 20 分钟。疼痛较甚者，可耳针埋藏，留针 24 小时左右；埋针期间，如疼痛剧烈，可自行按压，以加强刺激。

4. 腕踝针疗法

取双侧下（在内踝最高点上 3 横指，靠跟腱内缘）。用 30 号毫针，针尖刺入皮肤时呈 30 度角，破皮后将针尖向上平行刺入 1 寸左右，留针 30 分钟。

5. 水针疗法

（1）选穴：肾俞、上髎、气海、关元、三阴交、血海。

（2）操作：用当归注射液 2 毫升加 1% 盐酸普鲁卡因 2 毫升内，每次选 2 ~ 4 穴，每穴注药 1 毫升，每日 1 ~ 2 次，连续注射 2 ~ 5 天。

6. 激光疗法

（1）选穴：关元、三阴交、足三里、中极。

（2）操作：以小功率氦氖激光束照射穴位，每次 5 分钟，每日 1 次，10 次 1 疗程。

7. 贴敷疗法

（1）取神阙，以痛经膏 0.2 ~ 0.25 克贴敷。气滞血瘀型，用食醋调糊，寒湿凝滞型，用姜汁或白酒调糊。（痛经膏药物组成：山楂、葛根、乳香、没药、山甲、川朴各 100 克，白芍、甘草 100 克，桂枝 30 克，细辛挥发油、鸡血藤挥发油、冰片各适量配制而成）。

（2）取中极、关元、三阴交、肾俞、次髎、阿是穴，用痛舒宁硬膏贴敷，每日 1 次，经前或经期贴治。

【注意事项】

1. 痛经的治疗时间，以经前 5 ~ 7 天开始至月经结束为易，连续治疗 3 个月经周期。

2. 病人需进行适当的运动，平时应调节情志，劳逸结合，避免过度紧张。合理饮食，忌食生冷，讲究卫生。

【古今处方介绍】

1. 疏肝解郁 《针灸神书》：阳陵泉　阴交　太冲

2. 活血通经 《神应经》：曲池 支沟 足三里 三阴交
3. 调理冲任 《类经图翼》：气海 中极 照海

肠 痛

肠痛是因饮食不节，湿热内阻，致败血浊气壅遏于阑门而成，以转移性右下腹疼痛为特点，是外科最常见的急腹症之一。包括西医所说的阑尾炎，局限性腹膜炎等。

肠痛多发于青壮年。多因饮食不节，寒温不调或食后剧烈运动，致使肠胃运化功能失常，肠中湿热壅滞，气血瘀阻而发病。初期为气滞血瘀，继而瘀久化热，热腐成脓，进而可热毒炽盛，侵入营血。

【诊断要点】

1. 发病较急，开始有上腹或脐周疼痛，经一定时间后转移到右下腹，疼痛部位一经固定，呈现持续性疼痛，伴恶心、发热等。
2. 体征 固定性右下腹压痛，或有反跳痛及肌紧张，腰大肌试验及闭孔肌试验阳性。
3. 白细胞总数升高，常在10000～20000之间，中性白细胞点90%以上。

【鉴别诊断】

1. 右侧尿路结石 多为绞痛、剧烈，且向生殖器放射，腹肌紧张不明显，尿中常有红细胞，X线片正常可见结石阴影。
2. 急性胆囊炎 多为绞痛，较剧烈，且有多次发作史，局部压痛在右上腹部。

【辨证概要】

1. 初期 腹痛开始于上腹部或绕脐周，随后转移至右下腹，呈现持续性隐痛，右下腹有局限性压痛或拒按，可有不同程度的腹皮挛急，伴轻度身热，恶心，纳呆，便秘溲黄，苔白腻，脉弦滑或弦数。
2. 酿脓期 腹痛加重，右下腹明显压痛，拒按，有较重的腹皮挛急，有的可触及包块，伴高热，恶心呕吐，纳呆，便秘或泄泻，苔黄厚腻，脉洪数。
3. 溃脓期 腹痛弥漫全腹，腹皮挛急，全腹压痛明显，反跳痛，高热口渴，口干而臭，腹胀呕吐，便秘溲赤，舌红绛，苔黄燥，脉洪数。

【治疗方法】

1. 毫针疗法
（1）处方：主穴 阑尾穴 足三里 阿是穴
配穴 恶心呕吐：上脘 内关
发热：曲池 尺泽
腹胀：大肠俞 次髎
（2）方义：阑尾穴为经外奇穴，有清热导滞及活血散瘀消肿之功效，是治疗肠痛的经验穴，足三里是胃的下合穴可和胃降逆，局部阿是穴可调理局部气机，缓急止痛。

（3）操作方法：尺泽穴以三棱针点刺出血，余穴可用大幅度捻转与提插之泻法，留针 40 分钟，中间行针 4 次。

2. 电针疗法

（1）取穴：阑尾穴　足三里　阿是穴

（2）操作：每次选 1 对穴位，进针得气后分别接电针仪正负极，选用连续波，强度以病人耐受为度，留针 20～30 分钟，急性期每天可治疗 2～3 次。

3. 艾条疗法

（1）取穴：大敦　阿是穴

（2）操作：先用麦粒大小艾炷灸双大敦穴各 5 壮，再用艾条温和灸阿是穴 30 分钟，以皮肤红润、热盛向内透入为度。每日 1 次，治疗期间用菊花或金银花代茶饮。

4. 贴敷疗法

（1）取穴：阿是穴

（2）操作：取芒硝 10 克，冰片 1 克，混匀研末，每次用适量药粉，撒布于阿是穴上，胶布固定盖严，勿令气泻，每日换敷 1 次，3 次为 1 疗程。

【注意事项】

1. 针灸对单纯性阑尾炎初期末化脓者疗效较好；对已化脓伴高热等重症，针灸只能起止痛和缓解病情的作用，必须采取综合疗法治疗。

2. 慢性阑尾炎针灸的同时，局部可配合艾条灸或隔姜条。

3. 病人应卧床休息，有腹膜炎时应取半卧位，放松腹肌。

【现代临床研究】

1. 董少群等用毫针结合刺络放血治疗单纯性阑尾炎 34 例，治疗方法用"三合穴"，即足三里、上巨虚和下巨虚，足三里毫针针刺 2～3 寸，上巨虚针刺 1.5～2 寸，下巨虚针刺 1.5～2 寸，均用泻法，同时在三穴附近寻找明显瘀阻的血络用三棱针速刺放血，呕吐重者加内关、中脘；腹痛甚加天枢、公孙；发热重加曲池、大椎、合谷，每日 1 次。结果：痊愈 20 例，好转 12 例，无效 2 例。[针灸学报，1992；（6）：8]。

2. 刘国升应用刺络拔罐法治疗阑尾炎 46 例，方法：主穴（1）府舍（右），腹结（右）阑尾穴（双）；（2）大横、阿是穴（右）阑尾穴（双）。配穴：恶心、呕吐加上脘；腹部反跳痛明显加天枢；体弱者加关元。消毒后，三棱针点刺 5～10 下后，拔火罐，15 分钟起罐，关元只拔罐。阑尾穴针刺得气后留针 30 分钟，中间行泻法 1 次，上述两组穴交替使用，每日 1 次。7 次为 1 疗程。结果治愈 28 例，显效 8 例，好转 3 例，无效 3 例，有效率 93.5%。[中国针灸，1994；（5）：7]。

【古今处方介绍】

1. 清热化湿　《针灸逢源》：大肠俞　陷谷　太白

2. 清热消肿　《针灸医案》：肘后　大肠俞　尾闾俞

痔　疮

痔疮是指直肠末端粘膜下和肛管皮下的静脉丛发生扩大，曲张所形成柔软的静脉团。位于肛门外括约肌内侧，齿线以上。表面覆盖粘膜的为内痔。内、外痔混合在一起者为混合痔。

痔疮好发于成年人。《内经》对本病就有记载，"因而饮食，筋脉横解，肠澼为痔"。历代医家对本病病因的论述也颇多，"大肠积热，久忍大便"，"久泻久痢"、"过食辛辣，过量饮酒"，"妇人妊娠，关格壅塞，经脉流溢肠间"，"气血亏损，气虚下陷"等。本病多因久坐或负重运行，或饮食失调，嗜酒辛辣，或泻痢日久，体质亏耗，或妊娠多产，或七情郁结，气机失宣，或长期便秘等各种因素，导致肛肠气血不调，络脉阻滞，燥热内生，下达大肠，湿热与血瘀结滞肛门而发病。

【诊断要点】

1. 排便时或排便后可见不与粪便相混的鲜血，出血量不一。
2. 中、晚期内痔左排便时痔核脱出肛门外，可有粘液溢出，肛周可有疼痛和瘙痒。
3. 外痔在肛门外有皮赘样肿物，疼痛。
4. 发病前有过食辛辣食物，饮酒或用力排便及妊娠，劳累过度等病史。

【鉴别诊断】

1. 瘪肉痔　高而尖生于直肠下段肛门内，并有便血，但无疼痛，其低位者，大便时可脱出肛门外，很似脱出内痔，但肛门镜检查，本病蒂小根细，丛生者状如珊瑚或葡萄串，与内痔根盘较大不同。
2. 直肠肛管癌　亦有便血症，但肿物不搐出肛外，早期多见大便次数增多，便而不爽，里急后重，其侧便时疼痛，有脓血样便，恶臭难闻，指诊可见肛门狭窄，肿块凹凸不平，质坚硬。晚期可见肿物翻出，形似翻花。癌状物形似螺旋而有层次，质较韧，不出血，直肠粘膜脱垂，脱出物呈现圆形，表面光滑，状如环，有自中央向外和放射状纵沟膜环状沟，色淡红，质柔软，微有渗血，多见于体质虚弱者和小儿、老人。

【辨证概要】

1. 湿热瘀滞　便时有物脱出，滴血，肛门坠胀或灼热，大便排出不畅，里急后重，常伴有腹胀纳呆，身重倦困，舌苔黄腻，脉象滑数。
2. 气虚下陷　便时有物脱出。便后需用手还纳，出血时出时止，肛门下坠，大便排出无力，伴有气短倦怠、食少懒言，面色㿠白，舌淡苔白，脉虚。

【治疗方法】

1. 毫针疗法
（1）处方：主穴　白环俞　长强　承山
　　　　　配穴　湿热瘀滞：二白　会阳

　　　　　气虚下陷：百会　神阙　关元俞　膈关

　　　　　肛门肿痛：秩边　攒竹　飞扬

　　　　　便后出血：血海　气海俞

　　　　　便秘：大肠俞　上巨虚

　　（2）方义：会阳、白环俞属足太阳经，长强属督脉，均位于肛门近旁，可疏导肛门瘀滞之气血。又因足太阳经别自至腘，别入肛门，故再取足太阳经承山穴以清泄肛肠湿热。二白是经外奇穴，是古人治痔的经验穴。针百会可举下陷之阳气，亦是下病上取之法。神阙为任脉之穴，可温补气血。关元俞、膈关皆属足太阳经，其脉系于肛门，善治虚损血证。

　　2. 挑治疗法

　　（1）取穴：背部痔点

　　（2）操作：于第七胸椎两则至腰骶部范围内，寻找到红色丘疹，即为痔点。丘疹个数不等，部位也不一致，用粗针逐一挑破，弄挤出血珠或粘膜，每6～7日施治1次。

　　3. 放血疗法

　　（1）取穴：龈交

　　（2）操作：用三棱针点刺出血。

　　4. 灸法

　　（1）取穴：百会　神阙　关元俞

　　（2）操作：以艾条雀啄熏灸，每穴10～15分钟，至皮肤红润，局部温热为度。每日或隔日1次，10次为1疗程。

【注意事项】

　　1. 针灸对本病有镇痛、消炎、止血的功效，以炎症期施治效果更佳。

　　2. 治疗期间嘱患者少食辛辣之品，多食新鲜蔬菜，加强提肛肌的功能锻炼，养成定时大便习惯。

【现代临床研究】

　　1. 张永先等胱治痔瘘21例，选穴：痔核俞（第3、4腰椎棘突间）、次髎、大肠俞、痔核反应点（形如米粒大小，褐色或暗红色斑点），每次挑刺一个反应点。结果显效12例，有效5例。[针灸学报，1992；（6）：26]。

　　2. 周品林用刺血拔罐治疗痔瘘100例，方法：在大肠俞穴用三棱针快速刺入0.5～1.0cm，进针后将针体左右摆动五六次，起针后用闪火法拔罐20分钟，每隔3日1次，3次为1个疗程，结果痊愈87例，有效13例。[中国针灸，1992；（2）：5]。

　　3. 肖建华用耳针治疗痔疮50例，方法：取双耳直肠穴；以三棱针点刺放血3～5滴，每星期1次，6次不1个疗程。结果显效44例，有效5例，无效1例。[针灸临床杂志，1993；213]：32]。

【古今处方介绍】

　　1. 调理气血　《备急千金要方》：商丘　复溜

　　2. 清热祛湿　《备急千金要方》：承筋　承扶　委中　阳谷

3. 疏通经络 《针灸大全》：内关 合阳 长强 承山

4. 升阳化瘀 《针灸全生》：委中 承山 飞扬 阳辅 复溜 太冲 侠溪 气海 会阴 长强 合阳 后溪

5. 益气生阳 《针灸易学》：二白 百会 精宫 长强

牛 皮 癣

牛皮癣是由于风湿邪蕴阻肌肤经络，血虚风燥皮肤经脉失于濡养而致皮肤坚厚，状如牛颈之皮而得名。

牛皮癣多发于青壮年，本病古人早有记载，《诸病源候论》就有"摄领疮，如癣之类，生于颈上痒痛，衣领拂着则剧。云是衣领揩所作，故名摄领疮也"的论述。《外科正宗》则曰："牛皮癣如牛颈之皮，顽硬且坚，抓之如朽木"。本病一般认为初起因风，湿、热之邪蕴积肌肤，阻滞经脉，外不能宣泄，内不能利导，日久营血不足，血虚风燥，皮肤失养以致粗糙落屑而发病。

【诊断要点】

1. 初起为聚集成片的扁平丘疹，干燥而结实，皮肤颜色正常或呈淡褐色，表面光滑。病久丘疹融合成片，皮肤肥厚，皮沟加深，皮嵴隆起，伴少量脱屑。

2. 阵发性奇痒，入夜尤甚，搔抓不知疼痛。

3. 好发于颈项部，肘弯、腘窝、大腿内侧等处。

【鉴别诊断】

1. 皮脂溢出性皮炎 好发于头皮，颜面、胸背、腋窝等皮脂腺丰富部位，红斑上有油脂状鳞屑。

2. 体癣 边缘清楚，中心自愈，边缘高起有炎症现象，可查到霉菌。

【辨证概要】

1. 风湿化热 病程较短，患部皮肤出现皮疹潮红，湿润、搔抓痕迹和结痂，舌红苔黄腻，脉濡数。

2. 血虚风燥 病程较长，皮肤干燥肥厚脱屑，状如牛颈之皮，舌质淡红，苔薄白，脉细弱。

【治疗方法】

1. 毫针疗法

（1）处方 主穴 风池 大椎 足三里 曲池 血海 阿是穴

配穴 风湿化热：阴陵泉 太白

血虚风燥：三阴交 膈俞

瘙痒难眠：照海 神门

（2）方义 风池、大椎祛风止痒，消湿热；足三里、曲池健运中州，益气健脾，生化气血；血海补血养血，阿是穴疏通局部气血，止痒退癣。

操作方法：风池向对侧眼部方向斜刺 1~1.5 寸，大椎向斜刺 1 寸，用捻转泻法；血海向上斜刺 1.5~2 寸，针感向上传导；曲池、足三里用提插补法。阿是穴可于皮损四周各方向进针，沿皮刺至皮损中心部皮肤下，行平补平泻；每日 1 次。留针 20~30 分钟。

2. 耳针疗法

（1）取穴：肺、肝、神门、皮质下、肾上腺

（2）操作：常规消毒，短毫针针刺，中强刺激，双耳交替，每日 1 次，留针 20 分钟。

3. 刺络拔罐疗法

（1）取穴：阿是穴

（2）操作：用皮肤针在总部叩刺，以微出血为度，加拔火罐，每日 1 次。

4. 割治疗法

（1）取穴：耳背上耳背与中耳背之间，或耳背中、下静脉，或双耳轮脚。

（2）操作：选择一处，常规消毒，用消毒手术刀刀尖划割 3~4 毫米的切口，出血 4~5 滴为度，不可伤及软骨及切断血管。术后用消毒纱布覆盖。每周 2 次。

【注意事项】

1. 治疗期间忌食辛辣及酸性食物，忌用碱性强的肥皂洗浴。

2. 耳针疗法和割治疗法治疗本病有较好疗效。

3. 治疗期长，三个疗程以上方可判定效果。

【现代临床研究】

夏菁用穴位注射治疗 48 例，获得全效。取（1）肺俞、足三里；（2）膈俞、曲池；（3）心俞、血海。如辨证为血虚风燥；用当归注射液 2 支，丹参注射液 1 支；风盛血虚；用当归及丹参注射液各 1 支；血瘀风燥：用当归注射液 1 支，丹参注射液 2 支。每穴 1 毫升，一般每次选 1 组穴位，先行背部俞穴注射，而后进行四肢穴位注射，隔日 1 次，12 次为 1 个疗程。一般连续注射 2 个疗程后休息 1 星期，平均治疗 2 个疗程。结果：痊愈 37 例，显效 8 例，好转 3 例。[新中医，1993；(3)：31]。

缠腰火丹

缠腰火丹是由肝脾内蕴湿热，秉感邪毒所致。以成簇水疱沿身体一侧呈带状分布排列，宛如蛇形且疼痛剧烈为特征。因其多缠腰而发，故名缠腰火丹。亦有发生于胸部及颜面部者。包括西医所说的带状疱疹。

缠腰火丹多见于春秋季节，由于情志所伤，肝经郁火，复感火热时毒，容于少阳、厥阴经络，熏灼肌肤、脉络；或饮食不节，嘈杂脾胃，致脾经湿热内蕴，复感火热时邪，客于阳明，太阴经络，浸淫肌肤、脉络均可发为本病。本病日久皮损表面火热湿毒得以外泄，疱疹消退，但余邪滞留经络，以致气虚血瘀，经络阻滞不通，局部疼痛不止。多见于年老体弱者。

【诊断要点】

1. 发病前常有发热，倦怠乏力，食欲不振，患部皮肤异常过敏，伴有疼痛、瘙痒及灼热感。继而局部出现不规则红斑，随之在红斑上出现粟粒至绿豆大小成群皮疹，迅速变为水疱，澄清透明，周围有炎性白晕，附近淋巴结大。

2. 沿皮肤神经分布，排列成带状，单侧发疹，好发于胸痛、面、颈、腰、腹部，疱疹群之间皮肤正常。皮疹消退后可留下色素沉着。

3. 多于春秋季节发病。老年病人局部遗留神经痛，经久不能消失。

【鉴别诊断】

热疮：多发生于皮肤粘膜交界处，皮疹为针头到绿豆大小的水疱，常为一群，1 周左右痊愈，但易复发。

【辨证概要】

1. 肝红郁热　皮损鲜红，疱壁紧张，灼热疼痛，伴口苦咽干，灼躁易怒，大便干或小便，舌红，苔薄黄或黄厚，脉弦滑数。

2. 脾经湿热　皮损颜色较淡，疱壁松弛，伴口渴不欲饮、纳差，胸脘痞满，大便时溏，舌红，苔黄腻，脉濡数。

3. 瘀血阻络　皮疹消退后局部疼痛不止，伴心烦不寐，舌紫黯，苔薄白，脉弦细。

【治疗方法】

1. 毫针方法

1）肝经郁热

（1）处方：主穴　皮损局部及与皮损相互之同侧夹脊穴　外关　曲泉　太冲　侠溪
　　　　　　　　　　血海
　　　　　　配穴　心烦者：郄门　神门
　　　　　　　　　便秘者：支沟
　　　　　　　　　皮损发于面颈部者：风池　合谷

（2）方义：局部围刺加灸可引毒外泄，结合相应的夹脊穴，以调畅患处气血，清热泻毒，祛瘀止痛。外关为手少阳经的络穴，能疏利少阳经气，泻在表之火毒。取肝经原穴太冲，配胆经荥穴侠溪，以泻肝胆郁火。曲泉可清利肝经湿热，血海可泻热化湿，祛瘀止痛。

（3）操作方法：皮损局部围针刺法，即在皮损周围向皮损中央沿皮平刺，间距 1～2寸，针后加灸，留针 30 分钟，出针时摇大针孔，略加挤压，令稍出血，其余穴位用捻转泻法。

2）脾经湿热

（1）处方：主穴　皮损局部及与皮损相应的同侧夹脊穴　阴陵泉　三阴交　内庭
　　　　　　　　　　血海
　　　　　　配穴　脘痞纳差　便溏：中脘　天枢
　　　　　　　　　热盛：合谷　大椎

皮损发于面、颈：外关　风池　合谷

（2）方义：皮损局部围刺加灸，结合相应的夹脊穴，以泻热除湿毒。阳陵泉、三阴交健脾以运湿祛毒邪。内庭为胃经荥穴，能清利阳明湿热、血海可清热利湿，化瘀止痛。

（3）操作：皮损局部围针刺，余穴用捻转泻法。

3）瘀血阻络

（1）处方：主穴　阿是穴

　　　　配穴　颜面部：风池　太阳　攒竹　四白　下关　颊车　外关　合谷
　　　　　　　胸胁部：与皮损相应的同侧夹脊穴或背俞穴　支沟　阳陵泉　太冲
　　　　　　　下腹部：与皮损相应的同侧夹脊穴或背俞穴　阳陵泉　足三里　三阴交　委中

（2）方义：此乃本虚标实之证。气虚血瘀，不通痛，阻于何经则痛于何部、按经络辨证，皮损发于面部，主要损及于手、足三阳经，多见于三叉神经支配区。发于胸胁部，则损及足少阳，足厥阴经，皮损多间神经分布。发于腰腹部，则多损及足阳明、足少阳及足太阴经，故选穴配方以受阻经脉的腧穴为主，近部取穴均取同侧。"以痛为腧"，取阿是穴，针后加灸或拔火罐，以活血通络，祛瘀泻毒；远部取穴均取双侧，用平补平泻法，以疏通络经，扶正祛邪。

（3）操作方法：阿是穴采用围针刺法，间距 1～2 寸，留针 30 分钟，针时加灸或针后拔罐，余穴平补平泻。

2. 艾灸疗法

（1）取穴：局部皮损处

（2）操作：用艾条温灸局部，疱疹初起阶段每天 2 次，吸收后每天 1 次。

【注意事项】

1. 治疗期间忌食辛辣、鱼虾、牛羊肉等发物。

2. 针灸治疗本病镇痛作用显着，可缩短病程，痊愈后多无后遗疼痛。

【现代临床研究】

1. 张殿玺等采用三棱针点刺疗法治疗 42 例，取得满意的疗效。方法用酒精将患部及其周围皮肤消毒（不擦破水泡），用消毒三棱针，先在患部外围 1～1.5cm。以同样的方法，在患部从外向内螺旋形点刺至中心，刺后患部可见散在刺痕及少量血迹。然后用消毒棉棒蘸上 10% 高渗盐水涂擦患部，使水泡破裂，不包扎，局部保持干燥。结果经 1 次点刺治愈者 39 例（93%），以 2 次点刺治愈者 3 例（7%）有 35 例患者，在刺后 24 小时疼痛完全消失，7 例 48 小时疼痛减轻或消失。疱疹消退，皮损恢复平均 5～6 天，无 1 例感染及其它不良反应。[中国针灸，1992；（6）：25]。

2. 崔明用围针加雀啄灸治疗 35 例全部有效。方法：用 0.35 毫米 ×40 毫米毫针，距疱疹周围 1～2cm 处平刺数针，针灸均刺向皮损中心，针数多少视皮损范围大小而定，采用捻转泻法。当出现疼痛麻重胀"得气"感后留针，此时点燃艾条，在疱疹处行雀啄灸，灸至局部皮肤潮红，有热烫感时为止。留针 30 分钟，灸 20～30 分钟，每日 1 次。结果经 1 次治愈者 19 例，2 次治愈者 11 例，3～5 次治愈者 5 例。[中国针灸，1992；（6）：24]。

【古今处方介绍】

1. 清肝利胆　《当代中国针灸临证精要》：支沟　章门　阳陵泉
2. 泻火解毒　《当代中国针灸临证精要》：风池　大陵　委中　曲池　阿是穴　外关
阳陵泉
3. 疏经解毒　《现代针灸医案选》：足临泣　带脉　五枢　维道

麦　粒　肿

麦粒肿俗称"针眼"，又名"偷针"，主要症状是眼睑发生硬结，形如麦粒，痛痒并作。本病为急性化脓性炎症，生于眼睑边缘（毛囊皮脂腺）者称为外麦粒肿，生于眼睑内（睑板腺）者称为内麦粒肿。

外感风热之邪客于眼睑，或过食辛辣炙烤等物，以至脾胃湿热，上攻于目，均可使营卫失调，气血凝滞，热毒壅阻于眼睑、皮肤、经络之间发为本病。

西医认为本病为眼睑组织受葡萄球菌、肺炎双球菌、病毒等感染而形成睑腺组织化脓性炎症。

【诊断要点】

1. 初起时，眼睑痒痛并作，患部睫毛毛囊根部皮肤红肿硬结，形如麦粒，推之不移，继则红肿热痛加剧，甚则拒按，垂头时疼痛加剧。
2. 轻者数日内可未成脓肿而自行消散；较重者要经 3~4 天后，于睫毛根部附近或相应的睑结膜上出现黄色脓点，不久可自行破溃，排出脓液而愈。
3. 本病有惯发性，常由气血虚弱，易感风热所致，亦有余邪未清，热毒蕴伏而再生者。多生于一目，但也有两目同时或先后而发者。

【鉴别诊断】

目赤肿痛　发病急，多为双眼同时或先后发病，初起患眼红肿，怕热羞明，有异物感及痒痛感，检查见有结膜充血，眼睑肿胀，球结膜水肿，分泌物增多，约 2~3 周后炎症消退，症状消失。

【辨证概要】

1. 脾胃湿热　眼部痒痛，睫毛毛囊根部红肿硬结，兼见口臭，心烦，口渴，苔黄腻，脉濡数。
2. 外感风热　目赤痒痛，睫毛毛囊根部硬结，伴恶寒发热，头痛咳嗽，苔薄，脉浮数。

【治疗方法】

1. 毫针疗法
（1）处方：主穴　合谷　睛明　攒竹　四白　承泣
　　　　　　配穴　脾胃湿热：阴陵泉　内庭

外感风热：太冲　行间

（2）方义：局部四白，承泣，攒竹，晴明可以疏通局部气血；而手阳明经原穴合谷，清上焦实火；足太阴脾经之阴陵泉以清脾胃；肝经腧穴行间，太冲，泻肝清热，引火下行；经外奇穴太阳以疏风解热。

（3）操作方法：局部取穴时，肿点在上睑时多取眼角以上的穴位，若肿点在下睑时多取眼角以下的穴位，局部穴位得气即可，其余穴位均用泻法，留针30分钟。

2. 耳针疗法

（1）选穴：眼、肝、脾、耳尖。

（2）操作：用28号半寸毫针针刺，强刺激，每日1次，也可在耳尖及耳壳后小静脉放血。

3. 拔罐疗法

在大椎穴用三棱针点刺出血后拔罐即可。

4. 挑刺疗法

在肩胛区找到粟粒大淡红色皮疹，皮肤常规消毒后，挑破皮疹，挑断皮下组织纤维后用力挤压，使之出血3~4滴，待血鲜红后，用干棉球压迫止血。患左（眼）挑右（肩），患右挑左。

【注意事项】

1. 本病炎症初期针刺效果最佳，若硬结处已有脓点或跳痛后，放血疗法作用较差。

2. 患处切忌挤压，以免炎症扩散而引起眼睑蜂窝组织炎，甚至海棉窦栓塞及败血症。

3. 若反复发作者，待肿核消退后，应结合全身具体情况进行对症治疗。

【现代临床研究】

1. 江苏省宋振芳用瞳子髎放血治疗麦粒肿（一次放血数滴）经一次放血而愈者达95%。[中国针灸，1994；（1）：32]

2. 湖北省邱云先取双足中趾尖端部位，距爪甲0.1寸处，放血2~3滴，每日或隔日一次，放血治疗麦粒肿1~2次，痊愈率为100%。[中国针灸，1994；（1）33]

3. 黄玉有用背部挑刺及耳尖放血之法配合中药治疗麦粒肿105例，总有效率达100%。主要取背部麦粒肿点，即胸4~7椎旁开3寸之内的范围，任选一点，最有效的是找到皮肤异点进行针挑，其次再选患眼同侧耳尖穴作为配穴。背部麦粒肿点作挑筋放血或挑刺放血，耳尖穴以针刺放血为主，一般放血3~4滴为宜。[中国针灸；1998；4；243]

【古今处方介绍】

1. 疏风利湿　《针灸易学》：背上反应点　小骨空　合谷　攒竹　二间

目 赤 肿 痛

目赤肿痛为多种眼部疾病的一个急性症状，俗称"红眼"或"火眼"，又名"风热眼"或"天行赤眼"。主要表现为目睛红赤，白睛处布满血络，畏光，流泪，目涩难开，初起时仅一目，渐及两目。

本病多因外感风热之邪，导致局部经气阻滞，火郁不宣或因肝胆火盛，循经上扰以致经脉闭塞，血壅气滞而成。

西医所说现代西医学的急性结膜炎，流行性结膜角膜炎可参照本节辨证论治。

【诊断要点】

1. **典型病史**　流行期有接触史或家中成员均患类似眼病，且起病急，多为双眼患病。

2. **典型症状**　眼部沙涩不适，有异物感或灼热感，痛痒发作，畏光流泪，眼分泌物增多。检查：眼睑红肿，睑结膜，球结膜充血或睑结膜有滤泡、增生、球结膜水肿或结膜下出血。

3. **实验检查**　结膜分泌物送检，查出流行病毒。

【鉴别诊断】

麦粒肿　疾病初起较轻，眼睑皮肤微红，肿痒痛，继而形成局限性硬结，形如麦粒，按之疼痛，3~5天后硬结形成脓肿。

【辨证概要】

1. **外感风热**　目赤肿痛伴头痛，恶风，发热，脉浮数。

2. **肝胆火盛**　目赤肿痛，目涩伴口苦，烦热，舌边尖红，脉弦数。

【治疗方法】

1. 毫针疗法

（1）处方：主穴　睛明　太阳　风池　合谷　太冲

配穴　外感风热：少商　上星

肝胆火盛：行间　侠溪

（2）方义：目为肝窍，阳明，太阳，少阳之经脉均循行于面部，故取手阳明经合谷以调阳明之经气，疏泄风热，太冲导厥阴经气而降肝火，睛明为足太阳，足阳明之交会穴，能宣泄患部之郁热，有通络明目之功。太阳为经外奇穴，点刺出血可泄热，消肿，定痛。风池为足少阳胆经的穴位，手足少阳，阳维之交会穴，对本病有祛风，清热，泄火之功。手太阳之井穴少商，督脉之上星可疏风清热。肝经荥穴行间，胆经荥穴侠溪可以泄肝胆之火。

（3）操作方法：先针风池，方向应向对侧翳风穴，但与身体冠状面水平刺入，刺入后沿风池穴上方胆经循行路线经枕骨至顶额循序轻轻扣打，推按，反复数次后施疾徐泻法，使针感沿胆经向眼部放射，达到气至病所的要求。然后让病人平躺，用1寸30号毫针缓缓刺入睛明穴3~5分，轻微捻转，得气即可。合谷，太冲行捻转泻法。上星向前额方向沿皮刺，进针7~8分后行捻转泻法。少商，行间，侠溪均用泻法即可。太阳用28号1寸毫针点刺放血5~10滴，每日1次。

2. 耳针疗法

（1）选穴：眼、目1、目2、肝胆。

（2）操作：强刺激后，留针30分钟。

3. 放血疗法

（1）选穴：耳尖、耳背小静脉、眼、太阳。

（2）操作：每日 1 次，每次放血 3 ~ 4 滴，太阳放血 5 ~ 10 滴。

4. 挑治疗法

在肩胛间按找敏感点挑治，或在大椎穴及其旁开 0.5 寸处，或在太阳、印堂，上眼睑等处选点挑治。

【注意事项】

1. 本病为急性传染性疾病，可引起流行，好发于春秋季节。

2. 患病后应注意眼部卫生，睡眠要充足，减少视力活动，戒怒戒房劳，勿食辛辣之品。

3. 取眼眶内穴位时，进出针须缓慢，轻捻转，不宜提插，以防出血。

4. 针刺风池穴时要求注意针刺方向。

【现代临床研究】

1. 魏艳君等用耳针放血疗法取耳尖部及耳穴眼部，治疗目赤肿痛 48 例，疗效显着，一次治愈率为 80%。[中医杂志，1996；（5）：284]

2. 山东赵丰良针刺上明穴（眉弓中点眶上缘下）疗目赤肿痛效果显着。具体方法为：左手食指轻压眼球向下，右手持针，沿眶缘缓缓直刺 0.5 ~ 1.5 寸，以有酸胀感为度，不提插不留针，可稍加捻转以加强刺激，每日一次。治疗过程中停用一切药物。[中国针灸，1996；（1）：20]

3. 河南付积忠针刺太阳、风池、睛明、合谷治疗急性结膜炎 300 例，只有 3 例无效。太阳直刺 1.5 到 2 寸深，风池向同侧眼球方向直刺，轻微提插刺激，使针感至眼部，睛明用 30 或 32 号 2.5 寸毫针，嘱患者平视，术者压手向外压紧患者眼球，右手持针，缓慢刺入 2 寸许，不得捻转提插，至患者自觉眼内发胀流泪为好。合谷轻刺激，使针感上传即可，每日一次。[中国针灸，1991；（4）：11]

【古今处方介绍】

1. 清热祛风 《备急千金要方》：三间　前谷

2. 消肿止痛 《儒门事亲》：神庭　上星　囟会　前顶　百会

3. 通络止痛 《针灸大全》：外关　禾髎　睛明　攒竹　肝俞　委中　合谷　肘尖　照海　列缺　十宣

4. 泻热消肿 《针灸易学》：攒竹　睛明　二间　小骨空　行间

5. 清热泻火 《针灸神书》：外关　睛明　太阳

近 视 眼

近视眼是指在调节静止状态下，进入眼内的平行光线成焦点在视网膜前，远视力减退，近视力一般正常，中医称之为"能近怯远症"。

本病多因先天遗传，禀赋不足所致。心阳不足，目中神光不能发越于远处，或肝肾阴虚，目失濡养，神气虚弱以致光华衰微，不能及远而仅能近视。

【诊断要点】

1. 多于青少年时期发病。
2. 近视清晰、远视模糊，眼易疲劳。
3. 眼球外观无明显异常，高度近视时可见眼球外突。

【鉴别诊断】

在临床治疗中应分清真性近视，还是假性近视，两者临床表现相同，通过散瞳后查视力鉴别，真性近视散瞳后仍近视，假性者散瞳后不再近视。

【治疗方法】

1. 毫针疗法

（1）处方：①睛明、风池、光明、合谷。②承泣、瞳子髎、太冲。

（2）方义：足太阳膀胱经起于睛明，其经筋结于目上纲，刺之可疏通经络，清利头目；承泣属足阳明胃，其经别系目系，阳明经多气多血，刺之濡养经脉之气血；风池、瞳子髎、属足少阳，太冲属厥阴肝，其经别散于面，系目系，肝开窍于目，针此数穴，可通经活络，气血调畅，使目有所养；合谷为手阳明大肠之原穴，主治头面五官之疾；光明为足少阳胆经下肢穴，治疗眼病要穴。

（3）操作方法：述二组处方交替选用。眼区穴宜轻捻缓进，进针时至皮下疾出之，并用棉球按压1分钟，防止皮下出血。风池、合谷、太冲、光明可用捻转或提插法，间歇运针，留针20～30分钟。其中风池穴针感扩散至颞及前额或眼区。

2. 耳针疗法

（1）选穴：眼、目1、目2、交感、肝、肾、脾。

（2）操作：取所有穴位，用五不留行籽或磁珠贴压，治疗时可用探测仪或探针寻找穴区敏感点然后贴压，每次取一侧耳穴，双耳交替使用2～3天换一次，10次为1个疗程，疗程间休息5天，嘱患者每日按压穴位3～4次，每日按压时静息闭目，意念放在两眼部，以耳部发热和眼部出现酸胀热等感觉为止。

3. 激光穴位照射法

（1）选穴：睛明、承泣、合谷。

（2）操作：用功率为3～5mw的He－Ne激光器（波长为632.8A）照射。以上穴位，每穴5分钟，12～15次为1个疗程，疗程间休息7天。

4. 穴位按摩疗法

（1）取穴：睛明　承泣　太阳　风池

（2）操作：用食指在穴位上作揉按，每次按摩50～100圈，坚持每天做2～3次。

【注意事项】

1. 注意看书姿势与距离。看书应端坐，书与眼距以30cm为宜，不要躺卧或走路时看书，特别是乘车时不要看书。

2. 看书时不宜过久，最好于阅读 1 小时后，向远眺望，2 小时后若能进行 10 分钟户外活动，对眼的休整更为有利。

3. 治疗期间患者少戴或不戴眼镜。

【现代临床研究】

目前近视眼的发病率逐年升高，针灸治疗本病的方法很多，对本病的认识也是不断深化，从临床报道看，针刺对脑血流图的及眶区血流图的即时影响，对近视眼屈光状态的影响，对近视眼之视皮质的影响都进行了初步研究，并取得了一定成果。

1. 张玉莲等针刺百会穴对近视眼学生脑血流图及眶区血流图的即时影响。结论，针刺百会穴可增加脑血液循环量，增加眶区血液供应、改善眶区血管弹性和紧张度效应。[中国医药学报，1998；(3)：71]

2. 沈克艰近视眼诱发电位对针刺的反应。结果，针刺能提高近视眼之视皮质的兴奋性，针刺对正视眼和近视眼的 P – VEP 之潜时没有明显影响。[上海针灸杂志，1995；(2)：57]

3. 杨光针刺对近视眼屈光状态的影响结果，屈光度改善率为 37.5%。[中国中医眼科杂志，1997；(4)：7]

4. 聂晓丽等针刺新明穴治疗青少年近视 630 例，共 1240 眼，治愈 970 眼，显效 220 眼，有效 43 眼，无效 7 眼。其中假性近视全部治愈，从而使青少年度过近视眼的易感期，防止其向真性近视眼发展。[中国针灸，1997；(1)：47~48]

【古今处方介绍】

1. 补养肝肾 《备急千金要方》：肾俞　胃俞　心俞　百会　内关　复溜　涌泉　腕骨　中渚　攒竹　睛明　委中　昆仑　天柱　本神　大杼　颔厌　通谷　曲泉　后溪　丝竹空

2. 养心益肝 《现代针灸医案选》：正光（攒竹与鱼腰之中点）　风池

耳鸣耳聋

耳鸣、耳聋都是听觉异常的症状，耳鸣是指耳内自觉鸣响，妨碍听觉；耳聋是指听力不同程度减退，甚至听觉丧失，不闻外声。耳鸣往往是耳聋的先兆。耳鸣、耳聋都可是多种耳科疾病或全身疾病的症侯群之一，但也可单独成为一个疾病。

肾开窍于耳，手足少阳经脉绕行于耳之前后。风热之邪侵袭耳窍，耳窍被蒙；肝气郁结，郁而化火，循经上扰清窍；脾运失健，聚湿成痰，痰火上壅，阻塞清窍；脾胃虚弱，气血生化之源不足，不能上奉于耳；肾精亏损，髓海空虚，不能上濡于耳；均可致耳鸣、耳聋。

西医所说的美尼尔综合症，急、慢性卡他性中耳炎可参照本节辨证施治。

【诊断要点】

1. 耳鸣的表现为经常性或间歇性的自觉耳内鸣响，声调多种，或如蝉鸣、或如潮涌、或如雷鸣，难以忍受。鸣响或有短暂，有间歇出现，有持续不息。耳鸣对听力多有影响，但在早期或神经衰弱及全身疾病引起的耳鸣，常不影响听力。

2. 耳聋表现为听力减退或完全丧失，可突然减退，也可逐渐减退。进行各种听力测试，可明确听力损伤程度。

3. 了解有无服用奎宁、水杨酸钠、注射链霉素、卡那霉素等，对诊断有一定帮助。

【辨证概要】

1. 风热侵袭　起病较急，自觉耳中发胀，有阻塞感，听力下降，而自声增强，兼见头痛发热，呕逆，舌红苔薄黄，脉浮数。

2. 肝胆火旺　突然耳鸣、耳聋，兼见耳胀，耳痛，口苦，咽干，心烦易怒，头痛，目赤面红，或有胁痛胸闷，气短，小便黄，大便秘结，舌红苔黄，脉弦数有力。

3. 痰火郁结　两耳蝉鸣不息，时轻时重，有时闭塞如聋，听音不清，兼见头昏沉重，胸闷，脘满，口苦或淡而无味，痰多，二便不利，舌红，苔黄腻，脉弦滑。

4. 脾胃虚弱　耳鸣、耳聋，时轻时重，劳而更甚，或在蹲下站起时明显，伴见倦怠乏力，纳少，食后腹胀，大便时溏，舌红苔白，脉弱。

5. 肾精亏虚　耳鸣或耳聋，耳鸣音低，夜间重，兼见头晕，腰膝酸软，手足心热，遗精，失眠，健忘，舌红，少苔，脉沉细或细数。

【治疗方法】

1. 毫针疗法

（1）处方：主穴：耳门　听宫　听会　翳风

　　　　　　　配穴：风热侵袭：外关　合谷

　　　　　　　　　　肝胆火旺：行间　侠溪

　　　　　　　　　　痰火郁结：丰隆　中渚

　　　　　　　　　　脾胃虚弱：脾俞　足三里

　　　　　　　　　　肾精亏虚：肾俞　太溪

（2）方义：耳门、听宫、听会局部取穴疏调耳周气血；翳风为手足少阳交会穴，通窍益聪，清热散结；风热侵袭取外关、合谷疏风解表，清热通络；肝胆火旺，取肝胆经荥穴，荥主身热，行间、侠溪清肝胆之热；丰隆为祛痰要穴，痰火郁结加丰隆化痰清热，中渚解三焦邪热；脾俞、足三里健脾和胃，化生气血，上充耳窍；肾俞、太溪补肾填精，清耳益聪。

（3）操作方法：耳门、听宫、听会张口取穴，直刺 0.8 寸，翳风直刺 1.5 寸，捻转刮针手法，使针感传至耳中，留针 30 分钟；外关、合谷直刺 0.8 寸，针用泻法；行间、侠溪向踝部刺 0.5 寸，针用泻法；丰隆直刺 1 寸，中渚直刺 0.5 寸，针用泻法；脾俞、肾俞直刺 1 寸，足三里直刺 1.2 寸，太溪直刺 0.8 寸，针用补法。

2. 耳针疗法

（1）内耳、肾、肝、神门。操作：中等刺激，留针 15～20 分钟，10～15 次 1 个疗程。

（2）皮质下，内分泌，肝，肾。操作：取同侧或双侧穴位，用强刺激，留针 30～60 分钟，每日 1 次或隔日 1 次，15～20 次为 1 个疗程。

3. 头针疗法

（1）取穴：两侧晕听区

（2）操作：间歇运针，留针 20 分钟，每日 1 次或隔日 1 次。

4. 水针疗法

（1）听宫、翳风、完骨、肾俞。操作：采用 654 - 2 注射液，每次两侧各选 1 穴，每穴注射 5 毫克；或采用维生素 B12100 毫克注射液，每穴 0.2 ~ 0.5 毫升。进针 0.5 ~ 1 寸。

（2）听宫、翳风、完骨、瘈脉。操作：采用当归注射液或丹参注射液，每次 2 毫升，每日或隔日 1 次。

5. 电针疗法

（1）取穴：听宫、翳风配中渚、肝俞、肾俞、合谷

（2）操作：簇状波锥形电极法，中度电刺激，采用主配穴各两对，每次 15 分钟，每日 1 次，10 次为 1 疗程。

6. 自我按摩疗法

患者用双手掌心紧按外耳道口，同时以四指反复敲击枕部或乳突部，继而手掌起伏，使外耳道口有规律的开合。坚持每日早晚各做数分钟。

【注意事项】

1. 针灸治疗本病有较好疗效，对急性发病尤佳，临床可采用单一疗法，亦可几种方法配合或交替使用。因听神经中毒、动脉硬化等引起者较为难治。

2. 避免耳窍受到突然巨大声响，同时调节情志，注意起居。

【现代临床研究】

1. 濮玉莲等采用外关、听会或听宫、翳风为主穴，施以平补平泻法。肝气郁结配太冲、阳陵泉、丘墟；脾胃虚弱配足三里、三阴交；肾虚配太溪、肾俞；肝胆火盛配太冲、侠溪；外感配风池。治疗神经性耳鸣、耳聋 50 例，用 2 ~ 14 次，痊愈 29 例，显效 1 例，有效 3 例，无效 7 例。[濮玉莲等，针刺治疗神经性耳鸣、耳聋 50 例。上海针灸杂志，1997；16（6）：15]

2. 高留华等采用耳中（耳尖上 2 寸）、聋鸣（耳尖上 2. 配 5 寸）、肾俞、翳风、听宫为主穴，配中渚。快速进针，施以捻转提插法，留针 30 分钟或电疗 20 分钟。10 日为 1 疗程，疗程间隔 3 ~ 5 日。本组患者病程 1 月 ~ 30 年，以针刺与电针各治疗 50 例，分别痊愈 15、35 例，显效 22、9 例，有效 11、4 例，无效各 2 例。[高留华等，治疗链霉素类中毒性耳聋 100 例。中医药学报，1990；（2）：37]

3. 周盛华等采用听宫、听会、耳门为主穴，配穴翳风、后溪、中渚、液门、百会、太溪。用 28 号 2 寸毫针取患侧穴位，进针 1.5 ~ 1.8cm，得气后针柄接 13T - 701 型电刺激仪，输出电压正脉冲大于 25 伏，负脉冲大于 45 伏，频率为 2 ~ 40 次/秒，留针 20 分钟。每周 3 次，20 日为 1 疗程。行电针治疗耳聋 180 例 300 耳，痊愈 190 耳，好转 70 耳，无效 40 耳。[周盛华等，电针治疗耳聋 180 例临床观察。中国针灸，1990；10（4）：9]

4. 杨励影采用气功治疗耳聋，取耳周、耳内、百会、脑干、命门等穴，发放外气 30 分钟，施虚补实泻法，每日 1 次，每次 1 ~ 2 小时。配合患者练习一指禅气功和通窍益肾功。经 1 ~ 90 次治疗后，140 例中痊愈 49 例，显效 70 例，有效 14 例，微效 4 例，无效 3

例。[杨励影，气功治疗耳聋 140 例疗效观察。气功与科学，1991；(3) 18]

【古今处方介绍】

1. 行气泻热　《备急千金要方》：腕骨　阳谷　肩贞　足窍阴　侠溪
2. 泻火通络　《备急千金要方》：天容　听会　听宫　中渚
3. 行气开窍　《备急千金要方》：前谷　后溪　偏历　大敦
4. 益肾补气　《针灸资生经》：京门　十四椎
5. 补气通络　《圣济总录》：百会　颔厌　颅囟　天窗　大陵　偏历　前谷　后溪

鼻　渊

鼻渊是鼻流浊涕，鼻塞不闻香臭的一种病症。因鼻流浊涕不止，如泉如渊，故名鼻渊。本病之重者可名为"脑漏"、"脑渗"，本病多发于青少年。

肺开窍于鼻，鼻渊的发生与肺经受邪有关。其急者，每因风寒袭肺，蕴而化热，或感受风热，乃至肺气失宣，客邪上干清窍而致鼻塞流涕，风邪解后，郁热未清，酿为浊液，壅于鼻窍，化为浓涕，则发为鼻渊；亦有因肝胆火盛，上犯清窍引发鼻渊者。

西医所说的慢性鼻炎，急、慢性副鼻窦炎等可参照本节辨证论治。

【诊断要点】

1. 急性

(1) 继发于上感或急性鼻炎之后。

(2) 多有持续性鼻塞，大量脓性鼻涕，伴有畏寒发热，食欲不振等。

(3) 鼻粘膜明显充血肿胀，鼻腔内有大量粘液、脓性分泌物。

2. 慢性

(1) 流脓鼻涕是本病主要症状，有轻重不等的经常性鼻塞，嗅觉减退。

(2) 头痛多属钝性疼痛，有时间性和定位特点，多为一侧或双侧较重。休息或治疗后头痛可减轻，低头、用力、情绪激动可加重。

(3) 鼻窦 X 线片可协助诊断。

【辨证概要】

1. 实证

(1) 肺经热盛　涕黄量多，间歇或持续鼻塞，嗅觉差，鼻粘膜红肿，伴有头痛发热，胸闷，咳嗽痰多，舌红，苔白或微黄，脉浮数。

(2) 胆经郁热　涕少黄浊粘稠，如脓样，有臭味，鼻塞重，嗅觉差，鼻粘膜红赤，全身症见头痛较剧，口苦咽干，耳鸣目眩，耳聋，寐少梦多，烦躁易怒，舌红苔黄，脉数。

(3) 脾经湿热　涕黄浊而量多，涓涓流出，鼻塞重而持续，嗅觉消失，鼻腔内红肿并有胀痛，伴见头重，头痛，头晕，体倦，脘胁胀闷，纳呆，溲黄，舌质红，苔黄腻，脉濡或滑数。

2. 虚证

肺脾气虚：鼻涕粘白而量多，无臭味，嗅觉减退，鼻塞或轻或重，每遇风冷则症状加重，可伴有头重头昏，自汗恶风，气短乏力，懒言声低，咳嗽痰稀等，舌淡苔薄白，脉缓弱。

【治疗方法】

1. 毫针疗法

（1）处方：主穴　上星　印堂　迎香　通天

配穴　肺经热盛：肺俞　尺泽　大椎　曲池

胆经郁热：风池　太冲　阳陵泉

脾经湿热：足三里　内庭　阴陵泉

肺脾气虚：肺俞　太渊　脾俞　太白　足三里

（2）方义：局部穴印堂、迎香配上星、通天可通利鼻窍；肺经热盛取督脉穴大椎与手阳明经之合穴曲池相配，可宣肺清热化痰；胆经郁热取手足少阳与阳维交会穴风池，可疏调少阳经气，散热而清利头目，太冲疏泄肝胆，阳陵为胆经合穴，可泻三焦与肝胆之郁火；脾经湿热取足阳明合穴足三里，可调脾胃经气，内庭为足阳明经荥穴，可清热泻火，阴陵泉为足太阴经合穴，可健脾利湿；肺脾气虚取肺俞、太渊、脾俞、太白，俞原相配，补脾益肺，足三里为足阳明经合穴，可助健脾益气之功。

（3）操作方法：向鼻柱方向平刺，针刺得气后行捻转补泻法鼻塞缓解为止，印堂提捏进针，刺向鼻柱，热盛可刺络放血。迎香斜向鼻柱平刺，捻转泻法，鼻塞缓解为止，留针 30 分钟，每日 1 次，10 次为 1 个疗程。虚证可用灸法。

2. 耳针疗法

（1）选穴：内鼻、肾上腺、额、肺。

（2）操作：单纯性鼻炎取 2～3 穴，间歇捻转，留针 20～30 分钟或埋针 3～5 天；过敏性鼻炎加平喘、内分泌；久病不愈者可酌情用小艾炷灸印堂、百会、上星、迎香等穴。

3. 三棱针疗法

选穴：上星、迎香、巨髎、瞳子髎、少商。

操作：用三棱针点刺，挤压出血数滴，隔日 1 次。用于实证。

【注意事项】

1. 针刺对本病治疗有效，必要时可辅以中药治疗，鼻窦炎严重者应切开引流。

2. 患者要加强锻炼，增强体质。平时注意防寒保暖，预防感冒，以防诱发鼻窦炎。

3. 鼻窦炎患者，尤其在急性发作期间，应注意公共卫生，防止传染。

【现代临床研究】

1. 汪永胜，用透刺法治疗副鼻窦炎患者 60 例，取穴：神庭透印堂，用 90 毫米毫针进针 3～3.5 寸，得气后行头皮针捻转法及抽气进气法，留针 12～24 小时，并用艾条灸针柄，选用攒竹、迎香、四白，头目昏痛加风池、太阳，头顶痛加百会、太冲；酌情施以补泻手法，留针 15～30 分钟，隔日 1 次，7 次为 1 疗程。结果：痊愈 39 例占 65%，显效 16 例，好转 5 例。[汪永胜，透刺疗法治疗副鼻窦炎 60 例，上海针灸杂志，1995；（6）：

14]

2. 孙庆珍，针刺治疗慢性鼻炎患者 3658 例，取蝶腭神经节处（耳屏前 3～3.5cm，下关前 1～1.5cm）用 28 号毫针或 30 号毫针垂直进针 5～5.5cm，刺中有放电、喷水、齿痛样感并向周围放射，有针感后即起针，每次取单侧（特殊取双侧），日 1 次，5 次为 1 疗程。结果：痊愈 2492 例，显效 595 例，有效 355 例，无效 246 例，总有效率 94.1%。〔孙庆珍，针刺治疗慢性鼻炎 3658 例，中国针灸，1997；（7）：17〕

3. 秦庆能用电梅花针治疗副鼻窦炎患者 85 例，用 G6805 治疗仪或可调频的普通脉冲仪，输出导线一极接普通梅花针，一极接手柄．输出频率 200 次/分，中等刺激量，常规消毒，患者掌中握手柄，用梅花针均匀反复叩刺 1 区（眶下三角区）、2 区（印堂穴及周围）、3 区（眉上缘与额发际间），使渗出少许血液，用酒精棉球擦净。上颌窦炎加强叩 1 区，额窦炎加强叩 3 区，筛窦炎、蝶窦炎加强叩 1.2 区，隔日 1 次，7 次为 1 疗程，疗程间隔 7 日。结果：治愈 59 例，显效 19 例，好转 7 例，有效率 100%。〔秦庆能，中国针灸，1994；（5）：14〕

【古今处方介绍】

1. 祛风散寒　《备急千金要方》：水沟　天牖
2. 宣肺开窍　《针灸大全》：列缺　曲差　上星　百会　风门　迎香
3. 泄肺开窍　《针灸全生》：上星　禾髎　人中　百会　大椎　风池　风府　风门

咽喉肿痛

咽喉肿痛是口咽和喉咽病变的一个主要症状，属于中医的"乳蛾"、"喉痹"、"喉痛"范畴，可见咽部红肿疼痛，严重者恶寒发热。

咽连食道，通于胃，喉连气管，通于肺。如因外感风热邪毒，熏灼肺系，或肺胃二经郁热上扰，而致咽喉肿痛，属实热证；如肾阴亏耗，阴液不能上润咽喉，虚火上炎，也可导致咽喉肿痛，则属阴虚症。

西医所说的急性扁桃体炎，急性咽炎，单纯性喉炎，以及扁桃体周围脓肿等可参照本节辨证论治。

【诊断要点】

1. 患者自觉咽喉部干燥，瘙痒，疼痛不适，咳嗽时加剧，发声嘶哑。
2. 咽喉部粘膜呈弥漫性充血，肿胀，有时可见扁桃体肿大，腭弓、悬雍垂水肿。
3. 颌下淋巴结肿大，有压痛。

【辨证概要】

1. 外感风热　咽喉红肿疼痛，恶寒发热，咳嗽声嘶，痰多稠粘，喉间如有物梗阻，吞咽不利，苔薄，脉浮数。
2. 肺胃实热　咽喉肿痛，吞咽困难，高热，口渴引饮，头痛，口臭，痰稠黄，大便结，小便黄，苔黄厚，脉洪数。

3. 虚火上炎　咽喉稍见红肿，疼痛较轻，或吞咽时觉痛楚，口干舌燥，颊赤唇红，手足心热，舌质红，脉细数。

【治疗方法】

1. 毫针疗法

（1）处方：主穴　天突　天容　曲池

配穴　外感风热：少商　合谷　尺泽

肺胃实热：少商　商阳　内庭

虚火上炎：太溪　照海

（2）方义：天突为任脉、阴维脉之会，取之可清利咽喉，天容为手太阳小肠经之穴，有清热、利咽、消肿的作用，曲池为手阳明经合穴，全身清热要穴，三蓄穴局部与远隔取穴相配为主穴；外感风热取少商点刺出血可清泻肺热，为治咽喉的效穴，取尺泽，实则泻其子，合谷，疏风解表，清咽利喉；肺胃实热取商阳、内庭，清泻阳明之郁热，虚火上炎取足少阴经之太溪、照海，二穴能滋阴降火，导虚火下行，为治虚热咽喉痛的有效穴。

（3）操作方法：天突穴先直刺，当针尖超过胸骨柄内缘后，即向下沿胸骨柄后缘，气管前缘缓慢向下刺入 0.5 寸，天容穴直刺 0.5～0.8 寸，针感放散至咽喉部。曲池直刺 1.5 寸，捻转提插泻法。少商、商阳点刺出血。

2. 耳针疗法

（1）选穴：扁桃体、咽喉、心、肺、神门、肾上腺。

（2）操作：中强刺激，留针 10～20 分钟。急慢性扁桃体炎加轮 1～4，中强刺激，捻转 2～3 分钟，留针一小时，每日一次。

3. 三棱针疗法

（1）选穴：①少商、商阳、鱼际；②耳尖、轮 1～6、耳背静脉。

（2）操作：每次一组，轮流点刺出血，隔两日 1 次，7 次为 1 个疗程。

4. 灯芯草灸

以浸过食油之灯芯草，用火点燃后，迅速点穴位角孙，一点即起，当点燃的灯芯草接触皮肤，则有啪的一声，火灸部位即起微红，每日 1 次，一般 1 次即可，重者次日再作。

【注意事项】

1. 平时应积极锻炼身体，多进行户外活动，注意饮食营养，提高身体抵抗力。流行季节应少去公共场所，并注意避寒保暖，以防传染。

2. 以金银花、贯众各 15 克，煎水代茶频饮，有很好的预防作用。

【现代临床研究】

1. 何琦用大蒜茎加雄黄适量捣烂，敷于合谷，用无菌纱布覆着，单侧扁桃体炎敷同侧合谷，双侧扁桃体炎敷双侧合谷，结果 23 例患者中，17 例 3 天内各种症状消失，3 例 5 天后各种症状消失，3 例 5 天后仍无效。[何琦发泡灸治扁桃体炎。针灸学报，1992；(8)：6]

2. 魏履雪，取咽炎穴（甲状软骨上缘，正中旁开 1.5 寸，人迎上 1 寸）人迎（双）、廉泉，患者坐卧均可，咽炎穴用左手拇指轻推甲状软骨，用 1.5 寸毫针以指切法将椎动脉推向远方，加颤针术后向咽后壁刺入 1.5 寸，使整个咽部有肿胀感或异物感之后，将针轻轻退 5～8 分，针刺人迎时，应以左手食指或拇指将颈动脉推向外方，针刺手法同咽炎穴。留针 20～30 分钟，留针期间不行针，结果 800 例患者中，治愈 312 例，占 39%，显效 480 例占 60%，好转 8 例占 10%。[魏履雪，针刺治疗慢性咽炎 800 例临床观察。中国针灸，1991；(11)：1]

【古今处方介绍】

1. 散风清热　《备急千金要方》：神门　合谷　风池
2. 泻火解毒　《针灸大成》：颊车　合谷　少商　尺泽　经渠　阳溪　大陵　二间　前谷
3. 泻火消肿　《针灸逢源》：金津　玉液　少商
4. 行气清热　《针灸逢源》：关冲　合谷　天突

牙　痛

　　牙痛为口腔科疾患中常见的症状，遇冷、热、酸、甜等刺激时加剧。中医学认为，牙痛有虫痛和火痛之分，而火痛又有实火和虚火之别，实火多由胃火，风热所至，虚火多由肾虚火旺引起。

　　牙痛的病因虽多，但总结起来主要有风热，胃火，肾虚三类。风热牙痛多因外感风热邪毒，内侵牙体及龈肉，邪聚不散，气血留滞，瘀阻脉络，不通则痛；手足阳明经脉分别入上下齿中，若嗜食辛辣，胃火过盛，大肠郁热，若火热循经上扰，灼伤牙床，龈肉，发为胃火牙痛；肾主骨，齿为骨之余，若久病伤肾或房劳过度，以至肾阴亏损，阴虚火旺，虚火上炎，灼炼牙龈，发为虚火牙痛；或肾虚日久，精髓不足，牙失荣养，而至牙齿松浮而痛，此外龋齿也是引起牙痛的一个常见原因。

　　本证可见于西医所说的牙髓炎，冠周炎，龋齿以及动脉硬化，颅脑外伤，肿瘤，一氧化碳中毒，锰中毒等疾病过程中。

【诊断要点】

　　1. 引起本证的原因很多，所以必须详细询问病史，如有无牙髓病、冠周炎、龋齿以及牙齿损伤等病史。

　　2. 区别疼痛的性质，是持续性疼痛，还是间歇性疼痛；是剧烈的疼痛，还是隐隐作痛，以及对疼痛的敏感性。

　　3. 客观检查有无器质性的病理改变，如有无牙龈肿胀、龋洞、牙松动、颊沟肿胀以及张口受限，叩痛的程度等。

【鉴别诊断】

　　1. 三叉神经痛　疼痛多局限于三叉神经分布区，不向他处扩散，通常多发于一侧的第二或第三支，但发于第一支者则少见，疼痛常有一起点，如第二支在上唇和鼻翼外侧，第三支在下唇和舌侧缘。这些点，如轻微碰触，即可引起疼痛发作。在眶下孔，眶上切迹等处，均有压痛点。疼痛反复发作，呈阵发性闪电样疼痛，短暂、剧烈、如刀割、钻刺、烧灼，但不伴有功能障碍，发作期说话、吞咽、刷牙、洗脸等均可诱发。

【辨证概要】

1. 风热牙痛　牙痛剧烈，发作突然，牙龈肿胀，得冷痛减，受热痛增，或兼形寒身热，腮颊肿胀，口渴，舌红苔薄黄，脉浮数。

2. 胃火牙痛　牙痛甚剧，牙龈红肿，颊腮灼热，咀嚼困难，得冷痛减，口渴口臭，便秘尿赤，舌红苔黄，脉象洪数。

3. 虚火牙痛　牙齿隐隐作痛，时作时止，午后痛甚，日久不愈，牙龈萎缩，甚则牙浮齿动，常伴腰膝酸软，舌质嫩红，少苔，脉象细数。

【治疗方法】

1. 毫针疗法

(1) 处方：主穴　合谷　下关　颊车

　　　　　配穴　风火牙痛：外关　风池

　　　　　实火牙痛：内庭　劳宫

　　　　　虚火牙痛：太溪　行间

　　　　　龋齿痛：二间　阳谷

　　　　　龈肿：角孙　小海

　　　　　头痛：太阳

(2) 方义：手阳明之脉入下齿中，足阳明之脉入上齿中，故本方取合谷、下关、颊车等阳明经穴为主；风火牙痛加风池、外关疏风解表；实火牙痛加内庭泻胃火，劳宫清心火；虚火牙痛加太溪滋肾阴，行间降肝火。

(3) 操作方法：下关直刺0.5~1寸（痛剧者由太阳向下关透刺），颊车向地仓透刺1.5~3寸，合谷针向劳宫透刺2~3寸，外关、风池、内庭、劳宫等穴均用泻法，太溪用补法，行间用泻法。

2. 耳针疗法

(1) 选穴：牙痛奇穴（在内分泌、三焦、内鼻三穴的中间，在此区域内寻找敏感点）、上颌、下颌、牙痛点1、牙痛点2、口、面颊区、上屏尖、神门。

(2) 操作：强刺激，留针30分钟，每日1次，10次为1个疗程。

3. 电针疗法

(1) 选穴：合谷、下关、颊车；风火牙痛加曲池；胃火牙痛加内庭；虚火牙痛加太溪。

(2) 操作：针刺得气后，给与脉冲电刺激20~30分钟，刺激量以病人能忍受为度，每日1次，10次为1个疗程。

4. 水针疗法

(1) 选穴：合谷、下关、颊车。

(2) 操作：每穴注入维生素B1注射液或0.5%~1%盐酸普鲁卡因注射液0.5~1毫升，每日1次，10次为1个疗程。

5. 皮肤针疗法

（1）选穴：颈椎（双）、耳前、大小鱼际、虎口、阿是穴。

（2）操作：用梅花针隔日叩刺1次，5次为1个疗程。

6. 指压疗法

（1）取穴：前三齿：上牙痛取迎香、人中；下牙痛取承浆；后五齿：上牙痛取下关、颧突凹下处；下牙痛：取耳垂与下颌角连线中点、颊车、大迎。

（2）操作：以指甲切压，用力由轻渐次增重，施压15～20秒。

【注意事项】

1. 针刺具有止痛消炎的作用，治疗牙痛效果较佳，尤其在即时止痛方面更为突出，当疼痛发作时，宜反复提插捻转，长时间留针，针刺后还可在耳穴上埋针，埋丸或在有效的体针穴位上埋针，以巩固疗效，防止疼痛再作。但由于牙痛的原因较为复杂，因此必须明确诊断，并针对病因进行彻底治疗。

2. 本病患者必须注意口腔卫生，尽量避免热、冷、酸、甜等刺激，以防激惹复发。

3. 对龋齿感染，智齿难生等还应同时由口腔科处理。

【现代临床研究】

1. 周信对临床50例牙痛患者大杼进行压痛检查，发现每个患者大杼穴都有不同程度的疼痛，按压后牙痛明显减轻，临床上针刺治疗牙痛取得了显着效果，在50例患者中，1次止痛35例，2～3次止痛13例，无效2例。〔周信大杼穴治牙痛50例临床观察。针灸临床杂志。1993；（9）：4〕

2. 欧阳学，取同名经穴治疗牙痛，取手阳明大肠经之原穴合谷，足阳明胃经之经穴解溪，先针双合谷，再针双解溪，直刺重泻，使其周围出现酸麻感，留针40分钟，隔5分钟行针1次，结果30例中，1次治愈19例，2～3次治愈8例，5次治愈3例。〔欧阳学同名经配穴治疗牙痛。针灸临床杂志，1998；（14）：7〕

3. 主穴取胃经和肾经，一般在此间均可找到多个压痛点，但以最痛点为主穴，配穴根据牙痛部位不同而取，上牙痛取下关、内庭，上前牙取人中、迎香、四白、内庭，上后牙取下关，足三里、合谷，下牙取合谷、颊车，外感风火加大椎、外关、风池，实火取内庭、劳宫，虚火取太溪、行间，头痛取太阳、头维。药用加味清胃散，结果124例患者全部治愈、1次治愈36例，两次治愈74例，3次治愈14例。〔万成林等针药结和治疗牙痛。上海针灸杂志，2000；（1）：19〕

【古今处方介绍】

1. 祛风通络　《备急千金要方》：兑端　目窗　正营　耳门

2. 清热止痛　《备急千金要方》：下关　大迎　翳风

3. 清热养阴　《针灸大全》：太溪　大都

4. 清热通经　《采艾编翼》：目窗　颊车　合谷

5. 疏经泄热　《针灸逢源》：内庭　厉兑　商阳　三间　合谷　偏历

第六部分　医籍指要

第一章　古代文献部分

一、针灸原则（以下页码见高等医药试用院校教材《针灸医籍选》）

P2 小针[1]之要，易陈而难入[2]，粗守形[3]，上守神[4]，神乎？神客在门[5]，未睹其疾，恶知其原。刺之微，在速迟[6]，粗守关，上守机[7]，机之动，不离其空，空中之机，清静而微[8]，其来不可逢，其往不可追[9]。知机之道者，不可挂以发[10]，不知机道，叩之不发[11]，知其往来，要与之期[12]，粗之暗乎，妙哉！工[13]独有之。往者为逆，来者为顺[14]，明知顺逆，正行无问[15]。逆而夺之[16]，恶得无虚，追而济之[17]，恶得无实，迎之随之[18]，以意和之[19]，针道毕矣。

P6 所谓易陈者，易言也。难入者，难着于人也。粗守形者，守刺法也。上守神者，守人之血气有余不足，可补泻也。神客者，正邪共会也。神者，正气也，客者，邪气也，在门者，邪循正气之所出入也，未睹其疾者，先知邪正何经之疾也。恶知其原者，先知何经之病所取之处也，刺之微在数迟者，徐疾之意也。粗守关者，守四肢而不知血气正邪之往来也。上守机者，知守气也。机之动不离其空者，知气之虚实，用针之徐疾也，空中之机清静以微者，针以得气，密意守气勿失也。

P7 其来不可逢，气盛不可补也。其往不可追者，气虚不可泻也。不可挂以发者，言气易失也。叩之不发者，言不知补泻之意也，血气已尽而气不下也。知其往来者，知气之逆顺盛虚也。要之与期者，知气之可取之时也。粗之暗者，冥冥不知气之微密也。妙哉：工独有之者，尽知针意也。往者为逆者，言气之虚而小，小者逆也。来者为顺者，言形气之平，平者顺也。明知逆顺，正行无问者，言知所取之处也。迎而夺之者，泻也；追而济之者，补也。所谓虚而实之者，气口虚而当补之也。满者泻之者，气口盛而当泻之也。宛陈则除之者，去血脉也。邪胜则虚之者，言诸经有盛者，皆泻其邪也。徐而疾则实者，言徐内而疾出也。疾而徐则虚者，言疾内而徐出也。言实与虚若有若无者，言实者有气，虚者无气也。察后与先若亡若存者，言气之虚实，补泻之先后也，察其气之已下与常存也。为虚与实若得若失者，言补者必然若有得也，泻则恍然若有所失也。

1. **注释**

（1）小针：张景岳："小针即上文微针之谓也。"可以理解为我们现在常用的毫针。

（2）易陈而难入：陈，陈述；入，深入。本句指说起来容易，深入研究则难。

（3）粗守形：粗，指技术不高明的医生，守形，指机械地拘守于外部的形态而非本质的表现。

（4）上守神：上，指技术高明的医生。守神，遵守神气的变化，即探求事物的本质变化。

（5）神乎？神客在门：据张景岳，马莳，张志聪说，此句应断为"神乎神，客在门"。张景岳："神乎神，言正气盛衰，当辨于疑似也。客在门，言邪之往来，当识其出入也。"意即高明的医生守神，就是能弄清邪正斗争的不同表现，别疑似，查毫厘，运用自如。

（6）刺之微，在迟速：微，微妙的道理。迟速，马莳："用针有疾徐之意也。"本句说，用针的奥妙，在于运用疾徐的手法。

（7）粗守关，上守机：关，关节，泛指皮肉筋骨的局部形态和固定不移的位置。机，机道，指神气游行出入的微妙表现。本句说，粗工只知道从身体的外形找寻针刺的地方，上工则能根据体内微妙的变化选用穴位。

（8）清静而微：清静，清澈静谧，指含蓄而不易察觉。微，微妙而不易弄清。

（9）其来不可逢，其往不可追：指气盛不可补，气虚不可泻。说明针刺之时，不能犯虚虚实实之戒，说明掌握孔穴中机道的重要。

（10）知机之道者，不可挂以发：机，玄机、气机、要害，这里指神气的变化；道，道理，规律；挂，观察，运用；发，头发。本句直译为，知道神气变化道理的上工，象神射手一样，射出去的箭不会有头发那样小的误差。指掌握神气的变化，就不可能在运用时有丝毫的误差。

（11）不知机道，叩之不发：叩，即扣，把箭扣在弦上；发，发射。本句从《灵枢·小针解》的原意是指粗工，在治疗时，因辨证不明，不知道何时该补，何时该泻，如何补，如何泻，象射手找不准目标，而把箭扣在弦上发不出去一样。

（12）知其往来，要之与期：指气机往来循行，要，要点，纲要；期，期限，规律。

（13）工：与粗工相对而言，故是指上工。

（14）往者为逆，来者为顺：正气去则虚，故称为逆。正气来则平，故称为顺。

（15）正行无问：根据气的逆顺进行针对性治疗，不用问询其它情况。本句指只要弄清了神气的变化就可以进行正确的治疗。

（16）逆而夺之：正气去而用泻法。

（17）追而济之：邪气盛而用补法。张志聪："追而济之者补也。"

（18）迎之随之：迎随补泻。正气到来的时候针刺为迎，正气离去的时候针刺为随。

（19）以意和之：根据病情进行调节。

2. 语译

小针的使用要点，容易陈述而难以研究，粗工只能根据身体外部特征选用针刺部位，而上工则能根据机体内在变化选用穴位。邪正斗争的进退变化很复杂，没有看清疾病的实质，那能知道邪正斗争的变化原因呢？针刺的奥妙，在于掌握除疾手法。粗工根据体外形状对症治疗，上工则能根据神气的变化进行治疗。体内的微妙变化，不会不表现在穴位上，穴位中的变化不表现在皮肤外部，故不容易察觉。正气旺于穴位之时，不可用补法，正气已去，穴中空虚则不可用泻法。懂得这种微妙变化的医生，治疗时不会有丝毫差错，不懂的人则无从下手。弄清经气循行往返的要点和规律，粗工是无法办到的。好啊！上工特有的技能就在这里。正气去称为逆，正气来称为顺，只要十分清楚气机的逆顺表现，进行针对性治疗就不用对自己的做法产生怀疑。正气去而用泻法，那能不虚呢？邪气盛而用补法，那能不助邪呢？迎随刺法根据病证的表现恰当运用，这就是用针的道理。

3. 关于守神、守机与守形、守关的讨论

①解词

所谓神是指人的精神活动，在《素问·八正神明论》中曾说："请言神，神乎神，耳不闻，目明心开而志先，慧然独悟，口弗能言，俱视独见。适若昏，昭然独明，若风吹云，故曰神。"说明神包括三个方面，A. 有预感性（慧然独悟）；B. 有独到性（俱视独见）；C. 有感染性（昭然独明）。

《灵枢·小针解》说："神者，正气也。"说明人体的正气就是神，由于神是人体的一种主动地、自觉地生命现象，全身无处不在，故可以诊察到。

所谓机是指神的变化规律。所以有时又称之为机道。神在生理状态，有其自身的变化规律，在病理状态下有其不正常的表现。分析这些表现就能掌握邪正斗争的变化情况，因此就能得出正确的治疗方案。

所谓形是指外在的形态，因为穴位都处在肌肉、骨骼的凹陷处，所以能从外在的形态辨认穴位。

所谓关是指四肢关节部位，因为关节部位气血通过的时候往往容易受阻，所以通关过节就成了一种很重要的治法。

②释意

针灸的治疗主要是通过穴位进行的，神、机、关、节的强调、比较主要是教我们如何认识穴位？是从穴位的表面现象去认识呢？还是从穴位的内在变化来认识呢？

《内经》称穴位为"气穴"、"气府"、"腧"等等。称其位置与作用为"溪谷所会"之处，"脉气所发"之地等等。可见，虽然外在的形态是穴位形成的条件，但内在的变化却是穴位的灵魂，所以更为重要。

《灵枢·九针十二原》认为穴位是"节之交"，而"所谓节者，神气之所游行出入也"。可见节，不仅仅是肌肉、筋膜骨骼交会之处，而更重要的是神气交会之处。可见穴位有体表表现和体内变化两方面的内容。由于粗工和上工的学识水平相差很大，所以在认识上就会出现差别。因此本段经文说粗工守形，上工守神；粗工守关，上工守机。

因为神机在穴位处聚散，所以有神、无神、守神、失神就成了诊治疾病的重要内容。在针刺时只能调动神机，使其充分发挥作用，才能取得满意的效果，而损害神机则会使治疗归于失败。由于神机的出现与经气的往来循行有关，而经气循行又与时辰的推移有关，所以穴位中的神机随时辰的推移而去散来复，因此本段有"其来不可逢，其往不可追"的认识。另一方面穴位又是邪气进入人体的门户，即所谓："神乎神，客在门"的认识，邪从表而入，即先从孔穴而进入到经脉之中，穴位就象一扇门一样，成了抵御外邪的第一关，穴位中的神气，虽然从穴位的外在表现上不容易观察出来，但是可以通过对神气的变化进行观察，如上面所说的神气与时辰有着明显的关系，故可以借用时辰针灸学的理论运用针刺方法。这样就不仅仅是把针扎下去，而且什么时候扎，选用什么样的穴位，扎多深，扎下去以后用什么样的手法，刺激强度该如何掌握，留针多少时候等等，都必须研

究。若是只知道穴位在哪里，把针扎下去就算完事，其效果就不会很好。这就是上工与粗工的区别。

P3 持针之道，坚者为宝⁽¹⁾，正指直刺⁽²⁾，无针左右，神在秋毫⁽³⁾，属意⁽⁴⁾病者，审视血脉者，刺之无殆。方刺之时，必在悬阳⁽⁵⁾，及与两卫⁽⁶⁾，神属勿去⁽⁷⁾，知病存亡⁽⁸⁾。

1. 注释

（1）坚者：持针坚定。指持针的人态度沉着冷静，精神集中。

（2）正指直刺：正指，正对着穴位；直刺，下针之时不要歪斜。

（3）针在秋毫：聚精会神。《黄帝内经太素缺卷复刻》："秋毫谓秋时兔新生毫毛，其端锐微也，谓怡神在针端调气，故曰神在秋毫也。"

（4）属意：属，归属；意，意念。指将精神集中起来。

（5）悬阳：从《素问·针解篇》所说"必正其神者，欲瞻病人目，制其神，令其易行也"来看，悬阳是指两目。

（6）及与两卫：及与，到达的意思。两卫，张景岳认为是指两种卫气，即肌表的卫气和藏府的卫气。因为在《灵枢·师传》中有"脾者主为卫"一说。这也是说对病人的属意要从眼睛一直到达体内。

（7）神属勿去：属，归属。神有所归属则不会离去

（8）知病存亡：知道病情的转归。

2. 语译

用手持针的要点是将针抓紧，应该稳实坚定，针垂直与皮肤，对准穴位进针，不要偏离穴位所在的位置，而在穴位左右四周进针。医生要集中精力注意观察病人，仔细体察气血脉象的变化，用针就不会出现错误。在将要针刺的时候，医生要注视病人的两目，使其精神集中，以深入影响到体内气血的运行，达到神气集中，并保持不散，这样就能影响到病情的转归。

3. 讨论：针刺时用神的一种方法

①解词：上节说到上工守神、守机的重要性，这节进一步说明守神的方法，就是"必在悬阳，及与两卫"，关于这句话的解释历来有多种，一个是"悬阳"及"两卫"是指什么？它们的部位在什么地方？"悬阳"，张景岳认为"悬"，是举起的意思，"阳"是指阳气，或曰神气，因此"悬阳"就是指将阳气举起，也就是说振奋阳气。这种认识说到了针刺时的一个方面，即需要振奋阳气，但是没有解决如何振奋阳气的方法。《黄帝内经太素缺卷复刻》解释"悬阳"为："鼻也。悬与衡下也，鼻为明堂，五藏六腑气色皆见于明堂及眉上两衡之中，故将针者，先观气色，知死生之候，然后刺也。"这种认识说到了用针的时候，需要关注病人的某个部位，以便观察病人的神气，从而了解病情，得出正确的诊断。而我们认为，应该从《内经》这本书本身的解释出发为好，故将"悬阳"解释为两目。因为目为五藏六腑之经气上注之处，目为心灵的窗户，目中之神的变化能够影响到全身气血神气的变化，所以可以通过制病人之目，来制病人之神。这样，正好解决了上工如何守神的具体方法问题。"两卫"，《黄帝内经太素缺卷复刻》中"卫"字为"衡"

字，所以"两卫"，是"两衡"，那么就是指两眉。这种认识，虽然解决了用针前观察病人的部位问题，但总的来说是一种诊疗方法，与守神、用神的关系不大。若按这种解释，"及与"二字，就只能解释为"和"意思。那么这句话就应该解释为"在针刺的时候，一定要观察鼻与两眉间的神气变化"，这就把一种非常特殊的用神方法降低为一种普通的诊断方法，这样就降低了这段经文的重要性，而且从文义上来说，也不合适，因为诊断方法的使用，是在病人刚到来的时候，只有诊断完结才会开始治疗用针，若已经在用针治疗的时候才开始诊断过程，似乎前后顺序不合。所以我们认为还是从上工用神的方法上解释为好。

②释意：针灸是中医用来治病的一种主要手段，是中医的一个组成部分，但是针灸又有自己相对独立的理论与方法。上工守神、守机就是其中之一。这在中医的诊断中是很有特色的。一般的中医在诊断时比较强调的是观察神，目的是正确诊断病情，以便有恰当的治疗。而针灸时强调守神，则是诊断之后的一种治疗手段，而且对治疗结果有非常大的影响。有如中药的炮制一样，经恰当炮制过的中药与没有炮制过的中药对治疗有着完全不同的结果。在某种意义上说，针灸医生的守神比中药的炮制还要重要。因为针灸医生的守神比中药的炮制还要难得多，还因为被人们认识的少。中药的炮制有专门的药师管理，所以只需要医生大致了解就可以，不要医生作具体的考虑和完全的懂得，而针灸的守神只能是医生自己的行为。上工懂得其中的道理，故能够自觉去作，下工不懂其中的道理，故不知道应该去作，也不知道该如何去作。其结果"守神"这一特别重要的方法，就会在一部分下工中被忽略，甚至被抛弃，从而影响道针灸的疗效。守神的方法在《内经》中有很多，制病人目是其中的一种方法。目的是调动病人自身的积极性，让病人参与治疗过程，以提高治疗效果。目是人们与外界交流的一个首要器官，它与五藏六腑均有联系，所有在五官、皮肤中，唯有它的影响最大、最快、最全面。所有古人选用目作为制神的器官是有道理的。在制神中，医生用目看着病人的双目，首先是提醒病人精神集中在治疗上，不要分散精力。然后是让病人体会针刺的感觉，也就是"及与两卫"的意思。因为只有病人跟着感觉走，才能将病人的气血调动起来，使针刺对穴位的作用加强，才会使一根普通的铁针，与神发生连系，成为带有生命信息的针，才会有真正的治疗，才能获得满意的疗效。那么"以及"就是"将它深入进去"的意思。

P3　凡将用针，必先诊脉，视气之剧易⁽¹⁾，乃可以治也。五藏之气已绝于内，而用针者反实其外，是谓重竭⁽²⁾，重竭必死，其死也静⁽³⁾，治之者，则反其气⁽⁴⁾，取腋与膺⁽⁵⁾；五藏之气已绝于外，而用针者反实其内，是谓逆厥⁽⁶⁾，逆厥则必死，其死也躁⁽⁷⁾，治之者，反取四末⁽⁸⁾。刺之害中而不去⁽⁹⁾，则精泄；害中而去⁽¹⁰⁾，则致气⁽¹¹⁾。（精泄则病益甚而恇，致气则生为痈疡。）

1. **注释**

（1）视气之剧易：视，根据；气，指邪正斗争；剧易，指病情变化，剧指病情重，易，指病情轻。因为上文说到诊脉，而脉象反应了邪正斗争情况，邪正斗争情况又表明病情的轻重，故有此说。

（2）重竭：重，念虫（chong），指再一次，加倍；竭，耗竭，损伤。

（3）其死也静：死亡的时候情绪安静。因为本病在内的阴气已经衰竭，而针灸治疗时又错误的在外助了阳邪，这样就加重了气机的衰竭，正气衰弱，活动能力失去，故病人逐渐死亡，在死亡时表现平静。

（4）则反其气：反，采用相反的方法；气，指邪气。即采用与邪气相反的方法去治疗，也就是说针对邪气进行治疗。

（5）取腋与膺：腋，腋下；膺，胸前。本句指腋下与胸前的穴位，多指募穴。因为募穴为藏府之气募集于此，故与藏府相通，针刺募穴，能调动藏府之气使竭于内的五藏之气得到补充，故有益于病情的发展。

（6）是谓逆厥：逆，相反；厥，厥冷。本句指气机反行（即气机运行受阻，前进的能力萎缩，故有如向后走），产生厥冷的病情。

（7）其死也躁：因为阴盛于内，阳格于外，浮阳外越，故现躁乱。

（8）反取四末：反，与病情的发展相反；四末：四肢末端的穴位，也有说是四肢远短的穴位，即五输穴。因为阴绝于内，阳浮于外，阳不能入阴，这时用五输穴，就可以引导阳气向心性运行，进入体内，达到阳入阴平的协调状态。

（9）刺之害中而不去：《灵枢·寒热病》有一段相似的经文为："凡刺之害，中而不去则精泄，不中而去则致气。"害，指灾害。中，念轻重的重（zhong），达到目的。不去，按徐疾补泻之说，应为慢慢出针。也就是说，针刺结束的时候采用慢慢出针就变成了泻法，故说是精泄。因此这句应断为"刺之害，中而不去"为妥。

（10）害中而去：可解释为没有达到治疗目却很快出针，邪气仍然留在体内，故后文称为致气。

（11）致气：邪气壅滞

2. 语译

凡是在使用针灸之前，一定要先诊脉，根据病情的轻重使用针灸方法，才可能予以恰当的治疗。五藏之气在体内已经衰竭，用针治疗时，反而补在外的阳经，这样就加重了体内气机的衰竭，这种情况称之为"重竭"。重竭易成死症，死的时候表现为情绪安静。正确的治疗应该是选取在胸、膺部的募穴。五藏之气在体表衰竭的时候，用针治疗错误的培补在内的阴气，这样就会加重在外的阳气的衰竭，这种情况称之为"逆厥"，逆厥容易出现死症，死的时候表现情绪烦躁。正确的治疗应该是选用四肢末端的五输穴。针刺时，治疗达到目的后，慢速出针，就使治疗变成泻法，致使气机外泄。针刺没有达到目的，却快速出针，还按压穴位，就使治疗变成补法，邪气停留在体内，产生邪气壅滞的后遗症。

3. 讨论

（1）关于重竭与逆厥

重竭与逆厥都是针灸治疗失误以后产生的坏症。这其中既有诊断的问题，也有针灸治疗上的问题。比如重竭是五藏之气已绝与内，而诊断为气虚于外，因而使用了错误的实其外的治疗方法所引起的危象。所谓"绝"，是指阴阳分离，严重的有阴阳离绝；"于内"是指在阴分，也就是阴绝于内而阳散于外。从病情比较轻的时候来看，如高血压病时，出现内阴受伤，阳邪太盛，阳火外炎的时候，有旋晕等症状，若此时诊断为气虚而妄用补气法，则会加重火邪，使内阴更加受伤出现重竭表现。从病情较重的情况来看，比如亡阳的时候邪阴盛于内，大汗泄于外，若此时诊断为表阳虚，而用固表止汗的方法，则会出现重竭的表现。又如逆厥是五藏之气已绝于外，而诊断为藏府之气虚弱，因而使用补藏府之气的方法，就会出现逆厥的危象。比如高烧的病人，尤其是小儿，往往出现四肢厥逆的现象，这时表现为体温突然下降，四肢厥冷，若此时诊断为藏府气虚而致正气不能外达所引起，因而使用补藏府的方法，就会出现逆厥表现。

（2）关于这二种病的治疗

过去对这段经文中治法的解释，基本上都认为误治。比如"治之者，则反其气，取腋与膺"多用张景岳的看法，解释为藏气绝于内，而腋与膺处的穴位又与在内的藏府相通，针灸治疗以后，使在内的气机外出，因而内伤更重，故出现重竭。其实不然，因为腋与膺的穴位多指募穴等与藏府有直接关系的穴位。而募穴的主要作用，就是调整藏府气机，是募集气机，不是向外抽引气机，主要是补藏府的气机，而不是泻藏府的气机（俞募穴在穴位的双向性中以补为主）。是"实其内"而不是"实其外"，所以这不是一种错误的治法，而是一种正确的治法。因此，"治之者，则反其气"中的"反其气"是指与病邪之气相反，不是指与正确的治法相反。

又如说到逆厥的治法时，是"反取四末"，也认为逆厥是这种误治引起的。如教材中《灵枢集注》的解释就是这种意思。他说既然五藏之气已绝于外，反取四末之穴位，将阳气向内引，那在外的阳气就更加虚了，所以产生逆厥。其实恰恰相反，四末的穴位主要是指如五输穴之类，他们的作用主要是将气机收引，因为五输穴是从井穴开始，然后吸引气机，逐渐壮大，向心性发展成为合穴，最后才进入体内，进入体内的气机已经是经过一个阶段的吸引以后才有的，所以是先吸后入不是单入不吸。如在高烧病人的时候（包括上面所说的突然降温的时候）我们常用的方法就是在四肢的末端，如井穴、十宣穴等处扎针，引邪外出，从而解除危象。因此"反取四末"不是误治，而是正确的治法。

可见，只有通过实际的临床才会对经文有正确的理解。

P5 今夫五藏之有疾也，譬犹刺也，犹污也，犹结也，犹闭[1]**也。刺虽久，犹可拔也；污虽久，犹可雪也；结虽久，犹可解也；闭虽久，犹可决也。或言久疾之不可取者，非其说也。夫善用针者，取其疾也，犹拔刺也，犹雪**[2]**污也，犹解结也，犹决**[3]**闭也。疾虽久，犹可毕**[4]**也。言不可治者，未得其术也。**

1. 注释

（1）闭：闭塞不通，如门的关闭，河道的淤塞等。

（2）雪：洗刷。

（3）决：开通，疏通。

（4）毕：过去一般解释为治愈。但是我们认为解释为治疗为好。

2. 语译

可以这样认为，五藏有病，好像刺进入到肌肉当中，好像身体上面有脏的东西，好像绳子打了结一样，好像河道阻塞了一样。扎了刺的日子虽久，也可以将其拔出来；脏的皮肤虽然时候长，仍然可以将他洗干净；绳子打了结，日子虽长，也可以将其解开；河道长期淤塞，还有可能疏通。假如认为久病而不可治，这种说法是不对的。善于用针的医生，治疗疾病，好像将刺拔出来一样，将脏的皮肤洗干净一样，将绳子的结解开一样，将淤塞的河道疏通一样，都有可能达到目的。所以疾病虽然时间长，仍然可以治疗。若是说疾病不可以治疗的医生，是以为他没有学好医疗技术的原因。

3. 讨论

中医为什么认为所有的病都能够治疗？

（1）中医所说的治疗包括预防，如"上工治未病"，其中的"未病"就是预防疾病。

（2）中医所说的治疗，包括了早期治疗。如"善治者，治皮毛，其次治肌肤，其次治筋脉，其次治六府，其次治五藏。"

（3）中医所说的治疗，包括调动医生和病人两方面的积极性。

（4）中医所说的治疗，包括了心理治疗。

（5）中医所说的治疗是在辨证的基础上的治疗，从中医的理论上看，没有不能辨证的病，所以没有不可治疗的病。

（6）中医的特点是宏观认识疾病，而宏观是无止境的，虽然中医能治疗所有的疾病，但由于宏观认识的不可知性，所以仍然有很多病是无法治愈的。

（7）由于辨证的特点，每一位病人的病情都有其不同的地方，所以每一位病人在治疗上都是不同的，因此可以说，无论你治疗过多少同一类病人，积有治疗某一类疾病的经验，对下一位病人来说，你仍然需要在辨证的基础上分析、认识。反过来说，即使你没有见过某一类病，只要你有坚实的辨证基础，你仍然可以去正确的认识疾病，达到很好的治疗效果。

（8）中医所说的治疗包括治疗结果和治疗手段和方法，不要仅仅理解为无论什么病都可以痊愈。

P14 黄帝曰：刺之有道乎？歧伯答曰：刺此者，必中气穴[1]，无中肉节[2]，中气穴则针染于巷[3]，中肉节则皮肤痛。补泻反则病益笃[4]。中筋则筋缓，邪气不出，与其真[5]相搏，乱[6]而不去，反还[7]内着[8]，用针不审，以顺为逆也。

1. 注释

（1）气穴：即指腧穴。因为经络之气在腧穴之处停留，所以穴位中充满了气，故《内经》中又称其为气穴。

（2）肉节：节，硬结，交结。肉节，即指肌肉隆起处。这里是指非穴位处。

（3）染于巷：染，附着的意思，过去染字有写成游字的，因此有人解释为游动，即针在穴位内游动，这与针灸的正确刺法相反，故不可从；巷，人行通道，这里指气血运行的道路，指经络（包括穴位）。染与巷，形容针下沉紧，有如附着狭窄处而进退不易，故出现重滞现象。

（4）笃：沉重。

（5）真：真气，正气。

（6）乱：混乱，胶着不清。

（7）反还：反，反而；还，向相反的方向。

（8）内着：内，体内；着，附着，陷入。

2. 语译

黄帝说：针刺时有一定的要求吗？歧伯回答说：针刺的时候，一定要刺中穴位，不要在肌肉丰满、高起的地方进针。刺中穴位后则针下有沉紧的感觉，刺肌肉丰满、高起处则会出现疼痛的感觉。补泻的方法错了，就会加重病情。刺中筋膜，会使筋膜松弛，不能达到驱除邪气的目的，邪气与真气相互斗争，胶着不去，反而向体内陷入。用针不能审时度势，就会使本应向外驱除邪气的正确途径变成了助邪内入的错误。

3. 讨论

（1）穴位与肉节不同之处

穴位的形成有什么特点？因为穴位是气血停留之处，所以穴位必须有能够让气血停留的组织结构，这样就形成了穴位的结构特点：①孙络处：由于孙络是在经脉远程且浮于肌表的细小分支，与经脉之气相通，所以孙络上的某些特殊部位就有成为腧穴的可能，如《素问·气穴论》认为孙络："以溢奇邪，以通营卫"，是"三百六十五穴会"；②溪谷处：由于溪谷是肌肉交会之处，所以经脉之气不但能从此经过，亦会经此处转输，故有成为腧穴的条件。如《素问·气穴论》认为："肉分之间，溪谷之会，以行营卫，以会大气"；③骨空处：由于骨空是骨的空隙和骨的交接处，故能够停留气血，有成为腧穴的条件；④气血临时积聚处，如阿是穴。

而"肉节"为肌肉丰满、高起处，缺乏上述气血停留的条件，故不易形成穴位。穴位往往在"节之交"，但不是所有的"节之交"都是穴位所在地，关键看该"节之交"处是否有神气，有神气的是穴位，无神气的不是穴位。无凹不成穴，但有凹不一定是穴。

（2）"染于巷"和"皮肤痛"

这是是否刺中穴位的一个重要标志。"染于巷"说明针刺进入穴位以后，引起了穴位的反应，使穴位从松弛疲软而转向紧张积极，对针体产生一种收缩力量，故出现针下的紧张感，这就是"染"的意思，形容像染料一样，附着在物体上。针刺入穴位以后，由于较多的气血进入活跃期，气血向四周运动，撞击穴位四周，穴位处于气的压迫缘故，针刺的直接接触较少，故出现以酸胀为主的感觉。假如没有针入穴位，那么针下缺少较多的气血围绕，因而由于针的直接刺激，所以痛的感觉就会比较明显。所以在得气的时候虽然有时也有一些疼痛的感觉，但最主要的、最明显的是酸胀感。

P17 黄帝曰：余闻刺有三变[1]，何谓三变？伯高答曰：有刺营[2]者，有刺卫[3]者，有刺寒痹之留经[4]者。黄帝曰：刺三变者奈何？伯高答曰：刺营者出血[5]，刺卫者出气[6]，刺寒痹者内热[7]。（黄帝曰：营卫寒痹之为病奈何？伯高答曰：营之生病也，寒热少气，血上下行。卫气生病也，气痛时来时去，怫忾贲响，风寒客于肠胃之中。寒痹之为病也，留而不去，时痛而皮不仁。黄帝曰：刺寒痹内热奈何？伯高答曰：刺布衣者，以火焠之。刺大人者，以药熨之。）

1. 注释

（1）三变：指针刺时针对寒邪侵犯人体引起疾病后所使用的三种不同方法。由于病因相同，而治法不同，故称为三变，"变"即指变化，即同一种病因有三种不同的刺法。

（2）刺营：指寒邪在营分的刺法。寒入营分的病症，在后文中描述为"寒热少气，血上下行"。也就是说，寒邪进入营分后有恶寒发热，身体疲惫无力，头阵阵晕眩等表现。现在看来寒邪在营分多属外感病。

（3）刺卫：指寒邪在卫分的刺法。寒入卫分的病症，在后文中描述为"气痛时来时去，怫忾贲响，风寒客于肠胃之中"。也就是说寒邪进入卫分后有气串痛不定，肠胃道中气机冲击而出现剧烈的肠鸣声等表现，属风寒客于肠胃之中。现在看来寒邪在卫分属肠胃道受寒引起的疾病。

（4）留经：指寒邪留在经络时的刺灸方法。其症状在后文中描述为"留而不去，时痛而皮不仁"。也就是说，寒邪留在经络后有肌肉疼痛，皮肤麻木不仁的感觉。现在看来寒邪留经为风湿病。

（5）刺营者出血：指刺寒邪入营的病变，要刺出血。如现代治疗高烧病人时，用太阳、十宣等穴治疗就是这类方法。

（6）刺卫者出气：指刺寒邪入卫的病变，要用泻法。比如摇大针孔，出针后不要闭塞针孔等。

（7）内热：内，古与"纳"相通，即收纳，进入。内热，指将热气引入到肌肤之中。如后文所述的药熨法。

2. 语译

黄帝说：我听说刺法中有三种变化，什么是三种变化？伯高回答说：有刺营分的方法，有刺卫分的方法，有刺寒痹留在经络的方法。黄帝说：如何运用这三种刺法？伯高回答说：刺寒邪进入营分的病变，要在穴位处刺出血来。刺寒邪进入卫分的病变，要用泻法。刺寒邪留在经络的病变要用热熨的方法。

3. 讨论

（1）关于寒邪侵犯人体所引起的疾病及其治法

本节介绍了寒邪侵犯人体所引起的三种病症，其一为外感发热病，这是寒邪侵犯肌表后引起的；其二是肠胃道疾病，这是寒邪从口而入所引起的；其三是肌肉、筋骨病，即痹症，这是寒邪长期停留在肌体部分引起的。

外感病古代多从寒邪入手，张仲景的《伤寒论》就是在这一基础上发展而来的（热邪为病是在金元时期才开始认识的）。一般来说，伤寒病应以解表为主，解表的方法若是用药，则多为辛温发散，若是用针，则可用出血的方法。在《伤寒论》中有所谓红汗一说，其实质也就是出血。可见出血也是一种发汗的方法，也能达到解除表邪的目的。

寒邪侵犯肠胃道，在《伤寒论》中也是一大证，即太阴证。病因多为过食冷饮加上喜冷贪凉，若是用药，则以桂枝汤主之；若是针灸则多以温灸之法处之。因属外邪侵犯，故主用泻法治之。经文在这里不说解表的方法，而说"出气"，强调的是泻邪，说明寒邪侵犯肠胃道以后，病已不在肌表，与解表之法无关，但是它又是外邪侵犯人体不久，一般情况之下属实证，故应该用泻法。可见还是很有分寸的。

寒邪滞留肌肤、筋骨，说明寒邪流连，对人体的侵犯是渐进的，邪正斗争是在一个长期的过程中，因此在疾病进程中表明上没有什么症状。一旦出现症状，寒邪的驱除就不容易，因此在治法上选用了热熨的方法，逐渐、缓慢地对寒邪进行治疗。因为寒为阴邪，伤人之阳，热熨的方法一方面可以驱除寒邪，一方面还可以增加人体的阳气，属双管齐下的治疗方法。

可见同样一种寒邪，在侵犯人体的时候，因侵犯的部位不一样，邪的轻重不一样，侵犯的时间不一样，其症状表现不同，所以本节经文称之为"三变"。当然，在治法上也应有所不同。

（2）温灸法也属于灸法之一种

针灸的方法现在有人将其范围圈定在针刺和艾灸的两种治法之内。实际上在中医中，其大的治疗手段只有两种，即中药及针灸。用现代的话来说，就是使用药物和使用器械（推拿、接骨等属于人体器械）两种。所以针灸所包含的范围是比较宽的，本节经文明确说到"内热"属刺法，由此还可见，针灸的方法可以简称为刺法。

由此，引起我们的思考，即针灸在当时是一种治疗手段，地位和中药一样，它不是作为一种学科提出来的。但是后来的医生由于对针灸的掌握逐渐深入，研究逐渐增多，治疗的能力逐渐提高，形成了在中医的基础上相对独立的学科，达到与中医比翼齐飞的境界。从这个认识上出发，我们也可以说，学了中医（虽然有针灸课程）不等于学了针灸，那种把针灸附属于中医的认识是不可取的。而学习针灸则一定要有中医的基础，那种把针灸与中医脱离开来的、就针灸论针灸的认识也是不可取的。以上两种认识可以说都是把针灸简单化的结果，这不仅是对针灸发展的历史缺乏了解，也是对针灸的学术水平缺乏了解，这样下去无疑会影响到针灸事业的发展。

P22（治病者先刺其病所从生者也。春气在毛，夏气在皮肤，秋气在分肉，冬气在筋骨，刺此病者各以其时为齐。故刺肥人者，以秋冬之齐；刺瘦人者，以春夏之齐。病痛者阴也，痛而以手按之不得者阴也，深刺之。）病[1]在上者阳也，病在下者阴也，痒者阳也[2]，浅刺之[3]。病先起阴者[4]，先治其阴而后治其阳[5]，病先起阳者，先治其阳而后治其阴。

1. 注释

（1）病：指病位，即疾病所在的部位。

（2）痒者阳也：痒，搔痒。阳，指病因，从外因上说如风、热；从内因上说如肝风内动、血虚生风都可以引起搔痒症。痒是与痛相对而言的。风动而痒，血停而痛。风为气之变化为阳，血为阴，故为一阳一阴。从经文的上下连续来看，是对比而言。

（3）浅刺之：病在阳，部位较表浅，故用浅刺法。所谓浅刺法，是指针刺的深度，如用皮肤针敲击就属于浅刺法。"痒者阳也，浅刺之"是与前面的经文"病痛者阴也，痛而以手按之不得者阴也，深刺之"相对而言的。

（4）病先起阴者：阴，一是指部位，在下为阴，在内侧为阴，在阴经为阴；一是指病因，寒、湿属阴。

（5）先治其阴而后治其阳：先治、后治，一指治法，即先在病发处治疗，后治病波及处；一是指治疗思想，即先病为本，后病为标，先治本，后治表。

2. 语释

疾病的部位在上时，属于阳，疾病的部位在下时，属于阴。皮肤有搔痒感觉的疾病属于阳，针灸治疗时用浅刺的方法。首先从属阴的部位发生的疾病，治疗时首先从属阴的部位开始，而后治疗疾病波及的阳部；首先从属阳的部位发生的疾病，治疗时首先从属阳的部位开始，而后治疗疾病波及的阴部。

3. 讨论

治疗程序的先后

在中医的治疗中，比较强调的是辨证论治，也就是根据疾病当时的症情，针对性的治疗。强调一个"辨"字，就是强调一个"变"字，疾病发展成什么样，我们就用相应地方法进行治疗，为什么又有先后之说呢？这是在疾病变化得比较复杂的时候采用的方法，因为病情比较复杂的时候，所牵涉的面比较广，影响的藏府和部位比较多，形成了多种症情，各个症情的轻重缓急也不一样，对整个症情的影响力也不一样，选择一个对整个病情影响最大的治疗点，对整个治疗无疑是重要的，所以在治疗中就有选择的余地，因此就有一个先后问题。

（1）疾病发展的时候有一个传承性，先病的病因传承到后一个疾病中。比如小儿咳嗽同时有泄泻发生。假若是先有咳嗽后有泄泻则治疗时以咳嗽为主，这是因为肺与大肠相表里，泄泻病往往是肺病的原因引起，所以治疗的时候以治咳嗽为主同样能将泄泻治愈。反之则以治疗泄泻为主。

（2）病因最终到达部位是选择后病先针的主要原因。如从口而入的湿热，最终到达的地方是脾胃，所以感染这种湿热以后可以先治疗脾胃，见肝之病，知肝传脾，当先实脾就是这个意思。

（3）在传变过程中，病因性质发生改变的，后病先针。如寒邪感冒病，经过一段时间后，病向里发展，寒邪化热，则以治疗热邪为主，兼治寒邪。如大青龙汤症，重用石膏，就是这种方法。

（4）不容易传变的疾病以治疗本藏为主。如很多慢性病的治疗。

（5）病因与部位相合的时候治疗本藏。如饮食原因引起的疾病，以肠胃为主，水湿侵犯以肺、脾、肾疾病为主，血液疾病以心、脾、肝为主等等。

可见阴阳先后，是在一定的时期，一定的范围之内的一种治疗程序。也就是说，在疾病较为简单时，辨证比较清楚时，辨成什么证就用什么方法治疗。而在疾病发展较复杂时，开始考虑有先后之分，而先后之分，又是以影响症情的主要变化点为先，不是永远以原病变点为先的。也就是说在疾病发展的过程中，原病变点在一个较长时期内起着主要的作用，因此原病变点往往为先的时候较多，但不能永远以它为先，这是应该注意的。

P22　凡刺之法，必察其形气，形肉未脱，少气而脉又躁[1]，躁厥[2]者，必为缪刺[3]之，散气可收，聚气可布。深居静处，占神往来[4]，闭户塞牖，魂魄不散，专意一神[5]，精气之分[6]，毋闻人声，以收其精，必一其神，令志在针[7]，浅而留之，微而浮之[8]，以移其神[9]，气至乃休[10]，男内女外[11]，坚拒勿出，谨守勿内[12]，是谓得气[13]。

（故生之来谓之精，两精相搏谓之神，随神往来者谓之魂，并精而出入者谓之魄，所以任物者谓之心，心有所意谓之意，意之所存谓之志，因志而存变谓之思，因思而远慕谓之虑，因虑而处物谓之智。）

1. **注释**

（1）少气而脉又躁：躁，为躁动不安。因为气属阳，少气为阳不足，应该脉静，若出现脉躁，是为阴血阻滞而阳气不得正常运行，故出现散气不得收和聚气不得散的表现。此时由于形肉未脱，阳气并未衰竭，故出现冲动不安的躁象。

（2）躁厥：由躁动不安而引起的厥逆。因为躁动不安本身是阴血阻滞引起，气机不能正常运行，故其结果必然会引起厥逆。厥，厥冷；逆，向心性发展的冷感。

（3）缪刺：左病刺右侧的络脉，右病刺左侧的络脉。为上下交叉刺的方法。这是因为病人的正气尚未虚弱，邪客于大络，没有进入经脉，邪气在络脉上游弋不定，上下左右与经相干，影响气机的正常运行，故出现散气不收，聚气不散的躁动不安表现。

（4）占神往来：占，占卜，古人用以预测事物发展的一种方法。在占卜的过程中需要真心诚意，所以"占"字又代表真心诚意或全神贯注等。神，即人的神志、神彩，因为精、气、神三者互相依附，故气的变化和神的变化有一致之处，本病虽然是气机受阻，但能从神志的变化中推测出来，所以使用占神，即根据神气的变化。往来，气机游弋不定的表现。全句指根据神志的变化来运气，使气机逐渐走向正常。

（5）专意一神：专意，一心一意；一神，神志集中，不要使其分散。后句的"必一其神"也同样是集中精神的意思。

（6）精气之分：使精气正常分布。即使发散的精气得以集中，使集聚的精气得以发散，达到各得其所。这句也说明上一句"专意一神"的目的是为了促使精气得到分布。

（7）令志在针：使病人的神志集中在针灸部位。这在针灸时是一个很重要的方法，病人思想集中在针灸部位，配合医生的治疗，就能更好的调动气机运行，使治疗效果更好。

（8）微而浮之：微，轻微，指捻转手法用力较轻；浮，上浮，指手法中略用一点泻法。微而浮之，总的来说是一种轻泻手法。因为此时正气未虚，而有邪阻，且邪阻在络脉上，故在表浅部位用泻法以泻邪，但正气游弋不定，气散、气聚，处于气乱的状态，故又不能用重泻的方法，以免使气机更加散乱。

（9）以移其神：使治疗能达到正常移动神气的目的。也就是说使气机运行正常。

（10）气至乃休：至，到达，也就是运行正常。本句指使气机达到正常运行的时候，治疗就可以告一段落。

（11）男内女外：内，内室；外，外庭。男人要注意在内室的活动内容，女人要注意在外庭活动的内容。言下之意是指男人要节制房事，女人要避免过分劳累。

（12）坚拒勿出，谨守勿内：指女人在针灸后不要外出从事劳作，男人在针灸后不要进入内室进行房事。

（13）得气：这里的得气，不是指针灸时的得气，而是指针灸方法对头，针灸后保养方法得体，就能使气机运行保持持续正常状态。这种情况就称为得气，得，也就是保持正常的意思。

2. **语释**

凡是针刺的时候，一定要观察病人的形体和神气，形体没有发生大的不协调，而脉象出现躁动，甚至躁动不安而出现厥逆的时候，一定要用缪刺法，才能使分散的气机收敛，集聚的气机布散。让病人在深宅大院中居住，保持一个安静的环境，根据神气的变化运行气机，关上门窗，不使魂魄散乱，精神专注气机的运行上，不要听到外人的声音，以使精气收敛，到达精神专注的目的，让病人的神志集中在针灸上，用浅刺留针法，用轻泻手法，以恰当的运行神气，使气机运行保持正常以后才能停止治疗。在针灸期间，男人要注意节制房事，女人要注意避免劳累，男人坚持不要到内室去，女人要防止到外庭劳作，这才能使气机长期正常运行，才能称为得气。

3. 讨论

（1）调神与得气

本节说到调神和得气是一回事。

其内容主要有二，一是病人调神，即要求病人集中精力，主动调整情绪。为了达到这一目的，首先得让病人有一个安静的环境，不受外界干扰，如："深居静处，……闭户塞牖……毋闻人声"，然后让病人主动随着气机的往来，自身运气，以帮助气机的运行，如："占神往来……专意一神"；二是医生通过医疗技巧，使病人将精神集中在针灸的治疗上，如："必一其神，令志在针……以移其神，气至乃休"，这样就能调动病人的内在积极因素，达到内外配合，以提高针灸治疗的效果。

它包括：

①病人自身得气；如"深居静处"，"占神往来"，"专意一神"

②病人善后得气：如"男内女外"

③医生治法得气：如"以收其精"

④医生自身得气；如"必一其神"

⑤医生手法得气；如"浅而留之，微而浮之"

现在一般来说，得气是指针刺时的得气。针灸治疗的过程中得气是很重要的。

可以从以下下四个方面判断是否得气：①病人的感觉；②医生的感觉；③客观可以观察到的表现；④仪器测定上的数据。

其中：

①病人的感觉：主要是酸麻胀痛重五种感觉。是否这五种感觉越强越好呢？不一定。要因人因病而异。如长期失眠身体虚弱的病人，神经脆弱，易动，则只要略有一点痛胀感就行了，不可多，多了则起反作用，更加睡不着。但是对一些痹证，则往往刺激量比较大，尤其是一些顽固性的疾病，只要病程不长往往刺激量都比较大，使病人的得气感觉明显，效果会更好一些。若是正气比较虚的则刺激量就比较小，病人只要稍有感觉就行了。可以这么说"得气"是点到为止。除以上五中感觉之外还有热感和冷感。如《素问·针解》说："刺虚则实之者，针下热也，气实乃热也。满而泄之者，针下寒也，气虚乃寒也。"

②医生的感觉：主要是针下的沉滞感，古人形容是如鱼吞钩，也就是在逐渐向里捻针的时候，突然感到用同样捻针的力量有捻不动或旋转速度减慢的情况，就是得气的表现。但切忌过分单方向旋转造成肌纤维缠绕，那种沉滞不可取。

③客观可以观察到的表现：①针体周围皮肤上的红晕；②皮肤随针的动作而动作。

④仪器测定：主要用在科研上。

（2）调神与得气的异同点

①都是对人体气血的调整，。

②调神和得气都需要医患双方共同配合进行。

③调神是得气的前凑，得气是调神的延伸。

④调神范围比较宽，包括了得气，血气的充足就能表现为神气。所以本节统称之为得气。

⑤调神是在针灸过程中对气血的全面、持续的调整，得气是针灸操作中对气血的调整，尤其是对经络气血的调整。

⑥调神强调神气的变化，得气强调经气的变化。

（3）"散气可收，聚气可布"是这段经文的要点。前面说到躁厥，后面说到"浅而留之，微而浮之"都是围绕着补正气，去邪气来进行的。"散气"是说正气虚弱而散开，"可收"是指将散开的气机集中起来。"聚气"是说正邪斗争，"可布"是说将邪气从正邪斗争的抟气中分离出来，排斥出去。"布"不是布散，而是排斥，也就是泻邪。"躁厥"这个病就是因为正气虚弱散乱，集中不起来，所以出现少气的表现，而一旦有阴邪阻滞则正气更不能正常运行，出现躁动，躁动加剧则气不能按正常途径运行出现逆行性的厥症。"浅而留之，微而浮之"，前面说的是轻补法，后面说的是轻泻法，先补后泻，先将正气集中起来，后泻邪气，这样一来就成为调气的方法之一。

（4）精气神三者之间的关系。精是基础（有如现代说的基因，激素等），神是表现，气是功能活动。后天水谷之精微是支持。

（5）缪刺：本段所说的内容是对缪刺使用的一个具体说明，也就是在正气还没有完全虚弱，尚能抵抗外邪入侵的时候。这时，外邪不能进入人体内部，只能在属表的络脉处游弋，由于络脉在表，互相、左右之间能够沟通，所以外邪在游弋的过程中，从阳转阴，从阴转阳时，就主要是左右部位之间的转换，因此缪刺的左刺右，右刺左的疗法就能起到作用。

本段很强调内外有别，主要是为了保护人体的正气，在患病的时候，有利于驱邪，在疾病刚刚好的时候，有利于疾病的恢复。

P52 故针有悬布天下者五，黔首共余食[1]，莫知之也[2]。一曰治神[3]，二曰知养身[4]，三曰知毒药为真[5]，四曰制砭石小大[6]，五曰知藏府血气之诊[7]。五法俱立，各有所先[8]。今末世之刺也，虚者实之，满者泄之[9]，此皆众工所共知也。若夫法天则地[10]，随应而动[11]，和之者若响[12]，随之者若影[13]，道无鬼神[14]，独来独往[15]。

1. 注释

（1）黔首共余食：黔首，指平民，因用黑巾裹头而称。见《史记》秦始皇记二十八年琅邪台刻石："忧恤黔首，朝夕不懈。"共，共同；余食，交税后剩余下来的食物。

（2）莫知之也：莫，不能；知，知道；之，它，即针灸医术。

（3）治神：这是中医治疗疾病的首要方法。所谓神，其概念非常广泛，是以病理治疗为基础，以心理治疗为主要内容的一种治疗方法，包括调动医生和病人两方面的主观能动性。从针灸的角度来看，从接触病人开始，就要运用治神的方法进行治疗，诸如病人神志的安定，思想的集中，用针前"瞻病人目"，用针时的手法，留针时的守护，出针时的处理，出针后的交待等等。

（4）养身：调养心身，修心养性。其方法如《素问·四季调神大论》所说。

（5）毒药为真：毒药，这里指中药，神农尝百草，一日而遇七十毒。为，即伪。本句说要弄清中药作用的真伪。只有这样才能治好疾病。

（6）制砭石小大：制，制造；砭石，古代治病时使用的一种石头，一般是一头大一头小，头上较尖，可以刺破皮肤。当时没有专门的制造者，故使用者得自己敲打、磨制。小大，即大小，根据病人疾病的不同，疾病部位的不同，需要使用不同大小的砭石。

（7）藏府血气之诊：指藏府、血气的生理、病理的诊断方法。也就是诊断技巧。

（8）五法俱立，各有所先：五法，即上面所说的五种方法；俱立，都要懂得；各有所先，即根据不同情况首先采用哪一种方法。

（9）虚者实之，满者泄之：指一般的正治法，也就是常规治法。

（10）若夫法天则地：若，假若；夫，发语词；法天则地，以天的变化作为治疗依据，根据地理、方位进行治疗选择。这是中医天人相应思想的反映，是中医的诊疗疾病的主要特点。

（11）随应而动：随着治疗方法的进行而出现治疗效果。

（12）和之者若响：像声音随着敲击一样出现应和。

（13）随之者若影：像影子一样跟随着身体出现。

（14）道无鬼神：道，指中医的理论。因为中医强调天人相应，强调辨证论治，有比较强思维反馈能力，思维方式虽然是看不见的，但它是建立在正确的思维方法上的，并不是鬼神随所为。

（15）独来独往：指运用自如，则往往有独到之处。

2. 语释

所以针灸治疗疾病的内容，应该告诉天下民众的有五个方面，民众由于忙于生计，过去不曾知道这些内容。一是治神，二是要懂得修心养性，三是了解中药的治疗作用，四是要会自己制造砭石，五是要学一点藏府血气生理、病理的区别。这五种方法都应该有一定了解，但是在诊疗疾病的时候，又要根据不同病情首先采用其中的某一种方法为主进行。现在时代离古人较远，在刺法上，所有的医生仅仅是按照大家都知道的虚者实之，满者泄之的正治法进行。若能根据天地的法则对人体疾病进行治疗，就能使治疗作到每次都能取得一定效果，像声音与敲击同时发生一样，像影子和人体同时出现一样，令人惊叹。针灸的治疗并无鬼神所助，但能懂得以上道理，就能够运用自如，有独到之处。

3. 讨论

（1）针灸的五种内容

本节说到针灸的五种内容，从这五种内容来看，包括了养生保健知识，诊疗知识，制针、用针知识，用药知识。说明①当时医疗活动主要是针灸，所以用针灸这一名词代替中医名词。②说明治神不仅仅用在针灸上，而且也是中医治疗疾病的一个主要方法。③说明医生的治疗虽然是驱除疾病的一个途径，但病人的自我保养和配合也是非常重要的。

（2）五法俱立是一个好的中医需要掌握的内容。

（3）法天则地

①整体恒动观是法天则地的基础

法天则地思想包括的内容很多，主要体现了中医的整体恒动观，也就是天地在不断的变化，人体也随着不断变化，能够适应天地的变化，身体就能健康。

❶从中医的思想来看，首先是阴阳的恒动，比如太极图所表达的含义：见图68、69

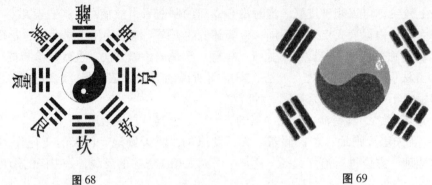

图68　　　　　　　　　　　　　　　　　图69

前者说明动态的阴阳变化，上为阳下为阴，阴气上升为阳，阳气下降为阴。后者说明静态的阴阳变化，即前为阳后为阴；左为阳，右为阴。天在上，地在下，天气下降，地气上升，互相交流，在交流中变化。人体中的气机也要阴升阳降，以顺应天地的变化。所以人的经络走向也是阴升阳降。经络的分布也是后阳前阴，阴中有阳（阳明经走在腹部），阳中有阴（太阳经上有五藏的俞穴）。在病理变化上的阳极反阴，阴极反阳，说明了阴阳是可以互相转换的。在治疗方法上的从阳引阴，从阴引阳说明阴阳互相交流就可以到达阴阳协调。

❷其次是五行的恒动观。五行中的相生相克关系就是一种整体恒动观，它贯穿在纷繁复杂的万事万物中，使我们能够清楚的认识事物之间的关系。比如现代比较强调的生物链一样，就是生物相关、恒动的表现。

五行相关中主要包括了气候的影响和事物的自然相关。在气候上，比如方位与季节的配合，是按斗柄所指的方向定四季。"斗"，就是北斗星，"柄"就是北斗星的外三星所组成的形状。如：汉代《鹖（he）冠子》说："斗柄指东，天下皆春；斗柄指南，天下皆夏；斗柄指西，天下皆秋；斗柄指北，天下皆冬。"即东与春，南与夏，西与秋，北与冬相应。气候与颜色的配合是从对北极光的观察而来，如头年观察到北极光颜色偏红，第二年的气候就会偏热，所以红色与火热相配。在事物的自然相关上，比如火性上炎。水性下润，水克火，火克金等都是属于自然规律。以上综合起来说明在宇宙中的万事万物，都是互相关连，互相制约、互相促进的。人体藏器也有着五行的相互关系恒动着配合着完成人体的生命功能，如肝气太旺，情绪容易激动，产生火象，好像木生火一样；肝气正常有利于脾胃的消化功能，好像木克土一样（木犁耕地有利于土地生长万物）。在治疗中有如"见肝之病，知肝传脾，当先实脾"，"虚则补其母，实则泻其子"，就是从五行观点出发对藏腑进行调整的。

②养生是法天则地具体做法（见如《素问·四季调神大论》）

春三月，此谓发陈，天地俱生，万物以荣，夜卧早起，广步于庭，被发缓形，以使志生，生而勿杀，予而勿夺，赏而勿罚，此春气之应养生之道也。逆之则伤肝，夏为寒变，奉长者少．。夏三月，此谓蕃秀，天地气交，万物华实，夜卧早起，无厌于日，使志无怒，使华英成秀，使气得泄，若所爱在外，此夏气之应养长之道也。逆之则伤心，秋为痎疟，奉收者少，冬至重病。秋三月，此谓容平，天气以急，地气以明，早卧早起，与鸡俱兴，使志安宁，以缓秋刑，收敛神气，使秋气平，无外其志，使肺气清，此秋气之应养收之道也。逆之则伤肺，冬为飧泄，奉藏者少。冬三月，此谓闭藏，水冰地坼，无扰乎阳，早卧晚起，必待日光，使志若伏若匿，若有私意，若已有得，去寒就温，无泄皮肤使气亟夺，此冬气之应养藏之道也。逆之则伤肾，春为痿厥，奉生者少。

③调神、得气是法天则地在治疗上的体现

天人相应思想是中医治疗思想的主要部分。说明中医的治疗，主要是依据天地的变化调整人体的内环境，人体的一切疾病都能使内环境发生变化，而中医的一切治疗都是使病理的内环境转化为生理的内环境。生理的内环境虽然不能看见，但能从天地的变化中推测出来；病理的内环境治疗虽然也看不见，但能从症状上进行推测；治疗的方法虽然比较抽象，但能借用天地的变化格局加以考虑。如脉象的春浮、夏洪、秋毛、冬石，就是从天理推人体的生理；如恶寒发热说明邪在表，但热不寒说明邪已入里，就是从症状上推测病理变化的；如针灸的捻转次数，就是根据天地阳气的多少进行的，如此等等。可见水平高的医生，不应该停留在仅仅知道一些常用的正治法，而且要通达天地的变化知识，并依据它去分析、调整人体的内环境，才能够有独到之处，达到满意地治疗效果。

P53 帝曰：愿闻其道。歧伯曰：凡刺之真，必先治神，五藏已定，九候[1]已备，后乃存针[2]；众脉不见[3]，众凶勿闻[4]，外内相得，无以形先[5]，可玩往来[6]，乃施于人。人有虚实，五虚勿近[7]，五实勿远[8]，至其当发，间不容瞬。手动若务[9]，针耀而匀[10]，静意视义，观适之变[11]，是谓冥冥[12]，莫知其形[13]。见其乌乌[14]，见其稷稷（ji）[15]，从见其飞[16]，不知其谁[17]，伏如横弩[18]，起如发机[19]。

1. 注释

（1）九候：指三部九候，泛指诊断。

（2）存针：存，存在，指使用。

（3）众脉不见：众脉，各种脉，指各种不正常的脉象。不见，没看见，指不要仅仅以脉象作为诊断的依据。

（4）众凶勿闻：各种凶象，指坏证。勿闻，也是没有看见的意思。上两句合起来说明要脉证合参，不要片面。

（5）无以形先：不要仅仅看表面现象。

（6）可玩往来：指得心应手。

（7）五虚勿近：五虚见于《素问·玉机真藏论篇》。指五种虚证，即：脉细、皮寒、气少、泄利前后、饮食不入。勿近，指针刺相对而言要深一点。在《灵枢·官针》里有三刺出谷气之说。

（8）五实勿远：五实见于《素问·玉机真藏论篇》。指五种实证，即脉盛、皮热、腹胀、二便不通、闷瞀。勿远，指针刺不要太深。在《灵枢·官针》里有一刺出阳邪之说。

（9）手动若务：手的动作要讲求实效。也就是说不要有花架子。

（10）针耀而匀：针具要光耀而均匀（也就是说不能有锈斑和弯曲）。

（11）静意视义，观适之变：静意，使病人安静下来。视义，观察病人的内心表现（以进行调理，比如说进行解释，安慰等）。主要是说要让病人安静下来，不要有恐惧的心情，对针灸抱有信心。观适，观察针灸的适当时机，之变，注意瞬间的变化。

（12）是谓冥冥：冥冥，虽然不可见，但是有一定的规律称之为冥冥。这句说通过以上的准备工作，就能将病情弄清楚。

（13）莫知其形：不知道它的形状。也就是说虽然病情很复杂。有很多地方看不见摸不着，但通过医生的诊断工作，就能了解病情，做到心中有底。

（14）见其乌乌：看上去乌乌鸦鸦一大片。指表面上看起来杂乱不章。

（15）见其稷稷：看上去广大无边。指表面上看起来无从着手。

（16）从见其飞：好像有一大群鸟飞过。指虽然看得见东西，但是分辨不清楚具体的个数。

（17）不知其谁：不知道哪个是我们想捕捉的东西。

（18）伏如横弩：伏，指出手之前，也就是针灸进针之前，横弩，把弓弩拉开瞄准靶子。等待时机。

（19）起如发机：起，出手的时候，也就是针灸进针的时候，要像把箭射出去那样果断、准确（不要延误时机）。

2. 语释

黄帝说：我想听听其中的道理。歧伯回答说：针刺的要点，首先要调理神气，五脏安定下来，三部九候已经弄清楚，然后可以进行针灸。不要为各种复杂的脉象影响诊断的准确性，也不要让各种危急的症状影响治疗的决心，要内外互参，做到得心应手才可以开始进行针灸。针灸时不要玩花架子，针具要有光泽而均匀，还要使病人安静下来，消除病人的恐惧心情，观察适合针灸的最佳时机，了解影响针灸的各种因素，这才是掌握分寸，病情就能弄清楚。病情繁杂，好像乌乌鸦鸦一大片，好像无边无际，好像一群鸟飞过，看得见分不清，不容易决定我们的治疗方向，所以针灸的准备阶段要像拉开弓箭的时候，找准靶子用足力气，开始扎针的时候要像射出去的箭一样，迅速而有目的。

3. 讨论

"伏如横弩，起如发机"，这里讲了针灸时要注意的三个问题。一是医生在进行针灸时要全神贯注，全力以赴，不能一边聊天一边扎针，这不仅仅是一个服务态度问题，更重要的是提高疗效的重要方法之一（将无生命的铁针转化为有生命信息的导体，也就是我们常说的将死针变为活针）。二是不要随便下针，一定要看准穴位，看准时机，比如使用补法的时候要在病人吸气的时候进针。三是动作要干净利落，尤其是在穿皮的时候，更不要拖泥带水。即使是慢进针的时候，动作也要连贯、均匀，这样做不仅仅是减轻疼痛，还有利于调动气机。

其方法是首先认准穴位，初学者可以先用碘酒等点在穴位上，医生将针拿在手上，调整自己的气息，使气息均匀而且和病人的呼吸频率一致，观察病人的眼睛，了解病人的心情，在病人安静舒适的时候，将针刺入。快进针的时候，针要有一定的力度，要一下穿过皮肤，然后慢慢向下捻转，以找到得气感。慢进针的时候要先将针置于皮肤之上，针尖要垂直在皮肤上，（斜着进针容易引起疼痛）。看准时机突然发力进行捻转，捻转的动作要均匀持久，开始以捻转为主，逐渐加强向下进针的力量，但病人疼痛比较明显的时候，可以停顿片刻后再捻转，让病人有一个调整的机会。总之来说，进针的速度不要太快，在慢进针的过程中体会针下的得气感。

P53　帝曰：何如而虚[1]？何如而实[2]？歧伯曰：刺虚者需其实[3]，刺实者需其虚[4]，经气已至，慎守勿失，深浅在志[5]，远近若一[6]，如临深渊，手如握虎，神无营于众物[7]。

1. 注释

（1）何如而虚：如何治疗虚证。

（2）何如而实：如何治疗实证。

（3）刺虚者需其实：刺，指治疗；虚者，虚证的病情；需其实，需要虚弱转化为充实。在治疗的时候就是使病人有充实的感觉。所谓充实的感觉有以下几点，一是热感，针下热感或身体有热感。二是精神状态好转，疲劳感减轻或消失。三是可以按压，比如虚寒性胃痛，一般用手按压能有所减轻，针灸使其充实以后，就可以不用手按压，疼痛也能减轻。

（4）刺实者需其虚：治疗实证需要使病人感到有失去的感觉。所谓失去的感觉有以下几点，一是寒感，尤其是热证或发热的病情，针灸以后出现针下或身体有热度下降或消失的感觉。二是负担减轻，比如风寒头痛经过针灸治疗以后，减轻或消失，有如去掉压力一样。三是精神上有爽快的感觉（欣快感）。

（5）深浅在志：深浅指针刺的深浅程度，包括进针的深浅度，使用的针法、手法、力度等等，在志，指需要医生的认真思考。志，指神志，人的精神活动。本句指针刺的深浅要医生经过反复思考后予以决定，不能草率。

（6）远近若一：远近与深浅是模拟词，远近指切入点，比如针灸取穴的近取和远取，用药处方时的不同方剂。若一，好像一样，指结果一样。本句是说无论使用什么方法治疗，其结果都要到达一样，即获得好的疗效。这样的选择才是正确的。

（7）神无营于众物：神气不要分散到众多无关的事物上，指医生在针灸治疗的时候不要分散精力。

2. 语释

黄帝问：如何治疗虚证？如何治疗实证？歧伯回答说：针刺虚证的时候，要使病人有充实的感觉，针刺治疗实的时候要使病人有失去的感觉。进针获得气至后要谨慎从事，不要让气消失，针刺的深浅要反复思考后决定，治疗的切入点要反复弄准确，要有站在深渊的边缘时的那种害怕随时掉心情，要有用手抓住老虎后不敢松手的那种感觉，精神不要分散到无关紧要的地方。

3. 讨论

本节经文说明三个问题，一是治疗时病人的感受也是疗效的一部分，无论是用针或者是用药，一定要使病人感到治疗的前后有所不一样，有时是症状的改善，有时是治疗部位的感觉，有时是精神状态的变化，这些对最后疗效的取得都是有意义的。尤其是急性病的时候，更是这样。即使是慢性病，治疗比较困难的疾病，也要有一定的变化，比如进针后，针孔出现红晕，或者病人有得气感，服药后身体有热感，或肠胃蠕动增加等都是一种变化。二是对待病情不能草率，需要认真的辨证论治，做到心中有数，不论使用什么方法治疗，不论治疗的切入点怎样，治疗的程序要明确（第一步使用什么方法，第二步使用什么方法等要首先设计好），治疗的目的要准确（第一步解决什么问题，第二步解决什么问题等）。假如出现了新的情况，则要重新进行辨证论治，重新设计治疗方案。三是医生在面临病人治疗时要如临深渊的不敢掉以轻心的感觉，必须集中精力，不要为无关紧要的份外之事分心。只有这样才能取得好的疗效。手如握虎是说，对医生来说拿着针灸针的时候就好象手中握住的是一只老虎，必须心理上和力量上都全力以赴，处理不当不仅不能取得疗效，还可能引起不良后果。开处方也一样需要谨慎从事，俗话说纸包的药犹如纸包的枪，弄得不好，随时都可以伤人，也是这种意思。

P54 **黄帝问曰：用针之服**[1]**，必有法则焉，今何法何则？岐伯对曰：法天则地，合以天光**[2]**。帝曰：愿卒闻之。岐伯曰：凡刺之法，必候日月星辰，四时八正之气**[3]**，气定**[4]**乃刺之。是故天温日明，则人血淖液**[5]**而卫气浮**[6]**，故血易泻，气易行；天寒日阴，则人血凝泣**[7]**而卫气沉**[8]**。月始生，则血气始精**[9]**，卫气始行；月郭满**[10]**，则血气实，肌肉坚。月郭空，则肌肉减，经络虚，卫气去，形独居**[11]**。是以因天时而调血气也。是以天寒无刺**[12]**，天温无疑**[13]**。月生无泻，月满无补，月郭空**[14]**无治，是谓得时而调之。因天之序，盛虚之时，移光定位**[15]**，正立而待之**[16]**。故曰：月生而泻，是谓藏虚**[17]**；月满而补，血气扬溢，络有留血，命曰重实**[18]**；月郭空而治，是谓乱经**[19]**，阴阳相错，真邪不别**[20]**，沉以留止**[21]**，外虚内乱**[22]**，淫邪**[23]**乃起。**

1. 注释

（1）用针之服：服，事情。转化为技巧。

（2）合以天光：与天空中光的变化相吻合。天光指日月星辰的变化。

（3）四时八正之气：四时，春夏秋冬四个季节。八正：指八个主要节气。就是立春、立夏、立秋、立冬，春分、秋分、夏至、冬至。

（4）气定：气，指八正之气；定，弄清楚。本句说要依据八正之气的盛衰（进行针灸）。

（5）淖液：一种较浓的能流动的水液。

（6）卫气浮：卫气活动能力增强。

（7）凝泣：凝，凝聚；泣，涩。

（8）卫气沉：卫气活动能力减弱。

（9）血气始精：血气出现活力。

（10）月郭满：月亮的轮廓充满，也就是月圆。

（11）形独居：形体缺乏气血的支持，好象有形无物的空壳。

（12）天寒无刺：天气寒冷的时候，不要使用针刺疗法。

（13）天温无疑：疑，阻碍，妨碍。天气温和的时候，可以进行针刺疗法。

（14）月郭空：空，没有，看不见。月亮的轮廓看不见的时候。

（15）移光定位：根据日晷的变化，知道具体的时间。

（16）正立而待之：正立，对着日晷站立，等待时机的到来。

（17）藏虚：藏（cang），收藏，增添。虚，虚证。本句说成为虚证，或脏腑虚弱。

（18）重实：重，重复，指实上加实。

（19）乱经：扰乱了经气的正常运行。

（20）真邪不别：正气和邪气不能分开。指正邪斗争在一起。

（21）沉以留止：沉，沉淀，指胶着状态。留止，正气不能正常运行，邪气不能去掉，停留在某一部位。

（22）外虚内乱：在外的正气虚弱，在内的正气逆乱。

（23）淫邪：淫，不正常，过分的；邪，邪气，指侵犯人体的邪气。

2. 语释

黄帝问：使用针刺治疗，一定有方法和准则，那是怎样的方法和准则呢？歧伯回答说：根据天地的变化，与日月星辰的运行相吻合。黄帝说：我想听全部内容。歧伯说：凡是针刺的方法，一定要探求日月星辰的变化，春夏秋冬及主要节气的变化，弄清这些后，再进行针刺。因为天气温和，日头明亮的时候，人体内的血气变得活跃而且卫气上升，所以血容易散开，气容易运行；天气寒冷日头被遮挡，人的血液凝滞而且卫气下沉。月亮开始有光亮（月初），人体的血气出现活力，卫气开始运行；满月的时候，血液十分充实，肌肉结实；月朔的时候，肌肉软弱，经络空虚，卫气消沉，形体得到的支持比较少。所以要根据天气的变化来调整气血。因此天气寒冷，不要进行针刺疗法，天气温和的时候，进行针刺则没有问题。月亮开始出现的时候，不要使用泻法，满月的时候不要使用补法，月亮的轮廓看不见的时候，不要进行针刺治疗。这就是根据时间而调理治疗的方法。依据天气变化的顺序，气机盛衰变化，根据光的移动，面对日晷守候针刺时间的到来。所以说，月亮刚刚有光亮的日子里，使用泻法会造成脏腑虚弱；满月的时候使用补法，使血气方刚，络脉留存不易回流，这就会形成旧邪不能去，新邪又生，即所谓实上加实。月亮的轮廓看不见的时候进行针刺治疗，就会扰乱了经络的正常运行。阴阳错位，正邪之气不能分别开来，邪气留存下来，正气虚于外，邪气内扰，损害人体的疾病就会产生。

3. 讨论

合以天光是法天则地的主要方法。本节主要说到针刺要根据时间的变化进行，其中包括日月光度的变化，气候寒热的变化等。是中医时间医学的重要理论依据。

（1）太阳明亮（包括晴天，热天）的时候，气血运行也比较通畅，正气容易调动，针刺的深度上要稍微浅一点，手法上要稍微轻一点；太阳阴暗（包括阴天，冷天）的时候，正气较为迟滞，针刺的深度上要稍微深一点，手法上要稍微强一点。以上是对同一种疾病来说的，也就是说同样一种疾病，在天热的时候治疗和在天冷的时候治疗，深度和手法应该有所区别。

（2）月亮主要看观察它的阴晴圆缺，月亮圆的时候，是人体的气血最充实的时候，正气抗邪的力量最强，所以针刺的时候一般泻法，以泻邪为主，若使用补补法，容易使气血过分壅滞，气有余便是火，反而助长了邪气。在月缺的时候，人体气血深藏于体内，活动能力减弱，这时应该使用补法，使人体正气活跃起来，若使用了泻法，则容易使人体的正气受伤，反而助长了邪气。

（3）如何掌握这一变化的方法呢？主要是根据四季的推移和八个主要节气的到来，以决定使用何种方法。根据移光定位，正立而待之而决定针刺的时机。

（4）合以天光所指的天光有以下几方面

①天光主要说天空中的七星，即太阳、月亮、金星（太白星）、木星（岁星）、水星（辰星）、火星（荧惑星）、土星（镇星）。

②本节主要说太阳和月亮。太阳主要看太阳与地球的距离和热量的多少。月亮主要看阴晴圆缺。

③在针刺上与太阳相关的主要是指针刺的深浅，与月亮相关的主要是指针刺的数量。

P68 黄帝问曰：愿闻刺要。歧伯对曰：病有浮沉，刺有浅深，各至其理，无过其道[1]。过之则内伤[2]，不及则生外壅[3]，壅则邪从之。浅深不得，反为大贼[4]，内动五藏，后生大病。故曰：病有在毫毛腠理者，有在皮肤者，有在肌肉者，有在脉者，有在筋者，有在骨者，有在髓者。是故刺毫毛腠理无伤皮，皮伤则内动肺，肺动则秋病温疟[5]，浙浙然寒栗[6]。刺皮无伤肉，肉伤则内动脾，动则七十二日四季之月[7]，腹胀烦不嗜食。刺肉无伤脉，脉伤则内动心，心动则夏病心痛。刺脉无伤筋，筋伤则内动肝，肝动则春病热而筋弛[8]。刺筋无伤，骨伤则内动肾，肾动则冬病胀腰痛。刺骨无伤髓，髓伤则销铄胻酸[9]，体解㑊亦[10]然不去矣。

1. 注释

（1）各至其理，无过其道：说明病情不一样，针刺的深浅度也要不一样，这样一来才符合治疗疾病的道理。治疗的时候不能越过这个道理。

（2）过之则内伤：病轻药重，或针刺过分，则会造成人体正气受伤。

（3）不及则生外壅：病重药轻，或针刺不及，则会使邪气壅滞在身体部位。

（4）反为大贼：说明针刺不得法，深浅不到位，反而是一种致病因素。

（5）肺动则秋病温疟：动，移动，这里指伤害。肺属金，与秋天之气相依，秋天本应肺气旺，今不足，故容易得温疟病。温疟病容易在秋天发作，所以与肺相关。

（6）浙浙然寒栗：浙浙然，恶寒的样子。寒栗，颤栗。是恶寒的不同程度。

（7）脾动则七十二日四季之月：脾为长夏，取每季度的最后 18 天，四季加起来共 72 天。因为每季度交接的时候正是气候转变的时候，因此容易出现雨季，与脾主湿土相合。

（8）筋弛：筋，包括肌腱、生殖器。因为肝主筋，而肝经绕生殖器，故肝受损害，这些地方出现病变。

（9）销铄胻酸：销铄，销毁烧灼。指身体像火烧了一样干扁消瘦，体内有余热。骨生髓，髓为阴，阴不足，则虚火燔灼而致。胻，腿胫骨，酸，酸胀。髓伤则肾气不足，肝肾同居下焦，肝气不得养，故见胻骨酸胀。

（10）解㑊：古病名。主要表现为身体疲软，肌肉松弛，倦怠无力。是脾虚有湿的表现。这里指肾虚，火不生土而致脾阳不足的一系列症状。

2. 语释

黄帝说：我想知道针刺的要点。歧伯回答说：病情有在表和在里的不同，针刺有深浅的不同方法，根据不同的病情，使用不同的针刺深浅，使其恰到好处。深浅过度就会造成身体内部的伤害，深浅不及，就会使气壅滞于身体，气滞后邪气就会产生。深浅不到位，反而会出现大的危害。在内动伤了五脏，随后会出现很重的疾病。因为，病邪有的在毫毛腠理，有的在皮肤，有的在肌肉，有的在脉，有的在筋，有的在骨，有的在髓。所以针刺病在毫毛腠理的时候，不要刺伤皮肤，皮肤受伤则内脏的肺气受损害，肺气受损害，秋天就会得温虐病。出现恶寒或寒战。针刺病在皮肤的时候，不要刺伤肌肉，肌肉受伤后则内脏的脾气受损害，脾气受损害则四季中的七十二天都会出现腹胀满，不欲饮食。针刺病在肌肉的时候，不要刺伤脉，脉受伤则内脏的心气受损害，心气受损害则夏天出现心痛病。针刺病在脉的时候，不要刺伤筋，筋受伤，则内脏的肝气受损害，肝气受损害则春天出现热病而且筋松弛。针刺病在筋的在时候，不要刺伤骨头，骨头受伤，则内脏的肾气受伤，肾气受伤则冬天出现水胀和腰痛病。针刺病在骨头的时候，不要刺伤骨髓，骨髓受伤则出现肌肉消瘦、骨头内有烧灼感，解亦病不容易好转。

3. 讨论

本节主要说明针刺的深浅要掌握分寸，要恰到好处。其中说的刺某个部位的时候，不要刺到另一个部位，这种深浅度是以针尖来计算的。也就是说针尖到达某一部位，针刺的深度就是这一部位。比如针尖到达肌肉，那么一定得穿过毫毛腠理，也一定要穿过皮肤，但是计算深度的时候则是到达肌肉，而不能说又是毫毛腠理，又是皮肤。

从毫毛腠理一直到髓，是病邪从浅到深的发展，越向里面，病情越重，正气的虚损越厉害，针刺越深，得正气的能力越强。在《灵枢》里就就三刺之说，一刺出阴邪，二刺出阳邪，三刺出谷气，就说明这个道理。那么针刺的深浅度还说明对邪正的斗争部位的掌握。

具体包括以下几方面：

①按三刺：如《灵枢·官针》所说："三刺则谷气出者，……故刺法曰：始浅刺之，以逐邪气而来血气；后深刺之，以致阴气之邪；最后刺极深之，以下谷气，此之谓也。"说明穴位的深浅分三层，针刺不同的深浅，可以治疗不同的病情。

②按病情的轻重：如《灵枢·四时气第十九》所说："四时之气，各有所在，灸刺之道，得气穴为定。故春取经血脉分肉之间，甚者深刺之，间者浅刺之……。"说明同选一个穴位，同在一个季节，不同的病情，针刺的深浅不一样。

③按外邪的寒热：如《灵枢·官针》所说："七曰输刺；输刺者，直入直出，稀发针而深刺之，以治气盛而热者也。"从表症来说，有恶寒时邪在表，但热不寒是邪向里发展的表现，邪在表（寒）针刺比较浅，邪在里（热）针刺比较深。

④按外邪所在位置：如《灵枢·终始》所说："病痛者阴也，痛而以手按之不得者阴也，深刺之。痒者阳也，浅刺之。"病在阴，为邪在里，针刺深；病在阳，为邪在表，针刺浅。

⑤按病情的虚实：如本节所说："一方实，深取之……一方虚，浅刺之。"

⑥按季节不同：如《灵枢·四时气第十九》所说："故春取经血脉分肉之间……夏取盛经孙络，取分肉绝皮肤。秋取经腧，邪在府，取之合。冬取井荥，必深以留之。"不同季节人体的气血所在深浅部位不一样，故针刺的深浅也不一样。

P69 黄帝问曰：愿闻禁数[1]。歧伯对曰：藏有要害，不可不察，肝生于左[2]，肺藏于右[3]，心部于表[4]，肾治于里[5]，脾为之使[6]，胃为之市[7]。膈肓之上[8]，中有父母[9]，七节之傍[10]，中有小心[11]，从之有福，逆之有咎。

1. 注释

（1）愿闻禁数：禁，不能针刺。数，数理，指根本的道理。古人在河图洛书中就是以数字来说明道理的。

（2）肝生于左：因为肝与春相应，在九宫图中左为春，主生长，故肝生于左。

（3）肺藏于右：因为肺与秋相应，在九宫图中右为秋，主收藏，故肺藏于右。

（4）心部于表：部同布散。因为心与夏相应，在九宫图中夏在上，火性上炎，古人坐北朝南，南方为目所及，故称之在表。

（5）肾治于里：治同调理。因为肾于冬相应，在九宫图中冬在下，故称之为里。

（6）脾为之使：脾为中土，在九宫图中居中，其余八宫围绕其旋转，故称脾为之使。

（7）胃为之市：市，集市，意指广泛。胃气广泛充斥于各脏之中。

（8）膈肓之上：肓，心之下膈之上为肓。

（9）中有父母：这里所说的父母指心之神气，因为心主神明指导人的行为。

（10）七节之傍：指尾骨向上数七节，骶骨 4 节，腰椎 3 个，故称之为 7 节。

（11）中有小心：指命门。

2. 语释

黄帝说：我想听听针刺时需要注意的要点。歧伯回答说：脏腑有要害之处，不可不了解。肝生长在左边，肺收藏于右边。心气布散在表，肾气收藏在里，脾居中央指使各藏，胃气支持各藏。膈肓之上，心神主持。七节之旁，有命门。根据这些特点进行针刺就会取得好的疗效，违背这些特点进行针刺就会降低疗效。

3. 讨论

数理在中医中有很多运用，九宫图就是其中之一。见图 70

南上

4	9	2
3	5	7
8	1	6

北下

图 70

其中上为南，下为北，左为东，右为西。中间一格是人所居之处，即大地。太阳从东边生起，阳气为 3，太阳到中午，阳气最多故为九。太阳偏西，阳气减少，为 7，到晚上，太阳到人之后面，阳气最少。脏腑之气于此相合。故有肝在左，肺在右之说。

因此这里的左右表里不是说脏腑所在的部位，而是指脏腑阳气的多少，阳气的升降关系，阳气的发散、收藏关系等。

因为肝在东方，主升发，所以在治疗的时候不能对肝气压抑；阳气初升，因此不需要助阳，反而要注意补阴养阳。心在南方，阳气最足，治疗时不仅不能助阳，甚至要注意泻火。肺在西方，阳气开始减少，主收藏，在治疗的时候要注意收敛，克伐之药、泻法尽量少用。肾在北方，阳气最少，随意要注意补充阳气。这样的治疗才能顺应天时，达到祛病强身的效果。

P71 无刺大醉，令人气乱[1]**，无刺大怒，令人气逆**[2]**。无刺大劳人，无刺新饱人，无刺大饥人，无刺大渴人，无刺大惊人。**

1. 注释

（1）无刺大醉，令人气乱：酗酒大醉后气血运行不按常经，运行的速度、运行的时机、运行的范围、运行的力度都要超出正常。另外经络和穴位对信息的识别能力都大幅度下降。所以在这个时候针刺，容易出现调节的紊乱而致气机逆乱。

（2）无刺大怒，令人气逆：因为大怒之时肝气剧升，肝升则五脏六腑之气皆升，火气过旺，气血不能行走于常道，故针刺不能调节气机于正常，反而促使气机无所适从，逆乱现象更加无法控制。

（3）无刺大劳人：过分疲劳使人体的反映能力降低，还有气虚，故针刺强制性调动人体的机能，会使气更加虚，身体受到损害。

（4）无刺新饱人：刚刚吃饱饭，气血汇聚于脾胃，其它脏器处于气不足的状态，此时若是强制性的调动气血，不仅会打乱气血运行的常规，还会使气机受到损害。

（5）无刺大饥人：非常饥饿之时，处于气虚状态故不能针刺。

（6）无刺大渴人：非常干渴的时候，津液匮乏，气血运行不能按常道，故不能针刺。

（7）无刺大惊人：强烈惊吓后气行逆乱，故不能针刺。

2. 语释

不要去针刺大醉之人，那样会气机更加紊乱；不要去针刺大怒之人，那样会使气机更加逆乱。不要去针刺过分疲劳的人，不要去针刺刚刚吃饱饭的人，不要去针刺非常饥饿的人，不要去针刺非常干渴的人，不要去针刺刚刚受到强烈惊吓的人。

3. 讨论

本节说到针刺时需要注意的几个大的方面。

针刺可以调节气机，但是在气血过分不正常的时候，不能立即进行针刺，需要等待气机恢复安祥的时候方可针刺。这也说明针刺是通过人体本身的调节对疾病进行治疗的，若人本身不能接受正常信息，也就不能出现治疗作用。甚至会产生反作用，进而损害身体健康。

一般在出现上述情况的时候，首先要鼓励病人自身调节，想方设法使病人的气机恢复正常。再就是需要时间让病人恢复正常。比如大饱人来就诊，需要休息约一顿饭时间，然后进行针刺。大惊、恐的病人来后，要等待情绪基本恢复后再进行针刺。

本节主要讲到气乱和气逆两个大方面，所谓乱，是指气血不按正常的经络循行。一般应该是从经到络，到更加细小的孙络，然后再从孙络逐渐返回，一直回到经脉中。正如

《灵枢·动输》所说："络绝则经通，四末解则气从合，相输如环"。若是出现气乱的表现，则有经络循行不一致，先经后络，从络回经的顺序打乱，经络混行，则会出现神志混乱，阴阳颠倒，内环境紊乱等，除了针对性的治疗之外，还可以借助地球磁场的能力，帮助气血恢复正常循行。如人的睡卧方向，可以顺着磁场的方向，头朝北，脚朝南。若是出现气逆的表现，则有气血反方向而行或过分朝一个方向循行，有头重脚轻，眼花缭乱，情绪异常变化，甚至扑到等。这时除了进行正常治疗之外，还应该进行心理诱导。

P74 **黄帝问曰：愿闻九针之解，虚实之道。歧伯对曰：刺虚则实之者，针下热也，气实乃热也。满而泄之者，针下寒也，气虚乃寒也。菀陈**[1]**则除之者，出恶血也。邪盛则虚之者，出针勿按。徐而疾**[2]**则实者，徐出针而疾按之。疾而徐**[3]**则虚者，疾出针而徐按之。言实与虚者，寒温气多少也**[4]**。若无若有者，疾不可知也**[6]**。察后与先者，知病先后也。为虚与实者，工勿失其法。若得若失者，离其法也**[5]**。虚实之要，九针最妙者，为其各有所宜也**[7]**。补泻之时，与其开阖相关也。九针之名，各不同形者，针穷其所当补泻也**[8]**。**

1. 注释

（1）菀陈：菀，同郁；陈，时间久为陈。气血菀陈，则会出现气滞血瘀，故后文用出恶血进行治疗。

（2）徐而疾：徐，慢；疾，快。指慢慢出针后快速将针孔按住。属于补法，所以说能够充实正气。

（3）疾而徐：指快速出针后不要急于将针孔按住。假若没有大的出血的话，可以不用按压针孔。属于泻法，所以说能够驱除外邪。

（4）言实与虚者，寒温气多少也：这里的实、虚，是指上面所说徐而疾、疾而徐的结果。也就是说使用补法获得正气充实的表现是针下有热感，使用泻法获得祛邪的效果是针下有寒感。

（5）若无若有者，疾不可知也：若无若有者，指针下的寒温感觉不明显，虽然使用了补泻方法，但是寒温的感觉若有若无，这就说明2点，一是针刺手法不对，二是疾病已经不适宜使用针刺的方法。所以这里说若寒温感觉不明显，是疾病不能感知的表现。

（6）若得若失者，离其法也：若得若失者，指疗效似有似无；离其法，背离了正确的治疗方法。

（7）为其各有所宜也：说明九针由于形状，长短各不同，治疗的疾病也不相同。

（8）针穷其所当补泻也：穷，尽；其，指九针；所当，所能够担当。本句说九针各不相同，所能够承担的补泻能力也各不一样。

2. 语释

黄帝问：我想知道九针各有什么用处，虚实是什么意思。歧伯回答说：针刺治疗虚证时要达到充实正气的目的，这是指针下有热感，气充实才能出现热感。邪气充斥的时候，针刺治疗使用泄邪之法，这是指针下有寒感，邪气消去才会有寒感。气血阻滞时间过长则应该除掉它，方法是针刺使恶血排除体外。邪气盛，针刺出针的时候，不要按压针孔。徐而疾能使整齐充实，是指进针时速度较慢，出针则马上按压针孔。疾而徐能使邪气消除，是指快速出针，而不要急于按压针孔。这里所说的实与虚，是以针下的寒温感觉而定的。针下的感觉似有似无，说明疾病的治疗效果不好。观察症状先后出现的不同表现，以明确疾病发生的早晚。这样才能决定补泻方法的正确使用，一个好的医生不要违背这种方法。治疗时好像有效，又好像没有效，就说明治疗不得法。针对虚实病症，九针好就好在能针对不同的病症使用不同的针具。补泻的要点是与气的运行时机相合拍。九针的名称不同，形状也不一样，它能够针对不同的疾病充分发挥补泻的作用。

3. 讨论

本节主要说明了两个问题：一是补泻的方法；二是补泻结果的判断。补泻方法主要说的是徐疾补泻法和开阖补泻法。补泻的手法在不同的经文中可能不完全一致，其中的要点是开阖，也就是按压针孔的快慢问题。比如说在针刺手法中使用了补法，但是在出针的时候没有注意阖，针孔出气（出血），那么补法的效果就不能如意。

补泻结果的判断主要是看针下的寒热表现。这种寒热表现病人可以感觉得到，其它人也能观察到，在烧山火或透天凉的手法中能表现针孔处出寒热，就是一般的得气也会有寒热的表现。就是针孔周围出现红晕，或出现泛白区域。或者通过微型温度计测量出来。

补泻的方法虽然有很多种，其要点不外乎"压"和"提"两方面。补以压为主，泻以提为主。使用补法的时候，无论何种手法，都要使穴位内有一种明显压迫的感觉，如提插手法，"插"的力量要大于"提"的力量，使病人明显感觉到针在得气点向下压迫（注意针尖不要离开得气点。若压迫太过，针尖穿过得气点，或离开得气点，则手法不能取得预期的效果）。泻法则恰恰相反，是使病人感到针下有明显向上"提"的力量，甚至将局部肌肉轻轻拉起，针下出现空虚感（同样，若是针提拉太过，针尖离开了得气点，泻法手法也不能取得预期效果）。也就是说，针尖（体）压迫穴位处，穴位就会出现"实"和"热"的感觉；针尖（体）提拉穴位处，穴位就会出现"虚"和"寒"的感觉。这样就使补泻有了一个相对明确的客观标准，有利于我们对疗效的判断。

针法是得气的继续，是加强得气感走向的一种重要方法。得气的本身就有一定的治疗效果，但那种效果主要是靠机体本身逐渐自动回复的效果，就是机体阴阳从不协调逐渐自动回复到协调。而补泻手法是将这种自动回复变成主动回复，是使回复过程加快的最主要手段，因此治疗的针对性更强，取效更快。

P75 刺实须其虚者[(1)]，留针阴气隆至[(2)]，乃去针也；刺虚须其实者[(3)]，阳气隆至[(4)]，针下热，乃去针也。经气已至，慎守勿失也，勿变更也。深浅在志者[(5)]，知病之内外也。近远如一者，深浅其候等也[(6)]。如临深渊者，不敢堕也。手如握虎者，欲其壮也。神无营以众物者[(7)]，静志观病人，无左右视也。义无邪下者[(8)]，欲端以正也[(9)]。必正其神者，欲瞻病人目制其神，令气易行也[(10)]。

1. 注释

（1）刺实须其虚者：针刺实症，需要邪消散。

（2）留针阴气隆至：这里的阴气不是指阴寒之气（阴寒之气属于不正常之气，实际是正气抗邪之后，邪气消失，气机恢复正常，从阳转阴，所以称之为阴气），而是指阴寒的感觉。隆至，指非常多的到来。

（3）刺虚须其实者：针刺虚症，需要补充正气。

（4）阳气隆至：正气非常充实的时候。

（5）深浅在志者：针刺的深浅在于医生对病情的理解和感觉之中。

（6）近远如一者，深浅其候等也：一指病情的深浅，二指气血运行的远近。如一，指医生掌握恰到好处。后一句的"深浅"指针刺的深浅。其候等：其，针刺；候，病候；等，相一致。

（7）神无营以众物者：神，指医生的神气。营，指营运，就是思维或眼睛到处转。

（8）义无邪下者：义，正确的方法。邪，同斜。下，扎针。

（9）欲端以正也：欲，要求。端以正，不歪斜。

（10）令气易行也：因为精神集中，所以气机运行通畅。

2. 语释

针刺实证必须达到邪气消除，则应留针到阴气壅至的时候再出针；针刺虚证必须达到正气充实，阳气非常多的时候，才可以出针。经气已经来了，要谨慎守护避免失去，就不要更改已有的针刺方法。医生依据是对疾病所在部位不同，理解针刺的深浅，对针刺深浅度掌握需要有一定的分寸，经气才能恰好到达治疗部位。要让医生的心情好像站在深渊边缘一样，目的是不让精力懈怠；握针如握虎，就是让医生情绪高度集中；医生神气不要游散到其它不相干的事情上，静心观察病人，不要左右观望；针刺的正确方法是针体不要歪斜；要使病人的神气集中，医生可以用目光观察病人的眼睛，以引导病人的情绪，这样一来经气就容易来到。

3. 讨论

这段经文主要说到以下两点：一是留针时间的长短如何判断；二是医生和病人的心态应该如何掌握。

留针时间的长短主要看经气是否已经充分来到。其客观标准就是实证应出现"阴气隆至"和虚证应出现"阳气隆至"。也就是上段经文说的"针下寒"和"针下热"的进一步解说。针刺得气后，经络中气血的一个主要表现就是主动向针刺的穴位和经络集中，正气集中在该经络和穴位，就能有效地发挥该经络和穴位的治疗作用，实证则祛邪能力增强，虚证则补正的能力增强，疾病从而得以痊愈。因而古代有的医生认为，只要有了明显的得气感，即可出针。因为"阳气隆至"和"引起隆至"，就是得气后，经络、穴位抗邪、补正达到了预期效果的一种表示。得气后必然有这样的效果，所以此时可以出针。但是，在得气感不强，或年老体弱，得气感不明确的时候，治疗效果也可以从时间上来预期，一般依据五十营来判断。因为气血每天在人体内运行五十周，运行的过程中，气血也会因不同时辰出现一些小的高潮，即气血量较大，浓度较高的时候，这种高潮在体内按时运行，运行一周，就必然会达到全身每条经络和每个穴位，加上有针具留在穴位上，起到了一个标杆的作用，气血就会自动在该经络和穴位处集中，因此即使得气感不明确的病人，也可以通过一定量的时间留针，取得较为满意地效果。那么气血运行一周，就可以成为一般情况下留针的时间标准，而气血在人体运行一周，大约为28分多钟，因此建议，一般情况之下留针为30分钟，或以30分钟为倍数的时间，如60分钟，90分钟等。

在治疗时首先医生要端正心态，集中精力，然后用自己的心态影响病人的心态，使二者都能够达到全力以赴的状态，而且医患协调，情绪交流。这样一来就能够获得较好的治疗效果。

P21 补[1]须一方实[2]，深取之，稀按其痏[3]，以极[4]出其邪气；一方虚，浅刺之，以养其脉，疾按其痏，无使邪气得入。邪气来也紧而疾[5]，谷气来也徐而和[6]。脉实者深刺之，以泄其气；脉虚者，浅刺之，使精气无得出，以养其脉，独出其邪气。刺诸痛者，其脉皆实[7]。

1. 注释

（1）补：有两解，一是认为补为针的误写；二是补为补泻的漏写。从行文顺畅来说，应该是前者。

（2）一方实：一，一种情况；方，刚刚；实，实证。

（3）稀按其痏：稀，少与慢的意思。痏，针孔。

（4）极：最大量。

（5）邪气来也紧而疾：邪气来说明正邪斗争剧烈，故脉象出现紧而快。

（6）谷气来也徐而和：谷气，水谷之气，指正气。正气到来故脉象从容而和缓。

（7）其脉皆实：脉象充实。因为痛症是气血不能顺利流通而引起的。多因经络拘急之故，故脉象紧张坚挺，出现实的表现。

2. 语释

治疗实证，应该深刺，出针的时候少按针孔，尽量使邪气外出；治疗虚证的时候，应该浅刺，使经脉得到调养，出针的时候很快按住针孔，不要使邪气进入。邪气到来的时候，脉象表现为紧张而急促，正气到来的时候，脉象表现为从容而和缓。脉象紧张而急促的疾病针刺要稍深，以泄除邪气。脉象表现为正气不足的，针刺要稍浅，使精气保留在体内，以养护经脉，仅仅使邪气排除。针刺各种痛症，其脉象都是很紧张而急促的。

3. 讨论

本节主要说了以下两个问题，一是补泻的方法，后世称此为开合补泻。二是从脉象的表现判断邪正，紧张而急促的脉象说明邪气盛，从容而和缓的脉象说明正气充实。

开合补泻其要点是适时按压针孔。从理论上讲，补法在出针后立即将针孔压住，目的是不让正气外泄；泻法则在出针后任针孔开放，让邪气透出。为什么压针孔就是护正气，而不压针孔又是出邪气呢？同样是一个针孔，一会儿是出正气，一会儿又是出邪气？这其中的原因有二，一是补法主要目的在于聚气，多使用于虚证，故针下正气充足，一旦针孔开放，正气就有可能沿着孔道外出，故此时针孔出来的是正气。而使用泻法时，针下正气聚集引起正邪斗争，正气守卫在内，邪气处于被向外驱赶的地位，因此针孔开放后，邪气则更容易被驱赶出来，所以此时是出邪气。二是针刺后有可能出血，有如血汗一样，出血即出邪气，若是正邪斗争之时，针孔出血就能泻邪，因此此时是出邪气；若在补正的时候出血而未按压针孔，则伤正气，故此时为出正气。

出针时若需按压针孔，一般在 1 分钟左右即可，若是身体非常虚弱，或有出血不易止的情况则需要将按压时间延长。若不是纯补纯泻（如治疗虚实夹杂证），则可以不按压针孔（若有出血则需按压）。

开合补泻既是一种独立的补泻方法，又是其他补泻方法的继续。若是在行针时没有使用其他任何手法，而又希望其达到补或者泻的目的，则可单独使用开合补泻，即泻放补压的手法。这对很多手法不熟练的医生或不敢使用针刺手法的医生来说，不失为一种弥补性的补泻方法。若是在行针时已经使用了正确的针刺手法，出针时再加以开合补泻，则是对其他补泻手法的一种加强。这种手法技巧性不强，一般医生很容易掌握，是为补泻手法中最常使用的一种方法。

本节还说到脉实者需深刺，脉虚者虚浅刺，这是从"三刺"理论引申而来的看法。因为脉实者，其病在里（在属阴的内部），正邪斗争在较深部位，只有深刺才能到达邪气所在之处（这时的所谓深刺，是达到穴位的人部），再使用开合补泻才有泻邪的效果。而脉虚者，说明正气虚弱，故只要浅刺引动经络气机（如刺到天部，在属阳的外部），再使用开合补泻手法即可达到补气的目的。根据三刺的理论，还可以使用更深刺，到达穴位的地部，也可直接调动正气来复。

P90 难曰：经言虚者补之，实者泻之，不虚不实以经取之[1]**，何谓也？然：虚者补其母，实者泻其子**[2]**，当先补之，然后泻之**[3]**。不实不虚，以经取之者，是正经自生病**[4]**，不中他邪也，当自取其经，故言以经取之。**

1. 注释

（1）不虚不实以经取之：不虚不实，指没有影响到其他脏腑，表现出多种症状的时候。这时候经气已经有了变化，处于病理状态。与西医所说的潜伏期或局限性病变类似，但是在某条经络或某个脏器上已经有了症状表现，比如经络的某个部位出现酸胀，自我的某些不适感，某个脏器肿胀等等。以经取之，就是在本经上或选取穴位，或直接在该脏所属经络上进行针刺、按摩等方法治疗

（2）虚者补其母，实者泻其子：从五行的角度上说的。包括在本经上选取穴位和他经上选取穴位。比如脾土虚，补大都，因为脾属土，火生土，火为土母，土虚故补属火的大都；也可以在心经上选取穴位，比如选取心经的少府穴。肝气旺，泻太冲，肝属木，太冲属土，木生土，故木旺泻土，选取太冲；也可以在脾经上选取太白穴。这种方法在子午流注中经常使用。

（3）当先补之，然后泻之：在综合使用的时候，一般先补后泻。也就是说在虚实夹杂证的时候，可以同时使用补泻两种方法。这是先用补法后用泻法。

（4）是正经自生病：正经指本经。指本经有了病态，还没有影响到他经的时候。

2. 语释

《难经》说：《经》中曾经说到虚者补之，实者泻之，不虚不实，以经取之，是什么意思？是这样的：虚者应该补生他之母，实者应该泻他生之子，若虚实同时存在的时候，应该先使用补法，然后使用泻法。如若身体出现病理状态，但没有表现出影响其他脏腑的症状，就在本经上进行治疗，这是因为这种状态是本经开始有了病变，还没有传给他经的原因。因为是在本经上进行治疗，所以说以经取之。

3. 讨论

实者泻之，虚者补之是治病的一个总法则，而虚者补其母，实者泻其子是中医治疗上比较高级的方法，是在中医辨证论治方法形成之前而具有辨证思想的一种疗法。所谓虚者补其母，实者泻其子，是从脏腑五行关系上说的，如肺虚证，因为肺属金，金之母为土，故补土就能生金，补母是为了壮子。有如肝实证，因为肝属木，母之子为火，故泻火就能平木，泻子是为了保母。看起来是一种间接疗法，实际上是从协调脏腑关系上入手，对疾病进行治疗。因为疾病发生后，虽然病变表现在某一脏，但是引起疾病的原因可能是他脏而不是本脏，或虽病起本脏，而影响以及他脏，形成了多脏关系变化的格局。所以此时治疗他脏就能调节本脏。这种治疗方法充分体现了中医治疗慢性病的特点。

若是本脏自病，而且没有影响到他脏，病变较为局限，则如后文所说"是正经自生病，不中他邪也，当自取其经"。也就是说，这时只要直接治疗本脏即可，不需使用泻子或补母的治疗。这种治疗方法体现了中医治疗急性病的特点

P57 帝曰：不足者补之奈何？歧伯曰：必先扪而循之[(1)]**，切而散之**[(2)]**，推而按之**[(3)]**，弹而怒之**[(4)]**，抓而下之**[(5)]**，通而取之**[(6)]**，外引其门**[(7)]**，以闭其神**[(8)]**。呼尽内针，静以久留，以气至为故，如待所贵，不知日暮**[(9)]**，其气以至，适而自护，候吸引针**[(10)]**，气不得出，各在其处**[(11)]**，推阖其门**[(12)]**，令神气存**[(13)]**，大气留止**[(14)]**，故命曰补。**

1. 注释

（1）扪而循之：扪，即摸的意思。循，遵循，沿着经络进行。本节的意思是循经推气。

（2）切而散之：切，按压。散分散。本句的意思是在不同的部位按压，使郁积的气散开。也是一种导气的办法。

（3）推而按之：用手指按压着推动。使气机向指定的方向前进。

（4）弹而怒之：用手上下敲击某一部位，使局部气血充盈。

（5）抓而下之：用手指去抓某一个部位，使气血到来。

（6）通而取之：使气血流通而后针刺穴位。

（7）外引其门：外，指皮肤；门，指要针刺的针孔处。引，导引。即将气机引导到穴位处。

（8）以闭其神：神，指针下的神气，即下针后所得之气。闭，不要使神气流失。

（9）如待所贵，不知日暮：好像接待贵人一样，不知道时间的流逝。

（10）候吸引针：等待吸气的时候将针拔出。

（11）各在其处：各，每一次；其处，针孔处。

（12）推阖其门：推，轻轻按压；阖其门，关门。意思是用手轻轻按压针孔将针孔闭上。

（13）令神气存：神气不能外出，故存于内。

（14）大气留止：即气至而不去。

2. 语释

正气不足的时候如何使用补法？歧伯回答说：一定要先使用扪而循之，切而散之，推

而按之，弹而怒之，抓而下之的手法，使经络之气流通之后再进行针刺。在皮肤外面引导气机至穴位处，而不流失。呼气的时候进针，停针等待一段时间，以气至为目的，好象接待贵人一样，不要计算时间的流失，气至后，要注意保护气机，等到吸气的时候将针取出，不能让气随针外出，每一次都要在针孔处轻轻按压，保护神气，使气至而不去，这样的方法就叫做补法。

3. 讨论

补法有以下六要点：一是下针前要循经导气，尤其是在气血虚弱或针刺时不容易得气的患者，更是一种主要的方法。循经导气可以使用推拿手法，沿着经络的循行方向进行；也可以使用以气引气的方法进行，所谓以气引气，就是使用气功，用医生的气，引导患者的气机运行，医生不直接接触患者的皮肤；二是呼气时下针。因为在呼气的时候，肺部向下运动，全身的皮肤向肌肉紧贴，也是一种向下的趋势，与补法要求向下（内）压的作法一致，这时候进针更能达到补的效果。三是下针后要留针候气。有些患者气血很虚弱，使用上述方法还不能使气血聚集在针下，就可以使用留针候气的方法。因为正确使用针刺方法之后，穴位得到良性刺激，能够发挥调动气血的功用，气血一时不至，是因为气血虚弱之故，等到一定时候，在穴位的督促下，气血会慢慢聚集，气血运行的高潮随之到来，就能出现聚气的效果。四是气至后要守气。因为气至则神至，得气的主要目的是为了得神，得神后就会产生治疗功能，达到治疗效果。因此守气就是守神，就能使治疗功能持续。五是吸气时出针。因为吸气的时候，大气进入体内，体内气机处于充满的状态，所以此时出针不会明显影响体内气机的变化，使补的效果得以维持。六是出针后要关闭针孔。其目的也是不要让气机外泄，以免最终影响补的效果。

以上方法也不是每次使用补法的时候都必须使用，若患者气血比较充足，那么针前循经导气就可以不必进行。若是患者年纪较轻或得气较快，那么就不必使用留针候气的方法，也就是针刺的当时就应该有得气感，若患者没有得气感，说明针刺手法或针法不当，或不到位，应该从医生的角度进行改善。因为不那样的话，即使留针候气，也不会有得气感到来，势必影响治疗效果。

当然纯粹使用补法的时候很少，多在强身健体的时候使用。一般患者都处于虚实夹杂状态，所以使用的时候应该根据具体情况处理。

P116 或曰：病有宜灸者，有不宜灸者，可得闻欤？曰：大抵不可刺者，宜灸之，一则沉寒痼冷[1]；二则无脉[2]，知阳绝也；三则腹皮急而阳陷也[3]。舍此三者，余皆不可灸，盖恐致逆也。经曰：北方之人，宜灸焫也，为冬寒大旺，伏阳在内，皆宜灸之，以至理论，则肾主藏，藏阳气在内，冬三月，主闭藏之也，若太过则病，固宜灸焫，此阳明陷入阴水之中[4]是也。

1. 注释

（1）沉寒痼冷：沉寒，侵入身体时间很长的寒邪；痼冷，长期在局部顽固不消的寒邪。

（2）无脉：一般指寸口脉没有脉跳动。如无脉症。

（3）腹皮急而阳陷：指阳气虚弱水肿腹胀的病情。

（4）阳明陷入阴水之中：阳明为多气多血之经，这里的阳明主要指气血。阴水，指肾所藏之部位。

2. 语释

有人说，疾病有适宜使用灸法，有不宜使用灸法的区别，您可以告诉我吗？

回答是：一般来说不能使用针刺的病情，就适宜使用灸法。其中，一是寒邪长期侵犯，顽固不消的病情；二是无脉症；三是大腹水肿的病人。除此之外都不可使用灸法，这是因为担心使用灸法后出现气机反逆的情况。

《经》说，北方之人，适宜使用灸法，是因为冬天的时间比较长，阳气潜伏在体内，所以适宜灸法。要说其中的道理，则是因为肾主收藏，将阳气收藏在内，冬天三月之中，主闭藏。若闭藏太过，则容易产生疾病，所以适宜使用灸法，这是因为气血深陷到体内不能外出的缘故。

3. 讨论

这里所说的灸法适宜，是灸法适应症的代表。灸法有升提、温通、温补、温运的作用。沉寒痼冷主要说明灸法的温通作用；无脉主要说明灸法的温补作用；腹皮急而阳陷主要说明灸法的温运作用。阳明陷入阴水之中主要说明灸法升提的作用。由于温热本身就有上升作用，故升提作用寄于温通、温补、温运之中。从灸法的适应症来说几乎所有的病症都可以使用灸法。针灸虽然治证基本相同，但是各有所长，因此治疗的病症上也不尽相同。一般来说，针法更适宜治疗远程疾病，灸法更适宜治疗局部疾病；针法更适宜通经，灸法更适宜温经；针法更适宜泻，灸法更适宜补；针法更适宜内脏疾病，灸法更适宜外部疾病。在某些穴位上，也各有针灸的适宜症不同的区别。如百会、涌泉使用灸法比较好，十宣、四缝等使用针法比较好等等。在阴阳气机极度虚弱的时候则针灸的方法均不宜使用。

（1）三温方法

①温焫

温焫，一指温度比较高的热量或明火；二指直接对皮肤某个点、穴位或较小的局部进行温热刺激；三是指直接热源，就是直接将火源与皮表接触。如艾炷灸，太乙神针灸等方法所出现的热效应。由于这种方法，热量比较充足，给热的时间比较快，热刺激的点比较集中，短时间对腧穴和经络的调整比较明显，长时间后对脏腑也有调整作用。一般对慢性病，病位在肌肉、筋膜，经络长期阻滞，气血不通而形成的疾病更具有优势。比如痹症，萎证、皮肤疣等。其后期效应对体内痞块、藏寒所生的满病等也有治疗作用。临床上多用在慢性病、久治不愈的顽固性疾病上。

②温熨

温熨，一指热量较平和而持久；二是指直接对较大面积皮肤以及一条或数条经络进行温热刺激；三是指热源与皮表接触的时间较长，基本上是在治疗的全程中使用；四是指间接热源，借助于其他能较好保持热量的物体，首先受热，比如先将食盐、石头、砖瓦等在火中炒（烧、煨、煅）热，后包裹起来（或在醋中沾过后再包裹，或汤药中泡过后再包裹），再进行熨疗（有时还可在熨疗部位先垫上布或纸张隔热，以减轻热源的刺激强度）。由于这种方法热源有保温能力，可以使用较长时间，所以其温熨的范围比较宽，机体受热的时间比较长，对经络、穴位的刺激温和而持久，一般对病位在肌肤、肌肉、血脉、筋膜的急性风、寒、湿停滞或长期气滞血瘀有较好地疗效。比如身体的急性或亚急性风寒湿痹疼痛，下肢静脉曲张，痛经、缩阴症、癥瘕积聚等。

③温烤

温烤，一是指热量可以随意变动，可强、可弱、也可保持定量；二是指热源较为持久，几乎体现在整个治疗过程中；三是指温烤的部位大小介于上二者之间，有时虽然是温烤一个穴位，但受热的部位比一个穴位要大得多；四是指直接热源，但又是间接（经过空气传播）刺激。比如艾条灸所出现的热效应。这种疗法一般来说，对经络、穴位的刺激温和而持久，还可以根据不同情况进行热源变化，所以能充分调动经络、穴位的功能，主要靠经络穴位的功能作用对疾病进行治疗。使用的范围比较宽，尤其对较为深层的疾病，脏腑疾病等较有优势。比如失眠、水肿、哮喘、肠胃功能不调、肝脾肿大、性欲低下、白带、阳痿、截瘫等。

（2）三温作用

①温通

温通，主要指灸法的温热能通经活络，行气活血，通达三焦，去宛陈莝的能力。因为温热一方面能使经络松弛，另一方面又能振奋经络，强化经络功能，所以能祛在外之风寒湿，拒邪于体表。温热还能使气血活动能力增强，出现流通能力加强，流通速度加快，所以对气停、气滞、气不至、血阻、血滞、血瘀等有比较直接的治疗效应。又因为水湿属阴邪，所以灸疗的阳热能推动水液的运行，对各类水肿、湿滞三焦、水停肠胃等有较好地去除作用。由于以上各种功能的作用，故能排除体内的各种病理产物，所以除了治疗多种疾病之外，还有净化体内环境，促进长寿的能力，如我们常说的"如要安，三里常不干"，就是常用的一种长寿方法。

②温补

温补，主要指灸法能振奋阳气，强壮脏腑，从而使机体回复到高位的阴阳协调上来。灸法的温补不仅是补气、补阳，补少火，而且温热能去寒湿，故还能降龙雷之火。温热能温暖中焦，强壮脾胃功能，故还有促进血液生长的能力，是一种阴阳双补的效应。所以对阳气虚弱，脏腑功能低下、不协调，气虚血弱、肝不藏血、脾不统血、心主血脉无力等病理现象，如身体疲软无力、食欲减退、活动能力减弱、性欲低下、内环境失衡，出虚汗、虚热、失眠、紫癜、眩晕、耳鸣、尿频、便溏等表现有较好地改变能力。

灸法的温补虽然不能直接增加体内的物质，但由于脏腑功能恢复正常，阳气振奋，故机体获得了从后天提供有用物质的能力，进而变身体状况。这种获得不仅仅是从外界获取，而且是一种根本上改变机体获取能力的方法，故属于标本兼治的方法。

③温散

温散，主要指灸法的温热有向四周散开的作用。气滞、气郁不仅会引起气机运行不利，而且长期的积聚在一起，会出现"气有余便是火"的病机，出现一些火热之症，如痈疽疮疡，喉痹腮肿、眩晕眼花、烦满易怒、尿赤便结等表现。而且由于"气为血之帅，气行则血行"，气不能正常运行，也会引起血滞，甚至血瘀。比如出现胁痛、眩晕、吐血、衄血、便血、痞块、痛经等表现。

过分积聚的气机，在灸疗温热的作用引导下，也可以得到散开的效果，所以灸法使用得当，是可以治疗热证的。虚火可以治，实火也可以治。但是在邪正斗争非常剧烈的时候，就得非常小心，关键是掌握好灸疗的热量，和用灸的方法。要起到引导气机的作用，达到温散效应才行，否则容易引起变症和坏症。

P117 或曰：灸有补写乎？《经》曰：以火补者，无吹其火，须自灭也。以火泻者，疾吹其火，传其艾，须其火灭也。虞氏曰，灸法不问虚实寒热，悉令灸之，亦有补写乎？曰：虚者灸之，使火气以助元气也；实者灸之，使实邪随火气而发散也；寒者灸之，使其气复温也；热者灸之，引郁热之气外发，火就燥之义[1]也。

1. 注释

（1）火就燥之义：燥能去湿，也就是使湿透散外发，好像郁热外发一样。

2. 语释

有人问：灸法也有补写吗？

《经》说到：以火补的时候，不要吹已经燃烧的艾，必须等艾火自己熄灭。以火泻的时候，要在艾燃烧还很旺的时候吹火，使艾火突然离开艾灸部位，必须让火很快的熄灭。虞氏曾经说，灸法无论寒热虚实的疾病都可以使用，也有补写不同吗？回到说：虚者使用灸法，目的是使火气补助元气；实者使用灸法，目的是是实邪随火气发散；寒者使用灸法，目的是是元气重新得到温暖；热者使用灸法，目的是使郁热随着火气向外发，就好像燥对于湿的治疗办法一样。

3. 讨论

本节主要说明了两个问题，其一是灸法的补泻与温度的关系，补法是热感慢慢的消失，泻法是热感突然消失，突然从热变凉。其二是灸法的作用机理。虚者补之，寒者温之，实热者散之。但是实证之散是祛邪之义，热证之散是透散之义。

关于灸法的补泻，本文中"传其艾"之"传"为"传易"，就是迅速改变的意思。也就是迅速改变艾火的状态，以得到"火灭"的结果。所以火泻的办法是，用口吹燃烧着的艾火，使吹的气，迅速传到艾火上，以使艾火迅速离去或熄灭。古代较多使用的是艾炷灸，艾炷灸可以是瘢痕灸，也可以不是瘢痕灸。关键是在于艾炷的灸火燃烧到什么程度的时候将艾炷去掉。若是较早去掉燃烧着的艾炷，则不会出现瘢痕灸的结果。那么"毋吹其火"和"吹其火"在非瘢痕灸的时候该如何进行呢？其二者区别的原理和方法是什么？

（1）补法的原理和方法

灸法有补的作用，历来没有什么争议，大多认为，补需要温，而灸法以温热见长，故有温经行气，温热散寒，温肾回阳，温补脾胃，温肺保元，温宫暖胞等功用就是必然的。甚至还有人误认为，灸法只补不泻。

艾灸补法，是由于这种温热刺激持久而缓和，使经络和腧穴能在此种刺激中持久发挥正常作用，而经络和腧穴的治疗能力主要是通过扶正而达到驱邪的目的，也就是说扶正是主要的。扶正就能补，因此只要这种温热源能缓和而持久的保持下去，就能达到补的目的。当然，艾本身也是一种温热的中药，其穿透力很强，药物本身的性味也具温热的能力，所以补的力量就很强。

而"毋吹其火"，就是不要人为的使艾火温度突然增加或突然熄灭，让其温热缓缓地由热到温，由温到凉。让这个过程保持相对较长时间。在瘢痕灸的时候，就是不要将艾火拿掉，一直烧灼下去，直至熄灭。熄灭后所余留下来的艾灰，可以用鹅毛将其扫去。注意，也不要用比较凉的手接触施灸部位。在非瘢痕灸的时候，病人感到比较烫的时候可以将艾火拿掉，但不要去吹艾火烧灼的部位，以免该部位的温热感突然消失。那样就失去了缓和、持久的温热刺激，就不能达到补的效应。

（2）泻法的原理和方法

灸法补的作用，是比较容易出现的，因为其温热的本性，与补相接近，只要不做特殊处理，一般均会表现为补的效应。而灸法的泻法，是需要医生做一些特殊的动作才能出现的，比如"吹其火"就是。

若是在灸疗的过程中，不"吹其火"，那么就和补法一样，其缓和而持久的热效应不会发生改变。而"吹其火"就是为了改变补法效应。因为吹气的时候，口气的温度远远低于艾火的温度，故能使其缓和的温热刺激突然中断，其热效应突然从热变成凉，经络和腧穴就会从一种状态改变成另一种状态，补效应的基础失去后，就不能表现为补，而经络和腧穴的双向性，立即从补的状态下转成泻的状态，从而达到泻邪的目的。在瘢痕灸的时候，当患者感到十分疼痛的时候，突然用口吹气，将艾炷吹掉即可。若是在非瘢痕灸的时候，可以先将燃烧着的艾炷拿掉，然后在施灸的部位吹气，或用比较凉的手抚摸施灸部位，使热度较高的部位突然转凉即可。

因为灸法是以温热源为刺激源的，所以灸法的补泻只能是从温热源上进行改变以达到补泻目的。

灸法的温通、温散能通经活络，散热泻邪，活血化瘀、行气止痛，具有泻的作用。

P101 凡言壮数[1]者，若丁壮遇病，病根深笃者，可倍多于方数[2]，其人老小羸弱者，可复减半。依扁鹊灸法，有至五百壮千壮，皆临时消息之[3]。《明堂本经》多云针入六分灸三壮，更无余论。曹氏灸法，有百壮者，有五十壮者。《小品》诸方亦皆有此。仍需准病轻重以行之，不可胶柱守株[4]。

凡新生儿，七日以上，周年以还[5]，不过七壮，炷如雀屎大。

1. 注释

（1）壮数：每烧一灸（灸炷）为一壮。壮数，烧灸的数目。

（2）方数：一定的数目。就是书上或常规所说的数目。

（3）消息之：根据情况进行变化

（4）胶柱守株：胶柱，用胶粘在柱子上；守株，守株待兔。

（5）周年以还：周年，指一年，第一年。周年以还，即一岁之内。

2. 语释

若是说壮数的多少，假若年轻身体强壮的人患病，病程长病情重，可以比常规多几倍；假若老人小孩虚羸瘦弱的病人，可以比常规减少一半。根据扁鹊灸法，有灸至五百壮到一千壮，都是临时根据各种情况而决定的。《明堂本经》常说针入六分灸三壮，并没有其它的说法。曹氏灸法有灸至一百壮的，也有灸至五十壮的。《小品方》中也说到此种灸法。仍然需要根据病情轻重以决定灸数的多少，不应该拘泥不变。

凡是新生儿，七日以上，一岁以内，灸炷不超过七壮，灸炷如雀鸟屎那么大小。

3. 讨论

本节说到灸炷的多少应该根据具体情况决定。多的可以到一千壮，少的可以为七壮。

所谓艾炷灸是将艾绒作成下宽大、上尖小的炷状，直接放在穴位或某部位上点火进行灸疗的一种方法，属于直接灸法。这是古代最早使用的灸法之一，一般使用艾绒作为施灸材料，也有在艾绒中加入中药的，如《千金翼方·卷二十四》治鼠漏未作疮，如瘰疬子者："以艾一升，熏黄如枣大，干漆如枣大，三味末之，和艾作炷灸之三七壮，止。"更有以竹茹作为施灸材料者，如《千金翼方·卷二十四》治恶核疔肿："刮竹箭上取茹作炷，灸上二七壮，即消矣。"

由于疾病的治疗要求不同，施灸部位不一样，因此在临床上所用的艾炷大小不一样，自古以来的著作中，对艾炷大小的描述有很多种，如在《千金方》中以实物形容艾炷的大小，有小指大，小豆大，苍耳子大，黍米大，雀屎大，簪头大，蒜头大，细竹筋大，小麦大等。后世的其它著作中还有绿豆大，黑豆大，半枣核大，莲子大，枣大，银杏大，梅杏大，鸡子黄大，制钱大等说法。从这些描述中可以看出，艾炷大小不一，大的有如鸡子黄，约在直径2~3厘米左右，我们将其称之为大炷；中的如莲子大，直径约有1~2厘米左右，我们将其称之为中炷；小的如小麦大，直径约在0.5厘米左右，我们将其称之为小炷，其灸法称为麦粒灸。

壮的含义是：

周楣声认为：灸初作久，是按塞附着而不使脱落之意。炷也是塞的意思，炷也就是灯心，炷又与住通。艾炷就是像灯炷的燃烧物。壮，一般的医学著作解释为强壮与少壮，也就是强壮的人够烧几壮，才能治疗这种疾病。壮即灼也，《说文》："灸，灼也。"段注："此与灸为转注，凡物以火附着曰灼……医书以艾灸体谓之壮，壮者灼之转语也。"朱起凤："灸字通灼，医书以艾灼体谓之壮，壮即灼之转音。"壮者创也。是由灼与刺对人体所造成的创伤。《广雅释诂》、《尔雅释草》、《易大壮》《汉书叙传》、《淮南叔真》、《释名释疾病》等都有此说。由此可见，烧灼与致伤，乃是灸壮的真实含义。

壮数的多少：一般以少阳数7为基数，按7的倍数增加。

灸法主要是通过热效应对经络、穴位进行刺激以调动经络、穴位的作用对疾病进行治疗的方法，因此热效应的强弱、多少，是治疗取效的关键。最早壮数的变化并不多，如《针灸聚英》说："惟明堂本经云：针入六分，灸三壮，更无余治。"提出壮数多少变化，并按一定要求的是葛洪，他认为，在壮数少的时候，可以为1壮、3壮、5壮，壮数较多的时候，则应以7为计数标准，如7壮、14壮（即二七壮）、21壮（即三七壮）、28壮等，没有8壮、9壮、10壮等。这其中的原因，主要是因为，艾灸法为阳，故应以阳数来计壮数，而奇数为阳，故以奇数计数。按照九宫图的启示，1属生阳，3属升阳，7属少阳，9属老阳，中医讲"太过不及皆为病"，故选用7为壮数较多时的取舍标准，以达到天人相应的要求。现在我们进行灸疗时，也多遵从这种阳数、7数为计壮数的方法。

但是在有一定规律的同时，又需要根据各种不同因素进行适当变化，如《备急千金要方·灸例第六》说："凡言壮数者,若丁壮遇病。病根深笃者,可倍于方数。其人老小羸弱者,可复减半。根据扁鹊灸法,有至五百壮、千壮,皆临时消息之。"除了体质强弱之外,性情、情绪、时间、地点的不同也应作适当的调整。如性情躁动之人和情绪比较激动之人,在灸疗时,灸壮数应该减少;冬病夏治的时候,灸疗壮数应该比较多;天寒地冻时灸疗壮数比较多;南方使用灸疗时,壮数比较少等等。除此之外,不同的部位或穴位灸疗不同病情时其壮数也应多少不一。如《备急千金要方·卷十七》认为:"凡上气冷发腹中雷鸣转叫,呕逆不食,灸太冲不限壮数(笔者注:也就是越多越好)。"但是在一般情况之下,太冲只需灸3壮即可。《针灸聚英》认为灸壮的多少惟以病之轻重而增损之:"凡灸头项,止于七壮,积至七七壮止。(铜人)若治风则灸上星、前顶、百会至二百壮。腹背宜灸五百壮。若鸠尾、巨阙亦不宜多灸。但去风邪,不宜多灸,灸多则四肢细而无力。(明堂)千金方于足三里穴乃云,多至三二百壮。心俞禁灸,若中风,则急灸至百壮,皆视其病之轻重而用之,不可泥一说,而不知其又有一说也。"

除了根据各种因素进行灸疗壮数的加减外,还有一种生熟的变化,也就是某些部位或穴位,施灸壮数一定要比较多,某些部位或穴位施灸壮数就应该比较少。所谓生,一是指整个灸疗疗程的总壮数比较少,二是指对该部位或穴位每次施灸的壮数也比较少。所谓熟,一是指灸疗疗程的总壮数比较多,二是指对该部位或穴位每次的壮数也比较多。虽然多少、生熟是一个相对数,但它又是一种定数,主要是根据人体的部位而言,一般在腹部或肌肉比较多的部位,施用灸熟的方法,在面部或肌肉比较少的部位、肌腱部位,施用灸生的方法。可见同是一人,在某些部位应该施灸的壮数较多,而在另一些部位则相对较少。如《千金翼方·卷第二十八》说:"凡灸生熟,候人盛衰、老少、肥盛灸之。"《类经图翼·针灸诸则》也说:"若灸背者,宜熟斯佳也。又<小品>诸方云:腹背宜灸五百壮。四肢则但去风邪,不宜多灸,七壮至七七壮止,不得过,随年数。"可见在腹背部施灸的壮数要比较多才是熟灸,若灸数相对少了,就是生灸。四肢部施灸壮数不宜多,面部则更不宜多灸,所以灸这些部位时宜生,灸多了就是熟灸。当然这种定数也应该根据各种因素的变化(如老少不同,肥瘦不同、体质不同等)进行加减变化。也就是说不同的人,生熟的程度也应该不一样。但这种不一样是在一定数量下的不一样。不能该熟的时候灸成了生,该生的时候灸成了熟。那样都是不恰当的。据《类经图翼》说,该灸生的时候,灸熟了,则会出现两种副作用,即:永无心力,表现为失精神和脱人真气,表现为血脉枯竭,四肢细瘦无力。在需要灸生的时候,一般只灸1次,或隔天、隔几天再灸,不要每天施灸。如在针刺治疗面瘫时,每个疗程加用1~2次灸法,效果会好得多。

即使是同一部位,也有肌肉比较多和比较少的不同,若是灸到数百壮,甚至千壮,有些地方可能就受不了,不仅皮肉受不了,施灸所需的时间太长,医生和病人也受不了。那么就可以多日、分次施灸,使每次的壮数相对比较多,而多次施灸的壮数加起来达到总壮数的要求就可以了。如《千金翼方·卷第二十八》说:"头手足肉薄,若并灸,则血气绝于下,宜时歇。火气少时,令血气遂通,使火气流行,积数大足,自然邪除疾瘥也,乃止火耳。"《备急千金要方·论风毒状第一》说到施灸百壮时,也说到:"凡此诸穴,灸不必一顿灸尽壮数,可日日报灸之,三日之中,灸令尽壮数为佳。"3日灸百壮,1日则为30多壮。除了此书所说的三日施灸之外,还可以多日施灸。假若需灸千壮,每日灸30多壮,则应是10天的灸量。有些病,连续灸10天是完全可以的。

P101 凡灸当先阳后阴，言从头向左而渐下，次后从头向右而渐下，先上后下，皆以日正午以后，乃可下火灸之，时⁽¹⁾谓阴气未至⁽²⁾，灸无不着⁽³⁾，午前平旦谷气虚，令人癫眩⁽⁴⁾，不可针灸也，慎之。其大法如此，卒急者⁽⁵⁾，不可用此例。

1. 注释

（1）时：当时。指正午。

（2）阴气未至：阴气没有大量到来。

（3）灸无不着：灸法的疗效没有不显著的情况。

（4）癫眩：头晕眩，这里的癫，指头顶，不是指癫痫。

（5）卒急者：卒，突然。急，病情急。

2. 语释

凡是使用灸法，一般来说要遵循先阳后阴的方法。也就是从头部开始向左逐渐向下，然后从头部向右逐渐向下，先上后下。都要在中午以后，才可以下火施行灸法，这时候阳气最盛而阴气还没有大规模到来，使用灸法的疗效没有不显著的。午前和早晨水谷之气比较虚少，使用灸法不恰当会出现头顶眩晕，所以这时不可针灸，使用灸法的时候要谨慎。灸法的总原则是这样，但是突然出现的急病，不必遵循这种方法。

3. 讨论

说明灸法与阳气的循行有关。在一般情况下应注意先阳后阴的方法。在头部不宜多灸，在午前不宜多灸。

（1）点灸顺序

所谓"点灸"的"点"，是指在选取穴位的时候，先要在预选处用手点压，一是穴位大都在孔隙中，在医生用手点的时候，可以进一步摸准穴位；二是点压穴位时，穴位处有酸麻胀感，可以最后确定穴位位置。在点穴的时候，若是坐着点穴，首先要注意身体应该处于正位，就是坐正身体；若是躺着点穴，则身体应该平直、放松，否则不能准确点在穴位上，因此《针灸大成》引＜明堂＞云："须得身体平直，毋令卷缩，坐点毋令俯仰，立点毋令倾斜。"所以点灸，就是准确找到穴位后再使用灸法。找准穴位后，由于患者在体位上还可能发生变化，因此穴位的位置还可能改变。为了准确的在穴位上施灸，《备急千金要方·卷二十九》还说道："凡点灸法，皆须平直，四体无使倾侧。灸时孔穴不正，无益于事，徒破好肉耳。若坐点则坐灸之，卧点则卧灸之，立点则立灸之，反此亦不得其穴矣。"

（2）用火顺序

①阴阳部位先后的施灸顺序：如《备急千金要方·卷二十九》说："凡灸先阳后阴，言：从头向左而渐下，次后从头向右而渐下，先上后下。"因为头为阳，左为阳，故是先从阳处开始施灸，由阳及阴。

②灸壮多少的施灸顺序：如《针灸大成》引＜明堂＞云："先灸少，后灸多。"也就是需要灸壮少的穴位先灸，需要灸壮多的穴位后灸。

③时间上的施灸顺序：《备急千金要方·卷二十九》说："皆以日正午以后，乃可下火灸之。时谓阴气未至，灸无不着。午前平旦谷气虚，令人癫眩，不可针灸也，慎之。其

大法如此，卒急者不可用此例。"所谓"其大法如此"，是指总的要求如此，除了"卒急者"不要受此约束外，一般治疗也不因上下午而改变灸疗的约束，只是要多注意灸疗的方法、施灸的程度而已。根据临床实际来看，可以在住院部考虑不同疾病选用上午或下午施灸。一般急性病，寒湿性病、虚热性病、内脏病可以选在上午施灸，火热病，肌肉、骨骼类病可以选在下午施灸。

④根据病因、病情施灸的顺序：《外台秘要·卷第三十九》："欲灸风者，宜从多以至少也。至多者，从三壮、五壮、七壮，又从三十、五十、七十壮，名曰从少至多也。灸寒湿者，宜从多以至少也，从七十、五十、三十，又从七百、五百、三百，名曰从多以至少也。灸风者，不得一顿满一百，……灸寒湿者，不得一顿满千，……风性浮轻则易散，故从少而至多也。寒性沉重则难消，故从多而至少也。"《备急千金要方·卷十》还说："凡灸疟者，必先问其病之所先发者，先灸之。从头发者，于未发前，予灸大椎尖头，渐灸过时止。从腰脊发者，灸肾俞百壮。从手臂发者，灸三间。"也就是在先表现症状的部位先灸，而且一直灸到发病时间过后才停止。发作停止后，再灸其他穴位。还有如《太平圣惠方·卷一百》所说："小儿龟胸……春夏从下灸上，秋冬从上灸下，若不依此法，中灸不愈一、二也。"

P101 灸之生熟法[1]，腰以上为上部，腰以下为下部，外为阳部荣，内为阴部卫[2]，故藏府周流，名曰经络。是故丈夫四十已上气在腰，老妪四十已上气在乳。是以丈夫先衰于下，妇人先衰于上。灸之生熟，亦宜撙（zun）而节之[3]，法当随病迁变，大法外气务生，内气务熟，其余随宜耳。

头者，身之元首，人神之所法[4]，气口睛明[5]三百六十五络，皆上归于头，头者，诸阳之会也。故头病必宜审之，灸其穴不得乱，灸过多伤神，或使阳精玄熟[6]，令阴魄再卒[7]，是以灸头正得满百[8]。脊背者，是体之横梁，五藏之所系着，太阳之会合，阴阳动发[9]，冷热成疾，灸太过熟大害人也。臂脚手足者，人之枝干，其神系于五藏六俯，随血脉出，能远近采物[10]，临深履薄[11]，养于诸经，其地狭浅，故灸宜少。灸过多，即内神[12]不得入，精神闭塞，否滞不仁[13]，即臂不举，故四肢之灸，不宜太熟也。然腹藏之内，为性贪于五味，无厌成疾[14]，风寒结痼，水谷不消，宜当熟之。

凡微数之脉，慎不可灸，伤血脉焦筋骨。凡汗以后勿灸，此为大逆，脉浮热甚勿灸。

1. 注释

（1）生熟法：灸的壮数多，灸炷大为熟；灸的壮数少，灸炷小为生。

（2）外为阳部荣，内为阴部卫：部，通布，布散的意思。因为外为阳，阴与之相合，故布散荣气；内为阴，阳与之合，故布散卫气。

（3）亦宜撙（zun）而节之：撙，通遵，遵守的意思。节，节制，按照这个要求办理。

（4）人神之所法：人之神气在这里活动。

（5）气口睛明：气口，寸口。精明，眼睛。以上均是人神之所在。故与元首相通。

（6）阳精玄熟：玄，黑色；熟，灸多为熟。玄熟，说明熟得过分。因为灸法与阳气关系十分密切，灸之太多则阳气过旺。

（7）阴魄再卒：阴魄，指人神的基础，再卒，重复受伤害。

（8）灸头正得满百：正得，可能是"不得"之误。满百，达到一百壮。

（9）阴阳动发，冷热成疾：阴阳动发，阴阳气机过盛过虚，指内因为病。冷热成疾，外因为病。

（10）能远近采物：采物，思维支配肢体活动。

（11）临深履薄：即"如临深渊，如履薄冰"。谨慎从事的意思。

（12）内神：人神。

（13）否滞不仁：否，痞。不仁，麻木不仁。

（14）无厌成疾：无厌，没有控制。由于饮食没有控制，造成疾病。

2. 语释

灸法有生熟之说，腰以上为上部，腰以下为下部，外为阳，布散着荣气与之相合，内为阴，布散着卫气与之相合，与脏腑气血周流不息的，是经络。男子四十以上气在腰，女子四十以上气在乳房。所以男子先从下部开始虚衰，女子先从上部开始虚衰。灸壮的生熟应该遵守一定的规矩而进行。也应该根据病情进行适当的变化。从总的方面来说，气在外，灸时应该生，气在内，灸时应该熟，其余应该根据病情而定。

头是身体的首领，人之神在此活动，气口和精明三百六十五络的经气皆与头上相通。头为诸阳之会，所以头有病，一定要恰当的考虑，灸头部的穴位不得乱来，灸过多容易伤神，或者会造成阳气过分旺盛，使阴精多次受损，所以灸头部的时候不要达到一百次。脊背是人体的支撑，五藏之倚靠，太阳经脉与之会合，在内阴阳容易发生变动，在外冷热之邪容易侵犯，灸得太熟就会损害人的身体。臂脚手足是人的枝干，其神气系于五藏六腑，能够应对变化，所以要如履薄冰，如临深渊，好好养护经气。其部位较狭小，故灸宜少。灸过多，则人神不得进入，气血阻滞，肢体麻木不仁，出现臂不能上举，所以四肢使用灸法不宜太熟。然而腹部脏腑在内，经常要接受五味的调养，不能恰当控制就会产生疾病。风寒结于内，水谷不能消化，使用灸法则应该用熟。

3. 讨论

提出了灸法的生熟概念。并说明为什么不同的部位生熟不一样。头部因为是阳气积聚的地方，过多的使用灸法会使阳气太旺，损伤阴气；脊背部因为太靠近藏腑，使用灸法过多，会使藏腑受损，故灸法的使用要特别小心，使用灸法以生为主。四肢肌肉相对比较少，藏腑的神气周游于此，过多的使用灸法，容易使神气受损，因此也要只能小熟或生。肠胃由于经常受厚味刺激，容易产生疾病，使用灸法应该用熟。灸法的使用一般为先阳后阴，先上后下，先左后右。施灸的时间以下午效果为好。

灸法主要在于温度的变化，一是温和凉的温差变化，如回旋灸就是渐温渐凉，雀啄灸是突温突凉的变化，这种变化本身就体现着补泻和调经的不同方法；二是温度高低的变化，艾炷大温度高，影响面大，影响层次深，艾炷小温度底，影响面小，影响层次浅；三是温灸时间长短的变化，灸的时间长，对气血运行的影响明显，灸的时间短，对气血的运行影响小；四是补泻的变化，艾火慢熄灭温度逐渐减弱，称之为补法，艾火突然减去，温度突然消失称之为泻法。

生熟灸法除了壮数多少之外，还与灸炷的大小有关，需要灸熟的时候一般使用大炷，需要灸生的时候一般使用小炷。若是因体质、老弱等原因进行变化，则熟灸在大、中炷之间进行，生灸在小、麦粒灸之间进行。如《类经图翼》说："且手足皮薄，宜灸小数少，腹背肉浓，宜灸大壮多，皆当以意推测。凡灸脐下久冷、疝瘕疝癖、气块伏梁积气，宜艾灸大。"

灸熟的时候，由于热量集中比较多，在某些部位有可能产生副作用，如在头部容易出现头昏晕，眼花，在胸部容易出现气喘胸闷等。这时还需要进行一些处理。方法有二：一是像张子和在《儒门事亲》说的那样，使用刺络放血疗法以泻热，在头部或头前额使用排针刺出血；一是如《类经图翼》所说："凡人年三十以上，若灸头不灸足三里，令人气上眼暗，以三里穴能下气也。凡一切病，皆灸三里三壮，每日常灸，气下乃止。"也可以根据反应的不同，使用锋针刺足三里放血，或用针刺泻法泻热。

P103 头面目咽，灸之最欲生少，手臂四肢，灸之欲需小熟，亦不宜多，胸背腹灸之，尤宜大熟，其腰背欲需少生，大体皆需以意商量，临时迁改，应机千变万化，难以一准尔。

1. 语释

头部、面部、眼睛、咽喉，使用灸法特别要注意生和少。手臂四肢使用灸法需要使用小熟，也不宜使用太多。腹部使用灸法，特别要大熟。背部和腰部使用灸法应该少生。总的来说使用灸法应该根据具体情况变化，临时考虑，适应病情的变化而变化，很难以一定的标准作准。

2. 按语

本节主要说明具体部位使用灸法的生熟。参看上条（P101 条）的讨论。

二、针灸方法（以下页码见高等医药试用院校教材《针灸医籍选》）

P20 膺腧中膺[1]，背腧中背[2]。肩膊（bo）虚者，取之上[3]。重舌[4]，刺舌柱以铍针也。手屈而不伸者，其病在筋，伸而不屈者，其病在骨。在骨守骨[5]，在筋守筋[6]。

1. 注释

（1）膺腧中膺：膺部的穴位针刺的时候，一定要刺到膺部。"中"，是恰到好处的意思。是刚好刺到膺部即止。不能透过膺部进入胸腔，否则会出现事故。

（2）背腧中背：背部的穴位针刺的时候，一定要刺到背部。其中的意思是说背部也不能深刺，古人说背薄似饼，深刺容易引起事故。

（3）之上：取上部的穴位。

（4）舌：重（Chong），重复。重舌，舌下肿胀，有如双舌。

（5）在骨守骨：病变在骨，治疗不要离开骨。这里有两个含义，一是治疗骨病，注意在局部选取穴位；二是骨病针刺要要比较深。

（6）在筋守筋：病变在筋，治疗不要离开筋。这里也有两个含义，一是筋的疾病，针刺的时候要针对筋进行局部刺激。二是深浅度以筋为准。

2. 语释

膺部的穴位针刺的时候一定要在膺部之内，不能深刺；背部的穴位在针刺的时候一定要在背部肌肉中，也不能深刺。肩膊的疾病在上部选穴。重舌使用铍针针刺舌下大筋。手弯曲不能伸直的，其病变在筋，能伸而后不能弯曲的，其病变在骨。病变在骨的治疗不要离开骨，病变在筋的治疗不要离开筋。

3. 讨论

本节主要说了以下两个问题：

一是针刺的深度，这里用膺和背进行说明，如何恰到好处。进针的深度，主要取决于以下几方面：

（1）穴位的层次性。如上所述，穴位主要分成三层，所以每一个穴位都有三个深度。由于不同的穴位位于身体的部位不同，如有的在肌肉多的地方，有的在肌肉少的地方，有的在关节部位等，所以所谓三层只是总的说法，三层是相对而言，应视具体情况来决定其深浅。每一层都能得气，因此每一个穴位都有三次得气。故从医生来说，主要是从得气感来决定针刺已刺到了那一层。

（2）疾病的需要。不同的疾病需要刺到不同的层次，如《灵枢经》里反复所说的"三刺"，即阳邪为患刺第一层，阴邪为患刺第二层，正气不足刺第三层。这在后世针灸医家的著作中明确的称为"天、人、地"。还从此衍化为很复杂的针灸手法，如烧山火、透天凉等就是在"天、人、地"这三部上反复用针，以此适应更为复杂的病情。

在《内经》中所谓"刺齐"，提到刺皮无刺肉，刺肉无刺皮，刺筋无刺骨，刺骨无刺筋等等，实际上就是说要注意针刺的层次性或曰准确性。那么除了从得气来决定穴位的层次之外，还要注意以下几个方面：①从《素问·刺齐》的内容来看，针刺的深度是以针尖所在位置的深度来决定的。也就是说针尖处在第一层，针刺的深度就是在第一层，针尖处在第二层，针刺的深度就是在第二层等。这是因为得气的判断方法虽然很好，但是不是每一个病人的得气感都是那么明确的，甚至有开始针刺时不得气需停针待气的情况。所以有时也得以医生的自我感觉深度来决定针刺的深度。那么这种深浅该如何判断呢？就是从针尖所在的深度来判断的。②不同的深度的得气感是不同的，如刺筋时是以酸痛感为主的，刺骨时是以酸胀感为主的，刺脉时是以刺痛感为主的，刺皮时是以痛感为主的，刺肌肉时是以酸为主麻胀痛重混合感为主的，至于刺到神经则多以酸重走串感为主。穴位只有三层，皮、肉、脉、筋、骨是五层，穴位的三层的每一层倒底是落在肌肤的那一层，这要看部位和肌肉厚薄的具体情况而定，所以得气感是不一样的。一般来说刺神经应该少用，因为神经和经络还是有区别的，在某些特殊的情况之下他可能起到经络的作用，但大多数时候他不能代替经络的作用。

二是肢体的疾病多在局部进行治疗。因为肢体部分主要是肌肉、肌腱和骨骼，其内行走神经和血管，其症状主要为气血不通的局部疼痛、变形、变性，而此时主要使用"以痛为输"的治疗方法，所以其治疗部位主要在病变的局部。

P58 帝曰：候气[1]奈何？歧伯曰：夫邪去络入于经也，舍于血脉之中，其寒温未相得，如涌波之起也[2]，时来时去，故不常在。故曰方其来也[3]，必按而止之[4]，止而取之[5]，无逢其冲而泻之[6]。真气者，经气也，经气太虚，故曰其来不可逢，此之谓也。故曰候邪不审[7]，大气已过[8]，泻之则真气脱，脱则不复，邪气复至，而病益蓄[9]，故曰其往不可追[10]，此之谓也。不可挂以发者，待邪之至时而发针泻矣，若先若后者，血气已尽，其病不可下，故曰知其可取如发机[11]，不知其取如叩锥[12]，故曰知其道者不可挂以发，不知其道，叩之不发，此之谓也。

1. 注释

（1）候气：这里指判断邪气的变化，与下文所说的"候邪"相同。

（2）其寒温未相得，如涌波之起也：寒指邪，温指正气，寒温未相得，指邪正斗争，涌波之起，形容邪正斗争起伏不定。

（3）方其来也：邪气刚刚到来。

（4）必按而止之：一定要按压经络或穴位，以阻止邪气的传入途径。

（5）止而取之：使邪气停止前进后使用针灸进行治疗。

（6）无逢其冲而泻之：不要在邪气旺盛发展的时候进行针灸治疗。泻作治疗解。

（7）候邪不审：判断邪气的时候不能正确审定。

（8）大气已过：大气指邪气。已过，指邪气已经过经。

（9）病益蓄：蓄，蓄积，增加。本句的意思是病情更加重。

（10）其往不可追：指邪气已经过经，则该经就不能再进行针灸。

（11）知其可取如发机：知其可取，知道邪气可以进行治疗。发机，扣动弩机。

（12）不知其取如叩锥：不知道邪气的治疗时机就好像用木锥敲击一样很难有准确性。

2. 语释

如何判断邪气的来去？歧伯回答说：强劲的邪气离开络脉进入经脉，到达血脉中，正邪相争，好象波涛涌动，进进退退，所以不在一定的地方。所以在邪气刚刚到来的时候，一定要按压经络或穴位，以阻止邪气的进入，邪气停止在某一部位后，就可以进行针灸治疗，不要在邪气旺盛发展的时候进行治疗，这里所说的真气，就是经气，经气太虚，不能够有效的抗御邪气，所以说邪气旺盛发展的时候不要使用针灸治疗，就是这个原因。因此说判断邪气的去来不准确，在旺盛的邪气已经离开后，再去使用泻邪的方法，反而损伤正气，正气受伤不能很快的恢复，邪气容易再一次侵犯，使病情加重。所以说邪气已经离开某部位后，就不要在这一部位进行治疗，就是这个意思。不要放弃治疗邪气的最佳时机的意思是，等待邪气到来的时候使用针灸泻邪。在此前后，正气已不在此处，故疾病不能治愈。所以说知道疾病可以治疗的时机就有如掌握了扣动弓弩的时机，不知道治疗的时机就好象拿着木锥敲击时没有准确性一样，所以说了解扣动弓弩时机的就是把握治疗邪气的最佳时机，不知道掌握治疗时机的就像拿着木锥没有准确性一样，就是这个意思。

3. 指要

本节讨论如何掌握治疗的最佳时机的方法。1."其来不可逢"，"其往不可追"。2."方其来也，必按而止之，止而取之"。3."待邪之至时而发针泻矣"。

P83 黄帝问曰：余闻缪刺[1]，未得其意，何谓缪刺？歧伯对曰：夫邪之客于形也，必先舍于皮毛，留而不去，入舍于孙脉，留而不去，入舍于络脉，留而不去，入舍于经脉，内连五藏，散于肠胃，阴阳俱感，五藏乃伤，此邪之从皮毛而入，极于五藏之次也[2]，如此，则治其经焉。今邪客于皮毛，入舍于络脉，留而不去，闭塞不通，不得入于经，流溢于大络，而生奇病⁽³⁾也。夫邪客大络者，左注右，右注左，上下左右与经相干⁽⁴⁾，而布于四末，其气无常处，不入于经俞⁽⁵⁾，命曰缪刺。

1. 注释

（1）缪刺：缪（Miu），谬误。缪刺，看起来好象不正确的刺法。这里是名词，说明实际是正确的。

（2）极于五藏之次也：极，最终到达。五藏之次，五藏的顺序。本句说外邪最终到达五藏的传入顺序。

（3）奇病：不正为奇。奇病，为不常见的病。《素问·奇病论篇》对所谓奇病有记载。

（4）与经相干：相干，相交错。说明络脉与经脉走行的方向不一致，故有交错。这样一来才有可能从左到右或从右到左。

（5）经俞：经脉与腧穴。

2. 语释

黄帝问：我听说缪刺，没有懂得其中的含义，什么是缪刺？歧伯回答说：邪气侵犯人体，一定先从毫毛开始，停留于此而不能消除，向里进入孙脉，停留不能消除，向里进入络脉，停留不能消除，向里进入经脉，向内通达五藏布散到肠胃，阴阳都遭受感染，五藏受到损害，这就是邪气从皮毛进入最终到达五藏的途径，假若是这样的话，就应该在经脉上进行治疗。现在邪气侵犯皮毛，进入到孙络，停留不能消除，络脉闭塞不通，邪气不能进入到经脉，而流散到大络，因而出现一些不常见的疾病。邪气侵犯大络，从左灌注到右，从右灌注到左，上下左右与大的经脉相交错，仍然布散到人体的外周，邪气不停留在某一处，不进入到经脉腧穴之中，所以这种治疗方法称之为缪刺。

3. 指要

本节说明缪刺的原因。缪与谬通，含有错谬，交错的意思。左病刺右侧的络脉，右病刺左侧的络脉。为上下交叉刺的方法。这是因为病人的正气尚未虚弱，邪客于大络，没有进入经脉，邪气在络脉上游弋不定，上下左右与经相干，影响气机的正常运行，故出现散气不收，聚气不散的躁动不安表现。

P83 帝曰：愿闻缪刺，以左取右，以右取左，奈何？其与巨刺何以别之？歧伯曰：邪客于经，左盛则右病，右盛则左病⁽¹⁾，亦有移易者⁽²⁾，左痛未已而右脉先病⁽³⁾，如此者，必巨刺之，必中其经，非络脉也。故络病者，其痛与经脉缪处⁽⁴⁾，故命曰缪刺。

1. 注释

（1）左盛则右病，右盛则左病：盛，邪正斗争剧烈。左边邪正斗争剧烈而病变表现在右边，右边邪正斗争剧烈而病变表现在左边。

（2）移易者：不同的表现。

（3）左痛未已而右脉先病：先表现右边病变，然后才出现左边邪正斗争的表现。

（4）其痛与经脉缪处：疼痛不在经脉循行的部位。

2. 语释

黄帝说：我想听听你解释缪刺，从左边治疗右边的疾病，从右边治疗左边的疾病，为什么？它与巨刺如何区别？歧伯回答说：邪气侵犯经脉，左边邪正斗争剧烈则疾病表现为右边；右边邪正斗争剧烈，则疾病表现在左边。也有不同的表现，就是右边先有疾病左边才发现邪正斗争增剧。像这样的表现，应该采用巨刺疗法。一定要刺中经脉，而不是络脉。所以络脉有病，其病变不经经脉循行的部位，这就是缪刺。

3. 指要

解释什么是巨刺，以及缪刺与巨刺的区别。

P93 难曰：诸井者，肌肉浅薄，气少不足使也，刺之奈何？然：诸井者，木也，荥者，火也。火者，木之子，当刺井者，以荥泻之，故经言，补者不可以为泻，泻者不可以为补，此之谓也。

1. 语释

《难经》说：各个井穴的部位，肌肉少而薄，气血少不便以使用针刺，需要针刺的时候该如何办？是这样。井穴为木，荥穴为火。火为木之子，当需要针刺井穴的时候，可以改刺荥穴以泻火。所以经说，擅长于补的穴位不可以使用泻法，擅长于泻的穴位不可以使用补法。

2. 指要

本节根据"实则泻其子，虚则补其母"的方法，以解决井穴部位肌肉少而薄，不便针刺的遗憾。后世根据这一说法，进一步说"泻井当泻荥，补井当补合"。

P94 难曰：经言东方实，西方虚，泻南方，补北方，何谓也？然：金木水火土，当更相平[1]。东方木也，西方金也，木欲实，金当平之；火欲实，水当平之；土欲实，木当平之；金欲实火当平之；水欲实，土当平之。东方肝也，则知肝实，西方肺也，则知肺虚。泻南方火，补北方水。南方火，火者，木之子也；北方水，水者，木之母也。水胜火，子能令母实，母能令子虚，故泻火补水，欲令金得平木也。经曰：不能治其虚，何问其余，此之谓也。

1. 注释

（1）当更相平：更，交替。本句说五行相克，以达到协调。

2. 语释

《难经》说：东方实，西方虚，泻南方，补北方，是什么意思？

是这样的。金木水火土，应该是互相克制协调的。东方属木，西方属金，木如要出现过旺，金就应该制止它；火如要出现过旺，水就应该制止它；土如要出现过旺，木就应该制止它；金如要出现过旺，火就应该制止它；水如要出现过旺，土就应该制止它。东方为肝，则说明肝气过旺，西方为肺，则说明肺虚。泻南方的火，补北方的水。南方为火，火为木之子；北方为水，水为木是母，水胜火，子能够使母充实，母能够使子虚弱，故泻火补水，是想让金能够平抑木。《经》说：不会巧妙的治疗虚证，还用得着问其它能力吗，就是这个道理。

3. 指要

与"实则泻其子，虚则补其母"一样，属于一种较高级的治疗方法。

如肺虚火咳嗽（西医诊断如肺结核），出现下午面部发热，咳嗽，痰少，胸痛，身体虚瘦等。中医诊断为阴虚火旺，表现为东方实（肝火旺），西方虚（肺气虚）。治疗即可使用泻南方、补北方的金水六君煎，知柏八味丸。穴位选用太溪、太冲。或加肺俞，中府。

P99《千金要方》刺急者深内而久留之[1]，刺缓者浅内而疾发针[2]，刺大者微出其血[3]，刺滑者疾发针浅内而久留之[4]，刺涩者必得其脉[5]，随其逆顺久留之[6]，疾出之，压其穴勿出其血，诸小弱者，勿用大针，然气不足宜调以百药。余三针者，正中破痈坚瘤结息肉也[7]，亦治人疾也。火针亦用锋针，以油火烧之，务在猛热，不热即于人有损也。隔日一报[8]，三报之后，当脓水大出为佳。

《灵枢·邪气脏腑病形篇》：诸急者多寒；缓者多热；大者多气少血；小者血气皆少；滑者阳气甚，微有热；涩者多血少气，微有寒。是故刺急者，深内而久留之。刺缓者浅内而疾发针，以去其热。刺大者微泻其气，无出其血。刺滑者，疾发针而浅内之，以泻其阳气而去其热。刺涩者，必中其脉，随其逆顺而久留之，必先按而循之，已发针，疾按其痏，无令其出血，以和其脉。诸小者，阴阳形气俱不足，勿取以针，而调以甘药也。

1. 注释

（1）刺急者深内而久留之：急，脉象绷急（不是跳得快），如紧脉。内，念纳，向内进入。留，留针。诸急者多寒

（2）刺缓者浅内而疾发针：缓，脉象大而软（缓不是跳得慢），如浮脉。疾，快速。发针，出针。缓者多热

（3）刺大者微出其血：大：脉大，包括洪脉、实脉等脉象。大者多气少血

（4）刺滑者疾发针浅内而久留之：滑，脉滑。滑者阳气甚，微有热

（5）刺涩者必得其脉：涩，涩脉。必得其脉，一定要准确把握脉象。涩者多血少气，微有寒

（6）随其逆顺久留之：逆顺，指经脉中血气循行与时间的关系。气来的时间为顺，气去的时间为逆。虚症针尖向着气来的方向为顺，针尖向着气去的方向为逆；实症相反。这样做有利于补虚泻实。

（7）余三针者，正中破痈坚瘤结息肉也：三针：指锋针、铍针、火针。正中，垂直从需要针刺的痈、坚瘤、结、息肉正中间进入。

（8）隔日一报：两天针刺一次。

2. 语释

针刺有急脉表现的疾病，应该针刺较深而且留针时间长，针刺有缓脉表现的疾病，应该针刺较浅而且快速出针，针刺有大脉表现的疾病，应该稍微出一点血，针刺有滑脉表现

的疾病，应该快速出针，针刺较浅而且留针较长，针刺有涩脉表现的疾病，应该准确把握脉象，根据其虚实不同针刺，而且留针较长，出针较快，压其穴孔，不要让其出血。各种小弱脉象的疾病，不要使用大针。要是气血不足，则应该同时服用药物。其余三种针的刺法，都应该垂直在痹、坚瘤、结、息肉正中间刺入。这种方法也能够治疗其它多种疾病。火针可以选用锋针替代，以火油烧它，一定要火力强大，火力不强对于被刺之人容易产生损害。隔日一次，三次之后，有脓水大量外出为好的兆头。

3. 指要

本节讨论了镵针和三针（锋针、火针、铍针）的针刺方法。

P99 巨阙太仓上下管⁽¹⁾，**此之一行有六穴**⁽²⁾，**忌火针也。大症块**⁽²⁾ **当停针转动须臾**⁽³⁾ **为佳。**

1. 注释

（1）巨阙太仓上下管：巨阙、上、中、下脘穴位。
（2）六穴：指鸠尾、巨阙、上脘、中脘、建里、下脘。
（3）大症块：大而明显的硬块。
（4）当停针转动须臾：停针，指进针结束后，也就是针尖到达大症块附近的时候停止进针。转动须臾，使用捻转法，须臾，一会儿。

2. 语释

巨阙、上、中、下脘这一行，一共有六个穴位，忌用火针。有大的硬块可以在进针后捻转一会儿。

3. 指要

说明上腹部正中线上的穴位不能使用火针。原因是中焦只能温煦不能烧灼。火能生土（如温灸），但火太过（如火针）则克伐土。若是这里有大的块状物，在进针后可以捻一会儿针。目的在于散气。

P100 凡经云横三间寸⁽¹⁾ **者，则是三灸两间**⁽²⁾，**一寸有三灸，灸有三分**⁽³⁾，**三壮之处，即为一寸。黄帝曰：灸不三分，是谓徒冤**⁽⁴⁾。**炷务大也，小弱炷乃小作之，以意商量**⁽⁵⁾。

1. 注释

（1）横三间寸：横，一排。三间寸，即三（灸两）间（为一）寸。
（2）三灸两间：灸，灸炷。间，间隔，空隙。三个灸炷之间有两个空隙。
（3）灸有三分：灸炷的底部大小为三分阔。
（4）徒冤：徒，仅仅。冤，受委屈。
（5）以意商量：根据病情和部位决定灸炷的大小。

2. 语释

所有的《经》书都说，一排三个灸炷，三个灸炷之间有两个空隙，一寸的距离之间有三个灸炷，每一个灸炷底部为三分阔，三个灸炷就是一寸。黄帝说：灸炷没有三分大小，那仅仅是让病人受委屈。灸炷一定要这么大小，小而且弱的病人，灸炷可以小，那时就应该根据病情的实际情况予以考虑。

3. 提要

灸炷的大小主要是考虑火力的大小和病人忍耐能力。灸炷太小，点火后很容易使病人感到烧灼，温暖的时间短，烧灼感强，不利于疗效的取得。尤其艾灸是在皮肤表面，温热传入体内需要一定的时间，时间太短效果必然不好。

P110 凡人吴蜀地游宦，体上常需三两处灸之，勿令疮暂差，则瘴疬瘟疟毒气[1]，不能着人也，故吴蜀[2]多行灸法。

1. 注释

（1）瘴疬瘟疟毒气：瘴疬，瘴瘟，瘴疟，瘴毒，瘴气，均为南方山林间湿热之邪气感染后出现的温热疾病，疟疾是其中之一种，另外疮疽，脚气及其不明原因的发热等都属于瘴疾的范围。如《诸病源候论·瘴气候》所说：“夫岭南青草黄芒瘴，犹如岭北伤寒也。南地暖，故太阴之时草木不黄落，伏蛰不闭藏。杂毒因暖而生，故岭南从仲春讫仲夏行青草瘴。季夏讫孟冬，行黄芒瘴……此病（瘴疟）生于岭南，带山瘴之气，其状发寒热，休作有时皆有山溪源岭瘴湿毒气故也。”

（2）吴蜀：指吴地（今东南之地）和蜀地（今西南之地），尤其是其中的山林地带，均为潮湿、气温偏高之地，容易滋生病毒、蚊蝇，出现瘴气。

2. 语释

大凡到吴、蜀之地去做官，应该经常在身体上两、三处穴位上施用灸疗的方法，而且不要让灸疮很快痊愈，这样瘴气就不会感染到人。所以吴地和蜀地之人经常进行灸疗，对灸疗的方法也比较熟悉。

3. 提要

（1）说明瘴毒之气多与高温潮湿有关，引发的疾病多以温热为主，与当时常见的伤寒病的表现不一样，所以治疗方法应该有所区分。而灸疗的方法对瘴毒所以阴气的温热病有较好地治疗效果。

（2）瘴毒温热在施用灸疗的时候，要使灸疗的部位经保持灸疮的刺激，因此使用化脓灸疗法效果更好。

（3）吴地和蜀地的群众，尤其长期与瘴毒作斗争，所以他们在治疗此类疾病的时候很有经验，值得外地人学习使用。

P109 《千金》云：凡点灸法，皆需平直四体，无使倾侧，灸时恐穴不正，徒破好肉尔（《明堂》云：须得身体平直，四肢无令拳缩[1]，坐点无令俯仰[2]，立点无令倾侧[3]）。若坐点则作灸，卧点则卧灸，立点则立灸，反此则不得其穴[4]。

《千金》云：凡灸当先阳后阴，言从头向左而渐下，先上后下。

《明堂》云：先灸于上，后灸于下，先灸于少，后灸于多[5]，皆宜审之。

1. 注释

（1）拳缩：卷缩，弯曲。

（2）坐点无令俯仰：坐点，指坐着扎针前寻找穴位和认定穴位。俯仰指前俯后仰，身体歪斜。本句说在坐位寻找穴位的时候，要将身体坐正。

（3）立点无令倾侧：立点，指站着扎针前寻找穴位和认定穴位。倾侧指前倾后仰，转侧身体。本句说在站立体位寻找穴位时，要将身体站直。

（4）不得其穴：说明在什么位置上认定的穴位，就应该在什么位置上扎针，若身体位置改变了，原先认定的穴位位置，就会发生改变，所以表面上看，好像穴位的位置还是在那里，但由于体位的改变，穴位的位置已经改变，所以该处已经不是原先认定的穴位了。

（5）先灸于少，后灸于多：这里的多少是指灸壮的多少。如一个穴位总共可以灸 100 壮，那么开始施灸的时候可以为 3~5 壮，以后逐渐增多为 5~7 壮，7~14 壮等，直至 100 壮。

P124 问：灸穴需按经取穴，其气易连[1]而其病易除。然人身三百六十五络，皆归于头[2]，头可多灸欤？灸良已，间有不发者[3]，当用何法发之？

尝谓穴之在人身也，有不一之名[4]；而灸之在吾人也，有至一之会[5]。盖不知其名，则昏谬无措，无以得其周身之理[6]；不观其会，则散漫靡要，何以达其贯通之原[7]。故名也者，所以尽乎周身之穴也，固不失之太繁[8]；会也者，所以贯乎周身之穴也，亦不失之太简[9]。人而知乎此焉，则执简可以御繁，观会可以得要，而按经治疾之余，尚何疾之有不愈，而不足以仁寿斯民也哉。

1. 注释

（1）其气易连：因为穴位与经络一体，所以按经取穴不仅仅是调动了腧穴的气机，也同时调动了经络的气机，故说气机容易连通。也就是穴位和经络的气机互相连通，这样才能达到调动正气，行气活血的目的，因而才能有效祛除邪气，治疗病患。

（2）然人身三百六十五络，皆归于头：这里的络，应该是指穴位。到目前为止正经上的穴位为 361 个名称，所以三百六十五是一个穴位统称，不代表具体穴位。因为头为诸阳之会，所以穴位中的气机均与头部之气相通。言下之意是说，是否仅仅在头部施灸就可以代替全身所有的穴位施灸，治疗全身所有的疾病呢？

（3）灸良已，间有不发者：这里所说的灸良已，主要不是说在头部施灸，而是指在躯干、四肢上施灸。在头部极少使用化脓灸疗法。本句说有时候使用化脓灸很长时间，却不能出现灸疮化脓。这往往是正气不足，气血亏虚的原因。但是后文却没有对这个问题进行明确解答。

（4）穴之在人身也，有不一之名：有些穴位不止一个名称。这里告诫医生，由于穴位可能有多个名称，不要因名称不同，而将穴位弄错。

（5）灸之在吾人也，有至一之会：至一，专一；之会，穴位为气血所会聚之处。指每个穴位都有专治作用，使用不同的穴位对患者施灸，效果是不一样的，所以不能弄错。

（6）无以得其周身之理：（由于穴位名称搞错）不能够得到气血在全身运行的正确信

息。言下之意是说，由于对多名称不熟悉，搞错了穴位位置，也就搞错了气血运行的先后来去时辰，这时使用灸法，就不能得到预想的疗效。

（7）何以达其贯通之原：（不能了解气血会聚的时辰）灸疗就找不到使气血正常贯通的根源。言下之意是说，由于穴位位置搞错，气血到达的时辰也必然搞错，这时施灸就达不到通行经络，运行气血的目的。

（8）固不失之太繁：指对穴位的多名称要尽量多的掌握，这样才能正确确立穴位的位置。

（9）亦不失之太简：指对气血的运行规律不要了解太少。

2. 语释

有人问：施灸于穴位，应该按经取穴，这样气血才容易贯通而疾病才容易解除。但是人体上有三百六十五个穴位，均与头部相通，人体的所有疾病是否都可以在头部施灸呢？有些穴位施灸的时间很长，也不出现灸疮，那么应该怎样才能使灸疮出现呢？

穴位在人体，往往不止一个名称，而使用灸法治疗疾病，又必需在所选定的穴位上。若是不知道穴位的正确名称，也就不能确定穴位的位置，从而产生错谬，不能与气血运行相一致，不能体察到穴位中气血运行的规律，则掌握不了要领，不知道气血贯注于穴位的时辰。所以尽量了解穴位的多名称，才能正确确定穴位的位置，因此不要担心穴位名称之多；气血运行，灌注于穴位，所以对气血的运行规律也不要了解太少。医生要知道了这些内容，就可以以简驭繁，知道气血运行规律就掌握了要点。这样按经取穴治疗疾病，又有那些疾病是不可治愈的呢？又何以不能使人长寿呢？

P137 况夫阴阳，气血多少为最。厥阴、太阳，少气多血；太阴、少阴，少血多气；而又气多血少者，少阳之分；气盛血多者，阳明之位。先详多少之宜，此察应至之气。轻滑慢而未来(1)，沉涩紧而已至(2)。既至也，量寒热而留疾(3)；未至也，据虚实而候气(4)。其之至也，如鱼吞钩饵之沉浮；气未至也，如闲处幽堂之深邃，其速至而速效，气迟至而不治。

1. 注释

（1）轻滑慢而未来：这里指对平脉的感觉。轻是指力度较轻；滑是指不充盈；慢是指不柔和。气血全天在脉中运行，但依据时辰的不同而有高潮、低潮之风，这里是说的是气血低潮时的感觉。也就是同样一种脉象，在气血处于低潮的时候，相对来说更显得力度较轻，不充盈，不柔和。

（2）沉涩紧而已至：这里也是指对平脉的感觉。沉是指充实；涩是指冲指；紧是指紧绷。气血在高潮的时候相对来说更加力度充实，诊脉的感觉更明显。

（3）量寒热而留疾：量，根据，度量；寒热，指疾病症候；留疾，指补泻。本句说依据疾病的寒热表现来决定补泻的使用。

（4）据虚实而候气：候气，指等候气血来去的时间。根据虚实症候表现来决定针灸的时间。一般气血来时可以进行补法，所以在虚证的时候，针灸法在上半个时辰使用；气血去时可以进行泻法，所以在实证的时候，针灸法可以在下半个时辰使用。

2. 语释

从阴阳的角度上说，人体气血最具有代表性。厥阴经和太阳经为少气多血之经；太阴经和少阴经为少血多气之经；少阳经为多气少血之经；阳明经为多气多血之经。在治疗疾病时，先要详细了解经脉的气血多少，然后察看经脉的气血高潮什么时候到来。从脉象上说，脉象的力度较轻，不充盈，不柔和为气血高潮还没有到来；脉象充实，冲指，紧绷为气血已经到来。气血到来后根据疾病的寒热表现而决定补泻；气血还没有到来之时，应该根据病情虚实而等候气机到来时再使用针灸的补泻疗法。气血高潮来到的时候，扎针下去会感觉到针下有如鱼吞钩的紧张感；气血高潮还没有到来的时候，扎针下去，针下没有任何紧束的感觉。气血高潮来到时扎针，效果很好，气血高潮没有到来时扎针，起不到治疗作用。

3. 提要

（1）说明针灸治疗时，首先要"详多少之宜"，即了解经络中气血多少不同，而采用不同的补泻方法。

（2）说明针灸治疗之时，要了解气血来去的规律，即"察应至之气"以决定补泻。

（3）说明不断气血高潮是否来到的脉象表现，高潮未到脉象表现是"轻滑慢"，高潮来到时脉象表现为"沉涩紧"。

（4）说明针灸得气后的感觉，得气与没有得气之间的区别。

（5）说明得气与疗效之间有着密切关系，针灸得气疗效好，不得气则效果差。

（四十）P139 **大抵取穴之法，必有分寸，先审自意，次观肉分；或伸屈而得之，或平直而安定。在阳部筋骨之侧，陷下为真[1]；在阴分郄腘之间，动脉相应[2]。取五穴用一穴必端，取三经用一经而可正。头部与肩部详分[3]，督脉与任脉易定[4]。明标与本，论刺深刺浅之经[5]；住痛移疼，取相交相贯之迳[6]。**

1. 注释

（1）在阳部筋骨之侧，陷下为真：①阳经经脉的穴位所在地大都有肌肉、肌筋、骨骼之间的凹陷，气血进入穴位之中，就储存在凹陷内。②这里虽然没有说阴经穴位，但阴经经脉的穴位，也多在凹陷之中，比如内关等手厥阴穴就在两筋间，胸部的穴位大都在两肋间等。

（2）在阴分郄腘之间，动脉相应：①这里主要说阴经经脉的穴位多处在肌肉间空隙、关节间腘窝，而且多同时有动脉跳动的部位。②有些阳经穴位也在上述的部位，如委中穴、委阳穴就在膝关节之腘窝部位，气冲穴、冲阳穴、率谷穴等就处于有动脉跳动的部位。

（3）头部与肩部详分：头部穴比较多，而且定位较为困难，除了头骨凹陷可以作为定穴标识外，还与发际、头型、骨型有关，所以需要详细寻找认定。肩部除了肩部骨骼可以作为定穴标识之外，其余穴位离骨骼较远，所以分辨起来需要认真辨别。

（4）督脉与任脉易定：督脉穴大多在骨骼之间或骨骼上有脉象凹陷的部位，所以定穴相对较容易。任脉穴多以一个固定标识为基准，然后以尺寸定穴，所以相对较为容易。

（5）明标与本，论刺深刺浅之经：一般来说，因为急则治其标，缓则治其本，急性病多浅刺，故治标之时多浅刺，而治本之时多深刺。这是从大的原则上说的。

（6）住痛移疼，取相交相贯之迳：痛证多为气血集聚不散，不通则痛，故治疗痛证的时候，多需散气、行气，故多取有经脉交会的穴位。有时"以痛为输"，虽然该处不一定在经脉之上，但可以理解为是多条络脉交会之处。

2. 提要

（1）针灸治疗前取穴之时，不同的体位，所选取的穴位是有一定差距的；不同的穴位也必需在不同的体位上选取。如《灵枢·邪气》上说："取之三里者，低跗；取之巨虚者，举足；取之委阳者，屈伸而索之；委中者，屈而取之；阳陵泉者，正竖膝予之齐下至委阳之阳取之；取诸外经者，揄申而从之。"

（2）穴位所在的部位一般来说都处于凹陷之中，如关节之间，骨骼本身的凹陷，肌肉之间的凹陷，筋骨之间的凹陷，筋筋之间的凹陷，骨骼之间的凹陷等。还有一些阴经的穴位处于动脉跳动之处（旁）。

（3）穴位的位置是相对的，而不是绝对的。因为每个人的身体状态不同，肌肉、骨骼的长短、丰盛不同，会造成穴位有一定的偏差，因此在选穴的时候，可以参照四周穴位之间的位置关系而取舍，因为一个穴位周围可分为东南西北四方，故连本穴就是 5 个穴位，因此说"取五穴用一穴必端"。而相邻经脉一般是三条，故说"取三经用一经可正"。

P70 刺跗上中大脉，血出不止，死。刺面中溜脉[(1)]**，不幸为盲。刺头中脑户，入脑立死。刺舌下中脉太过，血出不止为喑。刺足下布络中脉**[(2)]**，血不出为肿。刺郄中**[(3)]**大脉，令人仆脱色。刺气街中脉，血不出，为肿鼠鼷（xì）**[(4)]**。刺脊间中髓，为伛。刺乳上，中乳房，为肿根蚀**[(5)]**。刺缺盆中内陷，气泄，令人喘咳逆。刺手鱼腹内陷**[(6)]**，为肿。**

P71 阴股中大脉[(7)]**，血出不止，死。刺客主人内陷中脉，为内漏**[(8)]**为聋。刺膝髌出液为跛。刺臂太阴脉，出血多立死。刺足少阴脉，重虚出血**[(9)]**，为舌难以言。刺膺中陷中肺。为喘逆仰息。刺肘中，内陷，气归之，为不屈伸。刺阴股下三寸内陷，令人遗溺。刺腋下胁间内陷，令人咳。刺少腹中膀胱溺出，令人少腹满。刺腨肠内陷，为肿。刺匡上陷骨中脉，为漏为盲**[(10)]**。刺关节中液出，不得屈伸。**

1. 注释

（1）溜脉：有跳动之脉，如太阳穴处之动脉。

（2）足下布络中脉：足下，足底部；布络，布散的络脉；中脉，刺中大脉。本句说本来要刺足底下的络脉，但刺太深，因而刺中足底的大脉。

（3）郄中：郄，空隙，指骨缝。如两骨之间，关节之中等。

（4）肿鼠鼷：肿，肿大。鼠鼷，腹股沟淋巴结部位。本句说腹股沟淋巴结部位肿大。

（5）肿根蚀：乳房内溃脓肿大。

（6）手鱼腹内陷：大鱼际处内部出血。

（7）阴股中大脉：指刺中股动脉。

（8）内漏：深部血管破裂出血。

（9）刺足少阴脉，重虚出血：足少阴脉，指太溪穴处的大脉。重虚，因为太溪为原穴，使用太溪一般为虚证用补法，若出血则反为泻法，故为虚上加虚，称之为重虚。

（10）刺匡上陷骨中脉，为漏为盲：匡上，眼匡周围。陷骨，骨头的凹陷处。漏，流泪。盲，目不能视。

2. 语释

针刺足背误中大的经脉，血出不止，容易引起死亡。针刺面部误中动脉，很容易引起目盲。针刺头部误中脑内部，进入脑内后立即引起死亡。针刺舌下静脉太深，血出不止，能引起发声障碍。针刺足底布散的络脉时进针太深，中大脉，血不能外出，会引起足底肿胀。针刺骨缝处误中大脉，会使人头晕仆倒和面色苍白。针刺气街误中大脉，血不能流出来，会使腹股沟淋巴结处肿胀。针刺脊椎误中脊髓，会引起腰弯曲不能伸。针刺乳房穴位，误刺乳房深部，引起乳房深部溃脓肿大。针刺缺盆太深，气外泄，使人出现喘、咳逆。针刺鱼际太深，可能出现肿胀。

针刺大腿内侧误中大脉，血出不止，会引起死亡。针刺客主人太深误中血脉，引起血流不止，引发耳聋。针刺膝膑关节部位，容易引起关节液外出。针刺手臂太阴脉，出血多会引起死亡。针刺足少阴脉，出血会加重虚弱，会引起说话困难。针刺膺部太深误中肺部，会引起喘逆呼吸困难。针刺肘部太深，气壅不散，会出现肘活动不利。针刺大腿内侧跟部下三寸处太深，会使人出现遗溺。针刺腋下胁肋部太深，会使人咳嗽。针刺少腹误中膀胱，溺出，使人少腹胀满。针刺腓肠肌部位太深会引起肿胀。针刺目匡周围骨头凹陷处误中血脉，会会流泪和目盲。针刺关节，关节液外出，会使关节活动障碍。

3. 提要

本节主要说到针刺深浅度的不恰当引起的变故。[1]出血；[2]出液；[3]化脓；[4]溺出；[5]出气；[6]伤脑；[7]伤髓。

三、针灸原理（以下页码见高等医药试用院校教材《针灸医籍选》）

P45 黄帝曰：愿闻其奇邪而不在经者[1]。歧伯曰：血络[2]是也。黄帝曰：刺血络而仆者[3]，何也？血出而射者[4]，何也？血少黑而浊者[5]，何也？血出清而半为汁者[6]，何也？发针而肿者[7]，何也？血出若多若少而面色仓仓者[8]，何也？发针而面色不变而烦悗者[9]，何也？多出血而不动摇者[10]，何也？愿闻其故。歧伯曰：脉气盛而血虚者，刺之则脱气，脱气则仆[11]。血气俱盛而阴气多者其血滑，刺之则射[12]；阳气畜积，久留而不泻者，其血黑以浊，故不能射[13]。新饮而液渗于络，而未合和于血也，故血出而汁别焉[14]；其不新饮者，身中有水，久则为肿[15]。阴气积于阳，其气因于络[16]，故刺之血未出而气先行，故肿。阴阳之气，其新相得而未和合[17]，因而泻之，则阴阳俱脱，表里相离，故脱色而仓仓然[18]。刺之血出多，色不变而烦悗者，刺络而经虚[19]，虚经之属于阴者阴脱，故烦悗[20]。阴阳相得而合为痹者，此为内溢于经，外注于络[21]，如是者，阴阳俱有余，虽多出血而弗能虚也。

1. 注释

（1）奇邪而不在经者：所谓奇邪，是指那些非常规传入途径、非常规病症表现、非常规治疗方法的病邪和病症。张景岳解释说："既非风寒之外感，又非情志之内伤……不同常疾，故曰奇邪。"

（2）血络：指充血而高起的络脉。张志聪："血络者，外之络脉，孙络见于皮肤之间，血气有所留积，则失其外内出入之机。"血络为奇邪入侵之地，也说明奇邪在络不在经。

（3）刺血络而仆者：刺血络放血后，患者出现晕倒现象，应与机体反应性有一定关系。

（4）血出而射者：放血时，出现血液喷射而出的现象，应与动脉有一定关系。

（5）血少黑而浊者：放血时，出现血少而浓浊的现象，应与静脉有一定关系。

（6）血出清而半为汁者：清，清稀淡薄；汁，水液状。指放血时，出现血液清稀而色淡，如参有水状。应与浮肿或水肿有关。

（7）发针而肿者：出针后，出现局部肿胀。应与内出血有关。

（8）血出若多若少而面色仓仓者：若多若少，或多或少，多少不一定；仓仓，苍白。应与机体虚弱或反应性有关。

（9）发针而面色不变而烦悗者：出针后，面色没有改变，而出现烦闷。应与慢性病或机体反应性有关。

（10）多出血而不动摇者：血出较多而患者没有明显不适。

（11）脉气盛而血虚者，刺之则脱气，脱气则仆：气盛而血虚，则血靠气之盛乃得周运全身。今又刺络放血，血更虚，而气亦不足，故血气阴阳双虚，机体受供不足，尤其是头部供血不足，故出现晕眩而不能自持，以致仆倒。

（12）血气俱盛而阴气多者其血滑，刺之则射：气血充盛而阴液多则血液表现为滑利，故放血时出现喷射状。这可能是古人的一种看法或想象，单凭血液滑利，是不可能出现出血喷射状的。此句中的阴气多，应该改为阳气多才对。就是血脉中阳气十分旺盛，故放血时出现阳气喷射血液的情况。也只有这样，才符合"气为血之帅，气行则血行"的道理。

（13）其血黑以浊，故不能射：黑色主寒，主凝滞；浊，指血浓稠。应为阳气不足血液运行不畅的表现，因此，放血时，其流动性较差，故不能出现喷射状。由此句与前句相对而言，更证明前句的"阴气多"应为"阳气多"。

（14）新饮而液渗于络，而未合和于血也，故血出而汁别焉：这里的新饮，主要不是指刚刚饮了水，水马上渗入到络脉形成，在正常水代谢的时候，这种情况较少。大多数属于巧合，一定是身体本身已经出了状况，而又突然多饮了水而致。本句指由于病理原因，水液刚刚开始大量渗入络脉，或者是突然饮水较多，水液代谢障碍，水液过量进入络脉，也就是已见浮肿或浮肿即将发生的时候，络脉中含水量较高，故放血时，出现血、水各半或水液含量较高的情况。这时主要表现为血液颜色很淡，质地清稀。

（15）其不新饮者，身中有水，久则为肿：指原有水肿病，水液不是刚刚渗入进来。和前句也是对比而言，前言新饮，此言旧饮。

（16）阴气积于阳，其气因于络：气属阳，平时多在表，血属阴，多在里，针灸得气之后，气血来聚于穴位之处，则血能聚于阳处，而出针时，气随针出，而血未随针出，故容易形成皮下血肿。本句说阴气聚积在阳处的原因是由阳引导而致。

（17）阴阳之气，其新相得而未和合：新相得，如饮食人胃后，化生精微物质之初；

也可能因疾病使阴阳之间不协调，而机体本身努力使其协调的过程。本句指阴阳气机互相之间刚刚交汇，还来不及和谐一致。也就是阴阳还没有协调的时候。这里最大可能是机体本身的原因，就是协调功能较差，一旦出现阻力，就会引起阴阳相互游离或分离的情况。表现为人体面色苍白，昏眩等。

（18）则阴阳俱脱，表里相离，故脱色而仓仓然：由于针刺时机掌握不当或针刺方法不当，给机体一个不良刺激，是机体交融阴阳的努力丧失，故阴阳再一次分离，气居表，血居里，互不交往，故出现面色有气无血而苍白。

（19）刺之血出多，色不变而烦悗者，刺络而经虚：刺络出血过多，络血虚则经血必虚，经虚而致脏腑血虚，血虚而气血阴阳分离，故见气滞，气滞不去故烦闷。这种情况多见于原有疾病缠身，阴阳本身已经协调不易，再加上血出过多，故阴阳气血再一次不合而分离。

（20）虚经之属于阴者阴脱，故烦悗：经脉血虚故属于阴虚，阴虚较重为阴脱，阴脱则气滞，故见烦闷。

（21）阴阳相得而合为痹者，此为内溢于经，外注于络：痹，这里不是指痹证，而是指闭合，也就是阴阳之间调和。说明阴阳气血不仅内溢于经脉，而且还外注于络脉，就是在经络之中气血完全协调一致。

2. 语释

黄帝说：我想知道"奇邪"到底是怎么一回事。岐伯回答说：可以从血络的变化中看出来。黄帝问：针刺血络后，患者出现晕倒是什么原因？出血的血络血液喷射而出，是什么原因？血出较少而颜色黑而粘浊，是什么原因？血出清淡而且其中含有很多水液，是什么原因？出针后，针刺部位出现肿胀，是什么原因？血出或多或少，但患者面色苍白，是什么原因？出针后患者面色不变，但有烦闷的感觉，是什么原因？虽然出血较多，但患者身体并没有振战虚弱，是什么原因？希望您讲讲其中的道理。岐伯回答说：患者脉气看似很旺，但血气虚弱，针刺血络则容易引起脱气气虚的现象，故容易出现晕倒。脉中血气俱强盛，患者的血液充实而胀大，刺血络后容易引起血液的喷射外出。血中阳气内敛，血液运行缓慢，患者的血液就会变成黑色而浑浊，所以不会出现喷射样表现。刚刚饮水而水液渗入血液之中，还没有与血液充分结合，所以所出之血与水液不在一起而各有区别；若饮水时间较长，则会出现肢体水肿。针刺得气后，气血在皮肤穴位中集聚，出针后气随针出，而血停留在皮下，故出现皮下血肿。针刺时，阴阳气机互相之间刚刚交汇，还来不及和谐一致，这时使用泻法，就会引起阴阳之气均外泄，出表而里虚，互不协调，故患者面容失色而苍白。针刺后出血较多，面色不改变但出现烦闷，是因为刺络出血而阴气经脉空虚的原因。空虚的经脉若是属于阴经则会出现阴气虚脱，故出现烦闷。阴阳之气相得而调和者，这是气血不仅充实于经脉，也充实于络脉，像这种情况，是阴阳之气都很充实的原因。使然出血较多，但对身体没有什么损害。

3. 讨论

关于奇邪与刺络放血

（1）奇邪与奇病：①奇邪是指不正之邪，如虚邪贼风之类，入侵后流溢于络脉之中不去，如《素问·气穴论篇》所说："孙络三百六十五穴会，亦以应一岁，以溢奇邪"，本篇也说"奇邪而不在经者"。或流溢于空窍之中，如《灵枢·口问》中说："凡此十二邪者，皆奇邪之走空窍者也"。奇邪可引发多种疾病，病种如欠、哕、唏、振寒、噫、嚏、亸、泣涕、太息、涎下、耳中鸣、啮舌等。这些疾病也称之为奇病。如《素问·缪刺论篇》所说："令邪客于皮毛，入舍于孙络，留而不去，闭塞不通，不得入于经，流溢于大络，而生奇病也。"②奇病是指少见而异乎平常的一些疾病，多为脏腑的病变引起，见于《素问·奇病论》。奇病的特点是疾病变化与死亡与四时的变化无关。如《素问·病能论》所说："奇恒者，言奇病也。所谓奇者，使奇病不得以四时死也，恒者得以四时死也。"但特殊脉象的出现与死亡预测有关。如《素问·大奇论》所说：脉至如浮合多为九十日死，如火燃薪则木叶落而死等。病种如瘤、息积、伏梁、疹筋、厥逆、脾瘅、胆瘅、厥、胎病、肾风等。

（2）从奇邪之病和奇病之病的病种上，可以看出二者相距较远。奇邪之病，由于是奇邪流溢络脉而后出现，病情相对较轻，影响的范围相对较窄，治疗起来相对较为容易。而奇病之病，由于与脏腑气机变化相关，说病情相对较重，影响范围相对较宽，治疗起来相对较难。

奇邪与刺络放血：本篇说到奇邪之病的治疗，主要是刺络放血。如《素问·三部九候论》说："其病者在奇邪，奇邪之脉则缪刺之。留瘦不移，节而刺之。上实下虚，切而从之，索其结络脉，刺出其血"。除此之外，奇邪之病还可以补足外踝下以留之（见《灵枢·口问》）。足外踝下属于足太阳膀胱经，补此，有助于补阳气，充实足太阳膀胱经，有助于阳气到达全身。刺络放血一般属于泻法，故主要针对实证或虚实夹杂证使用。由于刺络放血的过程中可能出现其他各种变故，所以必须诊断清楚，尤其是望诊，需要看清络脉的颜色，充盈度，并掌控放血量的多少等，达到"无失其数"的要求，才会取得满意地疗效。除此之外还有虚证，如《灵枢·口问》说："故邪之所在，皆为不足。故上气不足，脑为之不满，耳为之苦鸣，头为之苦倾，目为之眩；中气不足，溲便为之变，肠为之苦鸣；下气不足，则乃为痿厥心悗。"此时则应使用补足太阳膀胱经的方法。

（3）《灵枢·血络》还简述了刺络放血后的十种综合表现：其中有两种血液颜色表现，如血黑、血淡；有四种血液流量出现变化，如突然大量出血（喷射状）、血量多少不定（若多若少）、出血量多，不出血（肿者），说明针刺的部位、深度没有掌控好；有三种患者身体表现，如扑倒、烦闷、面色苍白，说明针刺的对象，刺激量没有掌控好；还有一种人经过刺络放血后并没有什么特殊反应，说明患者身体体质较好。可见其中九种表现都说明医生的医疗能力有待提高，也因此说明刺络放血并不是随便可以使用的。需要十分了解患者的体质、刺络放血的部位，在放血的过程中掌握好放血量，随时处理并发症、后遗症等。以得到"各如其度"的要求。否则会出现"失数而反"的可能，也就是不但不能治愈疾病，反而可能出现其他病情或危急病情，危害身体健康。

P56 帝曰：余闻补泻，未得其意。岐伯曰：泻必用方（1）者，以气方盛也，以月方满也，以日方温也，以身方定也，以息方吸而内针（2），乃复候其方吸而转针（3），乃复候其方呼而徐引针（4），故曰泻必用方，其气乃行焉。补必用员（5），员者行也，行者移也，刺必中其荣（6），复以吸排针（7）也。故员与方，非针也（8）。故养神者，必知形之肥瘦，荣卫气血之盛衰。血气者，人之神，不可不谨养。

1. 注释

（1）泻必用方：方，方正，充满。使用泻法，要在天、地、人之气血充满的时候进行。

（2）以息方吸而内针：在呼吸的吸气时进针。这里所说的是针刺进针时与补泻的关系。从身体（穴位）感受来说，感觉到被下压时，会出现补的冲动；感觉到上提时，会出现泻的冲动。吸气的时候，身体处于向外扩张的状态，所以这时进针称之为泻。

（3）方吸而转针：方，刚刚，开始。在刚刚开始吸气的时候捻转针体。这是从针体对身体（穴位）刺激的角度上说的泻法。因为吸气的时候，身体感受为泻，这时进行针刺就加强了这种感受，捻转（若又使用泻法）则泻的感受就会非常明显。

（4）方呼而徐引针：方，刚刚，开始；徐，慢动作；引针，向外慢慢提针直至出针。在呼气的时候，身体有向下压的感觉，这时将针慢慢向上（外）提拔，一是减轻了下压（补）的感受，二是加强了上提（泻）的感受，所以属泻法。

（5）补必用员：员与圆相通，指圆通，即顺利流畅。

（6）刺必中其荣：荣，与营相通，指营气。本句说针刺要与气血相接，与营气相通，也就是针刺要使身体（穴位）有一种向里的感受，即下压感。

（7）复以吸排针：排针，快速向外拔针。因为拔针是一种向外的动作，容易使穴位出现上提的感觉，形成泻的冲动，所以在使用补法的时候，趁着吸气的时候（本身处于泻的时候）拔针，就不会加重泻的冲动，从而穴位保持补的感受。

（8）故员与方，非针也：指使用"方"与"员"的说法，不是指针刺的具体方法，而主要是指调气的方法，在正确调气的同时配合针刺方法。

2. 语释

黄帝说：我听说针灸有补泻一说，但不知道是什么意思。岐伯回答说：泻一定要在天、地、人之气充盛的时候进行，所谓充盛，是指人气旺盛的时候，月满的时候，日光照射强烈的时候。在身体气血安定，充满的时候，在刚刚吸气的时候进针，然后等候患者吸气的时候捻转针体，然后在患者刚刚呼气的时候慢慢将提向外提出以出针。所以说泻一定要在"方"的时候进行，人体才能将邪气祛除。补一定要在在身体气血顺利流畅的时候进行，气血能够顺利流动，针刺时就容易与气血相通，然后在吸气的时候将针快速拔出。所以"员"和"方"不是指针刺的具体方法。所以调养神气，一定要知道形体的肥瘦，营卫气血的盛衰。血气的变化是人神的一种表现，必需用心调养。

3. 讨论

掌握针灸具体操作手法，使针灸治疗能力得到最大发挥。关于"补泻"、"方员"的提法在《内经》中出现过 2 次，1 次在《素问·八正神明论篇》，1 次在《灵枢·官能》。这里要注意的是，《素问·八正神明论篇》中说到的是"补必用员"，"写必用方"，《灵枢·官能》中说到的是"补必用方"，"泻必用员"，二者所说看似相反。其中，《素问》所说的是调气、运气的方法；《灵枢·官能》所说的是针刺的具体操作手法。在针灸治疗的时候，先需进行调气、运气，然后再实施针灸操作，所以连贯起来看，二者所说是前后贯通的。从针灸治疗的整个过程来看，应该是方中有员，员中有方，先员后方，先方后员。①泻必用员，是首先用押手在穴位处点按，使邪气受到冲击，然后进针，加大旋转力度，邪气则得以散开。使用徐疾补泻手法，快进针，而慢出针，出针后使用开合补泻，摇大针孔，使邪气外出。②补必用方，是首先用押手将皮肤轻轻提起，使气血能够顺利到达穴位所在之处，押手在穴位旁引导气机的运行，持针手将皮肤轻轻揉动，然后使用徐疾补泻法，轻轻捻转针体，将针慢慢地刺入穴位之中，这时，医生和病人都要保持平和、安静心态，并互相配合，进行神气的交流。适当留针后，等待气机来到穴位之处，就可以快速出针了，出针后，也使用开合补泻方法，将针孔压住，以免真气外泄。

P56 余愿闻邪气之在经也，其病人何如？取之奈何？岐伯对曰：夫圣人之起度数[1]，必应于天地，故天有宿度[2]，地有经水[3]，人有经脉。天地温和，则经水安静。天寒地冻，则经水凝泣[4]；天暑地热，则经水沸溢；卒风暴起，则经水波涌而陇起[5]。夫邪之入于脉也，寒则血凝泣，暑则气淖泽[6]，虚邪因而入客，亦如经水之得风也[7]，经之动脉，其至也，亦时陇起，其行于脉中循循然[8]，其至寸口中手也，时大时小，大则邪至，小则平[9]，其行无常处，在阴与阳，不可为度[10]，从而察之，三部九候，卒然逢之，早遏其路[11]。吸则内针，无令气忤（wu）[12]，静以久留，无令邪布，吸则转针，以得气为故[13]，喉呼引针，呼尽乃去[14]，大气皆出[15]，故命曰泻。

1. 注释

（1）度数：度，刻度；数，数目。原意是说铜壶滴漏计算时辰，可以计算天地之气的变化，以规划生活节奏。这里还指天空中的二十八星宿，在天空中有一定的刻度分布，可以计算天气的变化。

（2）天有宿度：宿，指天空中的二十八星宿，即二十八颗星。《释名》：言星各止住其所也。就是说这些星星有一定不移的位置，故称星为宿。据《类经图翼》说，二十八宿为东方七宿，位应苍龙，星名为角亢氐房心尾箕；北方七宿，位应玄武，星名为斗牛女虚危室壁；西方七宿，位应白虎，星名为奎娄胃昴毕觜参；南方七宿，位应朱雀，星名为井鬼柳星张翼轸。古代为了表示天空中星体的位置，将天空分成一定的区域，其中每星宿之间相距三十六分，二十八宿布于天之四周，28×36＝1008，故天空四周长共计一千零八分。

（3）地有经水：即《灵枢》成书年代，我国版图上的清、渭、海、湖、汝、渑、淮、漯、江、河、济、漳等十二条河流。

（4）经水凝泣：泣，同涩。指天寒地冻，河流结冰，水流缓慢。

（5）经水波涌而陇起：河水波涛涌动而高起。

（6）淖泽：淖（nào）烂泥；泽，水积聚的地方。指河水涌动，混浊而势大。

（7）亦如经水之得风也：河水在大风中出现波涛滚滚的意思。

（8）循循然：顺流急下。

（9）大则邪至，小则平：脉大，如洪脉、浮脉等，都表示邪气入侵。脉小，指脉平和，说明正气旺盛，邪不能侵犯。

（10）其行无常处，在阴与阳，不可为度：指邪气入侵后，不停留在某一个部位，可以在阴，也可以在阳，这时则没有一个固定的脉象。因此需要多方诊察，如后文上说的使用三部九候全面的诊察方法，方可诊断清楚。

（11）早遏其路：尽早阻断邪气的发展道路。

（12）吸则内针，无令气忤：无令气忤，不要与正气抗邪的总趋势向违背。本句说吸气的时候身体处于泻的状态，此时进针可以协助正气抗邪。

（13）吸则转针，以得气为故：得气，这里不是我们通常上说的得气，而是指祛除邪气的意思。吸气的时候捻转针体，就是一种泻法。

（14）喉呼引针，呼尽乃去：等患者呼气的时候慢慢向外提针，在呼气的最后时刻将针拔出。这也是一种泻法的常用手法。

（15）大气皆出：这里的大气不是指天空中的大气，而是指进入体内的旺盛的邪气。本句说将旺盛的邪气祛除体外。

2. 语释

我想知道邪气侵入经脉之后，病人的表现如何？常用什么方法去治疗？岐伯回答说：古代圣明之人按一定的规矩处理问题，一定参照天地变化进行。天空中分布有二十八星宿，对人体各有一定的影响，大地上有十二条经水，因此人相应的有十二条经脉。天地温和的时候，则经水中水流安静流淌；天寒地冻的时候，经水结冰而流动缓慢；暑天地上热气较重，则经水中的水流也随之变热而流动加快；突然出现暴风，则经水中的水流波涛汹涌。邪气进入经脉之中，受寒的影响则血液和经水一样，会流动缓慢，暑天则气血变得混浊而流溢，虚邪这时侵犯人体，好像经水受到暴风的袭击一样，经脉中的动脉这时也会流动汹涌快速，血液在脉中流淌顺畅，反应到寸口脉，可以从脉象的大小变化中得知，脉大说明邪气入侵，脉小说明正气正常，邪气没有能够进入体内。邪气侵犯人体的部位不固定，可以在阴分，也可以在阳分，没有一一定的规律。需要诊察明了，可以运用三部九候的方法。突然感受外邪入侵，应该尽早阻断其发展的道路。吸气的时候进针，不要与气机运行规律相违背，留针的时间可以稍长，不要让邪气得以布散而向内发展，吸气的时候使用泻法，以泻邪为主，等到患者呼气的时候慢慢向外提针，呼气结束的时候将针快速拔出，旺盛的邪气得以祛除，这种方法就是泻法。

3. 指要

（1）这里从人体经脉与天地之间的星宿、经水之间的关系强调了天人相应。

（2）说明了泻法的一些基本操作。

（3）本节的后面还说到了补法的基本操作，有兴趣者可以查原著。

P81 帝曰：春取络脉分肉何也？岐伯曰：春者木始治，肝气始生，肝气急，其风疾。经脉常深[1]，其气少，不能深入[2]，故取络脉分肉间。帝曰：夏取盛经分腠何也？岐伯曰：夏者火始治，心气始长，脉瘦气弱[3]，阳气留溢，热熏分腠，内至于经[4]，故取盛经分腠，绝肤而病去者，邪居浅也[5]。所以盛经者阳脉也。帝曰：秋取经俞何也？岐伯曰：秋者金始治，肺将收杀，金将胜火[6]，阳气在合，阴气初胜，湿气及体[7]，阴气未盛，未能深入，故取俞以泻阴邪，取合以虚阳邪[8]，阳气始衰，故取于合。帝曰：冬取井荥何也？岐伯曰：冬者水始治，肾方闭[9]，阳气衰少，阴气坚盛，巨阳伏沉[10]，阳脉乃去，故取井以下阴逆[11]，取荥以实阳气[12]。故曰：冬取井荥，春不鼽衄[13]，此之谓也。

1. **注释**

（1）经脉常深：经脉中的气血处于较深藏的部位。

（2）其气少，不能深入：春天肝经之气处于生长阶段，开始向外发散，气机逐渐会聚到比较表浅的肌肤部位，因此针刺的时候不要深刺。

（3）脉瘦气弱：其句与前文不能贯通。可能是"脉数气搰"，指脉跳加快，气势汹汹。

（4）阳气留溢，热熏分腠，内至于经：阳气旺盛而不停的流动外溢，向外到达分肉腠理，向内影响到经脉。

（5）邪居浅也：天热人体阳气溢于肌表，所以邪气入侵，在肌表就已经受到正气的抗争，所以邪气大多在肌表部位。

（6）金将胜火：秋天属金，夏天属火，故秋天到来的时候金将主令，火热将逐渐远去，故说金将胜火。

（7）湿气及体：夏秋相交之时，属于长夏，多为雨季，雨水较多，湿气较盛，容易形成湿邪，对人体侵犯，故说湿气及体

（8）取俞以泻阴邪，取合以虚阳邪：俞，指输穴，属土，主治体重节痛，故说他可以泻阴邪。合，指合穴，属水，故可以去阳邪。但前文黄帝所问是指经穴，回答时却说合穴，前后不统一。可能是经穴之误，经主喘咳寒热，与肺气的变化相关。

（9）肾方闭：指肾气闭藏。

（10）巨阳伏沉：巨阳，指太阳，全身阳气较多的经脉。太阳与少阴互为表里，故冬天少阴主令之时，太阳之气内藏。

（11）故取井以下阴逆：井穴属木，主心下满，多因阴气上逆，停留心下引起，故此时取井穴治疗。

（12）取荥以实阳气，荥穴属火，主身热。故在阳气虚弱的时候补阳气可取荥穴；在火热较旺的时候泻阳热可以取荥穴。

（13）冬取井荥，春不鼽衄：鼽衄，指口、鼻出血。可因经脉阻滞，阳火上炎引起。冬天取井穴以去阻滞，取荥穴以泻火热，以去病之源，故春天之时不会产生鼽衄

2. **语释**

黄帝问：春天治疗疾病为什么多取络脉或分肉间的部位？岐伯回答说：春天属木，肝气开始生长，肝气表现急促，和春天的风一样向外发散。虽然冬天以来经脉气血收藏较深，但肝气已经向外发散，逐渐集聚到体表，与外邪抗争，邪气不能深入，故这时可以选取较为表浅的络脉和在分肉间进行针刺。黄帝问：夏天为什么多选取经脉腠理进行治疗？岐伯回答说：夏天属火，心气开始生长，经脉气血运行快而有力，阳气快速流动而外溢，阳热向外熏蒸腠理，向里流溢到经脉，所以夏天多选取充盈的经脉和分肉腠理，到达肌肤而祛除病邪。这是因为阳气盛，抗邪在表，邪因此较浅的原因。所谓盛经，就是指阳经经脉。黄帝问：秋天为什么多选取经穴和输穴进行治疗？岐伯回答说：秋天属金，肺气应天气开始收藏，金气将超过火气，阳气开始内敛，阴气开始生长，湿气开始多起来，可能侵犯人体，但此时阴气还没有很强盛，不能对人体产生较大损害，所以选取输穴以泻阴邪，取合穴以泻阳邪，这是阳气开始内藏，在外的阳气减少，故选取合穴以调动阳气。黄

帝问：冬天为什么多选取井穴、荥穴进行治疗？岐伯回答说：冬天属水，肾气内藏封闭，在外的阳气减少，阴气较为充实，太阳之气内敛，阳脉之气不易表现出来，所以选取井穴以从阴中求阳，取荥穴以补充阳气。所以说冬天选取井穴、荥穴进行治疗，到春天后不会出现口鼻衄的病症，就是这个原因。

3. 指要

（1）说明四季气候会对人体气机的变化产生影响，所以治疗的时候一定要根据天气的变化选取不同的穴位。春天内藏之气开始外出，外邪犯人多在体表出现邪正斗争，因此选用络脉刺血以泻久藏于内的郁热，针刺到分肉部位，以祛除入侵的外邪。夏天阳热较盛，气血流动明显，向外流溢，因此针刺到气血充盈的经脉和相对较为表浅的分肉、腠理即可。秋天万物开始收藏，阴气开始增长、长夏湿气开始出现，所以需求选取输穴以泻湿邪，合穴以泻阳邪。冬天气机内藏较深，故选取井穴以透达阳气，选取荥穴以补阳气。

（2）不同穴位的气血所在的位置有深浅不同，如井穴气血所藏较深，输穴气血所藏较浅；同一穴位在不同的季节，其气血所在的位置也有深浅不同。如春天和夏天穴位的气血相对较为表浅，秋天和冬天穴位的气血位置相对较深。

P86 难曰：藏井荥有五[1]，腑独有六者，何谓也？然：腑者阳也，三焦行于诸阳[2]，故置一俞，名曰原[3]，所以腑有六者，亦与三焦共一气也[4]。

1. 注释

（1）藏井荥有五：藏，指五脏；井荥，指五输穴。五脏的五输穴有五类。

（2）三焦行于诸阳：阳，指原气，不是指阳经。原气从肾精中产生出来之后，进入到三焦，三焦为运行原气的通道，所以这里上说的行于诸阳，是指三焦将原气输送到各条经脉中去。

（3）故置一俞，名曰原：因为阳经经脉较长，故在阳经上另外设立一个穴位，即原穴。三焦之中的原气通过原穴进入到该经。阴经由于较短，故三焦中的原气从输穴进入，故又称阴经以输代原，即阴经中输穴即是原穴。

（4）所以腑有六者，亦与三焦共一气也：所以六腑之气均与三焦中的原气相通。

2. 讨论

（1）说明原穴是原气进入经脉的地方。所以原穴对原气的调动（增加或减少）都起着关键性的作用。原气不足，可以补原穴，促使原气更多的进入经脉；原气异样增加，也会出现气有余便是火的状态，这时也可以泻原穴以清热。

（2）原气在丹田部位生成后，一是顺着经的流向进入经脉之中，以补充经脉中的气机。但十二经脉属于阴阳经首尾相接的大循环，故会出现有的经脉原气进入较早，有的经脉原气进入稍晚。在一般生理状态之下应该没有什么问题，一旦机体出现病态，某一个脏腑突然需要较多的原气支持，则这种大循环方式，就显得不力。

（3）原穴与原气直接相通，属于短线相交，可以直接从丹田、三焦中获取原气，对身体特殊需要（如抗病邪，治虚脱、晕厥等）的时候能较快地发挥重要作用。

P95 难曰：针有补泻，何谓也？然：补泻之法，非必呼吸出内针也[1]。知为针者，信

其左，不知为针者，信其右⁽²⁾。当刺之时，先以左手厌⁽³⁾按所针荣俞之处，弹而努之⁽⁴⁾，抓而下之⁽⁵⁾，其气之来，如动脉之状，顺针而刺之⁽⁶⁾，得气因推而内之⁽⁷⁾，是谓补；动而伸之⁽⁸⁾，是谓泻。不得气，乃与男外女内⁽⁹⁾；不得气，是为十死不治也⁽¹⁰⁾。

1. 注释

（1）补泻之法，非必呼吸出内针也：按照呼吸的来去而进针和出针，这是针刺补泻的一个重要方法，但不是唯一方法。还需要配合其他方法才能使补泻得到全面实施。

（2）知为针者，信其左，不知为针者，信其右：左右，指左右手。一般情况下，针刺时左手为押手，右手为持针手，针法和手法都需要持针手来完成，故有的针灸大夫认为针刺主要是右手（持针手）完成，认为左手（押手）没有什么用，不予以重视。故本句有此一说。实际上，押手也非常重要，后文说到的一些按摩、导引手法，主要是押手完成，这些手法主要是在针刺前进行调气，只有气机顺畅到来，针刺才容易得气，效果才好，所以应该重视押手的作用。

（3）厌：繁体字壓（压）与厭（厌）非常接近，所以此处的厌字可能是压字之误。

（4）弹而努之：用押手在穴位处弹击和提拿。

（5）抓而下之：用押手在穴位处抓揉和下压。

（6）顺针而刺之：顺着经脉的循行方向进行针刺。

（7）得气因推而内之：得气之后，再将针向穴位内更深一层刺入。比如属于补法的烧山火是先从天部得气，然后逐步向人部，得气后再向地部刺入。

（8）动而伸之：摇动针孔，向外提拉。

（9）男外女内：男子在外面，不要进入内室，女子在内室，不要外出。意为男女不要交合，以守真气。

（10）不得气，是为十死不治也：通过以上押手的动作，针刺时仍然不能得气，说明人体的正气已经十分虚衰，故已经不适合针刺疗法。

2. 语释

难经说：针灸有补泻的方法，是什么呢？是的。补泻的方法，不一定是指呼吸补泻法。了解针灸治疗本源的医生，相信押手在针刺时所起的作用，对针灸了解不深刻的医生，以为只是持针手的动作，才是针刺时的唯一动作。在针刺的时候，先用左手压按需要针刺的荣俞等穴位，用押手弹击和提拿穴位处，抓揉和下压。穴位中气机到来的时候，好像动脉跳动一样，顺着经脉循行的方向进行针刺，得气以后再将针向穴位内逐步推进，这就是补法；摇动针孔，逐渐向外提针，就是泻法。不得气，就要注意补充真气，男女此时不要进行交合。若始终不得气，那就是十死不治之证。

P107《千金》云：病有需针者，即针刺以补泻之，不宜针者，直尔灸之。然灸之大法，其孔穴与针无忌⁽¹⁾，即下白针或温针讫，乃灸之⁽²⁾，此为良医。其脚气⁽³⁾一病，最宜针。若针而不灸，灸而不针，非良医也；针灸而药，药不针灸，亦非良医也，但恨下里⁽⁴⁾间，知针者鲜尔。所以学者需解用针⁽⁵⁾，燔针、白针皆需妙解，知针知药，固是良医。

此言针灸与药之相须也。今人或但知针而不灸，灸而不针⁽⁶⁾，或唯用药而不知针灸

者，皆犯孙真人所戒也⁽⁷⁾。而世所谓医者，则但知有药而已，针灸则未尝过而问焉，人或诮之⁽⁸⁾，则曰是外科也⁽⁹⁾，业贵精而不贵杂也；否则曰富贵之家，未必肯针灸也⁽¹⁰⁾，皆自文其过尔⁽¹¹⁾，吾故详着《千金》之说以示人云。

1. 注释

（1）然灸之大法，其孔穴与针无忌：使用灸疗的方法使用腧穴，与针刺疗法使用腧穴，没有什么区别。

（2）即下白针或温针讫，乃灸之：白针，指通常使用的毫针；温针，指较粗的针灸针。本句说在使用常用的或较粗的针灸针进行针刺后，再使用灸疗的方法。这里有三种可能，①先进行针刺疗法，然后在同一穴位上使用灸疗方法。②先使用燔针、烧针疗法后，再在同一穴位上使用灸疗方法。③在使用针刺疗法的腧穴上也可以使用灸疗方法。这种方法现代通常就称之为灸疗法。

（3）脚气：包含两种内容：①脚腿水肿，肿势逐渐向上，最后影响到心脏功能，出现首尾脚气冲心的危象。多出现在潮湿地区，多为食用大米的群众。西医认为与维生素 B 缺乏有关。②脚部尤其是脚趾间湿烂，或生湿疹，有如香港脚类的疾患。

（4）下里：即乡里，乡下地方。这里借指寡闻少见。

（5）学者需解用针：解用针，指不仅要了解针灸治疗的方法，也要了解针灸的内涵和二者之间的关系。也就是后文上说的①不能"针而不灸，灸而不针"。也就是根据针刺和灸疗的特点使用针灸方法，还要恰当的互相配合。②必需"针灸与药之相须"。所谓相须，指在治疗疾病的时候，恰当的使用针灸和药物，使二者之间互相配合、互相促进。注意：相须不是同时既进行针刺疗法又使用灸疗方法，又使用药物方法，每次都三者同时进行。而是根据不同情况，进行使用，如单独使用，分开使用，结合使用，配合使用等等。

（6）但知针而不灸，灸而不针：言下之意是说知道针刺的方法，也要知道灸疗的方法，这样才能互相配合进行。不能只知道针刺，不知道灸疗；或者只知道灸疗，不知道针刺。

（7）皆犯孙真人所戒也：指《千金要方·卷三十》所说："凡云孔穴主对者，穴名在上，病状在下，或一病有数十穴，或数病共一穴，皆临时斟酌作法用之。其有须针者，即针刺以补泻之，不宜针者，直尔灸之。然灸之大法，但其孔穴与针无忌，即下白针若温针讫，乃灸之，此为良医。其香港脚一病，最宜针之。若针而不灸，灸而不针，皆非良医也。针灸而药，药不针灸，亦非良医也，但恨下里间知针者鲜耳，所以学人深须解用针，燔针、白针皆须妙解，知针、知药固是良医。"

（8）诮之：即向人宣称，或大言不惭。

（9）外科：即以为针灸属于外科范畴。因为针刺用九针，其中有针形，也有刀形、锛形的器具，故不了解针灸者，误将针灸说成是外科。

（10）富贵之家，未必肯针灸也：因为将针灸理解为外科，而需要治疗的疾病又多属于内科，故富贵之人或稍有文化知识之人，认为用外科的方法治疗内科病是不靠谱的，故不愿接受针灸治疗。

（11）皆自文其过尔：自己（这些人）对针灸的含义理解不对的原因。

2. 指要

（1）说明一位好的医生，应该对各种治疗方法有一个全面的了解，不要偏颇，以免造成误解，影响对疾病的治疗。

（2）针、灸、药，各有千秋，对不同的疾病即可各自为政，又要注意相互配合，才能提高疗效。

（3）针灸疗法与中药疗法一样，对各科疾病均有一定的治疗效果，不能将其理解仅仅为外科范畴。

（4）针刺疗法包括白针针刺，温针针刺，火针针刺等，方式与针刺联系在一起的，一般称之为针刺疗法，灸疗的方法一般可以在针刺疗法完成之后进行。根据现在临床来看，灸疗方法既可以单独使用，也可以与针刺同时使用，如针上加灸，或针刺的同时对该穴位使用灸法（一边留针，一边施灸）。但确实灸后再针刺的情况极少。

第二章　古代医家部分

张仲景的针灸思想与《内经》的关系

仲景针灸法在他的著作中虽只占一隅之地，但仍不失为仲景整个学术思想中的一个重要组成部分。从某种意义上说，仲景针灸法不但继承了《内经》的思想方法，而且开创了后代针灸家的广阔道路。他的针灸法和他的整个著作一样，有言简意赅，取穴精要，讲求实效的特点。

1. 重视针灸，善于针灸　笔者对《伤寒论》作了一个统计：在《伤寒论》中，与针灸有关的条文约占条文总数的6.5%，与方药直接有关系的条文约占条文总数的36%。看来针灸内容仅居一隅之地。但是仲景对针灸的重视并不轻于方药，应该说仲景是一位重视针灸的医家。在《伤寒论》原序中可以看出，他所感受最深而予以推崇的越人入虢之诊，就是针灸药并用的实例。而他痛感"当今居世之士，曾不留神医药，精究方术"，这个方术，用《金匮要略》对照，应该包括"导引吐纳，针灸膏摩"，可见他认为自己对针灸是比较精通的。在具体治疗中，针灸药并用的条文并不少见，如《伤寒论》中"太阳病，初服桂枝汤，反烦不解者，先刺风池、风府，却与桂枝汤则愈。"可以看出同样是太阳病，同样用桂枝汤，而且都是证方相符，但前者无效，后者有效，其变化的主要原因是加用了针灸法。这种针灸药并用的效果，比单用方药好，这正是仲景重视针灸的一个明证。另外，在太、少并病时，仲景虽然列出柴胡桂枝汤等方为其主治方，但同时又另列两条专述用针灸治疗的方法，与中药并驾齐驱，相得益彰。至于热入血室等证，期门穴等的使用，就几乎成了独当一面的主方主穴了。在《金匮要略·妇人杂病证》中，仲景明确说道："妇人之病……审脉阴阳，虚实紧弦，行其针药，治危得安。"强调了针灸与方药不可偏废的思想。由此可见仲景对针灸的重视程度。

2. 仲景在重视针灸药互相配合的同时，又注意各用其长。仲景方药之长，已较为人们理解与重视，而针灸之长，却常被人们忽视。纵览仲景著作，可以发现如下几点：①取穴精炼，用穴难度较大。仲景在著作中写明的穴位为14穴（十二井算1穴），其余仅指经络或部位，其治疗条文却有32条，就是说每2个治证，平均还不到1个穴位。有时用1穴治多症，其掌握主症之严谨，真令人有密不可插针的感觉。而有时1证之治，仅取用某条经络以进行针灸，范围之宽，又使人有疏可以跑马之感。其中期门穴的大量使用颇具特色。《伤寒论》中使用期门穴的占6条，约占该书针灸条文的14%；《金匮要略》中为2条，约占该书针灸条文的7.9%，并不低于桂枝汤条文在整个方药条文中的比重。其治证有尸厥，纵、横、太、少并病误治症，热入血室等。期门穴在直乳二肋旁，不容旁1.5寸，第6、7肋间，是肝之募穴；为足厥阴、太阴之会。其解剖部位，在第6肋软骨附着部的下缘，皮下为腹外斜肌，下层为腹内斜肌，再深部为腹横肌，有腹壁上动脉，分布着肋间神经外侧皮支。此穴使用既不方便，又不易掌握，这在临床医生中是颇有同感的。但仲景却偏偏选中了一个这样的穴位，说明仲景是精于针灸和善于针灸的。许叔微曾有一治案：一妇人患热入血室证，医者不识，许学士曰：小柴胡已迟，当刺期门，予不能针，请善针者针之，如言而愈。可以看出，许叔微虽然高于一般医生，却仍有不能针之叹，而请善针者才能针之。相比之下，不能不说仲景针法之高。另外，跌蹶之用踹穴，妇人伤胎不得小便之用劳宫、关元，就更使人目瞪口呆，后世不少注家真是无法解释，只得以"错简"，"供参考"等持怀疑态度。实际上，仲景这种类似大胆的用法，在方药中如怀孕之用半夏、附子以及甘草、甘遂等反药同用亦可见到。这说明仲景对针灸法之熟练，治证掌握之严格，手法之恰到好处是值得我们进一步学习的。另外，不少病症仅以"针足阳明"，"可刺"，"灸少阴"，"灸厥阴"等概言之，对于仲景这位治方严谨的医家写出此类方法，笔者认为有两种可能性：其一是按以痛为腧（或以病变部位为腧）的原则取穴，宁失其穴，不失其经。其二是受《内经》的影响，当时那样写可能是有所指的，而今已不为人们所了解。当然不少注家注出的穴位可供我们目前使用参考。②用法广泛，涉及到经穴较多。仲景以穴位或经络的作用为主治疾病的方法，有针刺、温针、烧针、熨、艾灸、灌、注、吹、涂、围、按等11种，穴位分布几乎遍及14经，其中主要为足太阳、足少阳、足阳明、足少阴、足厥阴、手少阴、任、督脉。值得感兴趣的是，手太阴肺经，足太阴脾经本与外感寒邪，内伤生冷有密切关系的经脉却未出针灸治法。是否仲景强调邪从表（阳）、从经络而入有关？恰恰在这点上，《温病条辨》明确提出"温邪上受，首先犯肺"，湿温重三焦与脾胃，对手足太阴经脉及其脏腑强调较多，其思路颇发人深思。③用针细腻，对预后观察有独到之处。这类条文共有9条，如针刺期门后，若能"濈然汗出者愈。"又如"灸之，不温，若脉不还，反微喘者死"等。主要内容是观察汗、呼吸、小便、脉象、手足温感等五个方面。这些方法在现代诊治急危症时，也是重要的观察内容。在千多年前使用针灸时就能如此观察，可见其细腻之处。

3. 源于内经，发展内经 从《伤寒论》原序中可以看出，仲景所引用的文献，首指《素问》和《灵枢》。这种渊源《内经》的思想，在他的整个著作中表现得较为明显。如在《素问·刺疟论》中认为："温疟汗不出，为五十九刺。"《素问·水热穴论》说："夫子言治热病五十九腧……。"《伤寒论》则记为："凡温病，可刺五十九穴。"《素问·气府论》认为："脉气所发者，凡三百六十五穴也。"《伤寒论》记为："又身之穴，三百六十有五。"几乎是直接的引用。又如《内经》中虽然提出了针灸药并用的思想。如《素问·移精变气论》说："今世治病，毒药治其内，针石治其外……病形已成，内欲微针治其外，汤液治其内。粗工汹汹，以为可攻，故病未已，新病复起。"但却缺乏实用的例证。仲景继承《内经》这一思想，除并用针灸药治疗外，还进一步提出了温针火逆之后针灸药并用救逆法。如《伤寒论》："烧针令其汗，针处被寒，核起而赤者，必发奔豚，气从少腹上冲心者，灸其核上各一壮，与桂枝加桂汤。"以及针灸误治后的大量方药救逆法。可以认为经这一发展，其变化就较《内经》更为全面，更接近临床实际。又如在方法上，《素问·调经论》说："燔针劫刺其下，及与急者，病在骨，焠针药熨。"其燔针，焠针在仲景著作中用得较多，记为温针，烧针。其药熨法，《灵枢·寿夭刚柔》载为："用醇酒二十升，蜀椒一斤，干姜一斤，桂心一斤，凡四种皆㕮咀，渍酒中，用棉絮一斤，细白布四丈，并内酒中，置酒马矢煴中，盖封涂，勿使泄。"制布后，以生桑炭炙巾热熨。此法用于寒痹。《伤寒论》更指出："太阳病二日，反燥，反熨其背而大汗出……必发谵语"。说明了寒痹与太阳病的区别，热熨法使用不当的危害，弥补了《内经》之不足。另外在具体用法上，《内经》虽然详于针灸，但其进针的深度并不明确，是以刺皮，刺络，刺肉，刺筋，刺骨来进行区分的。而在《金匮要略》中："病趺蹶，其人但能前，不能却，刺踹入二寸，此太阳经伤也。"明确指出了针刺的深度，这样就显得更加具体。灸法在《内经》中，对壮数的多少，并未予以重视，如《素问·骨空论》有："以年为壮数"的记载，即以病人年龄决定艾灸壮数的多少。但这种方法不以疾病为准，而以患者的年龄为准，虽有一定道理，但却有片面性。仲景却根据病情不同，明确指出了壮数的多少。在《金匮要略·杂疗方》中甚至有多至100壮的记载，这样就使灸法较为全面。在针灸次数方面，《内经》以"痏"为计算单位，次数多少以月象变化为准，最多不超过15痏。这种方法按生物钟的原理解释是有一定道理的，但是对病情轻重的变化，如何予以不同对待，却不明确。在《灵枢·经筋》中是"以知为数"，但具体多少亦不明确。《伤寒论·平脉法》中则予以考虑："病大重，为须服吐下药，针灸数十百处乃愈。"其针灸次数远远超过了《内经》的记载，而且较为明确。在简易疗法方面，《素问·缪刺论》治尸厥，经多方针刺后仍不已者，可用竹管吹两耳的治法予以抢救。而《金匮要略》中除了救缢死使用此法外，在救卒死时，还有"捣薤汁，灌耳中"的方法。并从耳发展到鼻、面、阴中等部位，从用竹管发展到用薤汁，雄鸡冠血、鸡肝、鸡血、灰、皂荚末等物，从用口吹发展到用手给药等等。这些思想，认识和方法，应该说是源于《内经》又高于《内经》的。

张仲景针灸理论思想和方法探幽

（一）针灸思想

1. 合汤和药，兼施针灸　历年来，对张仲景著作中针灸方面的内容研究不够，致使近代中医大家刘渡舟教授有感慨地说："然而，令人可惜的是历代医家皆重于药而轻于针，致使针灸之法不得发展，则得失仲景著作之苦衷也。"实际上仲景是一位重视针灸的医家，虽然在他的著作中，针灸所占的内容较少，但所表达的"合汤和药，兼施针灸"的思想却十分明确。如《伤寒论》中与针灸有关的条文约占总条文的6.5%（按王叔和编排的条文计算），与方药直接有关的条文约占总条文数的36%，看来针灸法只占一隅之地，但他对针灸的重视并不轻于方药。在仲景的著作中，与针灸法直接有关的条文达69条，其中《伤寒论》为43条，《金匮要略》为26条。其条文内容分类见下图71。

	一般论述	治疗法			误治		总计
		针刺	艾灸	其他	温针	火逆	
伤寒论	4 条	10 条	7 条	1 条	10 条	13 条	45 条
金匮要略	9 条	4 条	4 条	6 条	1 条	2 条	26 条
总计	13 条	14 条	11 条	7 条	11 条	15 条	71 条

图 71

（误治中有二条同时谈到温针与火逆，故算 4 条，因此总数为 71 条。）

其中使用穴（部）位的，《伤寒论》中有 18 处，《金匮要略》除了与《伤寒论》重复者外，尚有 9 处。若按其原文所指及后世医家所补释的穴位名称，计为：期门、巨阙、历兑、足三里、风池、风府、大椎、身柱、肺俞、风门、肝俞、太溪、膈关、关元、气海、百会、建里、中极、幽门、交信、劳宫、踹、十二井（算一穴）共 23 穴，还有鼻、面、核上、阴中、耳等部位。

他的合汤和药，兼施针灸的思想，从以下几方面可以看出：

（1）从《伤寒论》原序来看：①他所感受最深而且予以推崇的越人入虢之诊，就是针灸药并用的实例（虢太子尸厥，扁鹊让弟子子阳针刺，让子豹热熨脐下，自己开方给药，使虢太子当时苏醒）。②他痛感"当今居世之士，曾不留神医药，精究方术。"而自称"宿尚方术"。这个他反复强调的"方术"，用《金匮要略》对照，应该包括"导引吐纳，针灸膏摩"。可见他自己认为其对针灸之术是比较精通的。

（2）从治疗实例上看：如《伤寒论》："太阳病，初服桂枝汤，反烦不解者，先刺风池、风府，却与桂枝汤则愈。"把刺法当成治疗中的主要方法之一，以提高方药的治疗效果，说明仲景对针灸法掌握熟练。

（3）从针灸主治的地位看：如治太、少并病，虽列出柴胡桂枝汤为主治方，又列出针灸治法两条为主法。以大椎、肺俞、肝俞组成主治方。如"太阳与少阳并病，头项强痛，时如结胸，心下痞鞭者，当刺大椎第一间、肺俞、肝俞，慎勿下之。"可见针灸处方的治疗地位与方药的治疗地位相同。至于热入血室证用期门穴就已经是独当一面的主穴主方了。

（4）从张氏著作中的原文看：如《金匮要略·妇人杂病证》中所说："妇人之病……审脉阴阳，虚实紧弦，引其针药，治危得安。"就明确阐述了针灸与方药不可偏废的思想。

2. "阳证宜针，阴证宜灸"说 《金匮要略》中曾说："疟脉自弦……弦迟者可温之，弦紧者可发汗，针灸也……"脉弦迟为有寒，故可温之，在刺灸法中可归为灸法。脉弦紧为外寒，取发汗解表法，可用针灸治疗。此处的灸字，可以理解为：（1）针以泄邪，灸以去寒，与针主清泄，灸主温补不悖。（2）针上加灸，运灸法与针体之上，寓温于泻之中。寒邪虽有相同之处，但有内外之分，外为阳，内为阴，而针刺以去邪，温灸以去寒。合而论之，则阳证宜针，阴证宜灸的思想得以体现。

（1）这一思想是《内经》刺灸思想的发展。如《灵枢·官能》认为："针所不为，灸之所宜。"其针与灸的区别，该篇具体写道："故知其时，审于本末，察其寒热，得邪所在，万刺不息。""阴阳皆虚，火自当之。""经陷下者，火则当之，结络坚紧，火所治之。"说明了针与灸的相互弥补能力。一般针刺多偏于清泻，艾灸多偏于温补。在《素问·异法方宜论》中就说得更具体了。如"……其病皆为痈疡，其治宜砭石……其病挛痹，其治宜微针……。"痈疡与挛痹，据王冰的解释为："血弱而热，故善为痈疡。……味酸收敛，故人皆肉理密致，阳盛之处，故色赤。湿气内满，热气内薄，故筋挛脉痹也。"可见痈疡与挛痹属热属实的偏多，选用针刺治疗，取其清泻作用。该篇还提到："……藏寒生满病，其治宜灸焫。"据张景岳解释为："地气寒，乳性亦寒，故令人藏寒，藏寒多滞，故生胀满等病。"意即内脏受寒，故用艾灸治疗，取其温通作用。可见《内经》的针灸治疗思想中，就已经有了阳证宜针，阴证宜灸的雏形。张仲景继承了这一思想，并使之更为明确，且使用于具体的治疗之中了。

（2）这一思想从具体条文中统计分析中可以看出。以《伤寒论》为例：①属于正确治疗的针灸条文计 18 条，属于三阳篇的为 11 条。其中针刺法占 10 条。说明针刺法在三阳篇的内容中为主治法。余下一条为灸法，即桂枝加桂汤条，使用灸法的原因是"烧针令其汗，针处被寒。"就是说，此条虽在三阳篇，使用灸的原因是针对寒邪而设。针后遭寒，故不再用针而改用灸法。温以祛寒之意，并非阳证用灸。属于三阴篇的为 7 条，其中灸治法占 6 条。说明灸治法在三阴篇的内容中为主治法。阴证用针刺法治疗的有一条，即"少阴病，下利，便脓血者，可刺。"尤在泾注为："用此法者，以邪陷血中，刺之以行血散邪耳。"说明此条虽列于三阴篇，其用刺法是取其泻的作用，实则泻之也，并非阴证用针。②属于误治的条文为 21 条，属于三阳篇的为 17 条，其误治的原因是烧针、温针、被火、火劫、火熏、火灸、熨，总之与热灸有关。可见三阳篇中多次指出阳证用温热（包括灸）法容易出现误治。属于三阴篇的一条是："少阴病，咳而下利，谵语者，被火气劫故也，小便必难，以强责少阴汗也。"对此条，成无己注为："咳而下利，里寒而少津液也，反以火劫，强责少阴汗者，津液内竭，加火气烦之，故谵语小便难也。"说明此条虽属阴证，却是亡津液而致。津液属阴，正阴虚而用火攻，故由此变症。并非阴证不能用灸的意思。属于其他篇的为 3 条：①"伤寒头痛，翕翕发热，形象中风，常微汗出，自呕者，下之益烦，心中懊恼如饥，发汗则致痉，身强，难以屈伸，熏之则发黄，不得小便，灸则发咳唾。"成无己注为："伤寒之邪传而为热，欲行于里。"②"伤寒发热，头痛，微汗出，发汗则不识人，熏之则喘，不得小便，心腹满；下之则短气，小便难，头痛，背痛，加温针则衄。"成无己注为："伤寒……寒邪变热，欲传于里也。"③"伤寒，阴阳脉俱紧，恶寒发热，则脉欲厥……若熏之，则身发黄；若熨之，则咽燥。"成无己注为："太阳少阴俱感邪也，恶寒者，少阴发热也，太阳脉欲厥者，表邪欲传里也。"以上可见，这三条均属伤寒化热或传里之候，此时用温针、熏熨等火治法，仍属阳证用灸，而不是阴证用灸。

3. 阳盛阴虚　忌用火灸

（1）阳盛忌火。所谓火，包括艾灸，熏熨，温针，烧针等治法中火力较强的用火法。如《伤寒论》："太阳病，以火熏之，不得汗，其人必燥，到经不解，必清血，名为火邪。"其中不得汗，可理解为：①以火熏之，没有能够出汗，由于是以火取汗，所以火力必大，但由于身体阴虚，汗源缺乏，火又伤阴，故不得汗。②以火熏之，火力较大，津液耗伤较重，汗源枯竭，故不得汗。总之，阳盛用火较猛，会助长里热与耗伤津气，故应禁忌。有如《伤寒论》所说："脉浮热盛，而火灸之，此为实，实以虚治，因火而动，必咽燥吐血。"仲景既认为灸焫之法是针对虚证而设，故用于阳实证为"实以虚治"，是犯了"实实"之戒。

（2）阴虚忌热。机体阴虚的发热证，不但火热比较强烈的方法不能用，即使是火热比较温和的灸法，也应禁忌。如《伤寒论》说："微速之脉，慎不可灸。因火为邪，则为烦逆，追虚逐实，血散脉中，火气虽微，内攻有力，焦骨伤筋，血难复也。"因为阴虚之人，筋骨本失濡养，今用灸法，火力虽微，仍易使津液受伤，加重阴虚，则促使疾病恶化。

（3）阴虚忌汗。阴证宜温里而不宜温表，温表过甚，易致汗出伤阴，加重病情。如《伤寒论》说："少阴病，咳而下利，谵语者，被火气劫故也。小便必难，必强责少阴汗也。"少阴受邪，本可用温法扶阳，但火劫于表，迫使汗出，则阳未复而阴已伤，这仍然是阴证宜灸不宜针思想的一个方面。

（4）表证宜透。邪在三阳，本应汗解，但若用温热法强使汗出，由于：①易使汗出过多，造成津液受伤，与解表时的微微汗出不同。②容易温热过分，而助长外邪化热入里。故阳证忌灸。但若用温热之法时取其透散之力，则又属可用之列。如《伤寒论》说："二阳并病……设面色缘缘正赤者，阳气拂郁在表，当解之熏之。"这种熏法火力当然不能太甚，以取熏法的透散力，以使在表的阳邪散去。这种思想与阳证宜针（去针之清泄透散的作用）实为一致。

4. 未病早防，已病早截　仲景的未病早防思想，包括未病之前，要注重摄生保养，抵御外邪侵犯，使不发病。既病之后要及早治疗，先治未病之脏。

（1）预防。如《金匮要略》："若人能养慎，不令邪风干忤经络。适中经络，未流传脏腑，即医治之。四肢才觉重滞，即导引、吐纳、针灸、膏摩，勿令九窍闭塞。"说明在发病之前或初病之时，就应用各种方法却病。

（2）早治。如《金匮要略》所说："见肝之病，当先实脾。"运用实脾的方法，截断肝病的传变。截断的方法虽然是一种间接治疗法。却往往能起到直接治疗法不能达到的作用。如《伤寒论》："太阳病，头痛至十日以上自愈者，以行其经故也；若欲作再经者，针足阳明使经不传则愈。"仲景认为外邪沿六经相传，其中有一个六日规律，至第七日要么向愈，邪气外出；要么邪气入内病情加剧。这时运用截断法将邪向内发展的道路截断，逼使邪向外出，以获痊愈。

（3）针足阳明的具体方法，仲景书中未载。但据《内经》的思想，可能是如下几组穴：①《素问·刺热论》认为："脾热者……刺足太阳阳明。"王冰注为足三里穴。任应秋教授同意这一看法。②《素问·水热穴论》："气街、三里、巨虚，上下廉，此八者，以泻胃中热也。"胃腑外合阳明经，清胃腑之热邪，即能壮阳明经之气血，从而内守抗邪。③《灵枢·根结》说："足阳明根于历兑，结于颡大。""足阳明根于历兑，溜于冲阳，注于下陵，入于人迎、丰隆也。"④《灵枢·卫气》说："足阳明之本在历兑，标在人迎颊挟颃颡也。"综合上述，针阳明的含意，可能包括两类穴：一类是阳明经上的泻热穴，另一类是阳明经上起重要作用的穴位。

（二）针灸治法

1. 通经方面　就是通过针灸的方法使阻滞的经脉之气通畅而达到调节正气，协调阴阳，祛除邪气的目的。

（1）疏气通经法：在气机阻滞比较厉害时，往往运用一般的治疗不易获得满意的疗效，即可取用此法。如《伤寒论》："太阳病，初服桂枝汤，反烦不解者，先刺风池、风府，却与桂枝汤则愈。"此为表邪郁遏太甚，经络凝滞不通，药物内服后药力不能外达而致。选风池、风府的原因有二：①二穴均为祛风主穴，可疏散外风，与总的治疗趋势相合。②风府为督脉上手足三阳之会，疏散气机，通条经脉的能力强；风池为足少阳胆木，疏散气机，疏通半表半里。可见二穴合用，具有疏通气机的作用，使用后使经络畅通，既可为祛除表邪之先导，又利于药物外达，从而提高疗效。

（2）宣通气血法：主要使用在气血虚弱、寒凝阻滞之时。因气血虚弱，营运能力不足，而寒主凝敛，故易造成气血阻滞。内停则成气滞血瘀，外溢则成血证。可使用针法，以通其经脉，宣散寒邪，调养气血。如《伤寒论》："少阴病，下利，便脓血者，可刺。"此证与桃花汤证机理一致，属虚寒滑脱之列，证属少阴，故可选用下列穴位：然谷、关元、肾俞、脾俞。取三焦原气所生之处的关元穴，配火穴然谷以驱寒行气，用肾俞壮其原，用脾俞复中土，使气血后天不竭。总之，一方面去寒通滞，一方面扶助气血，从而使气血运行通常，百病得解。

（3）通阳复脉法：主要运用在阴盛阳虚，甚至正气暴脱，脉伏不显，证情十分危机之时。此证有两个特点：①证情危机；②属一时性格拒。所以治疗得法能获显效。此时多用灸法，以求热力直达，以增强去阴寒的能力。如《伤寒论》："少阴病，吐逆，手足不逆冷，反发热者不死。脉不至者灸少阴七壮。"注家多认为灸少阴为灸太溪穴，太溪为少阴经的原穴，灸之能从内至外起温通、温运、温养的作用，使阳气得以强壮，经脉得以通畅，故病情能解。临床时，尚可选用命门、百会、气海等穴。

2. 祛邪方面　即使使用针灸的方法，比较主要地、直接地祛邪，解除、消除机体的内邪和外邪，以达到邪去正安的目的。

（1）祛寒解表法：主要使用于外邪犯表时，由于《伤寒论》强调寒邪为患，故本法主要治寒邪在表时。

①寒邪：如《伤寒论》："烧针令其汗，针处被寒，核起而赤者，必发奔豚，气从少腹上冲心者，灸其核上各一壮，与桂枝加桂汤，更加桂枝二两也。"此为烧针不得法，汗出过多，正虚而邪不去。汗为心液，心阳不足，寒邪凝聚，若聚于针孔处，则灸针孔处，若聚于阴中，则灸气冲穴。此为灸寒邪凝聚之处，以温阳祛寒解表。

②疟病：主要指风寒入侵成疟。如《金匮要略》："疟脉自弦……脉紧者，可发汗针灸也。"脉弦紧，说明表寒很重，针灸治法虽未明确记载，但根据表邪需外解的思想和《伤寒论》误治所描述的方法，可用烧针取汗治疗，但要掌握用火的尺度，否则易成误治。另据《素问·疟论篇》所载风寒之邪从风府而入，《素问·刺疟论篇》紧束四末以治疟，《灵枢·刺节真邪》用大杼、中膂俞刺热等内容以选穴位和选治法。

（2）清泄热邪法：主要用于太、少二经的热邪。

①轻泻：以疏通气机为主。因气机阻滞，气有余便是火，故气机阻滞即会有热象出现，但此时的表现为热象重。如《伤寒论》："太阳与少阳合病，头项强痛，或眩冒，时如结胸，心下痞鞕结，当刺大椎第一间、肺俞、肝俞。"此时病邪从表向里发展，影响太、少二经，已有化热趋势。故用大椎通督脉以运三阳之气，配用肺俞、肝俞以达到从表出外，从里托表，从阴到阳，以阴助阳的作用。

②重泻：当外邪化热，经少阳经入内之时使用。病位比轻泻法为里，病情比轻泻时为重，热象较为明显。由于少阳与胆腑相通，又与肝经互为表里，故主要表现为肝胆之火，治疗时以迎而夺之之法，直泻肝胆之火。如《伤寒论》："脉弦，五日，谵语不止，当刺期门。"

（3）引阳祛邪法：指引动阳气以祛除邪气。适用于气血痹阻而邪气不去之时。《金匮要略》治疗血痹时："但以脉自微涩，在寸口关上小紧，宜针引阳气，令脉和紧去则愈。"

此证多因肌肤丰盛而筋骨脆弱，阳气不足，一遇外邪则气血凝滞，邪正胶着，缠绵不去。此时用针法引动阳气，可使阳气复来，可使气血运行通畅。临床时，可用梅花针在局部或循经敲打。

（4）直接泻邪法：使用于肝气旺盛，气机逆乱之时。《伤寒论》所载"纵"、"横"两证均用此法。两者均是肝气旺，一是乘脾（纵），一是乘肺（横），气机逆乱，脏腑关系不调，但热象不重，主要是功能紊乱。所以选用期门穴，既泻肝经之邪，又调十二经经气。若热象偏重的，可归于清泄热邪法中。

3. 调气方面　主要为调节和调动正气。往往在正气不足，阴阳不调之时使用。

（1）助阳消阴法：适用于少阴阳衰之时。由于阳不制阴，阴阳不调，故用助阳之法以去阴凝。临证多取灸法以求直达。如《伤寒论》："少阴病，得之一、二日，口中和，其背恶寒者，当灸之，附子汤主之。"背恶寒并非外寒，因督脉行于背，督全身之阳。今少阴阳虚，阳气不足，故背恶寒。可选元气生发之处的穴位，如气海、关元、命门等，还可加用通督的穴位，如大椎、长强等。从而以温助阳，以阳通经，以阳消阴。

（2）回阳救阴法：主要用于阴阳俱弱的虚寒证。根据阳生阴长的认识，从阳入手以救阴。如《伤寒论》："少阴病，下利，脉微涩，呕而汗出，必数更衣，反少者，当温其上，灸之。"此以下利为主症，属火不生土，中阳土衰，下利又耗津伤血，阴液不足，表现出阴阳俱弱的情况。"温其上"，一般认为是取百会穴以升阳补气，加灸中脘穴打通中焦以利升降。通过阳气的逐渐回复，促使阴气生长，并且在阴阳俱长时，保持阴阳协调。

（3）散阴复阳法：适用于阴盛阳衰的厥逆证的急救，主要使用灸法。如《伤寒论》："伤寒六、七日，脉微，手足厥冷、烦躁，灸厥阴，厥不还者，死。"伤寒六、七日为阴尽阳出的时候，阳若出复则厥能消，今厥逆不去，说明阴阳格拒，阳衰不足以去阴。灸焫以去阴寒，温经以复阳，阴寒消退，阳气外出，厥逆得消。"灸厥阴"，可选用手厥阴经的大陵、中冲；足厥阴经上的太冲、大敦及足厥阴交督脉的百会穴。

（4）通运上下法：使用在气机上下运行阻滞，以致不能发挥全力抗邪之时。如《伤寒论》："太阳病，头痛至七日以上自愈者，以行其经尽故也。若欲作再经者，针足阳明，使经不传则愈。"因为足阳明经为太阳经病内传的一条途径，而且为多气多血之经，抗邪力强。故针足阳明，以疏导阳明经经气（因外邪入侵不久，正气未衰，抗邪不力，主要是气机未得疏导，故不能全力抗邪。气机左右升降，循环不已，其中焦脾胃是升降的关键，而脾胃归属阳明，故针阳明），使气血升降通畅，运行正常，则抗邪力强，故能阻止外邪入内，进而祛邪外出。

（三）取穴法

1. 辨证取穴法　根据病情，进行辨证，依据证情选穴。

（1）单纯用针灸：如热入血室证，选用期门穴。热入血室证虽有如疟状，发作有时昼日明了，暮则谵语等症状，但选穴时并不以穴套症，故能以一穴而治多症。

（2）针灸药配用：如太阳中风证，邪气较重之时，选风池、风府与桂枝汤配用，增强祛邪之力，以获疗效。

2. 局部取穴法　病变部位在何处，即在何处选穴。如用烧针的方法迫使病人出汗，汗出则腠理开，外邪从针孔处进入，寒闭阳郁，核起而赤。这时直接在核起处施灸，即可达到温阳散寒的目的。

3. 截断取穴法　用于截断疾病发展的方向，如太阳病欲向内传之时，可在足阳明经上选穴，截断太阳病内传的道路，而使疾病获得痊愈。

4. 穴性取穴法　根据穴位的特性与特长选用穴位的方法。仲景著作中，指明的穴位有14个，其中募穴4个：巨阙、中极、期门、关元；俞穴2个：肺俞、肝俞；经脉交会穴6个：中极、期门、风池、风府、大椎、关元；五输穴2个：劳宫、十二井（算一穴）；其他穴2个：建里、蹶。

（1）募穴配伍法：如尸厥选用巨阙、期门进行治疗。

（2）俞穴配伍法：如太、少并病选用肺俞、肝俞进行治疗。

（3）单穴专治：如热入血室证用期门穴，跌蹶证用蹶穴，都是根据穴位的特长，一穴见效。

（四）用法

1. 在黏膜上使用　将药物直接放在黏膜上，主要通过药物对黏膜的刺激及黏膜的吸收能力，进而对经络发生作用，调动经络之气血解除疾病。

（1）灌纳法：如《金匮要略》："捣薤汁，灌鼻中。"以救卒死的治法。

（2）填塞法：如《金匮要略》："蛇床子散方，温阴中坐药。"治妇人阴冷寒湿滞下的治法。

（3）吹注法：如《金匮要略》："雄鸡冠割取血，管吹纳鼻中。"以救卒死的方法。

2. 在皮肤上使用　将药物直接放在皮肤上，通过局部的皮肤刺激，促使经络或穴位发挥治疗作用。

（1）涂抹法：如《金匮要略》："鸡肝及血涂面上，以灰围四旁。"使卒死立起的治法。

（2）灌注法：如《金匮要略》："捣薤汁灌耳中。"以救卒死而目闭者的治法。

（3）温熨法：仲景著作中虽无明确记载，但从温熨误治的条文可以看出，此法也是一种经常使用的治法。

（4）按摩法：如《金匮要略》："气者，胁下痛，按之则愈。"

（5）艾灸法：此法用得较多，无需举例。

（6）熏蒸法：如《伤寒论》："二阳并病……设面色缘缘正赤者，阳气拂郁在表，当解之熏之。"

3. 在肌肉上针刺

（1）先刺后药法：如《伤寒论》："阳明中风，刺之小解，外不解，病过十日脉续浮者，与小柴胡汤。"

（2）单纯针刺法：如治尸厥针巨阙、期门。

总之，张仲景的针灸治疗思想，治疗法则，治疗方法，是对《内经》学术的发展，而对后世针灸学家产生过巨大影响，起到了承前启后，推波助澜的作用。由于他的著作言简意赅，其针灸内容的比例相对较少，后世研究者涉及不多，故更值得我们花大力气进行深入研究。

补土有方的李杲

李杲，字明之。生于金世宗大定 20 年（公元 1180 年），卒于元宪宗元年（公元 1251 年）。真州（今河北省正定县）人。因秦时称该地为东垣县，故李氏晚年自号东垣老人。初，杲母婴疾，为众医杂治而死，迄莫知为何证。杲家世以赀雄乡里，遂捐千金从张元素学医，不数年，尽传其业。家既富厚，无事于技，操有余以自重，不敢以医名之。可见当时尚未专职行医。花钱买得山东济源主管税务的官。时山东疫疾流行，医生误治，死亡甚多。李氏目睹这一状况，特拟定一些方药给病人服用，取得良好的疗效。他于是将各类方药写成传单或刻于木板上，挂贴于交通要道，大力宣传推广。金天兴元年（公元 1232 年）蒙古军南下，战事纷起，李氏为逃避兵祸，与元好问出汴梁，同游山东聊城、东平等地，历史六年之久，方才正式作了医生。

东垣生当金元之交，中原扰攘，士失其所，人疲奔命，或以劳苦伤脾，或以饥饱伤胃，所以脾胃病很多。他根据"土者生万物"的理论，认为"人以胃气为本"，提出"内伤脾胃，百病由生"的观点，成为补土派的代表。

著作有《脾胃论》、《内外伤辨惑论》、《兰室密藏》，另有《用药法象》、《伤寒会要》、《东垣试效方》、《医学辨惑论》等。

《脾胃论》三卷，著于公元 1249 年，是李氏倡导脾胃论学说的代表作。为补《辨惑论》之未尽，而申培补脾胃之要旨。他根据《难经》："人以水谷为本"的观点，提出了"人以脾胃中元气为本"的看法，指出了"阳气下陷，阴火上乘"的病理，创造了"甘温除大热"的治疗方法。全书 28 节论文，列方 60 余首，并详述方义及服用法，至今仍为临床所推崇。

（一）创建脾胃学说以元气制阴火

1. 导气同精法

所谓导气同精法，即先于地中升奉阳气，次泻阴火之法。也就是引导阳气上升以平阴火而达阴阳精气协同的方法。

李氏认为："火与元气不两立，一胜则一负"。只有元气充实了，火象才会消除。如《脾胃论·三焦元气衰旺》中："此三元真气衰惫，皆有脾胃先虚，而气不上升所致也。加之以喜、怒、悲、忧、恐，危亡速矣"。所用治法是"补足外踝下留之"，即选用昆仑穴针刺补之。昆仑穴为足太阳经上的经穴，足太阳经行身之表，上则从巅络脑，下则抵腰至足，故在足太阳经上选穴，牵涉面广。足太阳经经气充足，故能助三焦元气。昆仑穴为经穴，属火，火壮三焦，火以生土，故能补三焦，壮脾胃，生清阳，降阴火。

2. 同精导气法

即"有道以来，有道以去"之法。即使阴阳气机复归本位之法。因为胃气下溜，五脏气皆乱。其为病则症状复杂。阴阳气机逆乱，而见相火妄动。如正阳不升而阴火升，心肾不交，心火偏亢（心之阴阳受阴火而逆乱）。治疗时，据"气在于心者取之手少阴心主之输：神门、大陵；气在于肺者取之手太阴荥、足少阴输：鱼际、太溪"。可见取穴多用输荥穴。输属土，补土气，以养正阳。荥属火，泻阴火，以养正阳。从而使阴阳之气各归本位（正阳足，阴火降回本位）。

3. 补土伸元气法

即直接培补脾胃之气，以伸长元气而制阴火的方法。

如《脾胃论·阴病治阳阳病治阴》中说："皆先由喜、怒、悲、忧、恐为五贼所伤，而后胃气不行，劳役、饮食不节继之，则元气乃伤。当从胃合三里穴中推而扬之以伸元气"。即用足三里补脾胃之气从而抑制阴火。

a）阳病在阴法

指元气虚衰，阴火燔灼，进而影响到五脏元气的病证。此时六腑气行阻滞，造成五脏气机不和且不足，以致阴火有余，可出现九窍不通顺的症状。治疗时"随各窍之病治其各脏之募穴于腹"，以引阳气上升，以壮元气。

这时不能补泻四肢腧穴，容易导致阴火外出。

b）阴病在阳法

指"阴中火旺，上腾于天"，致六阳反不衰而上亢者。说明阴火上扰造成六阳腑火邪不退（阴火扰阳腑）。此时的治法是"先去五脏之血络"，引导阴火从五脏的血络下行，天气降下，则下寒之病自然消失。

此时不能只泻六腑的阳热，单泻六腑阳热，不仅不能去热，反而更易伤正气助阴火。

（二）尚放血慎灸疗

1. 放血疗法

（1）实证

实热证放血历来有之，李氏从之。如"治目眶岁久赤烂……当从三棱针刺目眶外，以泻实热。"

（2）虚证

虚证放血是李氏的一大治疗特点。

①上热下寒证

如《名医类案》载："东垣治参政，年近七旬，春间病颜面郁赤，若饮酒状，痰稠黏，时眩晕，如在风云中，又加目视不明。李诊两寸洪大，尺弦细无力，为上热下寒明矣。欲药之寒凉，为年高气弱不任。记先师所论，凡治上焦，譬犹鸟在高巅，射而取之。即以三棱针于巅前眉际刺二十余处，出紫血约二合许，则觉头面清利，诸若皆去，自后不复发。"

②中风偏枯证

如《元史》载："陕帅郭巨济病偏枯，二指着足底不能伸，呆以长针刺散中，深至骨而不知痛，出血一、二升。其色如墨。又且缪刺之，如此者六、七，服药三月，病良已。"

2. 慎灸

李氏认为用灸容易助长人体内热，故宜慎灸。他说："昔有人少时气弱，常与气海、三里灸之……至年老，添热厥头痛……皆灸之过也。"

又如《名医类案》载一年事已高患者，病体热麻，股膝无力，饮食有汗，妄喜笑，善饥，痰涎不利，舌强难言，声嘎不鸣，身重如山。东垣诊其脉，见左手洪大有力，便认为是泻热客于经络之中，为误灸所致。

罗天益的针灸思想

罗天益，字谦甫，生卒年代为公元1220～1290年，真定（今河北省保定市）人（《爱日精庐藏书记》谓藁城人），学医于李东垣，居东垣门下十余年，尽得其妙，"发言造诣，酷类其师，有裨于前人之未备"。元·砚坚党员老人传称：呆临终取平生所著书，捡勘卷帙，以此相从，列于几前，嘱谦父（甫）曰：此书付汝者，非为李明之、罗谦甫，盖为天下后世，慎勿湮没，推而行之。可见李东垣对其期望之大。

即其人也，后曾为太医，多随军。公元1253年，又随王府驻屯于瓜忽都地面过冬，同时随军有太医大使颜飞卿和窦子声（窦汉卿）等。罗天益不耻下问，从颜飞卿学外科，又从窦之声学针法。

著作有《卫生宝剑》，另《内经内编》已佚。

《卫生宝鉴》二十四卷，另有补遗一卷。撰于元·至正三年（即公元1343年）。

卷一至卷三为药误永鉴，为扎记性短论，立论服药制方等注意事项，共25篇论述。

卷四至卷二十为名方类集，有论有方。其中重点方剂的方义论述颇详，为本书的主体部分。

卷二十一为药类法象，将药物按五气、五时，生长化收藏及升降浮沉等分类而论其性，说明功用主治，加减及炮制，并附以若干短论，如药性要旨，君臣佐使等。

卷二十二至卷二十四为医验记述，列治验病例，间附以短论。

另补遗一卷，主要收藏治伤寒方剂，系后人重刊时所增。

本书是一部临床治疗著作，系作者集录诸家之说，特别是李东垣的理论，并结合自己的经验，加以整理而成。本书理法具备，条理井然，同时类集很多名方，很有临床参考价值。本书还记载了许多针灸内容，并记有24例与针灸有关的病案。

（一）立脾胃虚寒宜灸说

《卫生宝鉴》所载16例与灸法有关的医案中，有12例与脾胃密切相关。

罗氏以中脘、气海、足三里三穴，组成补脾胃的主方，然后随机加减变化。

中脘乃胃之募穴，能引胃气上行，有滋荣百脉，肥腠理，助胃气的作用；气海能生发元气，滋荣百脉，充实肌肉；足三里为胃之合穴，能生化元气，壮脾温胃，有引阳气下交阴分的作用。三穴配合，共奏温养脾胃，强壮补虚，升提中气，调和阴阳之功。

（1）治脾胃虚寒

如《卫生宝鉴·胃脘当心而痛治验》中记载了一例因用砒霜等药治疟不当，引起脾胃虚寒证的患者。症见"脉弦细而微，手足稍冷，面色青黄而不泽，情思而不乐，恶人烦冗，饮食减少，微饱则心下痞闷，呕吐酸水，发作疼痛，冷汗时出，气促闷乱不安。"罗氏用上述灸方治愈。

（2）治脾胃虚热

如《卫生宝鉴·虚中有热治验》中载一患者"病发热，肌肉消瘦，四肢困倦，嗜卧盗汗，大便溏多，肠鸣，不思饮食，舌不知味，懒言语……脉浮数，按之无力"，罗氏也是用上述灸方治疗而获痊愈。罗氏采用上述灸方，亦能随证加减：

①加

如《卫生宝鉴·阴阳皆虚灸之所宜》载久患疟痢一案，诊得"脉弦细而微，如蛛丝，身体沉重，手足寒逆，时复麻痹……心腹痞满，呕逆不止"除用上述灸方灸治之外，再加灸阳辅一穴"接续阳气，令足胫温暖，散清湿之邪"，月余治愈。

②减

如《卫生宝鉴·䐜胀治验》载一妇人："先因劳倦饮食失节，加之忧思气结，病心腹胀满，旦食则呕，暮不能食，两胁刺痛，诊其脉弦而细"，罗氏根据《内经》"浊气在上，则生䐜胀"，认为"阳主运化精微，聚而不散故为胀满"，只取中脘一穴灸之，次以木香顺气汤助之而治愈。

③变

如《卫生宝鉴·脏寒治验》载一自利完谷不化，脐腹冷痛，足胻寒，以手搔之不知痛痒，脉沉细而微的病人。施用灸法时，去中脘穴，入三阴交穴，以针对足寒的主要症状，达到接续阳气下行，驱散足胻寒湿之邪的目的。次年再发，则加入阳辅穴，以增加行气去湿的能力，再次获得成功。

（二）阳热病用开泄法

《卫生宝鉴》中载针刺为主的9例治案，有8例属阳热病变，其中6例分别用燔针、三棱针、砭刺，以在病位上刺破，放血取脓，开泄邪气，并取得了成功。

a）高巅之上，射而取之

这种思想在李东垣处已有叙述。

如《卫生宝鉴·风痰治验》载参政杨公"忽病头眩眼黑，目不见物，心神烦乱，兀兀欲吐，复不吐，心中如懊恼之状，头偏痛，微肿而赤色，腮颊亦赤色，足胻冷，命予活之。予料之，此少壮之时喜饮酒，久积湿热于内，风痰内作，上热下寒，是阳不得交通，否之象也……参政今年高气弱，上焦虽盛，岂敢用寒凉之剂损其脾胃？经云：热则疾之。又云：高巅之上，射而取之。予以三棱针约二十余处刺之，其血紫黑，如露珠之状，少顷，头目便觉清利，诸症悉减。"

b）血实者宜决之

如《卫生宝鉴·北方脚气治验》治"中书黏合公，年四旬有余，躯干魁梧，丙辰春，从征至扬州北之东武隅，脚气忽作，遍身肢体微肿，其痛手不能近，足胫尤甚，履不任穿，跣以骑马，控两蹬而以竹器盛之，以困急来告。予思《内经》有云：饮发于中，胕肿于上。又云：诸痛为实，血实者宜决之。以三棱针数刺其踵上，血突出高二尺余，渐渐如线流于地，约半升许，其色紫黑，顷时肿消痛减"。

从使用的针具上分如下三类：

（1）燔针开泄脓液

如《卫生宝鉴·舍时从证》："王伯禄年逾五旬有七，右臂膊肿盛，上至肩，下至手指，色变，皮肤凉，六脉沉细而微，此乃脉证俱寒，予举疡医孙彦和视之，此乃附骨疽，开发以迟，以燔针起之，脓清稀解"。由于开泄太迟，故后转用温灸和服温中汤等治疗。

（2）砭刺开泄红肿

如《卫生宝鉴·病有远近治有缓急》："征南元帅不邻吉可，辛酉八月初三戌时生，年七旬。丙辰春东征，南回至楚丘，诸路迎迓，多献酒醴，因而过饮。遂腹痛肠鸣，自利日夜约五十余行，咽嗌肿痛，耳前后赤肿，舌本强，涎唾稠黏，欲吐不能出，以手曳之方出，言语艰难，反侧闷乱，夜不得卧。使来命予，诊得脉浮数，按之沉细而弦，即谓中书黏公曰：仲景言下利清谷，身体疼痛，急当救里，后清便自调，急当救表……于是遂刺肿上紫黑血出，顷时肿势大消。"

（3）锐针开泄踵上（踵指肿）

如《卫生宝鉴·疠风刺法并治验》："戊寅岁正月，段库使病大风，满面连额极痒，眉毛已脱落，须以热汤沃之则稍缓，昼夜数次沃之，或砭刺亦缓……治之，当刺其踵上，以锐针针其处，按出其恶气肿尽乃止。"

（三）主张针灸药合用

《卫生宝鉴》所载与针灸有关的医案中，绝大多数属针药或灸药或针灸药合用。

1. 针灸药合用

如《卫生宝鉴·上热下寒治验》："中书右丞姚公茂，六旬有七，宿有食毒，至元戊辰春，因酒病发，头面赤肿而痛，耳前后肿尤甚，胸中烦闷，咽嗌不利，身半以下皆寒，足胫尤甚，由是以床相接作炕，身半以上卧于床，身半以下卧于炕，饮食减少，精神困倦，而体弱。命予治之，诊得脉浮数，按之弦细，上热下寒明矣……遂于肿上约五十余刺，其血紫黑如露珠状，顷时肿痛消散，又于气海中火艾炷灸百壮……次于三里二穴各灸三七壮，治足胻冷，亦引导热气下行故也，遂处一方既济解毒汤，以热者寒之。"

根据寒热不同分别施用针或灸法，然后用药物（用了 10 天左右）延续针灸所取得的初步疗效，以最后取得治愈的效果。

2. 药灸合用

如《卫生宝鉴·结阴便血治验》："真定总管史侯男十哥，年四十有二，肢体本瘦弱，于至元辛巳，因收秋租，佃人致酒，味酸不欲饮，勉饮三、两杯，少时腹痛，次转泄泻无度，日十余行，越十日，便后见血，红紫之类，肠鸣腹痛，求医治之。曰：诸见血皆以为热，用芍药檗皮丸治之，不愈。仍不欲食，食则呕酸，形体愈瘦，面色青黄不泽，心下痞，恶冷物，口干，时有烦躁，不得安卧。请余治之，具说其由。诊得脉弦细而微迟，手足稍冷……宜以平胃地榆汤治之……此药温中散寒，除湿和胃，服之数服，病减大半。仍灸气海百余壮，生发元气，久则强食生肉。又以还少丹服之，则喜饮食，添肌肉。至春再灸三里二七壮，壮脾温胃，生发元气，此穴乃胃之合穴也。改服芳香之剂，戒以慎言语，节饮食，良愈。"

这种以方药为主，围绕方药施灸的方法，既能发挥灸法温寒去湿之效，又能发挥药物的治疗效果，互相配合以提高疗效。

高武的学术思想

高武，号梅孤，明代四明（今浙江鄞县）人，约生活于 15～16 世纪。《鄞县志》称其"负奇好读书，凡天文律吕，兵法骑射，无不娴习"，"嘉靖中北上考武举，晚来专精于医，治人无不立起，曾概近时针灸多误，亲手铸铜人三，男、妇、童子各一，以试其穴，推之人身，所验不爽毫发。"

在治学上"复取素、难而研精之，旁究诸家"，先后编着《针灸素难要旨》、《针灸聚英》两书，对后世针灸学影响颇大。

《针灸素难要旨》又名《针灸节要》，刊于公元1537年，三卷，系节取《灵枢经》、《素问》、《难经》有关针灸条文重加编次而成。因历来节录《内经》而成书者，往往详于臟象病机，脉要诊候，而独略于经脉刺灸，故高氏在本书中除对经文进行收集注释外，还对十二经，奇经八脉，十五络脉等经脉和刺灸法"节要立题分类，以便记诵"，其重加编次，删繁节要，集针灸学内容于一书，实为首创。

卷一首列九针图，正文辑录《难经》原文，分补泻针刺浅深，并荣输经合主病等十八节。每节之外，引滑寿《难经本义》为注。卷二上采辑《内经》原文，归类于用针方宜计三十六节。卷二下计五十九节，继上内容并详治法。卷末简述灸法。卷三列十二经病、奇经八脉病，十二经脉，奇经八脉等十节。

《针灸聚英》，又名《针灸聚英发挥》，刊行于公元1529年，四卷。据高氏自述说："不溯其源，则昧夫古人立法之善，故尝记节要一书矣，不穷其流，则不知后世变法之弊，此聚英之所以纂也。"故收集明以前《铜人》、《明堂》等针灸精粹，以体现本书聚英之意。对前人叙之不全，未能尽意者，高氏"间发挥一、二"，显然其原意是配合《针灸节要》一书，从《内经》、《难经》的源，论述后世的流，以得到明源知流的目的。

（一）尊经溯源而有发挥

1. 对经典著作

（1）以经典著作作为验证正误的依据。

高氏认为凡是与经典著作相违背的均为不可信。如对男女气血上下之分，他认为"固非素难意，亦必不然也"，"咒法非素问意……不足信"。对左右补泻手法，他认为"已非素问意……缪之甚也。"

（2）对经典著作的论述予以发挥

如对《素问》以来的禁针禁灸穴，他说："一穴而有宜针、禁针，宜灸、禁灸者，看病势轻重缓急，病势轻缓者，当别用一主治穴以代替；弱病势重急，倘非此穴不可疗，当用此一穴。若诸书皆禁针灸，则断不可用矣。"

又如对《千金》注肾俞取穴位置时，以脐为准的说法，他说："肥人腹垂则脐低，瘦人腹平则脐平"，因而仅以脐为准，不一定可靠。他在取穴时比较强调使用骨度法，以骨骼为标准计算分寸，认为这种方法可靠。另外，还认为可以根据瘦人的骨度的变化以度肥人。

2. 对其他针灸内容

（1）强调根据病情灵活变化

对壮数多少，他说："皆视病之轻重而用之，不可混为一说"。又如取四花穴，一般用口脚部位长短为准来量取，他认为这是"为粗工告也"，而应以骨度为基准，先取胆俞、膈俞以正四花穴的位置。

（2）强调针灸药合用

如他在自序中说："是针灸药三者得兼，而后可与言医"。临证中也能配以方药，如恶风用桂枝葛根汤，热入血室用甘草芍药汤，痫证用沉香天麻汤等。

（3）发展药物灸法

将单一药物施灸，变成多种药物混合施灸。

如用黄连、巴豆作饼，置脐中治结胸。用附子尖、乌头尖、南星、麝香、雄黄、樟脑、丁香，炼蜜丸，姜汁化开成膏，放手内，烘热摩之治腰痛等。

（二）建立纳子补泻法

子午流注纳子法的原始，见于何若愚《流注指微赋》："痛实痒虚，泻子随母要旨。"但是并未见到具体方法。高氏专立"十二经井荥输经合补虚泻实"一节，详细叙述子午流注纳子法的适应证和治法。在纳子法中以十二地支为计时标准，每一时辰合一条经脉，说明一天十二个时辰，气血运行经过十二条经脉，选穴时，在本经上选穴，肺经病在肺经上选穴，取实则泻其子，虚则补其母的方法，如肺实证取寅时用尺泽（属水，金生水，金病泻其子）以迎而夺之，肺虚证取卯时用太渊穴（属土，土生金，金病补其母）以随而济之。这种方法既合时又合经。

集针灸学术之大成的杨继洲

杨继洲，又名济时，生卒于公元 1522～1620 年，三衢（今浙江江衢县）人。幼业举子，因一再厄于有司，考试不中，科举不成。因其祖父为太医，医名颇重，遂弃儒学医，承家技，对家藏的多种医书，精心学习，临床收效颇大，医名远扬。明世宗时被选为皇帝的侍医。公元 1568 年，又调圣济殿太医院任太医。杨氏从嘉靖三十四年（公元 1555 年）到万历二十九年（公元 1601 年）曾治过很多奇证痼疾，均反应在《针灸大成》一书中。由于他博览群书，精于针灸，且临证颇多，对理论与临床均有研究。如治中风左瘫右痪证"先针无病手足，后针有病手足"，就颇有见地。杨氏治学治医均甚严谨和客观。如"通玄指要赋"里提到的髋骨穴的位置，一说在委中上三寸，一说在膝髌上一寸，杨氏加按为"按此两解，俱与经外奇穴不同，并存以俟知者。"又如刺睛中穴，他说："凡学针人眼者，先试针内障羊眼，能针羊眼复明，方针人眼，不可造次。"

《针灸大成》原名《针灸大全》，十卷，于公元 1579 年开始刊刻，至公元 1601 年历时 22 年才刊成问世。从《内经》原文引注开始，对经典著作，针灸歌赋广为收集，对时间针灸，经络腧穴作了比较详细的介绍和考证，且有治症和 31 例医案，书中较全面的总结了明代以前的针灸学成就，汇集了二十余种有关文献资料，以及杨氏家传"卫生针灸玄机秘要"，卷十还收集了《陈氏小儿按摩经》，内容广泛、流传甚广，影响很大。

（一）明源流主机变

1. 溯源穷流是基础

他说："不溯其源，则无以得古人立法之意，不穷其流则何以知后世变化之弊？"故"以素、难以溯其源，又由诸家以穷其流。"在《针灸大成》中，他从《素问》、《难经》、

《子午经》开始选用历史著名的与针灸关系密切的著作计 26 种，并选录了《素问》、《难经》与针灸关系密切的条文，并加用小注予以解释。对后代的《标幽赋》、《金针赋》、《通玄指要赋》等歌诀进行了注释，做了大量溯源穷流的工作。

　　2. 通权达变是方法

　　他说："今之人徒曰，吾能按经，吾能取穴，而不在于心焉求之，譬如刻舟求剑，胶柱而鼓瑟，其疗人之所不能疗者，吾见亦罕矣。""治法因乎人，不因乎数，变通随乎证，不随乎法，定穴主乎心，不主乎奇正之陈迹"。如他的一个治案："辛未，武选王会泉公亚夫人，患危异之疾，半月不饮食，目闭不开久矣。六脉似有如无，此疾非针不苏。同寅诸公，推余即针之。但人神所忌，如之何？若待吉日良辰，则沦于鬼录也。不得已，即针内关二穴，目即开，而即食水饮，徐以乳汁调理而愈。"

　　又如"治症总要"中计 151 症，绝大多数均是先针何穴，若不效，复针后穴的方法编写。如"中风不省人事：人中、中冲、合谷。问曰：此病如何而来？以上穴法，针之不效，奈何？答曰：针力不到，补泻不明，气血错乱，或去针速，故不效也。前穴未效，复刺后穴：哑门、大敦。"说明在治疗中既能守方又需机变，使守方而不死，机变而不乱。论证时能拿出几手治疗方法，以处于不败之地。

　　（二）重候气详手法

　　杨氏说："宁失其穴，勿失其经，宁守其时，勿失其气。"

　　1. 候气的方法

　　"须用左指，闭其穴门，心无内慕，如待贵人，伏如横弩，起若发机；若气不至，或随至如慢，然后转针取之。转针之法，令患人吸气，先左转针，不至，左右一提也。更不至者，用男内女外之法。男即轻手按穴，谨守勿失，女即重手按穴，坚拒勿出。所以然者，持针居内是阴部，持针居外是阳部，浅深不同，左右按穴，是要分明。"

　　2. 候气的目的

　　候气的目的是为了针刺得气，所以他说："只以得气为度，如至而终不至者，不可治也。"

　　候气是针灸取效的第一步，候气：①是等候气机的到来，②是引导气机的到来。若经过候气而终不能得气，说明人体正气虚弱，调节能力极差，阴阳不协调，故疾病难以治疗。此时当然还可以使用药物或其他方法慢慢调剂，以求转机。

　　候气包括指法、针法、呼吸法及众多手法。如他创造的三衢杨氏补泻十二法，即抓切、指持、口温、进针、指循、抓摄、针退、指搓、指捻、指留、针摇、指拔、及下手八法口诀：即揣、爪、搓、弹、摇、扪、循、捻，就是很重要的候气手法。

　　3. 针刺手法是得气后调气的关键

　　杨氏收集了古来多种针灸手法，如烧山火、透天凉，阳中隐阴，阴中隐阳等 20 多种手法，并作了详细介绍。为了使这些手法起到作用，他又提出留气法、运气法、提气法、中气法等四大类方法，作为使用固定手法前的注意要点。认为留气法的作用能破气，凡用针之时，先运入七分之中，行纯阳之气，若得气，便深刺一寸中，微伸提之，却退至原处；若未得气，依前法再行，可治癥瘕之疾。

（三）主调阴换阳说

杨氏所说的调阴换阳包括以下三方面。

1. 经气内外相通，上下相接，盛气乃衰。因阳在外、阴在内，上为阳，下为阴。在外邪入侵的时候，阴阳气机发生格拒或不相接，阴阳不能互相交流，故使人体出现病态。因此使阴阳交通，就成了治病的一个重要方面。

2. 阴阳居易，即阳入阴分，阴出阳分，相易而居，呈现病态。阴阳各不守本位，使阳处无阳，阴处无阴，所以必须调换阴阳的位置，才能治好疾病。

3. 顺逆相反由之，此言卫气不得循于常道也，其名曰厥。也就是气机不按正常循行方式，故产生壅滞，气机多少分布不均，形成各种不同形式的厥逆。故使阴阳之气循常道运行，以互相交通，就成了调阴换阳的一个重要内容。

总之，调阴换阳就是使不协调的阴阳气机得到调整和交换，使阴阳偏盛得以平息。调阴换阳，一名接气通经，一名从本引末。

杨氏认为病情表现为先寒后热者，是阳隐于阴，故针刺治疗时用阳中隐阴法，使补中有泻，才能"达夫疾之所致"。而先热后寒，使阴中隐阳，故针刺治疗时，用阴中隐阳法，使泻中有补，才符合"先后之宜"。可见针刺能调阴换阳，有"化裁之妙"，所能治好疾病。因此调阴换阳就是针刺治病的一个重要原理。

杨氏为此有病例为证：

"壬申岁，行人虞绍东翁，患膈气之疾，形体羸瘦，药饵难愈，召余视之。六脉沉涩，须取膻中，以调和其膈，再取气海，以保养其源，而原气充实，脉息自盛矣。后择时针上穴，行六阴之数，下穴行九阳之数，各灸七壮，遂痊愈。"因阳在上，阴在下，故补上之阴以与阳平，补下之阳以与阴平。

（四）立三法定补泻

就是依据三种方法以使补泻得宜。

1. 诊其脉之动静 就是根据脉象的变化及不同而选用不同的针灸方法。

如"假令脉急者，深内而久留之；脉缓者，浅内而疾发针；脉大者，微出其气；脉滑者疾发针而浅内之；脉涩者，必得其脉，随其逆顺久留之，必先按而循之，已发针疾按其穴，勿出其血；脉小者，饮之以药。"

2. 随其病之寒热 就是根据病情的寒热不同进行气机的调整。其中又主要是以患者的呼吸生成息数调气。

如"假令恶寒者，先令得阳气入阴之分，次乃转针退到阳分，令患人鼻吸口呼，谨按生成息数，阴气隆至，针下觉寒，其人自清凉矣。又有病道远者，必先使气直到病所，寒即进针少许，热即退针少许，然后却用生成息数治之。"

3. 随其诊之虚实 就是用针导气，以最后达到"气至病所"，以完成补泻的方法。假令形有肥有瘦，身有痛有麻痹，病作有盛有衰，穴下有牢有濡，皆虚实之诊也。

如"若在病所，用别法取之，转针向上气自上，转针向下气自下，转针向左气自左，转针向右气自右，徐推其针其自往，微引其针气自来，所谓推之则前，引之则止，徐往微来以除之，是皆欲攻其邪气而已矣。"

杨氏立此三法，是将临床治疗常规，分解成三部分，使之易于理解，便于遵循。

张介宾的针灸学术思想

张介宾，字会卿，号景岳，别号通一子。生卒于公元 1563～1640 年。祖居四川绵竹县，明初，祖上以军功世授绍兴卫挥，而迁至浙江，故又称其为浙江山阴（今属绍兴）人，其父张寿峰为定西侯门客，张介宾随父生活于定西侯门下，介宾幼而浚齐，与侯门长者相交，学识进展较快，十四岁时，随父游于京师，大大增长了他的见识。后随名医金梦石（金英）学医，尽得其传。为人治病，沉思病源，单方重剂，莫不应手霍然。一时谒病者，辐辏其门。沿边大帅，皆遣金币致之。介宾博学，于医之外，象数、星纬、堪舆、律吕皆能究其底蕴。张氏五十八岁时返越，又二十年卒，卒之日，自题其像，召三子而诲之。其门人曰："先生乃死邪，吾先生固有不死者。"介宾莞尔而逝。

他致力于《内经》研究数十年，综覆百家，剖析微义，写成《类经》、《类经图翼》、《类经附翼》等巨著及《景岳全书》、《质疑录》等临床综合性著作。所以《浙江通志》称："医学至景岳而无余蕴。"

学术上初从丹溪"阳常有余，阴常不足"沦，随着医理研究深入，又予以反对，提出"阳非有余，真阴不足"论，主张补益真阴之阳，慎用寒凉攻伐。常用温补之剂，创制左归、右归等方剂，成为温补派学者之一。

《类经》全书三十三卷，刊于 1624 年，它对《内经》进行了从类分门工作，立足于"发隐就明，转难为易"的思想，对《内经》详加注释。按类分为摄生、阴阳、臟象、脉色、经络、标本、气味、论治、疾病、针刺、运气、会通等十二类，每类又分若干节，全书共三百六十多节，然后进行校勘和注释，引经据典，旁证博引，抒发己见，言多中肯，是学习和研究《内经》的一部重要参考书。

《类经图翼》全书十一卷，刊于 1624 年，为《类经》的续编。因在编写《类经》的过程中，对于其中意义较深，言不尽意的地方，认为有另详以图，再加翼说的必要，故有图翼、附翼之作。其中一～二卷为运气，对于阴阳五行，六气等中医理论，用文图互解的方法，作了充分阐述；三卷～十卷为经络；十一卷为针灸要览，首论经络腧穴，次载针灸要穴歌及诸证灸法等，广收博采前人针灸文献，上至《针灸甲乙经》、《神农经》、《千金方》，下至《乾坤生意》、《捷法》及针灸歌赋无所不包。且以图表 79 幅结合论述。另《类经图翼》四卷，分医易、律原、求正录，针灸赋等部分。

本书内容涉及面广，对中医理论及针灸学均有发挥，对于命门学说及温补元阳的学说，议论颇为透彻，值得系统研究、深入学习。

1. 注重温补，偏主用灸是张氏针灸思想的主要内容。

（1）在著作中记叙较多。

《类经图翼·针灸要览》中辑录了明以前几百个灸法验方，涉及到内、外、妇、儿各科的几十种病证。

《景岳全书·杂证谟》在论述各科 70 余种病证的治法中，有 20 类提到针灸疗法，其中除 5 类涉及到针法外，余 15 类全是灸方。

（2）强调了灸法的作用

如中风用灸法，他引罗天益之说，认为"中风服药，只可扶持，要收全功，艾火为良。"

在痈疽的治疗方面，他说："李氏云：治疽之法，灼艾之功，胜于用药。"

2. 认为灸法有三大作用

（1）行气活血：亦即疏通经络，宣通血脉，行气散淤，开郁破结。在"非风·口㖞"中，他认为"以艾治者，当随其急，气行则血行，故筋可舒，而㖞可正。"

（2）回阳补气：亦即祛邪，升阳举陷，温补脾胃。在"伤寒厥逆"中，他主张"速灸气海数十壮，以复阳气。"而治脱肛用百会乃"借火力以提下陷之气"。

（3）散风拔毒：如治痈疽"未溃而灸，则能拔毒散毒，不令火开；已溃而灸则能接阳气，易于收敛。"

3. 对热证用灸持反对态度

他在"诸证灸法要穴"中说："其有脉数烦躁，口干，咽痛，面赤，火盛，阴虚内热等证，俱不宜灸，灸之反以助火，不当灸而灸之，灾害立至矣。"

在"非风·灸法"中，他认为："火盛金衰，水亏多燥，脉数发热，咽干面赤，口渴便热等证，且不可妄加艾火。若误用之，必致血愈燥而热愈甚，是反速其危矣。"

张氏在这里所说的热证，主要是内科病证，外科痈疽之类，用灸前已有所论述。

这种思想的产生，主要是与他重温补的思想有关。因艾火性虽热，能助阳，而内科火盛多由阴阳不调，邪火偏亢，阳有余，故再用助阳法则易使阴亏，加重病情。所以张氏使用灸法多在阳气不足的病证之中，而反对使用于热证中。

汪机的针灸学术思想

汪机，字省之，别号石山，明·安徽祁门人（生卒于公元 1463～1539 年）。早岁习春补庠弟子员，性至孝，因思事亲者不可不知医，复精于医。其医学私淑于朱丹溪，却不尽相同而有所发挥。汪氏的学术思想，以调补气血为主导，却又偏重于气的调理，但他对气的概念，与一般所说的气略有不同，他主要是指营中之气而言。在针灸学术上也多有建树，诸如经络腧穴、诊察手法等都有独到之处，尤其在当时的历史条件之下，观察到瘢痕对经气传导的影响，如"一医为针临泣，将欲接气过其病所，才至灸瘢，止而不行"，更为可贵。所以陈桷赞其曰："学足以诉河洛之趣，医足以通岐黄之真。"著作有《素问抄》、《外科理例》、《石山医案》、《针灸问对》、《运气易览》、《痘治理辨》、《伤寒选录》、《推求师意》、《本草会编》、《脉诀刊误》等。

《针灸问对》，全书三卷。提出 53 个问题自问自答，对针灸学中一些基本而又疑难的问题，以古经典为本进行问对，所答者有据有理，且有发挥，对有争议的问题，多能直言不讳，说出自己的看法，对误针、误灸的危害性，多能正言疾呼，所以程镶在本书序中说："斯集也，汇为问对，粹以颐章，则以微著，玄以邃通，俾夫神于昔者，神于今，完天和，溥仁术者，其斯取之无穷焉。"

《外科理例》，全书共分七卷，附方一卷，详述痈、疽、疮、疡等外科疾病。他据

《内经》："膏粱之变，足生大疗"的看法，认为外科病虽然表现在外，而根本在内，并专立"痛生源于脏腑"一节以详细论述。故主张外科病初期，当以内消法为主，一旦成脓，则应及时破开。所以针灸方法使用较多，本书医案中，就有167例与针灸有关。除了专门论述隔附子灸、隔蒜灸之外，还运用了隔豆豉饼灸，隔木香、生地灸，隔香附灸等方法，另外骑竹马灸、桑炭灸、蒸脐、蒸洗、热手熨也颇有特色。在针刺上，除了针、砭之外，还有磁锋、气针、火针、燔针、铍针等方法，更有趣的是用提拉头发的方法以加强消毒之功，用蜞针吮血毒，都先于其他著作，是值得一用的方法。本书叙理比较透彻，论治有其特点，是一本理论和临床紧密结合并广泛使用了针灸方法的外科专着。

（一）重视经络腧穴的诊疗作用

汪氏说："但＜素＞、＜难＞所论针灸，必需察脉以审其病之在经在络，又须候气以察其邪之已至未来。"本着对经典著作的学习体会，在临证之时，很重视经络腧穴的诊察作用。在诊察上，他提出"背上九处不可病痈"，此九处是玉枕、项节、崇骨、五脏、肺俞、肝俞、膈俞、肾俞、后心鸠尾、鸠尾骨穴等，基本上都是经络所循、穴位所在之处。在诊断上，他在"辨脏腑内疮十三"中对五脏六腑之痈，均用其募穴有隐隐痛作为诊断的主要依据。在症状的分析上，也与经络的循行、作用联系起来，如肺痈主胀满，他解释说："其脉支别者，从肺系横出腋下，故喘而两胠满。"在选取穴位上，他也将外科疾病的发病部位与经络腧穴的功用、循行联系起来，如《外科理例·论灸刺分经络五十》中说："从背出者，当从太阳五穴，选用至阴、通谷、束骨、昆仑、委中；从鬓出者，当从少阳五穴，选用窍阴、侠溪、临泣、阳辅、阳陵泉；从髭出者，当从阳明五穴，选用历兑、内庭、陷谷、冲阳、解溪；从脑出者，则以绝骨一穴。"其中背、鬓、髭这些部位，正是太阳、少阳、阳明经脉所循之处，故可选用三阳经之五输穴治疗。对此，其总结为："痈疽初发，必先当灸之，以开其户，次看所发分野属何经脉，即内用所属经脉之药，引经以发其表，外用所属经脉之腧穴针灸，以泄其邪，内外交治，邪无容矣。"他还列举医案以说明这种看法的重要性，如："一人年三十，左腿外廉红肿，一人年四十，胁下红肿，二人皆不预防本经少阳血少，孟浪用大黄攻而死。"腿外廉及胁下皆少阳经脉所循之处，用攻下破气之法，犯病禁经禁之戒，故见危逆之状。此时若能补形气，调经脉，疮完全可能逐渐消退。为此他说："诸经惟少阳厥阴生痈，理宜预防，以其多气少血，少肌肉难长，疮久不合，必成死症。或者遽用驱毒利药以伐阴分之血，祸不旋踵。才得肿痛，参之脉证，若有虚弱，便与滋补，气血无亏，可得终吉。"由以上可见，他将经络腧穴的理论运用在诊察与治疗的各个方面，从而提高对疾病的认识和治疗水平。

（二）治病无定穴论

汪氏重视经络腧穴的诊疗作用，但却不刻舟求剑，泥"某穴主某病"之说，而以神、气的变动为依据，灵活选经用穴，因此提出"治病无定穴论"之说。他说："邪客于人，与正气周流上下，或在气分，或在血分，无有定止。"若医生不深究病因，不察传变，惟以某穴治某病，胶柱不变，按步施治，"譬之狂潦泛滥，固塞下流而获安者，亦偶然耳。"他的"治病无定穴"论，是根据病情表现，"审经与络，分血与气，病随经所在，穴随经而取，庶得随机应变之理"。即使是某些穴位对某些疾病有较好的治疗作用，如用膻中、鸠尾、中庭治心病，一般情况之下，均能取得疗效，但若掌握不当，部位不准，刺中心脏，则死不可救。由此可见，"治病无定穴"之说，并非不要穴位而且更加强调穴位的准确性与运用穴位的机变能力。"必须自揣己才，果如有伊周之能，可以扶危持颠，方能保心于无危也。"若无这种才能，则宁愿另想它法，且勿执着"某穴治某病"而强行用之。他在《外科理例》中记有一案："一儿年十二，患腹胀，脐突颇锐，医谓肠痈，舍针脐无他法。翁曰：脐，神阙也，刺当禁针，况痈舍于内，惟当以汤丸攻之，进透膈散一剂，脓溃散，继以十奇汤下善应膏丸，渐差。"在"舍针脐无他法"之时，仍能守针禁，弃针而用药，实事求是，毫不莽撞，终至痊愈，可见，"治病无定穴论"的思想所占的地位非同一般。另从《外科理例》一书与针灸有关的医案中可以看出，虽然有部分医案运用了固定穴位，如少商治喉痹，委中治腰髋痛，但大量的医案是随病变所在而使用针灸的。如："一儿周岁患丹毒，延及遍身如血染，用磁锋击刺，遍身出黑血，以神功散涂之，服大连翘饮而愈。"即便是环跳穴处疼痛一症，在医案中就有四种不同的治法：一是环跳穴处患附骨疽，用针出脓的办法治疗；一是环跳穴患附骨，因痛极针之，脓瘀大泄，方知为痈，因成痈漏，改用豆豉饼灸，并饮调胃生肌的中药而愈；一是环跳穴痛，但脓未成，则不用针灸而内托黄芪酒煎汤治疗；一是因痢骤涩，环跳穴作痛，用刺委中出黑血治疗。可见"治病无定穴"之说，还包含了辨证论治的思想，是高于"某穴治某病"思想的一种针灸变通法，而这种变通法得神守机，既遵经旨又合于病情，是提高疗效的一大关键。所以说："夫人之于针，非经络孔穴，无以教后学。后学非经络孔穴，无以传之师，苟不知变通，徒执孔穴，所谓按图索骥，安能尽其法哉。故曰：'粗守形，上守神，粗守关，上守机，机之动，不离其空，此之谓也。'"

（三）针刺属泻法论

汪氏宗丹溪之意，认为针法是泻而无补，其理由有二：其一为"针乃砭石所制，既无气，又无味，破皮损肉，发窍于身，气皆从窍出矣，何得为补？"这是从针具本身的特点而说的，因为补法用于虚证，汪氏以《内经》所说："阳不足者，温之以气，阴不足者，补之以味。"而认为只有有气有味之物，才能起到补的作用。而针具乃铁石所成，无气无味，故不具有补的作用。所以汪氏引经曰："气血阴阳俱不足，勿取以针，和以甘药是也"为证，说明虚弱之证需要补的时候，只有用甘药，而不能用针。其二为"夫泻，固泻其盛也，于补亦云宣不行气之气，移未复之脉，日宣日移，非泻而何？"这是从针刺的作用而说的。因为针具不能给机体以新的气味以补充，只能对机体的气机进行调节，所以调节的功能就只能针对气机的各种表现而言，气盛则泻其气，气滞则宣其气，气停则行其气，这些作用都是内部变动。汪氏认为这些都属泻的范围。经典著作中虽然提出补泻二法，但二法实际上都属于泻的范围。如他说："经中虽有补法，即张子和所谓祛邪实所以扶正，去旧实所以生新之意也。"根据这种思想，汪氏在《外科理例》中反复强调，脓已成，作痛者针之，以祛邪扶正。在用针的医案中，基本上都是攻破去脓、去瘀，开泄以去滞的方法。以泻为补，攻邪扶正，在临床治疗中若予以忽视，往往造成不良后果。他引一医案予以说明，"一人嗜酒与煎煿，年五十余，夏初左丝竹空穴忽努出一角，长短大小如鸡距而稍坚，余曰：此少阳所过，气多血少，未易治也，须断肉味，先解其食毒，针灸以开其壅滞。彼不听，以大黄、扑硝、脑子等冷药盒之，一夕豁开如酱蚶，径三寸，二日后蚶中溅血高数寸而死。"由于攻破，开泄之时，所用手法无须太复杂，所以汪氏对针灸手法不太重视，虽然他收集和介绍了不少针灸手法，但基本上持否定态度。如他在介绍"三才法"之后说："赋言内针作三次进，出针作三次退，与经文徐而疾，疾而徐之意，大不相合，且针出内而分三寸，肉厚穴分，用之无碍，肉薄去处，将欲何施？"所以他认为："证之于经，则有悖于经；质之于理，则有违于理；彼以为神，我以为诡；彼以为秘，我以为妄。"汪氏这种看法虽然有偏激之处，但其攻邪扶正的思想，在临床上却是值得重视的。

汪氏除了有比较成熟的针灸学说之外，还对针灸学的发展作出了贡献，在不少方面均有独到之处。如在取穴上，他认为按骨度尺寸对人体部位进行折量，就是一种同身寸，而以中指中节为一寸作为度量标准则不恰当。他说："不思人有身长指短，指长身短者，以此为准，宁无误也？"而"俱准《灵枢》所定尺寸，折量孔穴，不惟同身二字明白无疑，而古今固可以同之也。"汪氏临床经验十分丰富，在他的著作中，对某些疾病还有比较成熟的治法，如痈疽"其已成脓者，其惟砭石铍锋之所取也"，水肿"以调其络脉，使复其形而不肿，缪刺者，不分隧穴而刺之"。在诊察疾病时，非常强调诊脉察色对施用针灸的重要性。为此，在《针灸问对》中专设"针家亦诊脉否？"以答，并在医案中有所反映。如"一人年逾四十发背，心脉洪数，势危剧……骑竹马灸，灸其穴，是心脉所游之地，急用隔蒜灸，以泻心火，拔其毒，再用托里消毒而愈。""一人年逾五十，患已五日，焮肿大痛，赤晕尺余，重如负石，热炽……遂先砭赤处，出黑血碗许，肿痛背重皆去，更敷神效散及服仙方活命饮二剂，创口及砭处出黑水而消。"其中前一案强调诊脉，后一案强调察色。在灸法运用上，他认为灸法主要用以沉寒痼冷、阳绝、阳陷等类疾病上。其中对阳陷的解释立意较新，如冬三月，阳气内藏，热病在内，外寒逼阳内陷等均是。而热在外者则不宜灸或少灸，如阳热之病，三伏热天，头目风热等。对子午流注法，他虽然予以介绍，但却认为"拘于日时开阖，用之犹未周备"。如灵龟八法所用八穴，其中络穴六个，经穴二个，而络穴主要用于泻气，故"病在气分，则可有劫之功。若在血分，徒损元气，病何由安？"他仅依据《素》、《难》不载而不予肯定子午流注，看来也较偏激。

总之，汪氏对针灸学，颇多建树，不愧为一代名医。

吴亦鼎的学术思想

吴亦鼎，字砚臣，安徽歙县人，约生活于十八世纪上半叶，编有《神灸经纶》一书，全书四卷，刊刻于1853年，卷一介绍灸法及经络，卷二介绍穴位，卷三、卷四介绍证治方法。本书专论灸法，详列蓄艾，用艾，灸忌以及十二经及奇经八脉的循行径路及腧穴定位、辨证选穴。每一经络均采用歌诀体裁，颇便记忆，并有附图，实用性很强。吴建纲在该书序中说："以其书平淡无奇，不为金玉锦绣，而为布帛粟菽。通其意，足以卫生，用其法，足以济世。"作了恰如其分的评价。该书虽专一论灸，但吴氏却认为汤液、针、灸三者其用不同，而为医则一，应予同样重视。但因当时习汤液者多，习针灸者寡，于针灸之中，针之手法未可以言传，而灸之穴位尚可度识，故从论述灸法出发"由灸而知针，由针而知道，绍先圣之渊源，补汤液所不及"，以"援古证今"，推广医理，所以编辑《神灸经纶》一书。

（一）倡"明证善治"之说

吴氏在"证治本义"中明确提出"明证善治"之说。认为只有"明证善治"才能为人"决死生，拨乱反正"。所谓"明证"就是辨明证候，强调了"辨别"和"明确"两方面。在针灸治疗中，若"取证未确，必致病在阴而反灸其阳，病在阳而反灸其阴。宜灸多者反与之少，则火力不及，而病不能除；灸少者反与之多，则火力太过，而病反增剧。"

1. 辨证详尽　在《神灸经纶》一书中，对辨证的分析十分详尽，如"中身证略"一节，除对病因、病机进行详尽分析外，还从胸、胁、腹、腰背、虚劳、自汗、盗汗、血证、鼓胀、积聚、痞块、心腹、痛胀、膈噎、反胃、霍乱、呕吐、咳嗽、呃逆、喘哮、嗳气、太息、善悲、短气、疟疾、痢疾、泄泻、黄胆、消渴、痰饮、不寐、怔忡等26个方面进行证候分类，而对每一证又详加讨论，如其中"胁痛"，分左右痛，"肝为左，肝主血，血留止滞则左痛；右为肺，肺主气，肝邪入肺，气不流通则右痛。"若左右痛与上述无关，则以按压等表现予以区别。"但按之痛，不按亦痛者血也；膨痛时止，嗳即宽畅，少时腹痛者，气也。""若痰食致痛，皆在右胁"，"房劳过度，肾虚羸怯之人，胸胁间多隐隐微痛"。为此他说："若不知正本寻源，而执一不化，则犯虚虚之戒矣。"最后根据这些分析，列144证进行选穴、处方。在分析中，除引用前人的看法外，还能根据自己的体会予以评述。他说："必法古人而不滞于古，务期当理中病。"如在"妇人证略"中说："产后诸证多属于虚，然亦有不虚者，有全实者，不可因丹溪之论执一不化。"

2. 明证是善治的先导　如他在"二阴证略"中说："考古治梦遗方，属郁滞者居大半，是又不专主于固涩也。如果肾虚滑精，宜治以补涩，若属郁滞宜治以通利；如湿热内蕴，当从脾胃酌治；若欲火达炽，思想无穷，当从心治"，所以在证治中，即选气海、关元用于补涩；三阴交、中极用以通利；用三里治脾胃；用膏肓穴从心论治等。

3. 根据天时、人情治疗　除了选穴以"善治"之外，还在用灸的方面上有所继承和发展，使"善治"的内容更加充实。如他根据天人相应、阴阳变化的规律，主张"灸法从阳，必取阳旺之时，以正午下火最善"，"如上下皆灸，先灸上，后灸下；阴阳经皆灸，先灸阳，后灸阴"。他还根据穴位的特点及其在全身的作用而用穴，如"有病欲灸足三里者，必须年三十以上方许灸之，恐年少火盛伤目，故凡灸头，必灸足三里者，以足三里能下火气也。""先灸中脘七壮，引胃气生发之气上行阳道。"这样运用，除了发挥足三里、中脘本身的治疗作用之外，还起到调整全身气机的作用，有利于疗效的提高。在用火点艾方面，吴氏提出了按处方次序的"以次灸"，按病情需要的"左右灸"，及多穴同时点艾的"齐下火灸"等法。

4. 根据病情变化治疗　他对传尸痨的治疗，认为第一代为虫伤心，宜灸心俞，并上下如四花样；第二代灸肺俞四穴如前；第三代灸肝俞四穴如前；第四代灸厥阴俞四穴如前；第五代灸肾俞四穴如前，第六代灸三焦俞四穴如前。因为病情发展沿相克经进行是病重的表现。而痨证是古来四大难证之一，不易治愈。吴氏根据病情发展的特点改变治法，确有独到之处。

5. 创隔物灸新法

（1）变换药物施灸。如"灸神阙，先以净干盐填脐中灸七壮，后去盐换川椒二十一粒，上以姜片盖定，又灸十四壮，灸毕用膏贴之。"

（2）使用动物施灸。如灸瘰疬"用癞蛤蟆一个，剥去皮，盖瘰疬上，用艾灸七壮即消。"充分利用药物的特点以提高治疗效果。

6. 在部位上施灸　如"治痞者，须治痞根，无不获效。""治脐风必有青筋一道，自下上行至腹而生两岔，即灸青筋之头三壮，若见两岔，即灸两处筋头各三壮，十治五六，否则上行攻心不救。"

由上可见，由于吴氏的"明证善治"说，贯穿在《神灸经纶》一书中，使该书在灸法著作中，系统性较强，内容较完善，是一部具有独特风格的著作。

（二）针重手法，灸重穴法

吴氏在"引言"中说："用针之要，先重手法，手法不调，不可以言针，灸法亦与针并重，而其要在审穴，审得其穴，立可起死回生。"

1. 针重手法　吴氏认为针之手法未可以言传，是比较复杂的，故编《神灸经纶》以从灸论医，对针之手法没有作介绍，但他多次提到手法在针刺治病中的重要性。并在"说原"中，将针刺手法归纳为"刺浅刺深，呼吸运动之间，须要医者与病人息息相通。"可见他认为针刺手法有三大要点，即深浅、补泻、得神。他虽然没有详细论述其内容，但根据历代医家得认识，可以看出，这三大要点是针刺手法中的关键。

（1）深浅度的恰当运用，是调气的主要方法之一。它包括刺中穴位，调动气机两方面。所以他认为每穴都有一定的针刺深度，每人的穴位也有其特有的深浅度，针刺时除了要达到这种深浅度外，还有烧山火的三进一退，透天凉的三退一进，不断变化深浅度的方法，其目的都是为了更好地调动气机。

（2）补泻是为了更好地调整气机。其利用呼吸的方法加强补泻能力。从进针开始吸气时进针为泻，呼气时进针为补。补泻手法运用时，要配合呼吸的起落次数，以起到补泻的作用。可见吴氏强调了呼吸与补泻的关系。

（3）得神是为了更好地保证调整和调动气机的完成。故古人有"如待贵人，不知日暮"的说法。进针前要看着病人的眼睛，进针后使医生的呼吸与病人的呼吸相通等等。

2. 灸重穴法

吴氏所指"穴法"，主要是"辨明经络，指示荥俞"，是在"明证"之后，"审穴"的内容。

（1）在辨明经络方面

①他首先辨明了经络与脏腑部位的一些关联，如"胆经结于尻"，"小腿肚属足太阳膀胱"，"乳房属胃，乳头属肝"等。弄清这些对治疗是非常重要的。如他说："若肾之筋脉从腰贯脊，并不及脐，脐痛治肾，舛缪误人。"

②他对经络起止部还进行了考证，如他说："溺孔即前阴督脉所起处。"就与一般认识不同。又如："肝筋脉皆起于足大指外侧从毛之际"，比过去肝经起于三毛部的看法更为具体。他还将某些部位的经络分行排列定位，如颈项部分为八行，即第一行任脉，以天突定位；第二行属胃，以人迎定位；第三行属大肠，以扶突定位；第四行属小肠，以天窗定位；第五行属胆脉，以风池定位；第六行属三焦，以天牖定位；第七行属膀胱，以天柱定位；第八行属督脉，以风府定位。

（2）在指示荥俞，考订穴位方面，他除了运用骨度同身寸、细腊绳度量等方法外，还较详细地介绍了简便取穴法。

①一穴多取。如肺俞有三种取法，其一从风门下行三椎，下去脊中各二寸；其二以手搭背，左取右，右取左，其中指末端是穴；其三肺俞对乳，引绳度之。又如章门穴有四种取法，其一从急脉上行，足太阴脾经之大横穴外；季胁直脐软骨端，脐上二寸，两旁开六寸，侧卧，屈上足伸下足，举臂取之；其二肘尖尽处是穴；其三脐上一寸八分两旁各八寸半，季胁端；其四脐上二寸两旁各六寸，取法以胸前乳间横折八寸约取之。其中一些方法首载于《神灸经纶》而为近代针灸医生所运用。

②特殊取穴。他还对一些有特殊治疗效果的穴位进行了介绍，如腰眼穴"诸书所无，而居家必用"，取穴时"令病人解去下衣，举手向上，略转后些，则腰间两旁自有微陷可见，是名鬼眼穴，即俗所谓腰眼也。""主治痨瘵已深之难治者"。又如治久嗽不愈的直骨穴，如用之不能愈病，则此病再不可治。

③他除了用定位取穴法以便治疗之外，还用穴定位，以区别脏器部位的位置。如他说："当脐上一寸水分穴处为小肠下口，乃膀胱上际，水液由此别回肠，随气泌渗而入。"又如"脐上五寸上脘穴分，即上焦，脐上四寸为中脘，即中焦……脐上二寸为下脘，即胃下口，属下焦，是为幽门传入小肠。"总之，在《神灸经纶》一书中辨明经络，指示荥俞的内容占了三分之一以上。可见"灸重穴法"是吴氏的一个重要学术思想。

吴氏除倡立"明证善治"、"针重手法，灸重穴法"的学说之外，还对前代医学思想有所继承和发展，如对奇经八脉的经脉循行与穴位位置都叙述得比较详尽，如"阴维脉尺外斜上至寸，起于诸阴之交，发于内踝上五寸，循股入小腹，循胁上胸至顶前而终。"然后立歌诀为"阴维之穴起筑宾，府舍大横腹哀循，期门天突连舌本，此是因为脉维阴。"然后对穴位作了较详细的介绍。如筑宾穴，"穴在足少阴肾经之足内踝后上端分中"，而其他医籍往往介绍得很少。如《针灸大成》只有"筑宾内踝上"。另外，对热证用灸法方面，吴氏记载了"伤寒头痛身热灸"，"伤寒发热烦躁口干灸"，"遍身发热"，"发狂"，"余热"，"妇人热入血室"等热证和"诸虚劳热"等虚热证。并对热证用灸进行辨证分析，如"丹溪谓夏令火盛之时，烁石流金，何阴寒之有？……灸法似不可用，然亦不尽然也。"因热时亦有得寒证，盛暑时，外阳而内阴故仍有可灸之时。但血证有实火，恐以火济火，促其危亡。所以热证用灸，必须依证而定，不可执一不变。在预防疾病上，吴氏也有研究，如中风，他所记载的穴位就比其他医籍多，有风池、百会、曲池、合谷、肩髃、风市、足三里、绝骨、环跳等九穴。还有用肩髃穴预防"肩臂冷痛"，用腰眼穴预防"痨瘵"，而且说"此比四花等穴尤易显效。"可见他体会之深。当然，在《神灸经纶》中也记载了如"卧时祝法""治虚痨咒"等祝由法，但这些内容所占比重很小，并不影响该书的价值。可以说，吴氏的《神灸经纶》为灸法的总集，其学术思想对提高针灸医术也有着重大意义，值得进一步学习和研究。